庞国明学术思想集腋

主　编　庞国明

科 学 出 版 社

北 京

内 容 简 介

为了更好地继承全国老中医药专家学术经验，本着“传承精华、守正创新”的宗旨，本书从庞国明教授从医40余年来所发表的论文、论著及学术讲座中粹选了部分章节和专题，凝练集成了庞国明教授诊疗糖尿病及其并发症、内科疑难杂症等方面的学术专著。全书共分为八章，内容涵盖了提高临床疗效的思路与方法、糖尿病及其慢性并发症的诊疗、中医外治法的原理与应用、“治未病”与养生保健思想等。重点突出了基于中医思维的纯中药治疗2型糖尿病“三辨诊疗模式”“序贯三法”的构建与应用与中医诊治糖尿病慢性并发症的学术思想。全书主题突出，思想性强，贴近临床，条理清晰，是庞国明教授医疗、教学、科研学术思想研究的精华。

本书适合从事中医内科，尤其是内分泌专业的各级临床、教学、科研工作者及医学生参考使用。

图书在版编目（CIP）数据

庞国明学术思想集腋 / 庞国明主编. —北京：科学出版社，2020.12

ISBN 978-7-03-067077-9

Ⅰ. ①庞… Ⅱ. ①庞… Ⅲ. ①糖尿病–中医治疗法–文集 Ⅳ. ①R259.871-53

中国版本图书馆CIP数据核字（2020）第238452号

责任编辑：鲍　燕 / 责任校对：郑金红

责任印制：肖　兴 / 封面设计：北京蓝正合融广告有限公司

科学出版社出版

北京东黄城根北街16号

邮政编码：100717

http://www.sciencep.com

北京凌奇印刷有限责任公司印刷

科学出版社发行　各地新华书店经销

*

2020年12月第　一　版　开本：787×1092 1/16

2020年12月第一次印刷　印张：20　插页1

字数：475 000

POD定价：　108.00元

（如有印装质量问题，我社负责调换）

《庞国明学术思想集腋》

编　委　会

前　言

2019 年 10 月，《中共中央 国务院关于促进中医药传承创新发展的意见》中强调指出：“中医药学是中华民族的伟大创造，是中国古代科学的瑰宝，也是打开中华文明宝库的钥匙，为中华民族繁衍生息作出了巨大贡献，对世界文明进步产生了积极影响……切实把中医药这一祖先留给我们的宝贵财富继承好、发展好、利用好。”因此，挖掘整理名老中医药专家学术思想，传承发扬名老中医药专家积累的宝贵经验、学术思想，刻不容缓、意义重大。

庞国明教授是第十三届全国人大代表、享受国务院政府特殊津贴专家、第六批全国老中医药专家学术经验继承工作指导老师、中国首届百名杰出中医、河南省省管优秀专家、河南省学术技术带头人、河南省首届名中医、全国首批中医科普巡讲专家等。兼任中华中医药学会理事、中华中医药学会慢病管理分会主任委员，中华中医药学会糖尿病分会第三、四、五、七届副主任委员，中国中医药研究促进会内分泌学会创会会长，中国中药协会内分泌药物研究分会创会会长，在国内拥有较高的学术地位和学术影响力。开封市中医院内分泌·糖尿病科在庞国明教授的带领下逐步发展成为河南省重点中医专科、河南省中医糖尿病医院、河南省中西医结合糖尿病诊疗中心、国家“十一五”重点中医专科、国家“十二五”临床重点专科、国家首批区域中医内分泌诊疗中心建设单位，是全国消渴病痹症、消渴病汗症协作组组长单位，成为河南省乃至全国同行业的佼佼者。本书旨在整理、总结庞国明教授从事医疗、教学、科研及重点专科建设等方面的学术思想，为全国同道们学术交流和重点专科建设提供参考，希冀加强学术交流，共同为中医药事业的繁荣振兴添砖加瓦。

感谢本书中所引用文献的所有作者和他们的研究成果！感谢为本书的出版发行做出不懈努力的全体同仁！感谢各位整理者的辛苦付出！如有不当之处，敬请批评指正。

编　者

2020 年 6 月 20 日

目　录

第一章　论提高临床疗效的思路与方法

第一节　论提高糖尿病临床疗效的思路与方法

目前，糖尿病已成为全球第三大病，中国是全球第一糖尿病大国，据宁光教授及其团队的研究指出[1]，我国 18 岁及以上成人中，估测糖尿病患病率为 11.6%，约 1.139 亿人，因其发病率之高，危害之大，国家已将其纳入社区慢性病管理的主要病种之一。用“治未病”的理念，指导和加强对糖尿病的防治研究，做好三级预防，做到未病先防、既病防变，是其关键[2]，尤其是对已病人群探究中医、中西医结合规范、有效的治疗方案，提升其临床疗效，力争治疗达标是有效防治糖尿病的重要途径。通过笔者对近 40 年的临证经验的总结，认为“强化三种动力”是提高临床疗效的前提，“理清十种思路”是提高临床疗效的动力与保障，“活用十种法则”是提高临床疗效的手段与途径，动力、保障、手段、途径融通，提高疗效志在必得。

一、强化三种动力，誓做苍生大医

使命至上，做糖尿病防治事业的成功者以“立功”；糖友至上，做实现糖友“健康、长寿、生活高品质”之三大目标的成功实践者以“立德”；学术至上，争做全国乃至全球中医药防治糖尿病的话语主导者以“立言”，誓做苍生大医。这是做糖友的良医和治好糖尿病的前提。要实现这一远大抱负，那就必须具备精通的中医药理论、善于临床、师古不泥、辨证智取、牢抓本质、识证明病、病证结合、匠心用药、悟道创新、独辟蹊径等大医之诊疗风范，并经过长期的艰苦努力、悉心探索，潜心研究才可能实现。因此，在探究提升糖尿病临床疗效的道路上必须有“三种动力”的支撑，才能达到成功的彼岸，才可能得心应手，做糖尿病病友的良师益友[3]。

（一）使命至上，做事业的成功者以“立功”

作为糖尿病专科的医生，应该始终把发展糖尿病事业，尤其是要把中医、中西医结合糖尿病事业，当成自己无上的追求、终生的奋斗目标，一定要不断地在其医疗、教学、科研方面有所建树、有所创造、有所发明、有所进步，努力取得让同行专家赞同、让同道学用、在业内推广的标志性成果。始终坚持“以糖友为中心”“以解决糖友痛苦为己任”的宗旨和为医理念，能准确地运用中医理论、临证心得及科研支撑解决糖友身心之痛，能科学地为糖友提供最优化的临床治疗路径，能精准地为糖友提供绝对或相对安全而有效的治疗手段与方法，能系统地提供有效调糖或治疗糖尿病急慢性并发症且无毒副作用或毒副作用小的中医药特色疗法。能够使我们身边更多的糖友，乃至国内、国外的糖友，走上康复之路，为糖友实现“健康、长寿、生活高品质”的三大目标，做出我们每位糖尿病工作者自己的努力和贡献，做中医糖尿病事业的成功者以“立功”。

（二）病友至上，做糖友康寿的呵护者以“立德”

糖尿病专科医生，首先要对糖友怀有一颗感恩之心。因为是糖友为我们提供了临床实践、临床科研、学习提升等的成长与进步机会。为此，我们必须真正树立“病友至上、真诚关爱、亲情服务、创造感动”的服务理念，把糖友的痛楚、冷暖放在心坎上，放在诊疗工作的第一位。在“治未病”理念的指引下，把做好糖尿病的三级预防当成自己终生的使命，对于糖尿病前期的人群要采取措施及早发现、及早干预，尽可能使之逆转、康复或延缓糖尿病的进程。尽可能使更多的糖尿病前期人群不得糖尿病、晚得糖尿病、少得糖尿病，做“未病先防”的“上工”。对已经患糖尿病的糖友进行健康宣教、讲清道理、教会保健方法，让病友早治疗、规范治疗，使血糖、糖化血红蛋白等相关指标得到良好的控制，使胰岛功能尽可能地、最大限度地改善与恢复，使糖友不出现并发症、少出现并发症、晚出现并发症，努力提高综合治疗效果，力求达到“既病防变”的最佳效果，实现糖友“健康、长寿、生活高品质”的三大目标，造福于广大糖友以“立德”。

（三）学术至上，做业内话语权的主导者以“立言”

作为糖尿病专科医生，要在探究糖尿病学术、继承先贤学术思想、临证经验基础上，把发前人之未发、阐前人之未阐、创前人之未创当成自己终生追求，继承创新、发皇古义、融会新知、推陈出新、创立新论。要在医疗、教学、科研的有机结合上做好规划，要勤于临床、善于临床、总结临床、有得辄著、发表文章，尤其是在探索中医治疗糖尿病和其并发症方面，要在诊疗方案、临床路径、辨证施治、学术观点、中药配伍、量效关系、慢性并发症辨治等方面不断总结临床经验，倾智凝练出自己的学术观点和学术思想，力求得到业内及学术界的广泛认可，形成新论、发表成果、或发表文章、或出版专著、广泛推广、指导临床、启迪后学、流芳于世以“立言”。

二、理清十种思路，明晰提效路径

（一）勤求博采，厚积薄发

“医之患在道少”，学习改变糖尿病专科医生的命运，知识创造提升糖尿病临床疗效的未来!医圣张仲景在《伤寒杂病论·自序》中指出：“勤求古训，博采众方。”中医典籍、经书时书，可谓汗牛充栋、宝库极丰。我们当择需读之、择优读之。要围绕提升专科理论水平、提升专科临床疗效，为实现糖友“健康、长寿、生活高品质”的三大目标而勤奋钻研，广收博采，汇通中西，学贯古今。我们更要有严谨的治学态度和良好的治学方法，要多读书、读原著、读经典等，从先贤著作的字里行间中，寻找病因、病机、治则、方剂、用药等，掌握“有所突破”的理论依据，正如屠呦呦在研发青蒿素过程中求解于《肘后备急方》。厚积薄发，乃“君子厚积而薄发，意思是经过长时间有准备的积累即将大有作为、施展作为。苏轼《杂说送张琥》：“博观而约取，厚积而薄发，吾告子至于此矣。”但愿我们每位从事糖尿病诊疗诸君，人人如此。

（二）临床诊疗，首重诊断

唐容川曾指出：“业医不明脏腑，则病源莫辨，用药无方。”充分强调了临床首重诊断的意义。作为糖尿病专科医生，只有明辨了中医的证，认准了西医的病，识证明病，证病结合，或病证结合，了如指掌，融会贯通，治疗方案方能有理有据，丝丝入扣，屡治屡验，进退自如。否则就会成为无源之水，无本之木，治疗用药无从下手，甚至延误病机，必当慎之又慎!正确的诊断和精准的辨证，是拟定正确治疗方案的前提，是合理用药、施针、施护等的科学依据，是提升临床疗效的根本保证。因此，我们必须熟练掌握中医学的基本理论、中医诊法及现代医学糖尿病理论、诊疗方法等，用心进行临床诊疗活动；同时还要注意学习和应用自然辩证法、医学辩证法、逻辑学、思维学等有关科学知识。真正做到识病明证，双重诊断，为精准治疗提供基础性保障。

（三）勤于临床，善于临床

医学的理论性强，而其实践性更强。前人说“熟读王叔和，不如临证多”“心中了了，指下难明”，便说明了理论必须和实践相结合的道理，强调了作为糖尿病专科医生勤于临床、善于临床的重要意义。临床中病情千变万化，绝不会像书本上写得那么单纯、明确，病人也不可能照章陈述，如果不通过临床实践锻炼，往往是面对病人不知如何收集阳性病史资料，诊断、治疗就会茫然处置。因此要做到早临床、嗜临床、察微著、解疑难、善悟道。作为糖尿病专科医生，无论是新毕业的年轻医生，还是取得中高级职称的中青年医生，乃至已在当地、国家担任相应行政职务或学术职务的糖尿病专科医生都必须保持一定的门诊、查房时间，随时接受本院和外院会诊等，坚持参加疑难病及急危重症的会诊及讨论，发挥中医特色和优势，提高临床疗效及患者的满意度，确保患者得到优质、及时、方便的诊疗，不断积累临床经验、凝练学术思想。在临床过程中，鼓励用纯中药对 2 型糖尿病进行治疗，总结辨证规律、适应群体、量效关系、起效时间、达标时间、总体疗效、作用机制等，以形成证治体系和诊疗规范，推广验证。

（四）善析临床，有得辄著

没有理论的实践，就是盲目的实践。临床上，施治前对四诊收集的症状进行辨证分析，理、法、方、药一线相贯，这是取效的基础。同时，我们对临床上碰到的典型病例，进行分析总结，可个案、可群体，析其效果，究其效由，读出心得，写出体会，不拘篇章大小，或个案发表，或临床报道，或专题研究，形成成果，这是深化认识、总结悟道、升华理论、指导临床的必由之路。如临床中发现，部分“无症状”糖友，因于长期患病，致心情抑郁，时而腹胀或烦躁、失眠等，使用逍遥散治疗，方证合拍、久试屡验、每每收效，反复研讨后，常规设立“肝郁脾虚证”，成为我们探索纯中药治疗 2 型糖尿病的六大证型之一。

（五）悉心探索，创新路径

中医调控血糖之路漫漫而悠远，苍生大医肩负着平稳调糖，安脏和腑的重任，更需吾辈潜心探究，既要继承先辈们呕心沥血积累下来的丰富经验，又要有自己独特的体会、新颖的思路，在“诊”和“疗”上另辟蹊径。如近 20 年来，开封市中医院糖尿病科科研团队，在继承传统理论、借鉴专家经验基础上，总结出了证治心得后，初步形成了纯中药治疗 2 型糖尿病证治体系、辨证分型、治则方药一线相贯，推出药茶、汤剂、成药（院内制剂）三种剂型，依血糖高低、胰岛功能好坏、病程长短、体型胖瘦、并发症有无等，可单选药茶或成药，也可药茶与汤剂，或成药与汤剂，或药茶与汤剂、成药三者并用，已成团队共识、共享、共用的成果。

（六）知常达变，善用“反治”

常与变，反映了矛盾的普遍性与特殊性、共性与个性的关系。临床上，各种疾病的发病过程，其表现和机制极其错综复杂，时又掺杂诸多特殊变因；正如李中梓所言：“病无常形，医无常方，药无常品。”因而当疾病的症状与本质不一致时，就要精究医理，把握本质，准确辨证，逆疾病表象而治。诸如：《伤寒论》第 317 条曰：“少阴病，下利清谷，里寒外热，手足厥逆，脉微欲绝，身反不恶寒，其人面色赤，或腹痛…… 通脉四逆汤主之。”即是用回阳救逆的姜附剂治疗身热而赤之阴盛格阳证。就高血糖的治疗而言，血糖升高起因有多种途径，终归如一，即谷精不布、壅滞血中是其公理，在脏责之于脾，脾不升清，谷精难布。因此我们在辨证的基础上，加用“升清法”调控已升高的血糖，升麻用至 30g，初显成效，此“升清法”，以“升”治“升”，实乃反治法也。

（七）转变观念，防治结合

中医历来倡导治未病的理念，故而《素问》有云：“是故圣人不治已病治未病，不治已乱治未乱”，指出全程“治未病”的重大意义，历代医家对这一理念都有很好的发挥。元代朱丹溪曾指出：“与其求疗于有疾之后，不若摄养于无疾之先”，当代名医、国医大师王琦教授倡导辨别体质治未病等。因此，就中医防治糖尿病而言，要做好未病先防，已病早治，既病防变，择时防发，愈后防复。对于防治糖尿病的多种急慢性并发症意义尤其重大。

（八）血糖难控，另辟蹊径

临床中，有少部分糖友虽遍用中西医药治疗，但血糖仍居高不下。此时，首先应分析其无效原因，若已用大量口服西药或大量胰岛素，应在参考各种化验指标基础上，在确保安全情况下，停服口服降糖药或停胰岛素，或两者均停，彻底抛开西医理论，完全用中医理论进行辨证施治，直接采用前人或我们自己成功的经验，汤剂、成药结合，内治外治并举，殊途同归，异曲同工，或许早早为功。如治疗来自我国内蒙古、安徽、四川及美国、澳大利亚等国内外糖友，确收良效。基此，我们正在探究，力争有进展。

（九）综合调治，重视细节

血糖高低与饮食、运动、情绪、睡眠、服药等多种因素密切相关。因而在治疗过程中，不仅要重视检测、诊断与治疗用药，还应注重调糖的基础治疗，如饮食疗法、运动疗法、心理调摄、睡眠状态、服药时间及服药方法等细节。中医治病自古以来就很重视整体观念，在施药治病之时，也要权衡矛盾主次，要做到抓主流，勿轻细节，如诸多注意事项、药物煎煮、服法、忌口、调护等做到全面兼顾、不遗疏漏。

（十）先中后西，中西合璧

中医是中华民族的瑰宝，具有简、便、廉、验、毒副作用小的特点，为中华民族的繁衍昌盛做出了巨大贡献，当今已上升为国家发展战略。作为肩负着中医传承和发扬重任的糖尿病医务工作者，更要重视中医药在调控血糖及慢性并发症中的运用，认真学习和应用好中医治疗糖尿病的理论与方法，临床中，在坚持规范检测，把握病情的前提下，仅靠饮食控制、运动锻炼、心理调摄能把血糖控制好者，就坚决不用药，若需用药，建议坚持能用药茶者，就不用成药，能用成药者，就不用汤药，能用中药者，就不用口服西药，能口服西药者，就不打胰岛素的用药梯次。

三、活用十种法则，确保有的放矢

临床疗效是糖尿病科生存和发展的基础，糖尿病科的生命力也在于疗效，疗效才是硬道理。因此，糖尿病医、教、研工作者所做的一切都应围绕提高疗效目标来开展工作，否则就没有必要浪费大量的时间和金钱去进行糖尿病学的研究，也没有必要进行对糖尿病前沿的现代化及高科技的探索。因此，如何提高临床疗效，应该成为中医及中西医结合糖尿病从业者共同关注和思考的首要问题。

（一）遵循规律，辨证施治

当糖尿病出现明显的所谓“三多一少”症状时，属于中医“消渴”范畴，传统将其分为上、中、下三消，其基本病机是肺燥、胃热、肾亏，阴亏为本，燥热为标[4]。随着现代医学和中医对糖尿病认识的逐步深入，“消渴”的病因、病机、病证、治疗已不能完全解读糖尿病的全过程，“消渴”和糖尿病之间既有联系又有区别。古之“消渴”作为中医的一个“证”，高度概括了现代糖尿病、甲亢、尿崩症等多种疾病的某一个证候、病因、病程、病位及发展变化等阶段，现代亦称之为“消渴症”，是为广义的“消渴”；狭义的“消渴”专指尿有甜味的消渴，即“消渴病”，见于现代医学糖尿病“三多一少”症状期。而在现代医学的糖尿病群体中，部分通过体检、化验血糖等相关指标等以达到现代医学诊断标准，已经构成现代的病，但却没有多饮、多食、多尿、消瘦的“三多一少”症状，这就不能诊断为中医的“消渴”，所以，“消渴”不能和糖尿病完全画等号。糖尿病应辨证、辨病相结合，根据现代医学的检测指标，结合临床表现和临证分析总结，审证求因，洞察原委，认为阴亏是糖尿病发生的根本，气虚是糖尿病迁延不愈的症结，气阴两虚是糖尿病的枢机阶段，阴阳两虚是糖尿病发展的必然趋势，血瘀是造成糖尿病并发症的主要原因，湿热阻滞是糖尿病病程中的变证[5]。先天不足、五脏柔弱、过食肥甘、情志失调、劳逸失度是糖尿病产生的主要病因，故将糖尿病分为热盛伤津证、气阴两虚证、肝郁脾虚证、痰浊中阻证、阴阳两虚证、脾肾气虚证六型。

（二）遣方择药，精究配伍

望闻问切务达神圣工巧，遣方用药必明君臣佐使，方可为精诚大医。临证中明确了现代的病和中医的证，依证立法，依法选方。依方剂配伍的君臣佐使为指导来选配药物，确定剂量。在处方择药时一定要根据辨证选药，注重主药、辅药之间的配伍，一定要有君臣佐使的概念，要杜绝有药无方或有方无药，尤其是要杜绝用现代所谓关于降糖药的研究，进行药物的堆积。要以中医理论体系为指导，处方用药方面使得君臣佐使的配伍规律有径可循，依序排列，对疾病的认识主次分明，用药精当，了然于胸。

（三）三因制宜，把握法度

由于糖尿病发病存在地域、环境、季节、年龄、性别之异，因此在处方用药治疗的过程中就不能孤立地就病证而说病证、就病证而处方药，还必须注重“天人合一”和把握整体与个体的特点，时时强化因时、因地、因人制宜的“三因制宜”理念，充分体现中医治病的整体观念和辨证论治在实际应用上的原则性和灵活性。因时、因地制宜，则强调了自然环境对人体的影响，因人制宜，则强调个体化辨证与生理病理特性。只有胸有全人、胸有自然、胸有人与自然的有机统一，才能全面地认识病证、抓牢病机、把握病势、治法全明，善于因时、因地、因人制宜，才能取得较好的治疗效果。如在临床中发现糖尿病人在冬季血糖偏高，在夏季血糖易控制，考虑血糖控制与自然天气温度相关。因此，在运用降糖药时就应根据时令季节来调整用药剂量，南方气温偏高，用药宜远温近凉，北方寒冷，用药宜近温远寒；如为稚阴稚阳之体，用药宜轻灵微剂，中青年体壮多实，用药宜重剂祛邪，老人多体虚气弱或阴精亏少，用药宜益养固肾，女子多阴血不足或血脉瘀滞，治当注意养血活血，尤其是妊娠期用药，则当遵守法度，轻至益养，注重安胎。

（四）内外同治，多途径给药

就糖尿病的临证治疗而言，多年的临证经验证明，内外合治确为提高疗效的一项重要法则。所以，近 20 年来，笔者力倡之，习用之。清代医家吴师机在《理瀹骈文》中指出“外治之理即内治之理，外治之药即内治之药，所异者法耳”。临证处方汤剂既可以内服，更可外用，对所有的糖友均内服、外洗并用，内治、外治相结合，具有殊途同归、异曲同工之妙[6]。尤其是在治疗消渴病痹症、消渴病水肿、消渴病瘙痒时，常规地将内服药煎煮，药渣再煎煮后熏洗患部，每天 2 次，较单内服者疗效为佳，连病人自己都会说：“大夫，我觉得熏洗比喝药效果还好！”这也道破了外治的功效。再如糖尿病人耳穴贴压，主穴以内分泌、肾上腺等穴位为主；配穴偏上消者加肺；偏中消者加脾、胃；偏下消者加膀胱；运用整体观念以调控血糖，减轻症状，助提疗效。

（五）既善于启用“药物新秀”，又要重视“老药”新用

糖尿病的研究受到了临床药学界不断的关注，中西医药界不断推出降糖新药，临床选用既要参考现代研究，同时又要避免盲目“追新求洋”，更要依据中医同病异治、异病同治、辨证施治原则，悉心用好“老药”，使“老药”充分“还童”。比如用于治疗肠道感染的植物抗生素黄连素经现代药理研究在治疗糖尿病的时候，既可有效地治疗糖尿病性腹泻，又能够有效地调控血糖，改善胰岛素抵抗，降低胰高血糖素[7]。又如收敛止血药仙鹤草既可常规地用于各种血证，又对糖尿病性泌汗异常之自汗、盗汗有良好疗效；止血药云南白药既可常规地用于跌打损伤，又可用于治疗糖尿病性周围神经病变等。

（六）集医护技药和合，聚君臣佐使效能

在糖尿病临床中，现代医学治疗提出“五驾马车”，中医治疗倡导整体施治，医护技药，犹如君臣佐使，失之则缺法度、少合力、低效能。只有君臣佐使各司其属、和合作战，才能更好发挥团队的作用，而协同增效。医者主诊疗，事医事、立规则、处方药，是为主帅，如同治国理政的“君主”、处方主帅之“君药”；护者乃医之使也，主执医嘱，施针药方术，常言道“三分治疗七分护理”，护者首辅医生，如朝中同宰相，处方中之“臣药”；技者掌检测大器，探病源之所在，为医生诊断治疗与疗效判定提供佐证，如同处方中之“佐药”；药者主调剂、保证主药直达病所，如同引经信使，是谓方中“使药”。在运用中医药治疗糖尿病时，诊疗方案要通过医、药、护、技等多方面协同作用才能实现，从而使得中医药发挥最大效用。

（七）常法罔效，另探新法

糖尿病及并发症有时按常证型常法治疗却往往小效或罔效，而经善悟明辨，达变求本，才柳暗花明病症痊愈；经精思巧辨，探得病本，又绝处逢生。如在治疗糖尿病并发自主神经病变时，患者出现自汗、盗汗，医生一般会加用当归六黄汤、浮小麦等以敛汗，效果欠佳；而我们在辨证用药的基础上处方加用大剂量仙鹤草，往往是80～120g，疗效甚著；在运用胰岛素血糖控制仍不达标时，查胰岛功能显示：患者的胰岛素分泌量尚可，高峰延迟或胰岛素抵抗伴胰高血糖素不适宜升高，就停注射胰岛素，改为口服药物，或单用中医综合疗法，或中西合璧，每每收效。

（八）切忌套用以“现代药研”组方用药

现代药理针对中药的研究，多数是源自动物实验，对中药临床治疗疾病疗效的评价难免有些牵强或者失之偏颇，且多数是仅从单味药理研究的发现，违背了中医整体观念和辨证论治的原委与真谛，抛却了中药君臣佐使精当配伍共同作用防治疾病的初衷。因此我们无论在治疗糖尿病还是糖尿病并发症时，处方用药的正确途径是辨证施治。我们在实践中体会到，开中药时，脑海中必须坚定纯中医诊疗理念，审证求因，辨证论治，

精究配伍，不掺“西化”杂念，才能起到良好的效果。但这并不是排斥在中医理论的指导下，辨证施治基础上选择既符合证候性质，又经过药物临床研究试验有降糖作用的药物。

（九）善用经方，活用时方，巧用单方

《伤寒杂病论》无疑是在总结了大量临床实践及经验基础上集合而成的，诸多经方如真武汤、小柴胡汤等在辨证准确的基础上，常获良效；此外，还有诸多时方如六味地黄汤、归脾汤、补阳还五汤在治疗专病方面，功效卓著。如将消渴病痹症分为五种证型：气虚血瘀证，方选补阳还五汤加减以补气活血、化瘀通痹；寒凝血瘀证，方选当归四逆汤加减以温经散寒、通络止痛；阴虚血瘀证，方选芍药甘草汤合桃红四物汤加减以滋阴活血、柔筋缓急；痰瘀阻络证，方选指迷茯苓丸合活络效灵丹加减以化痰活血、宣痹通络；肝肾亏虚证，方选壮骨丸加减以滋补肝肾、填髓充肉，都是经方、时方的灵活运用，且收效显著。而单方仙鹤草汤在治疗消渴病汗症的运用中屡投屡验。

（十）食疗辅助，寓药于食，适当忌口

早在《淮南子·修务训》称：“神农尝百草之滋味，水泉之甘苦，令民知所避就。当此之时，一日而遇七十毒。”可见神农时代药与食不分，无毒者可就，有毒者当避。因而在防治疾病方面，中医食疗也有诸多讲究，要做到益则食，损则忌。《黄帝内经》曾指出，凡饮食应以“五谷为养，五菜为充，五果为助，五畜为益”。强调了以谷物为主体，以蔬菜为补充，以水果为辅助，以肉类来补益，“谷、肉、果、菜，食养尽之”的平衡膳食观，这一观念至今仍有很强的指导意义。因此糖尿病病人坚持做到控制总量、调整结构、吃（食）序正确；素食为主、其他为辅、营养均衡；进餐时先喝汤、吃青菜，快饱时再吃些主食、肉类。在平衡膳食的基础上，还应根据病人体质的寒热虚实选择相应的食物。火热者选用清凉类食物，如苦瓜、蒲公英、苦菜、苦杏仁等；虚寒者选用温补类食物，如生姜、干姜、肉桂、花椒做调味品炖羊肉、牛肉等；针对糖尿病不同并发症常需要不同的饮食调摄，如合并脂代谢紊乱者可用菊花、决明子、枸杞子、山楂等药物泡水代茶饮。而这些食物也属于药物。糖尿病患者可根据自身情况选用相应饮食疗法及药膳进行自我保健。当出现并发症时，按并发症饮食原则进食。

参考文献

[1] 晓牧. 减少糖尿病预防最重要[J]. 糖尿病新世界，2014，17（1）：30-31.

[2] 张宪中. 2 型糖尿病高危人群中医体质及危险因素研究[J]. 光明中医，2016，31（5）：614-616.

[3] 龙新胜. 庞国明教授学术思想撷拾[J]. 中医学报，2015，30（6）：817-819.

[4] 王文萍. 消渴病的病机探讨[J]. 中国民族民间医药，2016，25（4）：75.

[5] 李丽花. 庞国明教授运用攻下法治疗消渴病验案 4 则[J]. 中医研究，2013，26（3）：49-51.

[6] 庞国明. 提高中药外治临床疗效方法初探[J]. 中医外治杂志，1995，4（2）：3-4.

[7] 邓晓威，谢宁. 黄连素治疗 2 型糖尿病研究进展[J]. 中国中药杂志，2014，39（8）：1374-1378.

第二节　论提高中药外治临床疗效的思路与方法

中药外治法，是中医治疗学的重要组成部分，它是以中医基础理论为指导，包括所有中草药制剂除口服外，施于皮肤、孔窍、腧穴及病变局部等的各种独特治疗方法。其种类已达150余种之多，较内服法更为丰富而实用。

中药外治，简、便、廉、捷、验，故千载而不衰。它不仅在外科、骨伤、皮肤、五官、肛肠等外部疾病的治疗中显示了中医学一大特色，而且对内、妇科病症也有显著疗效，尤其对老幼虚弱之体，攻补难施之时或“不肯服药之人”“不能服药之症”，中药外治与内服法有殊途同归、异曲同工之妙，更有内服法所不及的诸多优点。对一些疑难杂症，也往往获得令人惊奇的效果。由此可见，中药外治是一个值得系统整理、加强研究的重要课题。现就提高临床疗效的思路与方法之管见，分述于后，以抛砖引玉，推动中药外治临床研究的不断发展。

一、外治法与内治法同理，施药之要必首当辨证

外治之理即内治之理，外治之药即内治之药。由此可见，坚持中医基础理论为指导，严格遵循辨证论治的原则，是提高中药外治临床疗效关键之所在。外治之宗吴师机强调指出，中药外治必须“先辨证、次论治、次用药”。并申明辨证有五：一审阴阳，二察四时五行，三求病机，四度病势，五辨病形，精于五者，方可辨证分明。辨证是施治的前提和依据，只有确定疾病的阴阳、表里、虚实、寒热之属性，抓住本质、把握疾病的标本缓急，才能正确施治，达到预期效果。如泄泻一病，若症见暴注下迫，肛门灼热、粪便臭秽难闻，舌苔黄腻，脉滑数者，属湿热下注，当用葛根芩连汤或黄芩汤灌肠治疗；若大便清稀，完谷不化，属脾胃虚寒者，则选用温中祛寒药物敷脐为第一捷法，再如小儿发热，表热者取鲜薄荷叶捣烂成团，揉擦迎香、合谷以疏散风热；表寒者宜荆防麻桂煎汤沐浴全身以发散风寒。只有如此，才能使中药外治疗法有据可依、有法可循，取得相应疗效。否则虚实不辨、寒热不明、表里混淆、阴阳不分，不但难以奏效，反而会有碍疾病的康复。

二、根据病位病情实况，厘选最佳给药途径

病有在表与在里、局部与整体之别，而外治给药亦有施于体表、腧穴、五官九窍及病变局部之不同。因此，正确选择外治的给药途径与方法，有的放矢，是提高中药外治临床疗效的又一重要环节。临床上确定给药途径的基本原则可归纳为以下四条：①根据藏象学说，选取窍道给药途径，五脏与六腑互表里，各司其窍，脏腑有病可反映于窍道，窍道给药又可作用于所属脏腑，以补偏救弊，调整阴阳，达到治疗内在脏腑病症之目的。常用的方法有点眼、搐鼻、吹喉、滴耳、灌肠等。以肺脏为例，肺居上焦，主表，开窍于鼻、咽

属肺系。鼻、咽喉的通气和嗅觉、发音功能与肺的生理活动密切相关。因此，临床上对肺部及肺系疾病选用滴鼻、嗅闻、塞鼻、搐鼻、雾化吸入等外治法进行治疗，多收良效。正如吴师机所说："大凡上焦之病，以药研细末、搐鼻取嚏发散为第一捷法。"②根据腧穴功能，确定施药部位。不同的穴位有不同的功能与主治，尤其是某些特定腧穴，对相应的脏腑病症有着特殊治疗作用。因此，选穴外治，有的放矢，针对性强，同时还能起到对经穴刺激和药物的透皮吸收之双重治疗作用。喘促不解可取地龙注射液行肺俞、定喘等穴封闭以肃肺定喘，缓其标急；呃逆不止可取内关、膻中，药物外敷以和胃降逆。从临床实践看，穴位贴药、穴位注射等确有较单纯的针剂、药物肌注或穴位按摩等奏效快、疗效高的特点。③根据病症特点，确定全身与局部给药：当疾患局限于体表或某一部位时，选择局部给药，可使药物直达病所，奏效速捷。如治疗疮、疖、疔毒，可选取如意金黄散外敷，以清热解毒、消肿散结；对于颈、腰椎疾患，宜采用中药电离子透入、薄贴、热熨、药物灸治等局部外治给药法；而一些皮肤病和部分内科疾病，如感冒、麻疹、痹症、半身不遂等，则宜分别选用药浴、药衣、药榻、药被等全身体表给药法。④根据病情需要，宜多途径给药或多法并举。如抢救高热昏迷，在用开关散搐鼻取嚏的同时，配合安宫牛黄丸鼻饲、醒脑静肌注以加强清心开窍之力；中风脱证当用艾灸、静注（生脉针、枳实针）等综合治疗，以增强益气回阳固脱之功。

三、精究剂型作用特点，精选最佳外治剂型

中药外治剂型繁多，除传统的丸、散、膏、丹等外，近年来又开发出了气雾剂、灌肠剂、膜剂、乳剂、熨剂、注射剂等。各类剂型由于制方不同，作用特点各异。因而临床使用时必须合理选用，才能充分发挥剂型的疗效特点，如冠心病、心绞痛、哮喘发作时，宜选用气雾剂，以求速救急治其标；对虚寒性胃痛和痛经，则宜用热熨剂或艾灸法以温经止痛；对慢性消化功能障碍、内脏功能减退等则宜肚兜剂或脐疗剂长期用之，缓图其效，如505 神功元气袋之类。再如酊剂，由于酒精涂在皮肤上容易挥发，溶于酒精内的药物不易渗透到深部肌肉组织，故只适用于皮肤体表疾患；又由于酒精有刺激性，故凡溃破后的疮疡及糜烂者均不宜用。又如用花椒油调敷龟板散，有杀虫、减少渗液、保护创面、促进创面愈合的作用，但若使用油蜡膏或其他调剂调敷则往往不能收到上述效果，而且常因创面渗出物的滞留刺激患部周围皮肤，使浸淫加重。可见剂型的选择合理与否，直接影响到疗效的高低，必须引起足够重视。

四、三因制宜，精准施法

中医学认为：天人相应，大自然千变万化、寒暑交替，时刻都影响着人体的生理与病理，而人体本身又有禀赋、体质、性别、年龄的不同，以及生活习惯和环境等差异，因而运用外治疗法，就必须注意到自然因素和人的因素，即所谓因时、因地、因人制宜。也就是说，不但要区别老幼、男女、体质的强弱，而且要结合季节、气候、地域的不同，以选

择最佳的外治方法。如同为风寒感冒，小儿脏腑娇嫩，形气未充，宜用苏叶、葱白、生姜、淡豆豉加水煮沸，让患儿吸其蒸气，汗出自解；而老人气血已衰，可用搐鼻取嚏、生姜擦背，煨热姜敷额，禁用外治峻汗之法，如蒸气浴等。对孕妇则禁止在腰腹部使用刺激性强的外治法。再者，同一种疾病，在不同的季节，外治用药也当有所区别，如吴师机治疗四时伤寒的伤寒通用方，春夏加石膏、枳实，秋冬加细辛、桂枝，就充分体现了这一精神，对麻疹欲出不透者，在夏季气候炎热时，宜用紫背浮萍、椿树皮、西河柳、生姜煮水擦洗；而冬季气候寒冷则应采用熏蒸疗法。

我国地域辽阔，各地四季气候差异悬殊，因而在运用中药外治时，必须结合当地气候特点，确立相应的用药原则。如同是小儿外感风寒高热，在使用辛温解表剂灌肠时，在西北严寒地区宜重用，而在东南湿热地区则宜轻用，免致汗伤正。

临床上运用中药外治疗法，除应熟练掌握上述方法要领外，还必须根据病情需要及所选外治疗法在某病中的地位、疗效等，有的放矢，灵活选配针灸、推拿等其他外治疗法或与内治相结合，以提高疗效，促进患者早日康复。

第三节　论提高膏方临床疗效八要素

膏方又称膏滋，系指药材反复煎煮，去渣浓缩后加辅料制成的半流体或固体制剂，是中医的传统剂型。随着近年来膏方热的广泛兴起，膏方在应用中存在的一些问题凸显出来。笔者就影响膏方疗效的 8 个因素及解决对策进行了探讨，现分述如下。

一、明医理，辨证准

膏方是中医防病保健的一种剂型，必须在辨证论治的前提下施膏。如果医理不明、辨证不准，就会形成“业医不明脏腑，则病源莫辨，用药（膏）无方”的局面，直接影响到膏方的临床疗效。因此提高膏方疗效首先要做到以下几点。

（一）辨证论治，调整阴阳

中医认为，人体阴阳平衡才能够保持正常的生命活动，阴阳失衡则疾病发生，正如《素问・生气通天论》曰：“阴平阳秘，精神乃治。”调整阴阳，利用药物的偏胜之性，来纠正人体阴阳气血的偏胜偏衰，达到“阴平阳秘，精神乃治”的目的，这是膏方施治的目的。辨证论治是中医的基本特色之一，只有在辨证论治思想的指导下，明确患者何种证型，确立治则，选定主方，才能达到调整阴阳、养生保健、预防疾病、延年益寿的目的。辨证论治，调整阴阳，是中医养生和治病的基本思想，也是施膏的基本原则。

（二）三因制宜，因适而为

1. 因人制宜，注重个体差异

人体体质的偏颇，是病邪得以侵袭、疾病得以产生的基础，而体质因年龄、性别、生活境遇、先天禀赋、后天调养等不同而各有差异，故施膏遣方当遵循辨证论治的原则，因人而异。如偏于阳虚体质避免应用阴寒伤阳类药材；血证不宜用辛热刚燥之剂；孕妇忌用破气活血、滑利之剂。

2. 因时制宜，顺气而调

四时之气的升降浮沉对疾病会有不同程度的影响，古代医家据此提出随时为病，当随病制方的治疗思想。李杲在《脾胃论·脾胃将理法》中提出“春时有疾，于所用药内加清凉风药；夏月有疾，加大寒之药；秋月有疾，加温气药；冬月有疾，加大热之药，是不绝生化之源也”。临床施膏遣方用药，也必遵之。

3. 因地制宜，地异方宜

不同的地理环境，由于气候条件及生活习惯不同，人的生理活动和病变特点也不同，所以选用药物亦应有所差异。即使相同的病证，治疗用药亦当考虑不同地区的特点。如阳虚者选用肉桂、附子、红参等大辛大热之品，在南方、北方的用量则有大小之别，也应注重配伍反佐的不同，以防内补外热，助阳生火之弊。

（三）把握三态，辨体施膏

亿万苍生，身体健康状况分为健康、亚健康、疾病三态，只有辨体、辨病（病位、病性）、辨证相结合，把握关键，方能正确施膏。

健康态（约占 5%）：“未病先防”为务，重在平调平补，以调养、维护、扶助正气为目的。

亚健康态（约占 75%）：“欲病未病”态，仍以“未病先防”为务，以辨别体质类型为依据，辨体而调，逆转偏颇体质，力求平和，达到阴平阳秘的健康标准。

疾病态（约占 20%）：其脏腑、阴阳、气血津液的功能及代谢失常，病机不断变化，施膏当以调整阴阳、纠偏校弊、治疗疾病、既病防变为原则。

做到以上几点，认证明理，精究原委，把握病机，三因制宜，是提高膏方临床疗效的基石。

二、立主方，究配伍

施膏时当明确服膏者的健康状态（三态），依态而辨，辨体、辨证、辨病相结合，明确主体（质）、主病、主证之后，确立正确的施膏原则，方能明确主方、合理配伍，达到膏方适体应证，防治疾病的目的。若主方不立、配伍不当，必将直接影响膏方的临床疗效。

确立施膏原则时应首辨阴阳虚实、脏腑病位，方能确立主方、正确施膏。膏方善于补虚，但在施膏选药时切忌一味投补，当取好佐药，防其壅滞。因为虚有气虚、血虚、阴虚、阳虚、气血双亏、阴阳俱损、气阴两虚等的不同，更存在因虚致瘀、致痰等病理产物的显性或隐性表现，处方时也当详察，确立主方后，按照君臣佐使的配伍原则，合理选配道地药材。其次，临床所见，中老年人脏气渐衰，常常呈现虚实夹杂的病理状态，如果对此忽略不见，一味投补，补其有余，实其所实，往往会适得其反。所以膏方用药，既要考虑“形不足者，温之以气”、“精不足者，补之以味”，又应根据用膏者的体质、症状，辨其虚实、察其兼夹、补其不足、泻其有余，舒其气血、令其条达，而致阴阳平衡。因此，施膏时应详辨气血阴阳的虚损及痰浊、瘀血等病理产物的兼夹，在“调补”这一原则的前提下，补虚为主，合理配伍理气、化痰、活血、降浊之品。同时在配伍时也要注意益气生血、阴中求阳、阳中求阴等法的运用。在遣方择药时也可根据现代药理等研究结果选药，合理配伍。

三、精选药，适口感

在辨证施膏，正确确立主方之后，要合理选用药材。膏方旨在调养防复、缓图起效，与治病救危、务求速效有别，且需较长时间服用。因此，口感必须宜人，否则难以久服。选药组方时必须注意以下两个方面。

一是用膏方不要和“治病救危”画等号。在制作膏方时要充分考虑口感，不能把膏方用药等同于“治病救危”，而让患者无法下咽。例如慎选苦、涩、腥等怪味药物，如黄连、黄芩、黄柏、五灵脂等；一些矿石类药物如代赭石、龙骨、牡蛎等都要尽量避免使用。

二是适选基质。传统膏方的收膏多采用胶类、糖类、酒类等作为基质和矫味剂，正确地选用基质无论是对调养保健、治病防复，还是对便于加工保存将起到事半功倍的效果。阿胶、龟板胶、鳖甲胶、黄明胶等胶类物质不仅能掩盖药物中的苦味，使膏滋便于服用，而且还可使膏体稠厚，使膏滋在冬季或适宜的温度环境下稳定性好，不易变质。对于糖尿病患者，可适量添加一些低热量的甜味剂，如甜菊糖、木糖醇、元贞糖等。甜味剂不仅改善膏滋口感，而且不影响血糖水平。酒类用于浸泡阿胶等动物类药胶。酒性大热，味甘、辛，不仅具有活血通络、散寒、矫味矫臭、引导药势的功效，而且又是良好的有机溶媒。

四、精工艺，细制作

确立主方、选好药材之后，将要进行膏方的制作。膏方制作的工艺已经流传千年，工序繁复，要求严格，否则难达到“滴水成珠”的基本要求。俗话说，膏方补不补在医生，灵不灵在制作。如果工艺不精、制作欠细，必将直接影响到膏方的品质，进而降低膏方的疗效。因此在制作膏方时应严格遵照以下工艺，做到循序渐进。

1. 依料分类，确定工艺

根据医生的处方，精选道地药材，按饮片、细料药、胶、糖、辅料的不同逐一分类，严格根据各物料的不同分类处理，制定加工提取工艺，严格操作以确保药效利用度的最大化。如人参、海马、海龙、鹿茸片等珍贵细料药须单用小锅另煎 3 次，最后压榨取汁，合并煎汁、过滤，适当浓缩，待收膏时再直接兑入浓缩的药液中。

2. 充分浸泡，选好煮器

为保证药物有效成分的充分析出，并保护药效成分不被破坏，对此环节工艺有严格要求：对中药饮片要用清水浸泡 24 小时；煎煮的容器采用铜质特制的圆底敞口锅，这是因为铜质锅传热快，水分易于蒸发，且所煎煮、熬炼药中的有效成分不易与铜质锅发生化学反应；对药料严格“三煎”，以保证药物有效成分的充分析出，并将所得药汁混合一处，静置后再沉淀过滤。

3. 充分煎煮，保证药效

先用武火煎，煎到沸腾，再改用文火，一边煎一边搅拌去除表面泡沫。煮 3～6 小时，滤出药液，药渣加冷水再煎。这样反复 3 次，合并药液。一定要确保煎满“三汁”。煎“三汁”的目的：第一汁是为了让药材充分浸泡，第二汁是为了把药材的有效成分充分煎出来，第三汁是为了让药材有效成分彻底析出。一环扣一环，缺一不可。

4. 滴水成珠，浓缩收膏

煎完“三汁”后，静置沉淀，彻底析出有效成分，再用 100 目筛过滤 3 次，尽量减少药液中的杂质。煎出的药液放到文火上煎煮蒸发浓缩，使它逐渐形成稠膏状。最好用密闭煎药浓缩机提取浓缩，以减少有效成分挥发。如果用人参、冬虫夏草等贵重药物，要另外研成细粉或用文火熬成浓汁，在收膏时调入。必须掌握收膏的最佳火候，有两个直观的判断依据：①“滴水成珠”：拿筷子沾些膏胶，滴入冷水中，不分散溶化，在水中仍保持圆珠状；②“翻云头”：正在加热的膏体呈“蜂窝状”的沸腾状态。

膏方的全部制作过程涉及浸泡、煎煮、浓缩、收膏等工序。“膏滋药”应作为特殊的“药品”对待，其制作必须由有相关资质的中药师操作，在符合有关生产、加工要求和条件，且能开展质控的医疗机构进行依法熬制。至少应该在有制剂许可证的机构并有监控和良好机制的单位进行配制、加工，以确保膏滋药的质量、有效药物成分的确切含量。在加工膏滋药时要尽可能改良和推广使用科学、安全、卫生、方便的包装设备与容器。

五、开路药，调胃肠

膏方制作好之后，要想取得好的效果，充分消化吸收是关键。对于脾功能不好的人，服用膏方前需要先服用运脾健胃的“开路药”，如一些经典处方六君子汤、平胃散、保和丸等，也可以先进行试探性调补，观察其服药后的反应。而对于脾胃功能正常的人，可以直接服用膏方，做到因人适时进补。开路药主要有以下作用：调理好胃肠，利于膏方的消化吸收；通过试探性的调补，观察服药后的反应，为医生开好最后调补对路的膏方做好准备。否则，脾胃功能差，盲目服膏，腻胃碍脾，影响疗效。

六、详医嘱，重服法

膏方制备，“开路药”已服，脾胃功能得调，即可服用膏方。服膏调养当要遵医服用，如果医嘱不详、服法不当，膏方的疗效也会大打折扣。服用膏方时要注意以下几点。

1. 服膏季节

一般来说，服用膏方多在冬至即“一九”开始，至“九九”结束。冬天为封藏的季节，滋补为主的膏方容易被机体吸收储藏，符合“秋冬养阴”的要旨，所以冬令是服用膏方的最佳季节。以治疗为主的调治膏方可视病情需要，根据不同时令特点随季节处方，遵医嘱服用。

2. 服膏时间

服用膏方的具体时间有空腹服、饭前服、饭后服、睡前服等几种。以滋补强身为主的膏方应空腹服用，正如《本草经》曰：“病在四肢血脉者，宜空腹而在旦。”如果患者空腹服肠胃有不适感，可以在半空腹时服；有胃肠道疾病或脾胃功能欠佳以及病在下焦者，宜在饭前 1 小时服；有心、肺等疾病以及病在上焦者，宜在饭后 15～30 分钟服；补心脾、安心神、镇静安眠的药物宜在睡前 120～180 分钟服。有特殊治疗效果的膏方应遵医嘱服用。

3. 服膏方法

服膏方法可分为冲服、调服、噙化三种。冲服，即取适量药膏，放在杯中，将白开水冲入，搅匀使之溶化后服下，若方中用熟地、山萸肉、巴戟肉等滋腻药较多，配药中胶类剂量又较大，则药膏黏稠较难烊化，应该用开水炖烊后再服，也可将温热的黄酒冲入服用；调服，可在膏方加黄酒或水，用碗、杯隔水炖热，调匀后服下，或将胶剂如阿胶、鹿角胶等研细末，用适当的汤药或黄酒等，隔水炖热，调好和匀服下；噙化，亦称“含化”，将药膏含在口中，慢慢下咽，让药慢慢在口中溶化，发挥药效，如治疗慢性咽炎所用的青果膏等。

4. 服膏剂量

膏方服药的剂量，应根据膏方的性质、疾病的轻重以及病人体质等情况而定。一般每次服用膏方取常用汤匙 1 匙为准（约合 15～20 毫升）。膏方药物分峻烈缓和的不同。性质平和的膏方，用量可稍大；凡峻烈药，用量宜小，并且应从小剂量开始，逐渐增加。轻病、慢性病，膏方剂量不必过重；重病、急性病，膏方用量可适当增加。因为病轻药重，药力太过，易碍气机；病重药轻，药力不足以奏效。患者体质的强弱，性别的不同，在膏方剂量上也应有差别。老年人的膏方用药量应小于壮年；体质强的膏方用量，可重于体质弱的病人；妇女膏方用药量，一般应小于男子，而且妇女在经期、孕期及产后，又应小于平时，但主要仍须从病情等各方面作全面考虑。膏方的服用时间较长，其用法需要医生指导。

5. 服膏禁忌

服用膏方时要忌口，“忌口”是指根据病情及治疗需要，要求患者在服药期间忌食某种食物，以预防某些食物与药物相互作用降低药效或产生不良反应。医者应该熟练掌握服用膏方的“忌口”问题。如服人参膏时忌服萝卜；哮喘病人宜忌虾蟹腥味；阳虚便溏畏寒，忌吃生冷食物；阴虚便秘，潮热，忌辛辣刺激性食品；感冒发烧、伤食、腹泻等应暂时停服，以免“闭门留寇”。

除以上较普遍的“忌口”外，因每料膏方的具体药物组成不同，故而有不同要求的“忌口”，临证处方时应详问细究膏方药物是否与所服其他中药有“十八反”“十九畏”的配伍禁忌。具体应遵医嘱执行。妇女在妊娠期间，用药应注意妊娠禁忌。另外中医非常重视人的体质，不同的体质对药物的反应也会不同，不同的体质忌口也会有所不同。因此，膏方应遵医嘱服用。

七、适贮存，防霉变

膏方要长期服用，膏方的包装储存直接影响膏方的疗效。如果膏方贮存不当，服膏时就会存在安全隐患问题。为了使膏方在服用期间保质而充分发挥药力以达到调补的目的，膏方的存放方法至关重要。

在膏方制作后，首先让其充分冷却，才可加盖。膏方应贮存在瓷罐中，亦可存放在搪瓷烧锅内，但不宜用铝锅作为容器。应存放在阴凉处，如冰箱里，避免靠近火炉旁，以防霉变。每天服用膏方时，不要将水分带进罐里，促使发霉变质，建议放一只固定的汤匙在罐里。为了防止膏方霉变影响疗效，建议采用一些实用的方法进行“过渡”：将贮存膏方的大容器改为小容器，即在膏方加工收膏结束时，待膏方温度下降到适当程度，但尚未凝固时，进行灌装。一般每个小容器盛装 5～7 天的用量，全部进入冰箱冷藏保存。服用时只取一小瓶，服完再取。这种方法既可防霉变，又方便携带。如遇冬令气温回升，或者气候潮湿可能会在膏方上出现一些霉点，此时宜用清洁水果刀刮去表面有霉点的一层，再用隔水高温蒸烊，但忌直接将膏锅置烊火烧烊以免焦底，应忌盖，待完全冷却后再把盖子盖好，避免盖上面的汤水落在膏面。当然，如果霉点较多且在膏面的深处也见有霉点，这样就不能服用了。

随着科学的发展，现代存贮、保鲜、防腐、包装技术的普及，膏方的存贮也应当革新，膏方的包装必须进行卓有成效的改良，必须考虑到与食品、药品管理相似的保存期、使用期等。

八、长期服，缓图效

膏方是一种中药剂型，有别于一般“补品”，缓图起效是其特点之一。如果不坚持服用，急于求成，就达不到膏方养生保健、防治慢性疾病的目的。膏方配伍中除了中药饮片外，参类、虫草等补益性中药，阿胶、龟板胶等胶类、糖等在配伍中占有相当的比例，使得膏滋的药性缓和，但药力更持久。因此膏方需长期服用，追求疗效不能急于一时。有的患者一冬服两料，服用时间更长。

亦疗亦补的膏方具有药力缓和、作用持久的特点。尤其是一些慢性病患者和年老体弱之人，只要在医生的正确指导下，可以不受“冬令进补”的局限，四季皆宜，坚持服用，必然起到恢复元气、祛病延年的作用。

第二章　论纯中药治疗2型糖尿病临床诊疗模式的创建与体会

第一节　论纯中药治疗2型糖尿病的临床研究

随着国家中医药管理局对“要推出不需要西医帮助，中医要能独立解决临床病症一些关键性问题”的要求和对2型糖尿病（type 2 diabetes，T2DM）临床研究的持续深入，我们在总结近30年治疗T2DM经验基础上，采用纯中药治疗的方法（根据病情和辨证选择口服中药汤剂、糖尿康片、黄连降糖片、六仙饮其中的一种或联合应用），对T2DM病程≤10年、空腹血糖≤12mmol/L，餐后2h血糖≤20mmol/L的T2DM患者进行观察与探索，取得了初步可靠的成效，现报道如下。

一、资料与方法

（一）临床资料

1. 一般资料

所有病例均来自2014年11月至2016年9月开封市中医院内分泌科，对就诊患者进行空腹血糖（FBG）、餐后2h血糖（2hPG）、胰岛素（insulin，I）、胰高血糖素（glucagon，G）、糖化血红蛋白（HbA1c）、血脂四项（TC、TG、HDL-C、LDH-C）等相关检查，符合诊断入选标准病例120例，其中男66例，女54例，年龄最小32岁，最大65岁，平均年龄（49.32±3.72）岁。3个月为1个疗程，共治疗观察2个疗程。

2. 诊断及辨证标准

①西医诊断标准参照2013年版中华医学会糖尿病学分会颁布的《中国2型糖尿病防治指南》[1]；②中医证候诊断标准参照2007年中华中医药学会发布的《糖尿病中医防治指南》[2]，共分为热盛伤津、气阴两虚、肝郁脾虚、脾虚湿阻、湿热中阻5型。

3. 纳入标准

符合上述诊断及中医辨证标准者并签署知情同意书。

4. 排除标准

对口服药物过敏；妊娠或哺乳期妇女、不合作者（不能配合饮食控制，或不按规定用药）；有严重心、肝、肾、脑、血管系统、酮症等并发症或合并其他严重原发性疾病；精神病患者；1 型糖尿病（T1DM）或其他类型糖尿病者。

（二）研究方法

1. 治疗方法

①基础疗法：包括饮食治疗、运动治疗、心身治疗等，按照 2 型糖尿病治疗常规进行。②辨证论治：热盛伤津型：清热养阴、生津止渴，方药：玉女煎加减；气阴两虚型：益气养阴、布津止渴，方药：生脉饮合参芪地黄汤加减；肝郁脾虚型：疏肝健脾、输运谷精，方药：逍遥散加减；脾虚湿阻型：燥湿健脾、化痰降浊，方药：胃苓汤加减；湿热中阻型：化湿清热、畅中布津，方药：连朴饮加减。③院内制剂：糖尿康片（药物组成：黄芪、太子参、山药、柴胡、苍术、生龙牡、玄参等），用法：每片 0.25g，每次 3～8 片，3 次/d，饭后服；黄连降糖片（药物组成：黄连、生地、麦冬、葛根、鬼箭羽等）每片 0.3g，每次 2～5 片，3 次/d；中药药茶：六仙饮（药物组成：西洋参、麦冬、枸杞、菊花、丹参等）每日 1 包，水冲代茶，频频饮服。

2. 观察指标及方法

所有病例入选前均做糖耐量试验（OGTT）、胰岛素释放试验、胰高血糖素释放试验、C 肽释放试验（C 肽）、胰岛素抗体试验、HbA1c、FMN、血脂（TC、TG、HDL-C、LDH-C）、血常规、尿常规、肝功能、肾功能、心电图、腰围、臀围、体重、身高检测。所有研究对象接受治疗后，门诊病人测第 1、2、3、5、7 天的 FBG 和 2hPG，之后改为每3d 监测一次 FBG 及早餐后 2hPG，每周监测 1d 的 FBG、三餐后 2hPG；住院病人每天监测 FBG、三餐后 2hPG。待 FBG≤7mmol/L，2hPG≤10mmol/L 时，计算其血糖“达标”时间，做好“达标”时间标记，自此改为每周监测一次 FBG 及早餐后 2hPG，每 10d 监测 1d FBG、三餐后 2hPG。每 3 个月复查胰岛素释放试验、胰高血糖素释放试验，C 肽释放试验，HbA1c，血脂等相关指标一次及症状积分。动态观察血糖下降幅度、波动情况、低血糖发生频率，观察 3 个月、6 个月患者体重指数（BMI）、WHR、胰岛素抵抗指数（HOMA-IR）、胰岛 B 细胞功能指数（HOMA-B）、胰高血糖素、C 肽、HbA1c、血脂的变化、症状积分改善情况、证型的分布情况及安全性。

胰岛素抵抗（IR）的评估：按 HOMA 模型[3]胰岛素抵抗指数（HOMA-IR）=（Fins×FBG）/22.5，胰岛 B 细胞功能指数（HOMA-B）= 20×Fins/（FPG−3.5）。

3. 疗效评定标准

（1）中医证候疗效评定标准：采用中医症状积分法，治疗前，治疗 3 个月、6 个月各评价 1 次。①临床痊愈：$n\geqslant 90\%$（血糖指标）；②显效：$70\%\leqslant n<90\%$；③有效：$30\%\leqslant n<70\%$；④无效：$n<30\%$。

$n=\frac{a-b}{a}\times100\%$，其中 n 为疗效指数，a 为治疗前总积分，b 为治疗后总积分。

（2）降糖疗效评价标准：①显效：FBG＜7mmol/L，2hPG＜8.3mmol/L 或血糖较治疗前下降30%以上；②有效：FBG＜8.3mmol/L，2hPG＜10mmol/L，或血糖较治疗前下降10%～29%；③无效：血糖下降未达到有效标准。

（三）统计学方法

采用 EpiData3.02 软件双录入数据，全部数据由 EpiData3.02 导出后用 SPSS13.0 进行统计分析。计量资料以均数±标准差（$\bar{x}\pm s$）表示，组间比较采用 t 检验，计数资料采用 χ^2 检验，以 $P<0.05$ 为差异有统计学意义。

二、结　果

（一）中医证候疗效

120 例患者经 3 个月治疗临床痊愈 16 例（13.3%），显效 62 例（51.7%），有效 38 例（31.7%），无效 4 例（3.3%），总有效率 96.7%，经 6 个月治疗临床痊愈 28 例（23.3%），显效 67 例（55.8%），有效 25 例（20.8%），无效 0 例（0%），总有效率 100%。提示单纯中医药治疗对改善中医证候方面疗效显著。

（二）血糖下降情况

120 例患者经 3 个月治疗显效 83 例（69.2%），有效 37 例（30.8%），经 6 个月治疗后显效 38 例（31.7%），有效 82 例（68.3%）。

（三）血糖达标时间及例数

FBG 在 30d 达标 20 例，31～45d 达标 31 例，46～60d 达标 30 例，61～90d 内达标 23 例，91～180d 达标 16 例，平均达标天数（75.36±24.69）d；2hPG 在 30d 达标 17 例，31～45d 达标 25 例，46～60d 达标 28 例，61～90d 内达标 23 例，91～180d 达标 27 例，平均达标天数（98.03±69.58）d。

（四）治疗前后 BMI、WHR、FBG、2hPG、HbA1c、HOMA-IR、HOMA-IS、空腹胰高血糖素、餐后 2h 胰高血糖素、空腹 C 肽及血脂改善情况比较

治疗 3 个月与 6 个月 BMI、WHR、FBG、2hPG、HbA1c、HOMA-IR、HOMA-IS、空腹胰高血糖素、餐后 2h 胰高血糖素、空腹 C 肽、TC、TG 及 LDL-C 较治疗前均改善，差异有统计学意义（$P<0.05$，$P<0.01$）；治疗 3 个月与治疗 6 个月 BMI、FBG 及 2hPG、HbA1c、HOMA-IR、LDL-C、空腹胰高血糖素及餐后 2h 胰高血糖素相比差异有统计学意义（$P<0.05$）；治疗 3 个月与治疗 6 个月 WHR、HOMA-IS、空腹 C 肽、TC、TG 及 HDL-C 比较差异无统计学意义（$P>0.05$）。治疗 3 个月HDL-C 较治疗前无改善，差异无统计学意义（$P>0.05$）。结果见表 1。

表 1 治疗前、治疗 3 个月及 6 个月相关指标比较（$\bar{x} \pm s$）

组别	BMI/（kg/m²）	WHR	FBG/（mmol/L）	2hPG/（mmol/L）	HbA1c	HOMA-IR	HOMA-IS
治疗前	28.63±2.74	0.98±0.24	11.24±4.34	15.24±3.76	8.2±2.3	5.45±1.24	44.63±9.56
治疗 3 个月	27.55±4.54[a]	0.93±0.13[a]	9.55±3.83[b]	10.32±4.23[b]	7.5±1.9[a]	4.97±1.72[a]	47.39±8.84[a]
治疗 6 个月	26.15±3.96[bd]	0.91±0.12[be]	6.96±2.56[bd]	8.24±1.36[bd]	6.9±0.5[bd]	4.44±1.33[bd]	48.59±8.52[be]

组别	空腹胰高血糖素	餐后 2h 胰高血糖素	空腹 C 肽	TC/（mmol/L）	TG/（mmol/L）	HDL-C/（mmol/L）	LDL-C/（mmol/L）
治疗前	128.6±12.75	127.4±8.6	2.24±0.69	4.62±1.34	1.95±0.59	1.39±0.26	3.43±1.30
治疗 3 个月	125.6±10.6[a]	124.8±7.4[a]	2.14±0.85[c]	4.31±0.97[a]	1.81±0.32[a]	1.45±0.22[c]	3.12±1.05[a]
治疗 6 个月	100.3±9.5[bd]	114.8±6.9[bd]	2.08±0.76[ce]	3.96±1.91[be]	1.71±0.62[be]	1.44±0.24[ce]	2.57±1.13[bd]

注：与治疗前比较，a：$P<0.05$，b：$P<0.01$，c：$P>0.05$；与治疗 3 个月比较，d：$P<0.05$，e：$P>0.05$。

（五）中医证型分布情况

120 例病例按照中医证型分为热盛伤津型 28 例，气阴两虚型 35 例，肝郁脾虚型 26 例，脾虚湿阻型 19 例，湿热中阻型 12 例。

（六）安全性监测

120 例患者治疗后均无肝、肾功能，血、尿、心电图等方面异常，临床研究过程中未发现患者肝肾功能损伤，其中 2 例出现大便干结，调整剂量后大便干结改善。全程未发现低血糖，提示本治疗方法临床应用中安全可靠，无明显毒副作用。

（七）退出治疗方案者

治疗过程中退出者共 13 例，其中平均病程（7.39±1.45）年，体型相对偏瘦：体重指数平均为（20.29±2.38）kg/m²，腰臀比（0.86±0.35）。男性 7 例，女性 6 例，平均年龄（66.32±3.95）岁。其胰岛素分泌绝对不足者，胰高血糖素大致在正常范围。退出治疗方案的患者，在治疗过程中分别加小量西药降糖药或胰岛素进行治疗。

三、讨　论

糖尿病（DM）是由遗传因素和环境因素长期相互作用所引起的胰岛素分泌不足或作用缺陷，同时伴有胰高血糖素不适宜增高的双激素病，以血中葡萄糖水平升高为生化特征及以多饮、多食、多尿、消瘦、乏力等为临床特征的代谢紊乱症候群[4]。

在 2010 年宁光教授等对 10 万人进行了长期追随调查，结果显示：在我国 18 岁及以上人群中，根据最新糖尿病诊断标准显示，糖尿病患病率为 11.6%，男性为 12.1%，女性为 11.0%；城市人群患病率为 14.3%，农村居民为 10.3%，在成年人群中，处于糖调节受损的患病率为 50.1%[5]。我国已经成为世界上糖尿病患病率最高的国家[6]。随着糖尿病患病率的迅速增长，糖尿病的预防与治疗在临床医学中任务愈来愈加艰巨，胰岛素及相关降糖药在治疗糖尿病中发挥着不可磨灭的作用，然而伴随的是副作用的发生率增加。采用中医药治疗 2 型糖尿病，是在中医学基础理论指导下，通过“四诊”收集材料，并对其加以辨证论治，可平稳安全地调控血糖，改善相关症状，提升胰岛素分泌功能，改善胰岛素抵抗，降低胰高血糖素，减少低血糖事件的发生，同时还有利于延缓和阻止其相关并发症的发生。

本研究通过多年的临床实践，参阅思悟古今大量文献的精髓，总结出“阴亏是 DM 发生的根本，气虚是 DM 迁延不愈的症结，气阴两虚是 DM 的枢机阶段，阴阳两虚是 DM 发展的必然趋势，血瘀是造成 DM 并发症的主要原因，湿热阻滞是 DM 发展过程中的变证”的 DM 病机概述[7]。运用纯中药辨证论治加院内制剂（糖尿康片、黄连降糖片及六仙饮）治疗，其中糖尿康片有疏肝运脾、疏肝布津、运脾散精、开郁调糖、平冲降逆之效，黄连降糖片扶正与祛邪相结合，补中有泄，泄中有补，使热清津生，浊清瘀消，全身气血津液调达，六仙饮具有益气养阴、养血活血、化瘀降浊之功。治疗两个疗程（6 个月）后，发现可显著降低患者 FBG、2hPG、糖化血红蛋白、血脂等相关指标，并可显著改善其临床症状。纯中药治疗在降低胰高血糖素方面疗效显著，在改善胰岛素抵抗和胰岛素分泌功能方面亦有显著疗效，安全性指标显示纯中药治疗无明显毒副作用。尤其是初步显示短期停药后的“长效”与“稳效”性及“少反弹”“少波动”的特点与优势；通过本课题总结出目前纯中医治疗适应病程相对短、体型偏胖或超重、胰岛素分泌尚有一定功能，非分泌低平、胰高血糖素偏高、病人有纯中药治疗的渴望，依从性好，饮食运动规律，非急于求成者。在既往的临床工作中无论是临床医生还是病人对中医药降糖没有信心，我们临床中首先与患者进行沟通，经患者同意后选用中医综合治疗，通过调整内脏功能，以达到远期疗效目标，告知其不能急功近利。临证中我们在中医理论的指导下运用中医药综合治疗消渴病，以“整体观念”为指导原则，结合患者的症、舌、脉、纳眠及二便等情况，综合考虑分析，审证求因，辨病与辨证相结合，标本兼治，因人施治，个体化治疗，方法多样，剂型多样，采用中成药、中药汤剂及药茶等，有利于提高患者依从性。

本研究亦存在以下不足之处，首先，本研究数据来自随机、自身临床对照研究，患者本身并非严格随机分组；其次，研究时间仅为 6 月，有待于后期更长时间的随访及停药后疗效持续时间的观察，目前虽中药的药理学研究并不足以完全阐释出中药在治疗糖尿病方面的优势，但其作用是不可替代的，中医药传承千年至今，是我们的瑰宝，在以后的临床中我们仍须积累更多的病案，探寻中医药治疗消渴病的机制及规律之所在。

参 考 文 献

[1] 中华医学会糖尿病学分会. 中国 2 型糖尿病防治指南[M]. 北京：北京大学医学出版社，2013.

[2] 中华中医药学会糖尿病分会. 糖尿病中医防治指南[M]. 北京：中国中医药出版社，2007：8-9.

[3] Haffner SM，Gonzalez C，Miettinen H，et al. Aprospective analysis of the HOMA-model. The Mexico City diabetes study[J]. Diabetes Care，1996，19（10）：1138-1141.

[4] 庞国明，倪青，温伟波，等. 糖尿病诊疗全书[M]. 北京：中国中医药出版社，2016：98.

[5] Xu Y，Wang L，He J，et al. Prevalence and control of diabetes in Chi- nese adults[J]. JAMA，2013，310（9）：948-959.

[6] 中华医学会糖尿病学分会. 中国 2 型糖尿病防治指南（2010 年版）[J]. 中国医学前沿杂志：电子版，2011，3（6）：54-109.
[7] 李丽花. 庞国明教授运用攻下法治疗消渴病验案 4 则[J]. 中医研究，2013，26（3）：49-51.

第二节　论纯中药治疗 2 型糖尿病“三辨诊疗模式”的构建与应用

糖尿病是由于遗传因素和环境因素长期相互作用所引起的胰岛素分泌不足或作用缺陷，同时伴有胰高血糖素不适宜增高的双激素病，以血中葡萄糖水平升高为生化特征及以多饮、多食、多尿、消瘦、乏力等为临床特征的代谢紊乱综合征[1]。庞国明教授临证40 余年，专长内科，主攻糖尿病的中医诊疗，1989 年拜国医大师王琦教授为师，悟王老“体病相关、体质可调”之要旨，将其融入临床实践，逐步建立了以“辨病－辨证－辨体”与“治病－和证－调体”为抓手的“三辨诊疗模式”，用于 2 型糖尿病（type 2 diabetes，T2DM）的诊疗，临床疗效确切，报道如下，供同道参考。

一、构建“三辨诊疗模式”的理论依据

庞国明教授在长期临床实践的基础上，仿王琦国医大师之“三辨诊疗模式”[2]并略有调序，初步探索出 T2DM“三辨诊疗模式”。而“三辨诊疗模式”是在充分根据疾病、证候、体质三者之间内在联系的前提下，根据“体病相关”“体证相关”“体质可分”“体质可调”的理论，以辨体论治为核心，将辨病、辨证、辨体有机结合，进行综合临床运用的一种诊疗思想。“三辨诊疗模式”的核心是辨体论治，以体质作为临证诊治的根本问题。因为不论是疾病，还是证候，其产生无不根植于体质。“体质为本，病证为标”。重视辨体论治，实际上体现了当今医学由重视“人的病”转向了“有病的人”的模式转变[2]。T2DM 从单纯中医辨消渴病到辨病与辨证、辨体的有机结合，并逐渐发展至辨病、辨证、辨体相结合的“三辨诊疗模式”。体现了以人为本、因人制宜、辨体调治的特点，弥补了当前 T2DM 诊疗体系的缺陷，也凸显个体化诊疗要素，拓展临床思维、丰富诊疗体系，更好地诠释“同病异治”“异病同治”，体现治病求本，病、证与体质本质的有机结合。

二、“三辨诊疗模式”具体内涵

（一）先行辨病诊断，确定中医病名

笔者随机统计 T2DM 门诊病历 300 份结果显示，95.36%的 T2DM 患者无典型的“三多一少”症状，甚至无任何临床症状，只是在体检时发现血糖升高。如果简单地将 T2DM 与“消渴病”画等号，生搬硬套就会僵化辨证思维，甚至将中医的诊疗引入歧途。因此，笔者认为中医病名诊断当据其不同临床表现分别进行命名，我们在临床上对具有多饮、多

食、多尿、消瘦或伴尿中甜味者诊为“消渴病”；对以口干渴多饮为主者诊为“上消病”；对以多食易饥，或伴消瘦为主者诊为“中消病”；对以小便频数，以饮一斗小便一斗者诊为“下消病”；对仅有口中甜味或伴形体肥胖，或体检发现血糖数值高符合T2DM诊断者诊为“脾瘅病”。以发挥中医病名在指导辨证论治中的正确导向作用。

（二）次行辨证诊断，确立精准证型

笔者在多年糖尿病临证经验与分析悟道的基础上，将T2DM的病机特点概括为：肥壅是T2DM萌发的基础土壤；痰浊中阻、湿热内蕴是其始动因素；湿浊、湿热困阻中焦，土壅木郁，脾失健运，肝失疏泄，水谷精微壅滞血中是血糖升高与发病的重要环节；精津布运失常、痰热耗津损阴是形成“三多一少，尿有甜味”的内在原因；病程渐进，邪伤正气，肺、脾、肾三脏气虚是其迁延不愈的关键症结；气损及阴、阴损及气、气阴两虚是其枢机阶段；气虚渐之、阴损及阳、阴阳两虚是其发展的必然趋势；血瘀是造成多种并发症的主要原因；痰湿化浊、瘀热化毒、浊毒内生是病程中的变证。识理明证、审证求因尤其要“观其脉证，知犯何逆，随证治之”，认为糖尿病不尽是“阴虚热盛”“气阴两虚”等证，而是动态发展的[3]。我们通过近10年逾万例T2DM中医诊疗的临床实践，总结出来源于临床实践的七种证型，分别为热盛伤津证、气阴两虚证、肝郁脾虚证、痰浊中阻证、湿热内蕴证、脾肾气虚证、阴阳两虚证。

（三）临床无证可辨，再施精准辨体

通过对大量临床症状分析，笔者发现，95%的T2DM患者无“三多一少”的典型症状。大约有60%的糖友只在健康体检时才发现血糖升高，临床症状并不明显，甚至无任何症状。闫镛等[4]通过对471例T2DM患者问卷调查分析前5位的体质类型是：气虚质166例（35.2%）、平和质125例（26.5%）、阳虚质82例（17.4%）、阴虚质54例（11.5%）、痰湿质44例（9.3%）。而据流行病学调查和科研观察，痰湿体质是代谢性疾病，包括2型糖尿病的“共同土壤”[5]。那么对于无证可辨的T2DM患者，我们在运用纯中药治疗时，遵“三辨诊疗模式”之“辨体调治”的学术思想，分别采用补气、护正、温阳、养阴、祛湿、清热等调糖法则，多能收到满意疗效。

三、“三辨诊疗模式”临床应用

《兰台轨范》曰：“一病必有主方，一方必有主药”[6]；“如一方所治之病甚多者，则为通治之方，先立通治方一卷以俟随症拣用”。现代学者有谓专病通治方就是针对临床各科某一疾病的若干证候均能通治获效的方剂，前人亦称其为主方[7, 8]；亦有将专病专方与主病主方等同者[9]。根据王琦教授提出的“主病主方主药”构想，将主病主方的内涵界定为：高度针对贯穿整个疾病始终的主导病机，以一方为主，并可根据病情、证候、体质的多样性，据主方加味，体现“体–病–证”的一统观[10]。基于上述认识，从调整改良“土壤”入手，辨证论治、辨体调治与专方专药有机结合，渐序实现调糖控糖，脉静身和的目标。

诊疗中以“辨病—辨证—辨体”为原则，以“专病专治”“专证专治”“专体调治”与“专病专药”“专病专方”“专体专方”“专病专茶”有机结合为途径，活用“治病—和证—调体”与“调和”“平调”“稳控”之术。针对“七证”定立“七法”，即清热生津，热清津复，和合阴津之“和”；益气养阴，气复阴平，气阴和合之“和”；疏肝健脾，木达土运，肝脾调和之“和”；燥湿健脾，降浊和胃，清升浊降之“和”；清热化湿，分离实邪，畅达中州，健脾和胃之“和”；健脾益肾，脾肾互资，和合互助之“和”；滋阴温阳，固肾涩精，调补阴阳之“和”。依据“七法”创制了七个“专证专方”，研发两个“专病专药”，六个“专体专方”，先辨病、次辨证、再辨体，结合“三辨诊疗”，依病选药、切机遣方、辨体用方、因人用茶，序贯用方。

（一）“三专序贯应用”的依据与方法

入选纯中药治疗患者前期已用降糖药物的则停药 3d，未用降糖药物者直接入选，入选后根据不同血糖水平采用单行、二联、三联之“序贯三法”治疗方案，入选时若出现空腹和餐后血糖在不同治疗方案中，以高阶梯方案为准选择用药。待血糖第一次达标（FPG≤7.0mmol/L，非空腹血糖≤10.0mmol/L）后，改为 D 阶梯专病专药以巩固治疗，4 周后若血糖下降至正常范围则调整为单用专病专茶进行治疗，若血糖达标后又有反弹或持续升高者，则重新回到上一阶梯治疗方案，巩固治疗可依据血糖水平调整用量。具体方法见图 1。

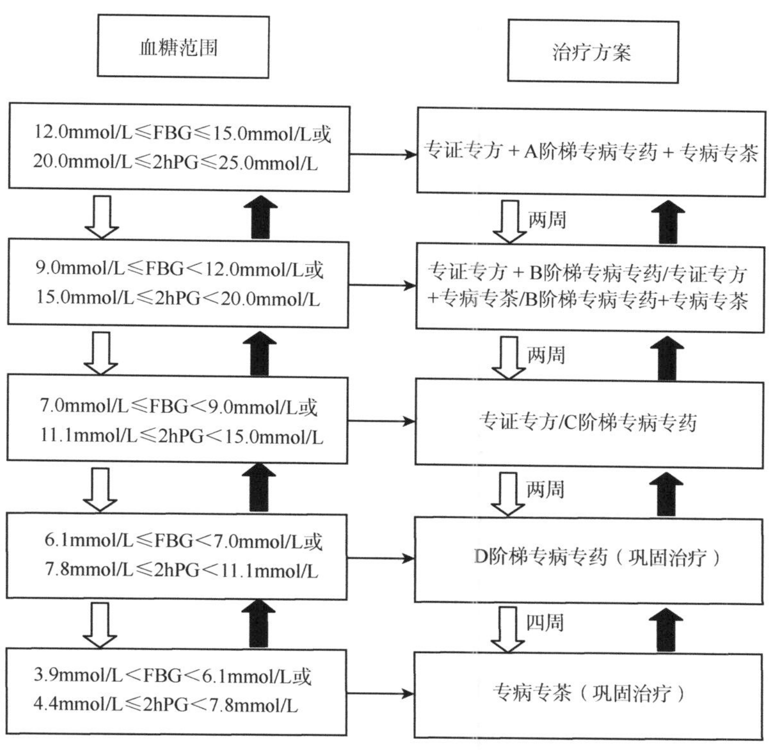

图 1　纯中药治疗 2 型糖尿病序贯法则

图 1 说明：①三种方案中的任意一种持续应用最长不超过 3 周；任何一种方案治疗 2 周血糖仍无明显变化或有上升趋势者，直接调整为上一阶梯治疗方案。②专病专药 A 阶梯：糖尿康片 10 片，黄连降糖片 6 片，均为每日 4 次口服；B 阶梯：糖尿康片 10 片，黄连降糖片 6 片，均为每日 3 次口服；C 阶梯：糖尿康片 8 片，黄连降糖片 5 片，均为每日 3 次口服；D 阶梯：糖尿康片 5 片或黄连降糖片 3 片，均为每日 3 次口服。

（二）辨病论治，专病专药

1. 糖尿康片

糖尿康片（豫药制字 Z04020167）为纯中药制剂，主要由柴胡、苍术、黄芪、生地、玄参、黄连、鬼箭羽、生龙骨、生牡蛎等药物按工艺粉碎压片制成，本方共奏调和肝脾、调和气机、调和气阴、调和升降、以“和”治之，以“和”调之，寓调（糖）于和之中。

2. 黄连降糖（浊）片（丸）

黄连降糖（浊）片（丸）（豫药制字 Z2018004800）为纯中药制剂，主要由黄连、酒大黄、知母、麦冬、生地、丹皮等按工艺加工制片而成。本方扶正与祛邪相结合，补中有泄、泄中有补，使热清津生，浊清瘀消，邪去正复，全身气血津液调和。

（三）辨证论治，专证专方

1. 热盛伤津证

主症：口渴，多饮，多食易饥，形体消瘦，小便频数量多，心烦易怒，口苦，大便干结，舌质红，苔薄黄干，脉弦或数。治则：清热生津止渴调糖，方用清热养阴调糖饮：生石膏 30～60g，肥知母 10g，干生地 30～50g，麦门冬 10g，川牛膝 30～50g，太子参 30g，粉葛根 30～60g，天花粉 30g，炒苍术 10～30g，炒枳壳 10g，升麻片 3～6g，生甘草 6g。

2. 气阴两虚证

主症：倦怠乏力，精神不振，口干咽干，口渴多饮，形体消瘦，腰膝酸软，自汗盗汗，舌质淡红或舌红，苔薄白干或少苔，脉沉细。治则：益气养阴调糖，方用益气养阴调糖饮：太子参 30～50g，生黄芪 30～80g，干生地 30～50g，山萸肉 30g，炒山药 30g，炒苍白术各 10～30g，建泽泻 10g，紫丹参 30g，云茯苓 30g，炒枳壳 10g，麦门冬 10g，升麻片 6～30g。

3. 肝郁脾虚证

主症：情志抑郁或因精神刺激而诱发血糖升高，烦躁易怒，脘腹胀满，大便或干或溏，女性常伴有月经不调、乳房胀痛，舌质淡红，苔薄白，脉弦。治则：疏肝健脾调糖，方用疏肝健脾调糖饮：北柴胡 10g，全当归 10g，云茯苓 30g，生白芍 30g，炒苍白术各 10g，粉丹皮 10g，炒栀子 10g，淡豆豉 10～30g，川牛膝 30g，苏薄荷 10g，生甘草 3g，升麻片 6g，鲜生姜 10g。

4. 痰浊中阻证

主症：形体肥胖，身重困倦，纳呆便溏，口黏或口干渴但饮水量不多。舌质淡，苔腻，脉濡缓。治则：和中降浊调糖，方用和中降浊调糖饮：炒苍白术各30g，广陈皮10g，川厚朴10g，建泽泻30g，猪茯苓各30g，川桂枝6～10g，生苡仁30～50g，姜半夏10～30g，牙皂角6～10g，川牛膝30～50g，升麻片3～6g，生甘草3g。

5. 湿热内蕴证

主症：口干口渴，饮水不多，口苦、口中异味，身重困倦，大便黏腻不爽，舌质淡，苔黄腻，脉濡数。治则：清热祛湿、和中降浊调糖，方用清热化湿调糖饮：川黄连10～30g，川厚朴 10g，炒栀子10g，姜半夏10g，生苡仁30g，炒黄柏10g，炒苍术10～30g，生枳实10g，石菖蒲6g，细芦根30～50g，川牛膝30～50g，升麻片3g。

6. 脾肾气虚证

主症：腰酸腰痛，眼睑或下肢水肿，自汗，小便清长或短少，夜尿频数，性功能减退，或五更泄泻，舌淡体胖有齿痕，苔薄白而滑，脉沉迟无力。治则：健脾益肾调糖，方用健脾益肾调糖饮：太子参30～50 g，生黄芪30～80g，炒山药30g，熟地黄30g，山茱萸30g，建泽泻30g，怀牛膝30g，炒苍白术各10～30g，炒枳壳10g，猪茯苓各30g，桑螵蛸30g，升麻片10g。

7. 阴阳两虚证

主症：口渴多饮，小便频数，夜间尤甚，夜尿常达3～5次、甚则十数次，混浊多泡沫，伴腰膝酸软，四肢欠温，畏寒肢冷，或颜面肢体浮肿，阳痿或月经不调，舌质淡嫩或嫩红，苔薄少而干，脉沉细无力。治则：滋阴温阳、补肾涩精调糖，方用阴阳双补调糖饮：淡附片10～30g（先煎60～120min），上肉桂6g（后下），川桂枝6g，熟地黄30g，山萸肉30g，枸杞子30g，炒山药30g，云茯苓30g，建泽泻10g，炒白术10g，炒枳壳10g，盐杜仲30g，鹿角胶10g，桑螵蛸30g。

（四）辨体调治，专体专方

临床中对无证可辨者则按照王琦教授的中医体质诊断标准[11]，结合中华中医药学会批准的《中医体质分类判定标准》[12]进行体质辨识，参考闫镛等[4]对471例T2DM患者问卷调查分析结果，分为以下6种体质类型进行辨体调治。

1. 气虚质

常见表现：肌肉松软不实，平素语音低弱，气短懒言，容易疲乏，精神不振，易出汗，舌淡红，舌边有齿痕，脉弱。调体法则：补气调体、扶正控糖。方用补气固本调糖方：太子参15～30g，黄芪30～50g，炒白术6～10g，云茯苓15～30g，炒枳壳6～10g，升麻片3～6g。

2. 平和质

常见表现：体型匀称健壮，面色、肤色润泽，头发稠密有光泽，目光有神，鼻色明润，嗅觉通利，唇色红润，不易疲劳，精力充沛，耐受寒热，睡眠良好，胃纳佳，二便正常，舌色淡红，苔薄白，脉和缓有力。调体法则：护正维平、强正控糖。方用护正固本调糖方：太子参 10～15g，麦门冬 6～10g，炒白术 6～10g，云茯苓 15～30g，炒枳壳 3～6g，广陈皮 6g，生甘草 3g。

3. 阳虚质

常见表现：肌肉松软不实，平素畏冷，手足不温，喜热饮食，精神不振，舌淡胖嫩，脉沉迟。调体法则：温阳益肾、固本控糖。方用温阳益肾调糖方：淡附片 6g，上肉桂 3～6g，熟地黄 30g，山茱萸 30g，牡丹皮 10g，炒山药 30g，云茯苓 30g，建泽泻 10g。

4. 阴虚质

常见表现：体型偏瘦，手足心热，口燥咽干，鼻微干，喜冷饮，大便干燥，舌红少津，脉细数。调体法则：滋阴补虚、清热控糖。方用养阴清热调糖方：枸杞子 30g，女贞子 30g，旱莲草 30g，干地黄 30g，山茱萸 15g，牡丹皮 12g，生山药 30g，云茯苓 15g，建泽泻 10g，怀菊花 3g。

5. 痰湿质

常见表现：体型肥胖，腹部肥满松软，面部皮肤油脂较多，多汗且黏，胸闷，痰多，口黏腻或甜，喜食肥甘甜黏，苔腻，脉滑。调体法则：温化痰饮、降浊控糖。方用化痰祛湿调糖方：炒苍术 10g，川厚朴 10g，广陈皮 10g，冬瓜皮 30g，玉米须 30g，白茅根 30g，姜半夏 6g，生甘草 3g。

6. 湿热质

常见表现：形体中等或偏瘦，面垢油光，易生痤疮，口苦口干，身重困倦，大便黏滞不畅或燥结，小便短黄，男性易阴囊潮湿，女性易带下增多，舌质偏红，苔黄腻，脉滑数。调体法则：化湿清热、淡渗控糖。方用清热祛湿调糖方：生苡仁 30g，杏仁泥 10g，滑石粉 30g，粉葛根 30g，川黄连 6g，酒黄芩 10g，生栀子 10g，建泽泻 30g，关木通 6g，车前草 30g，生地黄 15g，生甘草 6g。

（五）寓调于养，专病专茶

1. 六仙饮

六仙饮在古方参冬饮基础上化裁而来，用于偏虚证为主者，方中西洋参补气养阴、清热生津为君；麦冬、枸杞养阴生津，兼取枸杞养肝明目之意为臣；菊花清肝明目为使；丹参，“一味丹参，功同四物”，既取其养血活血之功，又妙用其“动”性而为使药。生地黄、麦冬清热凉血、养阴生津止渴，为佐药。诸药和合，滋而不腻，补而不滞，以达到益气养阴、养血活血、清热调糖之功。

2. 降糖茶

降糖茶用于气阴两虚兼血瘀为主者，方中苦瓜片味甘苦性寒凉，可清暑涤热、明目解毒为君；太子参清热养阴，枸杞性甘、平，具有补肾益精、养肝明目、生津止渴之效为臣；生地、麦冬清热凉血、养阴生津止渴为佐助之品，玉米须清热、利尿，丹参养血活血为使药。全方共奏清热养阴活血、生津止渴、清热调糖之效。

四、验案举隅

验案 1　专方与专药二联案：患者，女，42 岁，教师。2017 年 3 月 24 日初诊。糖尿病 8 月余，患者确诊以来，情绪低落，就诊时表现恐惧，诉病情时双手颤抖，当场哭泣。平素 FPG 在 12～14mmol/L。自述自发现糖尿病开始，严格控制饮食，三餐不吃主食。3 个月以来，严重失眠，多梦易醒。大便干稀不调，舌质淡暗，苔黄腻，脉弦虚数。3 月 25 日查胰岛功能示：空腹及餐后 1、2、3h 血糖分别为 12.01、18.3、21.7、17.97mmol/L；空腹及餐后 1、2、3h 胰岛素分别为：13.3、21.5、29.6、22.1U/ml；空腹及餐后 1、2、3h 胰高血糖素分别为 111.2、109.2、93.3、76.5pg/ml；空腹及餐后 1、2、3h C 肽分别为 3.34、4.2、5.34、5.0ng/ml。HbA1c：12.1%。西医诊断为 2 型糖尿病并抑郁症，已服多塞平 25mg，3 次/d，效差。中医诊为脾瘅病并郁证（肝郁脾虚郁热内阻），治则：疏肝健脾、清热解郁、宁心安神，拟方：疏肝健脾调糖饮加减：粉丹皮 20g，全当归 10g，苏薄荷 10g，生栀子 10g，柴胡 30g，赤芍 30g，生白芍 30g，云茯苓 30g，炒白术 10g，夜交藤 50g，百合 30g，炒枳壳 10g，生甘草 3g。6 剂，水煎服，1 剂/d，糖尿康片 10 片，3 次/d 口服；黄连降糖片 5 片，3 次/d 口服，并嘱其节饮食，畅情志，增强控糖信心。2017 年 4 月 1 日二诊：患者服药后，睡眠较前改善，二便调，舌质淡暗，苔薄黄，脉弦虚数。近一周 FPG 6.5～10.4mmol/L，2hPG 7.2～13.4mmol/L，效不更法。5 月 1 日三诊：近 30d 测 FPG 6.4～7.0mmol/L，2hPG 8～9.1mmol/L。患者自述近日血糖控制较好，FPG 及 2hPG 双双达标，心宽眠安，二便调，舌质淡暗，苔薄白，脉弦稍数。停汤剂，糖尿康片改为 8 片，黄连降糖片 4 片，均为 3 次/d 口服以巩固疗效。2018 年 12 月 11 日随访，患者近半年 FPG 6.2～7.0mmol/L，2hPG 8.0～9.5mmol/L，血糖控制良好，复查胰岛功能：空腹及餐后 1、2、3h 血糖分别为 6.4、14、10.9、6.22mmol/L；空腹及餐后 1、2、3h 胰岛素分别为 14.3、46.4、39.4、29.4U/ml；空腹及餐后 1、2、3h 胰高血糖素分别为 109.3、106.2、83.3、76.4pg/ml；空腹及餐后 1、2、3h C 肽分别为 3.34、7.34、7.01、5.71ng/ml。患者 HbA1c 由 2017 年 3 月 25 日 12.1%下降至 2017 年 6 月 27 日 5.4%，效果确切。至今坚持服用糖尿康片、黄连降糖片，2～3 次/d，FPG 及 2hPG 平稳达标。

按语　①对糖尿病并抑郁患者讲解开导，增强其信心是取效捷径。针对该患者焦虑肝郁气结，疏泄失调实况，讲解开导怡情胜情，让患者更加全面客观了解糖尿病以及自身情况，从而增强其战胜糖尿病的信心。二诊时患者失眠好转，血糖较前明显下降，患者降糖信心倍增。②疏肝健脾，安神调糖。根据患者就诊时的精神状态及四诊信息，辨证为肝郁脾虚，内有郁热证。选用疏肝健脾调糖饮加减以疏肝健脾，清热安神。同时加赤芍 30g 以增强清热散瘀之力；炒枳壳 10g，行气开胸。夜交藤 50g、百合 30g 养心安神。③全面把握，活用"序贯三法"。治疗过程中，根据血糖调控情况，初则以专证专方联合专病专药，通过 37d 二联治疗，空腹及餐后血糖双双达标，改为专病专药治疗，HbA1c 由 12.1%降至 5.4%，坚持用药随访 20 个月，血糖控制平稳，胰岛功能有所恢复，证明纯中药调糖方法在改善症状、胰岛功能方面收效良好，值得深入研究和推广应用。

验案 2 专体专方案：患者谢某，男，32 岁，2018 年 8 月 7 日初诊。因奶奶诊治糖尿病时，其测 FPG 8.2mmol/L，于 2018 年 7 月 19 日到柘城县人民医院查 FPG 9.48mmol/L，HBA1c 9.0%，遂约诊前来我院进行治疗。就诊时症见：体型肥胖，腹部肥满松软，面部油腻，易出汗且黏，口甜、饮食可，喜食肥甘厚味，大便稀不成形，2～3 次/d，眠可，舌质暗红，苔白腻稍厚，脉弦滑。有高血压病史，吸烟史，有过敏史，过敏原因不明。当时测身高：180cm，体重：102kg，BMI：31.48kg/m^2。7 月 25 日测空腹、早餐后 2h、午餐前、午餐后 2h、晚餐前、晚餐后 2h、睡前 22：00 血糖分别为 7.1mmol /L、15.3mmol/L、11.8mmol/L、13.7mmol/L、6.2mmol/L、11.2mmol/L、9.5mmol/L，SDBG3.3，PPGE4.9，LAGE9.1。7 月 27 日我院查胰岛功能显示空腹及餐后 1、2、3h 血糖分别为 9.31、15.3、15.9、11.7mmol/L；空腹及餐后 1、2、3h 胰岛素分别为 23.6、49.7、68、33.1U/ml；空腹及餐后 1、2、3h 胰高血糖素分别为 104.8、108.7、121.6、120pg/ml；空腹及餐后 1、2、3h C 肽分别为 4.83、6.83、10.89、7.53ng/ml，FMN 2.64mmol/L，HbA1C 8.70%，糖尿病自身抗体五项（阴性），总胆固醇 4.4mmol/L，甘油三酯 2.26mmol/L，高密度脂蛋白 0.79mmol/L，低密度脂蛋白 4.48mmol/L，尿素 6.3mmol/L，肌酐 72μmol/L，尿酸 463μmol/L，同型半胱氨酸 37.6μmol/L。西医诊断为 2 型糖尿病，代谢综合征。中医诊断为脾瘅病，辨体质类型为痰湿质。治以健脾化痰、利水祛湿为治则，方用化痰祛湿调糖饮，炒苍白术各 30g，猪茯苓各 30g，建泽泻 30g，生薏苡仁 50g，汉防己 30g，姜半夏 10g，广陈皮 10g，姜厚朴 10g，白茅根 30g，佩兰 10g，怀牛膝 50g，升麻片 6g，川桂枝 6g，10 剂，日 1 剂，水煎 400ml，早晚空腹温服。同时嘱患者节饮食，增运动。

二诊：2018 年 8 月 26 日，体重由 102kg 下降为 100kg，面色较前透亮，黏汗减少，口甜较前减轻，饮食可，大便稀不成形，1～2 次/d，眠可，舌质暗红，苔中白腻，脉弦滑。8 月 17 日测空腹、早餐后 2h、午餐前、午餐后 2h、晚餐前、晚餐后 2h、睡前 22：00 血糖分别为 5.6mmol/L、7.1mmol/L、5.5mmol/L、7.8mmol/L、6.7mmol/L、7.8mmol/L、6.8mmol/L，SDBG0.9，PPGE1.6，LAGE2.3。守上方调整升麻为 10g，15 剂，日 1 剂，水煎 400ml，早晚空腹温服。

三诊：2018 年 9 月 11 日，体重由 100kg 下降为 98.5kg，面色较前透亮，黏汗较前减少，口甜缓解，饮食可，大便稀不成形，1 次/d，眠可，舌质暗红，苔白腻，脉弦滑。9 月 10 日测空腹、早餐后 2h、午餐前、午餐后 2h、晚餐前、晚餐后 2h、睡前 22：00 血糖分别为 8mmol/L、7.2mmol/L、5.6mmol/L、7.6mmol/L、5mmol/L、7.7mmol/L、6.3mmol/L，SDBG0.8、PPGE1.5、LAGE2.1。患者血糖控制理想，给予茶疗炒苍术 10g，生苡仁 30g，广陈皮 10g，冬瓜皮 30g，玉米须 30g，白茅根 30g，姜半夏 6g，生甘草 3g。15 剂，水煎，代茶饮。2019 年 2 月 14 日随访，患者长期坚持茶疗方治疗，目前空腹血糖小于 7mmol/L，早餐后 2h 血糖小于 8mmol/L，体重保持在 94kg 左右，精神状态好。

按语　患者青年男性，经检测血糖，发现患有糖尿病，无“三多一少”症状，先辨病，西医诊断为 2 型糖尿病，中医诊断为脾瘅病。中西病名已定，按理当辨证论治，因无证可辨，只好辨体质调糖。依据体质学说创始人王琦国医大师体质判定标准来判断，患者体型肥胖，腹部肥满松软，面部油腻，易出汗且黏，口甜，喜食肥甘厚味，苔白腻稍厚，脉弦滑，辨为典型的痰湿质。《素问·奇病论》：“有病口甘者，此五气之溢也，名曰脾瘅。夫五味入口，藏于胃，脾为之行其精气，津液在脾，故令人口甘也。”采用化痰祛湿调糖饮进行治疗，使脾气健，痰湿渐化，患者体重减轻，腹部脂肪减少，患者血糖水平下降，血脂降为正常。针对“无三多一少”症状的糖友，采用辨体论治的思路调治，为“无症”可辨的糖尿病患者临床治疗提供了思路。

五、结　语

随着对 T2DM 中医临床研究实践的不断深入，诊疗模式也在不断发生变化，庞国明教授已从 40 年前传统辨证施治诊疗模式转向现在的以“辨病—辨证—辨体”之“三辨诊疗模式”。该诊疗模式有利于更加全面的把握 T2DM 本质，制定出切合临床实际和把握 T2DM 发展规律的诊疗方案。该模式的构建首先应以辨病为先导，因为病名具有较强的导向作用，而明确 T2DM 中医诊断是有效调控血糖的前提，只有将 T2DM 分别正确归属于“消渴病”“上消病”“中消病”“下消病”“脾瘅病”这五种中医病名诊断，才能做到有的放矢，依症状定病名，依病名析病因、明病机，依病机定治法，依治法精准选方。其次要根据糖友临床实际表现进行辨证施治，我们在总结大量临床实践基础上，确定了切合临床实际的七个证型。再次，若患者无“三多一少”症状，甚则无任何症状时，此时唯一指导能正确运用中药的依据就是“辨体调治”。庞国明教授通过 471 例 T2DM 中医体质辨析，初步总结出 T2DM 的六种体质类型，因体用方，有理有据，可窥精准诊治之一斑。辨体调治是对 T2DM“辨病—辨证”诊疗模式的一大补充和诊疗模式的创新。同时，“三辨诊疗模式”构建，也进一步完善了纯中药治疗 T2DM“序贯三法”诊疗体系。如上述验案 1 重用专药联合专方的二联疗法，验案 2 患者无症状可辨而采用辨体调治，临床中当谨守“三辨诊疗模式”的实验录，在临床应用过程中尤需注意将“三辨诊疗模式”与“专病、专药、专方”融会贯通，活用“序贯三法”是取得疗效的基本前提，切忌生搬硬套。要坚定中医诊治信念，从病—证—体全面地把握 T2DM 诊治过程，持续深化中医思维是用好纯中药治疗 T2DM 和确保调控血糖平稳达标的根本保证。

参 考 文 献

[1] 庞国明，倪青，温伟波，等. 糖尿病诊疗全书[M]. 北京：中国中医药出版社，2016：4-5.
[2] 杨正，马明越，王济，等. “辨体—辨病—辨证”诊疗模式的创建与临床应用[J]. 现代中医临床，2017，24（3）：9-12.
[3] 庞国明，闫镛，朱璞，等. 纯中药治疗 2 型糖尿病（消渴病）的临床研究[J]. 世界中西医结合杂志，2017，12（1）：74-77.
[4] 闫镛，朱璞，张芳，等. 2 型糖尿病患者中医体质类型与相关指标关系的分析[J]. 中医学报，2010，25（6）：1154-1156.

[5] 孙冉冉，郑燕飞，李玲孺，等. 从中医体质角度探讨 2 型糖尿病的防治[J]. 环球中医药，2014，7（5）：375-377.
[6] 董阳，王济，王鑫，等. 王琦运用主病主方论治慢性前列腺炎经验[J]. 安徽中医药大学学报，2018，37（5）：25-27.
[7] 陶晓华. 中医文献中的专病通治方[J]. 江西中医药，1997（1）：45-46.
[8] 陶晓华. 有关辨证论治和专病通治方的思考[J]. 中国中医基础医学杂志，1996（4）：41.
[9] 房定亚. 对岳美中教授所谈专病专方的体验[J]. 广西中医药，1984（1）：8-10，17.
[10] 王琦. 主病主方论[J]. 中华中医药杂志，2014，29（1）：9-13.
[11] 王琦. 中医体质学[M]. 北京：人民卫生出版社，2005：85-94.
[12] 中华中医药学会. 中医体质分类与判定[M]. 北京：中国中医药出版社，2009：1-7.

第三节　论纯中药“序贯三法”治疗 2 型糖尿病的构建与应用

糖尿病（diabetes mellitus，DM）是由遗传因素和环境因素长期相互作用所引起的胰岛素分泌不足或作用缺陷，同时伴有胰高血糖素不适宜增高的双激素病，以血中葡萄糖水平升高为生化特征及以多饮、多食、多尿、消瘦、乏力等为临床特征的代谢紊乱症候群[1]。庞国明教授长期从事中医药防治糖尿病临床研究工作，临证采用纯中药“序贯三法”治疗 2 型糖尿病，现总结如下。

一、2 型糖尿病的病因病机特点

肥胖是 2 型糖尿病发病的基础，痰浊中阻、湿热内蕴是其始动因素，痰浊、湿热困阻中焦，土壅木郁，脾失健运，肝失疏泄，水谷精微壅滞血中是血糖升高及其发病的重要环节。精津布运失常、痰热耗损阴津是形成“三多一少，小便有甜味”的内在原因；病程渐进，邪伤正气，肺、脾、肾三脏气虚是其迁延不愈的关键症结；气损及阴、阴损及气、气阴两虚是其枢机阶段；气虚渐之、阴损及阳、阴阳两虚是其发展的必然趋势；血瘀是造成多种并发症的主要原因[2]；痰湿化浊、瘀热化毒、浊毒内生是病程中的变证。

二、调糖止消，以“和”立法

基于上述认识，从调整改良肥胖这一“土壤”入手，辨证论治、辨体调治与专方专药有机结合，以调和气血、调和脏腑、调和阴阳为目标，以“和”立法，渐序实现止消调糖的目标。诊疗中以“辨病－辨证－辨体”之“三辨诊疗模式”[3]为途径，以“专证专方”“专病专药”“专病专茶”之三法，针对热盛伤津证、气阴两虚证、肝郁脾虚证、痰浊中阻证、湿热内蕴证、脾肾气虚证、阴阳两虚证之七证定立“七法”，即清热生津、益气养阴、疏肝健脾、和中降浊、清热化湿、健脾益肾、滋阴温阳。依据“七法”拟定七个“专证专方”、两个“专病专药”、两个“专病专茶”，并据其血糖水平的变化采用序贯方法治疗。

三、活用“序贯三法”

（一）精准辨证，活用专方

本节按“七证七方”论治，详见第五节《论纯中药治疗2型糖尿病“三辨诊疗模式”的构建与应用》之“辨证论治，专证专方”部分。

（二）病证结合，活用专药

1. 糖尿康片

糖尿康片（豫药制字Z04020167）：每片重0.25g，主要由北柴胡、苍术、黄芪、生地黄、玄参、黄连、鬼箭羽、生龙骨、生牡蛎等药物按工艺粉碎压片制成，具益气养阴、疏肝健脾之功。

2. 黄连降糖片

黄连降糖片（又名：黄连降糖浊丸）（豫药制字Z2018004800）：每片重0.3g，主要由黄连、酒大黄、知母、麦冬、生地黄、牡丹皮等按工艺加工制片而成，具清热生津、升清降浊之功。

（三）寓调于养，活用专茶

1. 六仙饮

六仙饮是在古方参冬饮基础上化裁而成，组成：西洋参3g、麦冬3g、枸杞子5g、苦瓜片5g、菊花3g、丹参5g。方中西洋参补气养阴、清热生津为君；麦冬、枸杞子养阴生津，兼取枸杞子养肝明目之意为臣；菊花清肝明目，丹参养血活血，为使药；苦瓜片苦性寒凉，可清暑涤热，以为反佐。诸药和合，以达益气养阴、养血活血之功，适用于气阴两虚患者。

2. 降糖茶

降糖茶组成：苦瓜片6g、太子参5g、枸杞子5g、生地黄6g、麦冬6g、丹参3g、玉米须5g。方中苦瓜片味甘苦、性寒凉，可清暑涤热、明目解毒，为君药；太子参清热养阴，枸杞子补肾益精、养肝明目、生津止渴，为臣药；生地黄、麦冬清热凉血、养阴生津止渴，为佐药；玉米须清热、利尿，丹参养血活血为使药。全方共奏养阴活血、生津止渴之效，适用于气阴两虚兼血瘀者。

（四）无证可辨，辨体调糖

临床常见2型糖尿病患者无“三多一少”的典型症状，部分患者在健康体检时才发现血糖升高，临床症状并不明显，甚至无任何症状。对于无证可辨的2型糖尿病患者，我们在运用纯中药治疗时，仿王琦“三辨”诊疗模式之“辨体论治”[3]，结合九种体质学说[4]，分别采用益气、养阴、和中、降浊、清热、化湿、疏肝、健脾、益肾法调节血糖。需符合2017版《中国2型糖尿病防治指南》[5]中2型糖尿病诊断标准及《糖尿病中医防治指南》[6]中消渴病诊断标准，血糖指标：空腹血糖（FBG）≤15mmol/L、餐后2小时血糖（2hPG）≤25mmol/L，且无急性并发症，无严重的慢性并发症如糖尿病肾病Ⅳ～Ⅴ期、糖尿病足溃疡等的2型糖尿病患者。

（五）序贯方法

前期已用降糖药物患者进行纯中药治疗前需停药3天，未用降糖药物者可直接接受中药治疗，根据不同血糖水平采用单行、二联、三联之“序贯三法”治疗方案，若出现空腹和餐后血糖范围在不同治疗方案中者，以高阶梯方案为准选择用药，待血糖第1次达标[空腹血糖（FBG）≤7.0mmol/L，餐后2小时血糖（2hPG）≤10.0mmol/L]后，改为D阶梯专病专药以巩固治疗，4周后若血糖下降至正常范围则调整为单用专病专茶进行治疗，若血糖达标后又有反弹或持续升高者，则重新回到上一阶梯治疗方案，巩固治疗可依据血糖水平调整用量：①专证专方、专病专药、专病专茶三种方案中的任意一种持续应用最长不超过3周；任何一种方案治疗2周血糖仍无明显变化或有上升趋势者，直接调整为上一阶梯治疗方案。②A阶梯专病专药：糖尿康片10片，黄连降糖片6片，均为每日4次口服；B阶梯专病专药：糖尿康片10片，黄连降糖片6片，均为每日3次口服；C阶梯专病专药：糖尿康片8片，黄连降糖片5片，均为每日3次口服；D阶梯专病专药：糖尿康片5片或黄连降糖片3片，均为每日3次口服。

四、验案举例

患者，男，42岁，2013年12月1日初诊。主诉：间断口干、多饮、多尿1年。现病史：1年前因口干渴、多饮、多尿于当地医院发现血糖升高（具体血糖值不详），诊断为2型糖尿病，平素未服用降糖药物，血糖未规律监测。刻下症见：口干渴，多饮，多尿，乏力，多食易饥，体重下降，眠可，大便偏干，舌边尖红、苔薄黄干，脉沉细弱。查体：身高178cm，体重94kg，体重指数（BMI）29.6kg/m^2；腰围102cm，臀围103cm，腰臀比（WHR）0.99。就诊时查第1、2、3、4h血糖分别为8.63、17.8、20.8、11.34mmol/L；第1、2、3、4h胰岛素分别为13.8、55.8、34.8、21.1U/ml；第1、2、3、4h胰高血糖素分别为123.7、132.5、120.1、113.3pg/ml；第1、2、3、4h C肽分别为3.17、6.32、8.73、6.68ng/ml；胰岛素抗体9.4U/ml。西医诊断：2型糖尿病；中医诊断：消渴病（热盛伤津证），治疗以清热养阴为主，治疗方案，①处方：专证专方选清热养阴调糖饮加减：石膏30g、知母10g、太子参30g、生地黄30g、麦冬10g、川牛膝30g、牛膝30g、苍术10g、白术10g、葛根30g、黄连10g、黄芪30g、玄参10g、生姜6g。5剂，每日1剂，水煎分早晚两次温服。并嘱患者控制饮食，戒烟限酒，并于餐后进行30～40min有氧运动。②B阶梯专病专药：糖尿康片10片，每日3次口服；黄连降糖片6片，每日3次口服。③专病专茶：六仙饮每日1袋，水泡代茶饮。

2013年12月6日二诊：口渴、多饮、多尿较前好转，舌质淡胖、苔薄腻，右脉弦细滑，左脉沉细滑。体重93kg，查指尖FBG 4.9mmol/L，2hPG 7.1mmol/L。中药汤剂守初诊方，苍术、白术均加至30g，加北柴胡10g、薏苡仁30g以疏肝理气、燥湿健脾，中药颗粒剂8剂，开水冲服，每日1剂。专病专药及专病专茶继服。

2013年12月15日三诊：患者诉口渴症状减轻，但仍时感乏力。自测FBG 4.8～5.1mmol/L，2hPG 7.4～8.0mmol/L；中药守初诊方去葛根，加黄芪量至50g以增补气之力，猪苓、茯苓各加至30g以清热养阴，中药颗粒剂8剂，开水冲服，每日1剂。专病专药及专病专茶继服。

2014年3月6日四诊：患者自诉无口渴、乏力，精神状态俱佳。于2013年12月26日自行停用中药汤剂，测FBG：5.0～6.0mmol/L，2hPG：6～8.0mmol/L，体重75kg。停药3天复查第1、2、3、4h血糖分别为6.13、12.2、11.5、6.76mmol/L；第1、2、3、4h胰岛素分别为6.5、28.5、18.7、13U/ml；第1、2、3、4 h胰高血糖素分别为86.6、106.7、110.9、86.4pg/ml；第1、2、3、4h C肽分别为1.72、4.6、5.28、4.13ng/ml；胰岛素抗体：6.8U/ml。给予黄连降糖片3片，每日2次口服，六仙饮每日1袋，水泡代茶饮。

2014年6月20日五诊：患者诉近期时有口干，查FBG 5.0mmol/L，2hPG 5.8mmol/L，体重76kg。停药3天查第1、2、3、4h血糖分别为5.45、11.8、7.8、5.22mmol/L；第1、2、3、4h胰岛素分别为7.9、29.4、18.1、7.6U/ml；第1、2、3、4h胰高血糖素分别为85.6、93.7、95、96.8pg/ml；第1、2、3、4h C肽分别为1.47、5.32、5.6、2.8ng/ml；胰岛素抗体：8.2U/ml。患者胰功恢复较好，血糖平稳，依据序贯三法，嘱其停用黄连降糖片，单用六仙饮，每日1袋，水泡代茶饮。

2015～2017年间断随访，患者单用六仙饮治疗，FBG 5.0～6.0mmol/L之间。无口干渴、多饮、乏力症状，大便正常，一日二行。2018年10月20日随访，患者体重较前有所增加，BMI为26.1kg/m^2，但仍坚持饮食控制、运动锻炼，偶测FBG 5.0～6.0mmol/L，2hPG 6.0～7.0mmol/L。

按语　本案治疗过程中体现了“三辨”和“序贯三法”。①据其口干渴、多饮、多尿、乏力、多食易饥、体重下降之典型症状，中医辨病诊断为消渴病。②据其口干渴、多饮、大便偏干、舌边尖红、舌苔薄黄干、脉沉细数，辨证为热盛伤津证，方用清热养阴调糖饮清胃热、滋肾阴，切中病机，故奏效快而稳。③据其初诊血糖水平确定治疗方案，初诊FBG 8.63mmol/L，2hPG 20.8mmol/L，按照“序贯三法”诊疗方案，采用专证专方、专病专药、专病专茶之三联并用，以期血糖能够尽快达标。④据血糖动态变化，适时调整序贯用药。当用药至第24天患者FBG降至5.0～6.0mmol/L，2hPG降至6.0～8.0mmol/L，患者空腹及餐后血糖均已达标，故由三联疗法调整为专病专药联合专病专茶的二联疗法。五诊时胰岛功能持续改善，且各项指标已达到正常范围，FBG稳定在5.0mmol/L左右，2hPG在5.8mmol/L左右。此时治疗方案调整为单用专病专茶进行巩固治疗，观察4年余，患者FBG由初诊的8.63mmol/L稳定在5.0～6.0mmol/L，2hPG由20.8mmol/L稳定在6.0～8mmol/L。患者饮用六仙饮巩固治疗，精神体力、饮食、睡眠俱佳。

参考文献

[1] 庞国明，倪青，温伟波，等. 糖尿病诊疗全书[M]. 北京：中国中医药出版社，2016：98.

[2] 李丽花. 庞国明教授运用攻下法治疗消渴病验案 4 则[J]. 中医研究，2013，26（3）：49-51.

[3] 杨正，马明越，王济，等. “辨体-辨病-辨证”诊疗模式的创建与临床应用[J]. 现代中医临床，2017，24（3）：9-12.

[4] 王琦. 中医体质学[M]. 北京：人民卫生出版社，2005：85-94.

[5] 中国 2 型糖尿病防治指南（2017 年版）[J]. 中国实用内科杂志，2018，38（4）：292-344.

[6] 中华中医药学会. 糖尿病中医防治指南[M]. 北京：中国中医药出版社，2007：8-10.

第四节 论从痰论治 2 型糖尿病的经验与体会

2 型糖尿病归属于中医学“消渴”范畴，一般多从“三消”立论，以肺燥、胃热、肾亏为病机特点，以润肺、清胃、益肾为治疗大法。庞国明教授通过近 20 余年尤其是近 5 年纯中药治疗 T2DM 的回顾总结与深入探索，提出“痰病致消”的观点，临床治疗糖尿病以“和”立法，倡导纯中药“序贯三法”治疗 2 型糖尿病，认为 T2DM 肥壅者多由痰邪作祟，治当以化痰驱邪为其大法，见解独到。现将庞国明从痰论治 T2DM 经验总结如下。

一、追根探源，从痰立论

（一）肥壅夙湿聚痰是 T2DM 萌发的基础土壤

在我国糖尿病患者中，T2DM 约占 90%，而其中，超重与肥胖的糖尿病患者分别为 12.8%和 18.5%[1]。2017 版《中国 2 型糖尿病防治指南》[2]指出，肥胖和超重人群糖尿病患病率显著增加。庞国明认为，糖尿病合并肥胖（糖胖症）之根基在“肥”与“壅”。“肥”者素体肥胖，或嗜食肥甘厚味之品，或身倦懒动，其体脂布散失常；“壅”即壅滞失畅，其体脂滞于腠理、肌肉、筋脉，致气血津液输布无常，夙湿积聚，变生“痰邪”。湿邪既成，内伏碍脾，阻碍谷精布运，成为孕育高血糖之土壤。因此，“肥壅”是肥胖渐进而成为 T2DM 萌发的基础土壤。

（二）聚湿生痰是 T2DM 始动因素

“肥壅”既成，一定程度上就具备了 T2DM 发生的“土壤”。肥壅聚痰，生痰之因，不外两端。其一，肥人气虚不能运津、不能化津则痰邪内生；其二，肥人多湿，湿聚成痰，痰碍气机，气病生痰[3]，气不行津又反过来加重痰邪。痰邪从寒而化则变生痰浊而阻滞中焦；痰邪从热而化则变生痰热，内蕴弥漫则三焦失于宣畅。痰浊、痰热一旦形成，必首困脾土，侵扰中焦，致脾不能正常布运谷精津液，胃不能正常纳化水谷，脾不升清，胃不降浊则“升糖”病机形成，成为 T2DM 的始动因素与发生的主要病理机制之一。

（三）土壅木郁是T2DM发病中的重要环节

痰浊中阻，脾土被遏，土壅则木郁，脾病及肝，肝脾不调，肝脾失于升清疏运，脾胃失于降泄浊邪，谷精不升，壅滞血中，变为“糖浊”而至血糖升高。故庞国明认为，土壅木郁是T2DM病程中的重要环节，正如黄坤载《四圣心源》中所云：“消渴者，足厥阴之病也。厥阴风木与少阳相火，相为表里，风木之性，专欲疏泄，土湿脾陷，乙木遏抑，疏泄不遂，而强欲疏泄，……风火合邪，津血耗伤，是以燥渴也。”此阶段，脾湿肝郁，肝脾失和，失其布精运化之功则谷精壅滞血中，成为“其气上溢，转为消渴”之先决条件，进而成为血糖升高与发生T2DM的重要环节。

（四）痰病有二，浊热有别

痰邪致病，主要有痰浊中阻和痰热内蕴两个证型。痰浊中阻证多由夙体肥胖、脾虚湿盛，痰邪内伏，邪从寒化，则见形体肥胖，面泛油光，脘腹满闷，身重困倦，或眼睑、下肢浮肿，按之凹陷不起，纳呆，口黏腻不渴，或口渴多饮，或口干不欲饮，偶有睡中流涎，舌质淡白、舌体胖大、舌边有齿痕、苔白厚腻，脉滑或濡缓。痰浊重趋、黏滞碍气。痰浊渍脾，脾土不健，不能布运水湿，津不上承，故口干多饮，睑肿、肢肿、腹满均为痰浊困脾主症；舌体胖大、舌边有齿痕如锯齿状、舌苔白厚腻，脉滑为痰浊中阻证的辨证要点。

痰热内蕴多夙体蕴热，或嗜食膏粱酒醴，恣食辛辣，或饥饱无度，积食郁久，食郁生热，或时行湿热之邪，蒸于其外，内外相合，邪从热化，痰热乃现，故见口干渴，饮水不多，口苦、口中异味，或易饥多食，食倍常人，形体肥胖，身重困倦，心烦，眼睑、肢体浮肿，大便黏腻不爽，或腹坠后重，或肛门灼热，舌体胖、舌边尖红、舌苔黄厚腻，脉滑或滑数。痰热上扰心神则心烦失眠等；痰热中阻，虽致津不上承，但又因中有痰浊，故口干渴而饮水不多，痰热蕴腐胃中谷食，浊腐之气上泛故见口苦、口臭、口中异味；痰热困脾，谷精未能被机体所用，反化为“糖浊”，五脏六腑、四肢百骸失其滋养，故此证多见易饥多食，食倍常人；痰热下注则肢肿、大便黏腻、腹坠后重、会阴潮湿等。舌体胖、舌边尖红、舌苔黄厚腻而干，脉滑或滑数为痰热内蕴的辨证要点。

二、以和立法，治痰为要

庞国明从痰论治T2DM，倡导以“和”立法，旨在化痰和中、升清降浊、调和肝脾、输布精津、稳控血糖。寓调糖于调和之中，以调和肝脾、调和升降为途径，化痰驱邪为目的，慎选温清两大法则，临证遣方分设以和中降浊调糖饮、清热化痰调糖饮两个专方。

（一）燥湿化痰，和中降浊

痰浊中阻证多源夙胖脾弱、不运水津而致。临床治痰从其形与意入手，痰浊主要源于中焦，证机重在脾虚生痰，痰邪从寒化，变生痰浊。脾喜燥恶湿，故临床燥湿健脾以杜生痰之源。痰浊中阻证治当以燥湿化痰、和中、降浊，“中”即中焦脾胃，脾以升清为健，胃以降浊为顺，故常于方中加入半夏、升麻，取半夏化痰和胃降浊之“降”，升麻升脾胃清阳之“升”，助脾之健运之功，恢复气机斡旋之力，使脾升胃降中焦“和”，则痰浊自消。

（二）化痰清热，寒温并用

痰热内蕴以化痰清热立法。痰邪从热化，变生痰热，痰热互结其性胶结，单祛痰则热难除，单清热则痰难化，故临证当清热、化痰并举，寒温并用。在临床诊疗过程，据痰热程度，调整清热与化痰药药量之比。同时在辨治痰热内蕴证时，亦不离芳香之品以化湿醒脾，诸如藿香、佩兰、石菖蒲等，但虑其辛香之性过于辛燥，久用易伤阴耗气，遂酌情配伍生地黄、知母、花粉、芦根等清热养阴之品。同时，庞国明提出针对痰热之证，亦可以性温之药，少少反佐。盖温有助于分化痰热之邪，使痰热得温化乃解。脾病为痰郁化热之根源，故健运中焦、固护脾胃是不可忽视的环节。

（三）疏木达土，调和升降

痰乃津聚所生，津液赖气化得以宣通，故理气疏肝之法亦化痰之法，气行津化则痰自消，取“善治痰者，不治痰而治气，气顺则一身之津液亦随气而顺矣”[4]之意。我们在临床中也发现，体检发现血糖升高并被确诊为 T2DM 的患者多性情易怒，而通过在和中降浊、化痰清热治疗方药中加柴胡、薄荷、香附、郁金等疏肝解郁调气之品治疗后患者血糖稳定的同时情绪也会逐渐改善。因此，临床中对于以痰邪为患的 T2DM 患者，在应用和中降浊调糖饮或清热化痰（湿）调糖饮为主方的同时，还应时时不离疏肝行气之法，以疏木达土，土和木达，调而和之，调而控之。庞老师重视调和升降，从肝脾二脏而论，辨证以痰为主，善用半夏、天麻，取半夏之辛温性燥，以健脾燥湿化痰，天麻甘平质润入肝，功长平肝调肝，肝疏脾和则津液自通；若以血瘀为重，多选升麻、牛膝，以升麻升脾胃清阳之气，助脾气上行，以川牛膝引血活瘀，一升一降，斡和中州，开清气泄痰浊，使气行津化谷消。

（四）痰瘀同根，化痰活血

痰为津聚，津血同源相生，痰瘀同根相长。痰乃津液异化而生，渗入脉道，阻滞气机，血涩黏滞脉道则瘀血故现。《血证论》载：“须知痰水之壅，由瘀血使然，但去瘀血，则痰水自消”[5]，且久病多瘀，故庞国明对病久缠绵之 T2DM 多从痰论治，常常配以活血化瘀之法，临床常用川牛膝、桃仁、红花、丹参等化瘀降浊。

三、方证对应，专证专治

T2DM 辨证属痰浊中阻证，立专方以和中降浊调糖饮治之，组成：猪苓 30g，茯苓 30g，桂枝 10g，陈皮 10g，炒苍术 30g，炒白术 30g，姜厚朴 10g，北柴胡 10g，川牛膝 45g，姜半夏 10g，生姜 10g，泽泻 30g，升麻 6g，甘草 10g。脾为太阴湿土，性喜燥恶湿，湿滞中焦，则脾失健运，肝失疏泄，肝木克伐脾土。治以燥湿化痰、升清降浊。方中炒苍术辛温苦，芳香燥湿健脾，直达中州且兼升阳散邪除湿，炒白术甘苦温以健脾益气，二者补运相合，培固后天共为君药。猪苓、茯苓、泽泻利水渗湿健脾，泽泻兼泄肾浊，补利兼行，补心脾不滞湿，利小便不伤正，因势利导，使湿邪从小便而下，共为臣药。佐以姜厚朴、姜半夏、陈皮行气燥湿化痰；痰瘀同根，以川牛膝化瘀利血以消痰；“土壅木郁”，遂以柴胡疏肝以调脾；升麻透达升清，与川牛膝相配一升一降，调畅气机；佐以桂枝温阳化气利水，生姜下气消痰。甘草为使益气和中、调和诸药。全方燥湿、化痰并用，以化痰为要，调和升降、以“和”立法，理法方药灵活化裁，从脾入手，审证求因，随证设法。

痰热内蕴治以清热化痰（湿）调糖饮，组成：黄连15g，厚朴10g，薏苡仁30g，姜半夏6g，黄柏10g，川牛膝45g，炒栀子10g，淡豆豉30g，芦根45g，石菖蒲6g，荷叶10g，佩兰10g，生姜10g，升麻3g，甘草6g。系连朴饮化裁而来，方中黄连苦寒清热燥湿，厚朴行气化湿，共为君药。薏苡仁清热祛湿健脾，《本草正》载：“薏苡，味甘淡，气微凉，性微降而渗，故能去湿利水，……以其性凉，故能清热，止烦渴”；姜半夏、石菖蒲与厚朴辛温与苦温并用，开泄气机，燥湿化浊；黄柏味苦性寒，归肾、膀胱经，清下焦湿热，共为臣药。炒栀子清宣胸膈郁热；淡豆豉性寒味甘，宣发郁热而化痰透邪外达；芦根甘寒质轻，清热和胃、生津行水；荷叶归心脾经，善利湿升阳；佩兰芳香化湿，醒脾开胃；川牛膝活血化瘀、祛风除湿，引瘀浊下行；生姜下气消痰；升麻升举脾胃清阳之气，与牛膝相配，调和升降，共为佐药。甘草清化痰热、调和诸药，为使药。诸药合用，化痰清热，和中调糖，则痰热去，脾胃和，清升浊降则血糖自安。

四、典型病例

患者，男，37岁，2018年5月11日初诊。主诉：口渴、多饮6个月。现病史：6个月前体检发现血糖升高，伴口渴、多饮，诊断为T2DM，现应用门冬胰岛素注射液和二甲双胍片控制血糖，平素空腹血糖（FBG）6～7mmol/L，餐后血糖未监测，近期反复出现心慌、出汗、饥饿感等低血糖现象，且服二甲双胍片后纳呆、恶心、胃部胀满不适等。刻诊症见：体胖腹大，口渴多饮，日饮水约4000ml，双下肢酸困，纳眠差，胃部胀满不适，大便秘结，一二日一行，小便多，一日8～10次。舌质淡暗，舌体胖大，边有齿痕，苔白厚腻，脉濡。身高：170cm，体重87kg，体重指数（BMI）：30.10kg/m^2。辅助检查：空腹及餐后1、2、3h血糖分别为9.05、16.9、15.9、11.63mmol/L；空腹及餐后1、2、3h胰岛素分别为22.9、37.6、46.6、30.2U/L；空腹及餐后1、2、3h胰高血糖素分别为107.7、133.8、126.3、122.8pg/ml；空腹及餐后1、2、3h C肽分别为3.08、4.04、4.73、4ng/ml；胰岛素抗体：936.4U/ml。西医诊断：T2DM；中医诊断：上消（痰浊中阻证），治则：燥湿化痰、升清降浊。治疗方案：①专证专方：和中降浊调糖饮，处方：苍术30g，白术30g，猪苓30g，茯苓30g，陈皮10g，姜半夏10g，厚朴10g，桂枝10g，泽泻30g，薏苡仁50g，川牛膝45g，升麻10g，生姜6g，甘草3g。12剂，水煎服，每日1剂，分早晚两次温服；②专病专药：糖尿康片[6]（豫药制字Z04020167），每次8片，每日3次；黄连降糖片[6]（豫药制字Z2018004800），每次8片，每日3次，口服。

2018年5月24日二诊：FBG 7.3mmol/L，2hPG 9.8mmol/L。诉口渴、胃部胀满不适

明显好转，日饮水量减少至约2600ml，双下肢酸困较前减轻，小便每日4～6次，守上方继服10剂，分早晚两次温服，专病专药同前。

2018年6月3日三诊：FBG 6.6mmol/L，2hPG 6.9mmol/L。大便秘结，二日一行。守上方加大黄6g继服20剂，分早晚两次温服，汤剂连服5日停2日，专病专药同前。

2018年7月1日四诊：FBG 6.7mmol/L，2hPG 6.8mmol/L，诉口渴较前明显减轻，日饮水约2000ml，纳眠可，大便溏，一日二三次。守上方去大黄、甘草，继服15剂，分早晚两次温服，汤剂连服5日停2日，专病专药同前。嘱患者每月复诊1次，期间复诊5次，上方略有加减服100剂。

2019年1月11日十诊：期间多次监测，FBG 5.1～6.2mmol/L，2hPG 6.8～8.9mmol/L，偶有口渴，饮水量每日约2000ml，纳眠可，二便调，舌质淡红、苔薄白，脉和缓，体重减至80.3kg。嘱停药3天，复查胰岛功能。

2019年1月18日十一诊：胰岛功能结果示：FBG及1、2、3 h血糖分别为6.8、9.7、8.2、6.7mmol/L；空腹及餐后1、2、3h胰岛素分别为14.1、28.9、22.5、18.7U/ml；空腹及餐后1、2、3h胰高血糖素分别为109.7、142.7、119.7、108.1pg/ml；空腹及餐后1、2、3h C肽分别为2.4、6.4、4.07、3.79ng/ml；胰岛素抗体：8U/ml。停汤剂，继予糖尿康片，每次8片，每日3次；黄连降糖片8片，每日3次，口服。2019年5月随访：FBG 5.0～6.9mmol/L，2hPG 6.0～10.0mmol/L，偶测2hPG超过11mmol/L。BMI：26.29kg/m^2，且坚持饮食控制、运动锻炼。

按语 本案是停用西药后，凭脉辨证，从痰论治的成功病例之一。其取效关键主要有4个方面：①应用“三辨”诊疗模式指导实践，从“痰病致消致渴”入手，以“口渴多饮”为抓点，中医辨病诊为“上消病”；据其体胖腹便，舌体胖大，苔白厚腻，脉濡辨证为痰浊中阻证，立以燥湿化痰、升清降浊为法，方用和中降浊调糖饮治之。②严格遵循纯中药治疗T2DM“序贯三法”要旨，遣方择药，取专病专药、专证专方二联疗法以和中调糖。③动态观察，据症调药：患者三诊大便秘结，加生大黄6g以泻下通便、通腑导浊；四诊大便溏，次数偏多，去大黄以防下气久泻伤脾，祛邪中病即止；去甘草防其久用闭门留寇（湿），加重痰湿壅滞；血糖平稳后，停服汤药，单用专病专药以巩固治疗。④中药调糖，平稳安全，力求治本。本案为纯中药调糖，血糖平稳，同时避免了原服用西药时出现的低血糖及胃肠道症状。肥壅从中焦脾土论治，立足于“和”，燥湿化痰、和中降浊调糖，体重指数由30.10kg/m^{2}降至26.29kg/m^2，改善肥壅“土壤”，故论治T2DM当以“和”立法，治痰为要。

参考文献

[1] YANG W，LU J，WENG J，et al. Prevalence of diabetes among men and women in China[J]. N Engl J Med，2010，362（12）：1090-1101.

[2] 中华医学会糖尿病学分会. 中国2型糖尿病防治指南（2017年版）[J]. 中国实用内科杂志，2018，38（4）：292-344.

[3] 张璋，邱劲，王河宝，等. 中医学“痰”之形与意简析[J]. 中医杂志，2019，60（10）：812-813.

[4] 朱丹溪. 丹溪心法[M]. 周琦，校注. 北京：中国医药科技出版社，2012.

[5] 唐容川. 血证论[M]. 金香兰，校注. 北京：中国中医药出版社，1996：128-158.

[6] 庞国明，闫镛，朱璞，等. 纯中药治疗2型糖尿病（消渴病）的临床研究[J]. 世界中西医结合杂志，2017，12（1）：74-77.

第五节　论 2 型糖尿病痰浊中阻证的纯中药治疗

T2DM 是由遗传因素和环境因素长期相互作用所引起的胰岛素分泌不足或作用缺陷，同时伴有胰高血糖素不适宜增高的双激素病，以血中葡萄糖水平升高为生化特征及以多饮、多食、多尿、消瘦、乏力等为临床特征的代谢紊乱症候群[1]。目前我国糖尿病患病率高，约有 1.14 亿糖尿病患者，位列世界第一[2]，临床具有三高三低（高患病率、高并发症率、高费用支出率，低知晓率、低治疗率、低控制率）的特点。庞国明教授从事医、教、研工作 40 余载，笃诚敬业、誉满杏林，倾心中医，临证经验颇为深厚，专长内科，尤擅糖尿病及其并发症的中医、中西医结合诊治。庞国明教授首次提出纯中药治疗 2 型糖尿病，且“T2DM”不可与“消渴病”画等号，中医机制非独阴亏燥热，临证分型与固有观念相别。通过多年临床实践提出“肥壅是 T2DM 萌发的基本土壤，痰浊中阻是其始动因素，土壅木郁、脾失健运、肝失疏泄，水谷精微壅滞血中，是血糖升高的重要环节，病久多痰瘀互见。”本文通过实录临证验案，借此初探庞国明教授纯中药治疗 T2DM 痰浊中阻证临床诊疗思路与其独特理论见解，以飨同道。

一、痰浊中阻证的病机特点

（一）肥壅是痰浊中阻证的主要病理基础

肥胖和超重人群糖尿病患病率显著增加，肥胖人群糖尿病患病率升高了 2 倍[3]。我们于 2018 年 12 月随机抽样 100 例纯中药治疗 T2DM 门诊病例，分析结果显示：超重与肥胖者约占到门诊总数的 65%，其中男性 55 人，超重与肥胖者 38 人，占 69.09%；女性 45 人，超重与肥胖者 27 人，占 60%，而且在初诊人群中这个比例还会更高，甚至达 85%左右。“肥”即肥硕多肉，“壅”即壅塞不通之意，盖多为过食肥脂，运化不及，脂肥之味壅于肌肤，则形肥，壅于血道，津气血壅滞不通，运化失司故聚湿生痰，痰蕴中焦。庞国明教授提出“肥壅是 T2DM 萌发的基础”，其肥胖、臃肿土壤一旦形成，无论其病久、程度轻重，在一定程度上可以说具备了 T2DM 萌发的环境和条件（温床），这种温床也即 T2DM“生根”“发芽”“成长”的“土壤”，故临证辨治肥胖 T2DM 从痰浊土壤论角度出发，改善土壤，活用“土壤理论”，从源头上寻找 T2DM 的中医病因——肥壅，究其病理基础——痰。中医所指之“痰”，多指人体脏腑气血失和，津液运化失常的病理产物，成因多包含六淫、七情、饮食、劳倦等，如赵献可在《医贯》中指出：“脾土浇灌四旁，与胃行其津液者，脾胃既虚，则不能输布其津液，故渴”，脾虚不能输布津液，津停中焦，炼液为痰，津不上承于口则口干，故言痰浊中阻是其始动因素。

（二）土壅木郁是血糖升高的主要病理环节

痰浊壅滞中焦，致脾运化失常，故生冷痰、湿痰，痰湿聚而化浊，湿浊困阻亦反困中焦，加重脾土之壅滞，故言土壅则木郁。脾土壅滞，脾病及肝，则肝失疏泄；反之肝郁气机失和，易克伐脾土，肝脾同病，肝脾之转输运化之力围困于湿浊之中，胶腻难解，脾不健运则水谷难化，肝失疏泄则难助脾气升清，故水谷精微壅滞血中，精微不布，浊阴难降，行于脉中，溢于肌肤，则成痰成瘀，终成“膏浊”之态；肝脾失和，失其散精运化之功则谷精壅滞血中，成为“其气上溢”之先决条件，进而成为血糖升高与发生T2DM的重要环节。

（三）病久临床多痰瘀互见

津血同源，痰瘀互化，巢元方《诸病源候论·诸痰候》明确指出：“诸痰者，此由血脉壅塞，饮水积聚而不消散，故成痰也”，故其倡导“因瘀致痰”之说。张仲景亦在《金匮要略·水气病》中论“血不利则为水”。“血和利”是血脉运行的前提，血的生成是以津液调和为基础，津液是血的重要组成部分。津液的转输布散，有赖脾气的运化，肺气的宣发和肃降，肾中精气的蒸腾气化以及三焦的决渎气化。津、液、血亦同源于水谷精微，同源而异化。病久则多虚多瘀，或痰浊，或瘀血壅滞脉道，津布散力阻，则津易聚生痰，痰瘀同根互化，化瘀即为消痰，故临床消痰之法不可离化瘀之力。

二、治当以燥湿健脾、和中降浊、升清调糖

中焦脾胃为后天之本，气机升降之枢纽，太阴湿土得阳始运，阳明燥土得阴自安，基于此庞国明教授临证用药，多以燥湿健脾为先。朱丹溪提出：“治痰法，实脾土，燥脾湿，是治其本也！”和中降浊法包括健脾祛湿、降浊化瘀、行气利水等，临床常用苍术、白术、猪苓、茯苓、泽泻等。中焦脾土虚则失其散精之力，津精布散失常，则为痰，瘀痰同根，临证“化痰”同时，多配合化瘀活血之法，临床常用川牛膝、泽兰、丹参、桃仁、红花等；“土壅则木郁”，故兼顾气机之调摄，少佐以柴胡、郁金之疏肝之品，取“达木以疏土”之意，以调和肝脾二脏。《临证指南》[4]载华岫云：“脾瘅证，经言因数食甘肥所致。盖甘性缓，肥性腻，使脾气遏郁，致有口甘内热中满，故云治之以兰，除陈气也。陈气香，即甘肥酿成陈腐之气也。夫兰草即为佩兰……其气者，其味辛，其性凉……用以醒脾，涤甘肥也。”故庞国明教授辨治T2DM重用“化浊运脾”之法，喜用藿香、佩兰芳香宣化湿浊之品，其鲜者更佳，其芳香之气更为浓郁，化湿之意更甚，且二味皆为后下之属，不宜久煎，盖取藿、佩其意源此！

三、专证专治

（一）专证专方

脾为太阴湿土，中州之脏，性喜燥恶湿，若为伤之，中焦脾土运化失司，湿阻气机，水湿之邪外泛，浸淫弥漫，故现形体肥满，身重困倦，纳呆，口黏，口渴不欲饮，舌质淡，苔白腻，脉濡缓等水湿不化之证，遂以健脾燥湿、和中降浊为其治疗法则。和中降调糖饮

系自胃苓汤合四妙散化裁而来，合方盖取朱丹溪之“补脾丸”之意，白术、苍术、茯苓、陈皮以健脾益气、燥湿消痰，可知其意在于健运中州以实脾。方中苍术辛苦温，芳香性燥，直达中州，善除三焦之湿，为燥湿健脾之强药，白术健脾益气，合苍术奏燥湿之力，其一补一运，共为君药；陈皮、厚朴燥湿理气，行气温中以化痰饮，绝其痰饮化生之源，猪苓、茯苓、泽泻渗湿利水消肿，兼助君药健脾，茯苓甘淡性平，入心脾肾经，兼能宁心安神，《别录》中载其止消渴，大腹，淋沥，膈中痰水；生薏苡仁独入阳明，去湿兼通经络，能补能泻，泻中蕴补，补心脾而不滞湿，利小便不伤正，使邪从小便而去，共为臣药；痰瘀互根，故化瘀消痰，故以牛膝化瘀活血、引血下行，升麻善升脾胃清阳之气，一升一降调畅气机，桂枝温阳化气利水，共为佐药；生姜助全方以燥湿消痰，生甘草健脾和胃，兼和中气以助运。纵方以“和”字立法，以调理中焦枢机脾胃之升降、脏腑之阴阳，脾健则湿去痰化，湿去则脾胃清阳之气得以升发，中焦枢机通利，故达阴阳之“平”之境也。

中药汤剂服法亦有不同，庞师取仲景之汤药分温频服之法，即《伤寒论》常用“温服一升，日三服”或“分温三服”的服法，较现代“日 1 剂，分早晚两次温服”更为合理，分温频服亦可维持一定的血药浓度，增加药物疗效，惜药且价廉，同时内服、外洗联合应用[5]。清代医家吴师机在《理瀹骈文》中指出“外治之理即内治之理，外治之药即内治之药，所异者法耳”。内外合治，一方面通过中药药渣外洗，温经通络，使血运得行，药味可通“鬼门”入内，中药亦蕴于内，药倍力宏，临证效验，糖友接受度、满意度甚好；另一方面涵盖“治未病理念”，未病先防，通过药液外洗，以温经通络，疏通气血，改善循环，预防、延缓 T2DM 及其并发症的发生与发展。

（二）专证专药

糖尿康片、黄连降糖片为开封市中医院院内纯中药制剂，属于治疗 T2DM 的专病专方。糖尿康片（豫药制字 Z04020167）为纯中药制剂，每片 0.25g，主要由柴胡、苍术、黄芪、生地、玄参、黄连、鬼箭羽、生龙骨、生牡蛎等药物按工艺粉碎压片制成，组方遣药，立足于“和”，补中有疏，疏中有补，令气血津液调达各司其乡，则谷精疏布自复其常，以“和”治之、以“和”调之，寓调（糖）于和之内，以达气血调和、升降调和、阴平阳秘之功。黄连降糖（浊）片（豫药制字 Z2018004800）为纯中药制剂，每片 0.3g，主要由黄连、酒大黄、知母、麦冬、生地、丹皮等按工艺加工制片而成。扶正与祛邪相合，补中有泄、泄中蕴补，使热清津生，浊清瘀消，邪去正复，周身气血津液调和，则机体自然康复[6]。

四、典型病例

汤某，男，47 岁，2018 年 3 月 29 日入院，于 4 年前体检查血糖升高，空腹血糖（FBG）约 7mmol/L，患者平素饮食不节，无明显“三多一少”等症状，未予重视及治疗，近 3 年体检查 FBG 在 7～8.3mmol/L，餐后血糖未测。2 个月前患者因饮食不节出现口干等症状，曾服“格列吡嗪片、二甲双胍片”，症状无明显变化，血糖控制欠佳。目前仍口干口黏，多饮，乏力困倦，小便夹杂泡沫，大便溏，日 3 次。舌质淡暗，苔薄白，脉弦滑。体质量指数（BMI）：35.9kg/m²。查胰岛功能结果提示：胰岛素分泌量偏少，1h 达高峰，胰高血糖素分泌呈中等水平，C 肽虽有峰值，分泌呈低平曲线。FBG 及餐后 2h 血糖（2hPG）分别为 7.85mmol/L、12.7mmol/L，糖化血红蛋白（HbA1c）：8.6%；果糖胺 2.4mmol/L。西医诊断：T2DM；中医诊断：消渴病，痰浊中阻证。治以健脾祛湿、和中降浊，处方：麸炒苍术 30g，麸炒白术 30g，肥猪苓 30g，云茯苓 30g，福泽泻 30g，广陈皮 10g，姜半夏 10g，姜厚朴 10g，川桂枝 10g，生薏苡仁 30g，川牛膝 30g，紫丹参 50g，升麻 6g，芦根 30g，生甘草 3g。水煎服，日 1 剂，分早、中、晚 3 次温服。配合糖尿康片 6 片，黄连降糖片 5 片，均日 4 次口服。

二诊：4 月 4 日，患者 4 月 2 日口渴、头晕、乏力困倦较前改善，脉症俱见起色。FBG 6.1mmol/L，2hPG 13.0mmol/L，FPG 达标。4 月 4 日：FBG 7.4mmol/L，2hPG 9.8mmol/L，2hPG 达标。血糖有所下降，仍有泡沫尿，调整上方为去厚朴、芦根，加熟地 30g 以益气养阴补肾。患者血糖时有波动，故予 72h 动态血糖监测。

三诊：4 月 8 日，根据动态血糖监测数据，患者 FBG 及早餐、午餐后血糖较高，FBG 7.3～7.6mmol/L，2hPG 10～12mmol/L，遂汤药在原方上去甘草，加玉米须 30g，余药量调整如下：升麻 10g，熟地 15g，姜半夏 15g，牛膝 50g；糖尿康片早中各 8 片，晚 5 片，睡前 8 片；黄连降糖片早中各 5 片，晚 3 片，睡前 5 片。

四诊：4 月 18 日，患者近日自测血糖：FBG 4.7～6.0mmol/L，2hPG 8.0～9.0mmol/L。至 4 月 11 日已用药 12d，自诉口干、口黏、多饮等症状消失。FBG、2hPG 均已再次达标，遂停用汤药，血糖稳定，症平脉和，继服糖尿康片 8 片、黄连降糖片 5 片，日 3 次。

五诊：5 月 25 日，神清诸证平，脉息调匀，FBG 6～7.0mmol/L，2hPG 未测。调为糖尿康片 5 片、黄连降糖片 3 片，日 3 次巩固疗效。

六诊：2018 年 6 月 30 日，自诉已停药半月，近日血糖自测：FBG 3.8～5.1mmol/L，2hPG 5.3～6.7mmol/L。

近日回访，患者自述 FBG 4.2～5.6mmol/L，2hPG 4.4～6.7mmol/L。自诉无明显不适，纳眠可，二便调。现体重 87kg，较 3 月份减轻 20kg。BMI：29.5 kg/m²，目前血糖稳定，未现波动，精神体力、饮食睡眠俱佳。

按语 该患者病程日久，脾失健运，聚湿生痰，阻滞中焦，水饮不化而见痰浊中阻证。饮为阴邪，得温得化，少少佐以桂枝温阳化饮；痰瘀同根互化，因其舌质淡暗亦为有瘀之象，加丹参、川牛膝化瘀以消痰。病久易入里化热，加芦根清热，热清则湿易除。诸药配合，健脾燥湿，脾气得运，则气血通畅，水湿尽除，气阴渐复，诸症得解。临床纯中药治疗 T2DM，巧用“序贯疗法”，平稳调糖，本案采用二联疗法——辨证中药汤剂+专病专药（糖尿康片、黄连降糖片），根据动态血糖监测数据，精准调糖，随证遣药，据证加减，临证效验，糖安而诸证平。

五、讨　论

庞国明教授临证注重中医辨证思维观，融理、法、方、药于一体，基于临床实践，提出纯中药治疗 T2DM 痰浊中阻证，切不可单从健脾燥湿治之，同时亦不忘“从化痰、从化瘀、从行气”治之。古今医家辨治 T2DM 痰浊中阻证，临证始末无定方，源自辨证贯始末，临床辨证中医诊疗理念与纯中药调糖并肩，则诸证平而阴阳自和。但同时也应该看到从痰浊中阻论治 T2DM 的理论亦存在诸多问题：如复方和单味药的作用机制需进一步的药理研究；目前尚未建立病症结合的动物模型，采取相对统一的客观标准，用以实验进而揭示痰湿与糖尿病客观的物质基础等，有待于我们下一步完善。

参考文献

[1] 庞国明，倪青，温伟波，等. 糖尿病诊疗全书[M]. 北京：中国中医药出版社，2016：98.
[2] 2017 年 IDF. 全球糖尿病概览（第八版）中文版[OL]. http：//news medlive. cn/endocr/info-progress/show-146850_46. html.
[3] 中国 2 型糖尿病防治指南[M]. 中华糖尿病杂志，2018，10（1）：4-67.
[4] 单书健，陈子华. 古今名医临证金鉴 · 消渴卷[M]. 北京. 中国中医药出版社，2011：4-5.
[5] 庞国明. 提高中药外治临床疗效方法初探[J]. 中医外治杂志，1995，4（2）：3-4.
[6] 庞国明，闫镛，朱璞，等. 纯中药治疗 2 型糖尿病（消渴病）的临床研究[J]. 世界中西医结合杂志，2017，12（1）：74-77.

第六节 论 2 型糖尿病湿热内蕴证的纯中药治疗

2 型糖尿病是由遗传因素、免疫功能紊乱、微生物感染、不良生活方式、精神因素等多种致病因子作用于机体，导致胰岛功能减退及胰岛素抵抗而引发的糖、蛋白质、脂肪、水和电解质等一系列代谢紊乱综合征，临床上以“高血糖”为主要特点，典型病例可出现多尿、多饮、多食、消瘦等表现，即“三多一少”症状，糖尿病一旦控制不好会引发并发症，导致心脑肾眼足等部位的衰竭病变，且难以治愈[1]。现代医学治疗 T2DM 主要是采用不同作用机制的口服降糖药和胰岛素，降糖效果可观，但会引起低血糖、胃肠道反应等各种副作用，且对患者自身不适感等症状的改善效果欠佳。祖国医学治疗 T2DM 虽降糖力度较缓，但具有作用持久、不易反弹等优势，在改善不适症状方面效果明显。庞国明教授从医 40 余年，临证经验丰富，对 T2DM 发病的病机特点及辨证论治有自己的独到见解，在临床中运用纯中药治疗 T2DM，疗效肯定。笔者有幸跟师临证诊疗，受益匪浅，现将其从湿热论治 T2DM 验案 1 则进行整理分析，并从中总结庞国明教授治疗湿热型的诊疗思路与经验，以供同道参考。

一、验案举隅

患者王某，男，55 岁，2018 年 5 月 11 日初诊。患者 3 年前体检时查 FPG 11.5mmol/L，诊为 2 型糖尿病，遂住院治疗（具体用药不详）。平素未予重视及规范治疗，血糖未规范监测。现服用天麦消渴片，早晚各 2 片，二甲双胍缓释片 0.5g，早晚各 1 片，血糖控制欠佳。刻下症：口干，晨起口苦、口黏，时有头部昏蒙，心烦，纳呆，食后胃部不适，时有腹胀，右胁部隐痛不适，双下肢酸困，无手脚麻木，眠可，大便黏滞不爽，小便黄，夜尿

1～2次。舌质暗胖，舌尖有红点，边有齿痕，苔黄腻，脉沉滑。BMI：22.2kg/m²。嘱其停药3天后测胰岛功能。5月15日查胰岛功能：FPG及餐后1、2、3hPG分别为8.2、12.6、14.5、11.51mmol/L，空腹及餐后1、2、3h胰岛素分别为6.3、10.9、12.8、12.9U/mL；空腹及餐后1、2、3h胰高血糖素分别为91.8、102.6、83.0、80.5pg/mL；空腹及餐后1、2、3h C肽分别为1.51、2.59、3.65、3.75ng/mL；胰岛素抗体5.6U/mL。糖化血红蛋白（HbA1c）：7.2%；果糖胺（FUN）：2.87mmol/L。西医诊断：T2DM。中医诊断：消渴病（湿热内蕴证）。治宜清热化湿，升清降浊，和中调糖。方选连朴饮合四妙散加减。组成：川黄连30g，姜厚朴10g，炒栀子10g，淡豆豉30g，姜半夏10g，细芦根50g，石菖蒲6g，薏苡仁50g，炒黄柏10g，川牛膝45g，升麻片6g，荷叶10g，佩兰10g，生姜6g，生甘草3g。颗粒剂，10剂，水冲服，日1剂，分早晚2次服。

2018年6月5日二诊：服药期间测FPG 7.0～9.0mmol/L，2hPG 8.7～10.0mmol/L。诉药后食欲、腹胀、大便黏滞不爽、双下肢酸困较前改善，余症及舌脉同前。上方加酒大黄6g以活血通经，颗粒剂，10剂。2018年7月13日三诊，服药期间测FPG 7.0mmol/L以下，2hPG7.3～8.9mmol/L。大便黏滞不爽、腹胀、双下肢酸困、头昏蒙、心烦明显好转，口干、口黏稍减，右胁部隐痛不适，偶有反酸，纳可，饭后脘腹不适，眠欠佳，大便每日1～2次，小便正常，舌质暗红，舌尖有红点，苔薄黄，边有齿痕，脉沉滑。上方继服12剂。2018年8月5日四诊，服药期间测FPG 7.0～8.0mmol/L，2hPG 7.4～9.1mmol/L。患者反酸、腹胀、双下肢酸困及头蒙症状消失，无心烦，口干、口黏显著改善，仍有右胁部隐痛不适，舌暗偏红，苔薄白，脉沉滑。调整处方如下：首方去荷叶、佩兰，加苍术30g、柴胡10g。颗粒剂，12剂，水冲服，日1剂，分早晚温服。

2018年8月21日五诊，服药期间测FPG 6.5～7.0mmol/L左右，2hPG 7.2～9.0mmol/L。口干、口黏、口苦消失，右胁部隐痛不适明显好转，纳眠可，二便调。舌质淡稍暗，苔薄白，脉沉。复查胰功五项结果显示：FPG及餐后1、2、3hPG分别为7.8、11、9.6、7.68mmol/L，空腹及餐后1、2、3h胰岛素分别为7.7、19.1、20.7、9.9U/mL；空腹及餐后1、2、3h胰高血糖素分别为90.8、101.6、89.7、82.5pg/mL；空腹及餐后1、2、3h C肽分别为1.61、2.98、3.92、2.7ng/mL；胰岛素抗体5.2U/mL；HbA1c：6.3%；FUN：2.27mmol/L。患者未诉有特殊不适，嘱其低盐低脂糖尿病饮食，适量运动，定期检测血糖。随访半年，患者血糖控制可，患者自律性差饮食未控制时，血糖偶有波动。

二、诊疗分析

本病属中医学“消渴病”范畴，辨证属湿热内蕴证。本案患者为中年男性，饮酒史多年，平素嗜食肥甘厚味，正如《医门法律·消渴论》载：“肥而且贵，醇酒厚味，孰无限量哉！久之食饮酿成内热，津液干涸，愈清愈渴，其膏粱愈无已，而成中消之病遂成矣。”饮食不节，嗜食肥甘，肆饮醇酒，致肠胃积热，脾胃运化失权，水湿停聚，与热搏结，致湿热内蕴，阻碍气机，气化不利，转为消渴；又热灼津液，津液亏虚，转输不利，亦发为消渴[2]。湿热互结，阻滞中焦，纳运失健，升降失司，气机失于宣展，则见纳呆食少，时有腹胀；土壅则木郁，肝失疏泄，经气郁滞，故见右胁部隐痛不适；湿热上蒸于口，则口黏、渴不欲饮；下滞大肠，阻碍气机，大肠传导失司，则大便溏而不爽；湿热内阻，清阳不升，则头昏蒙不清；湿热交结，热蒸于内，湿泛肌肤，阻碍经气，气化不利，则见下肢酸困无力，小便短黄；舌暗胖，苔黄腻，舌尖有红点，边有齿痕，脉沉滑皆为湿热内蕴之征象。四诊合参，审证求因，斯病乃由湿热内蕴所致。

消渴病之湿热内蕴证，其标责之湿热之邪，本责之脾虚不运，中焦湿热不除，脾难健运，脾不健运，湿热易生。一方面治宜运脾化湿，使脾主运化升清的功能恢复正常，全身气血津液得以正常流通输布，有利于湿热之邪的分化排出，并能避免痰浊、瘀血、郁热等继发性致病因素的产生。另一方面针对已产生的湿热之邪，采用清热燥湿利水法，驱除湿热以治标，又可防其进一步遏阻脾气而影响运化。庞国明教授治疗湿热型糖尿病多从清热化湿，理气和中，升清降浊，标本兼治入手，选用清热化湿调糖饮治疗。本方由连朴饮合四妙散演变而来，方中黄连清热燥湿，厚朴行气化湿，共为君药。薏苡仁健脾清热祛湿，《本草正》曰："薏苡，味甘淡，气微凉，性微降而渗，故能去湿利水，…… 以其性凉，故能清热，止烦渴、上气"，但其功力甚缓，用为佐使宜倍量；半夏燥湿降逆而和胃，增强君药化湿和胃止呕之力，黄柏味苦，性寒，归肾、膀胱经，清下焦湿热，是为臣药。川牛膝活血通经，利尿通淋，炒栀子清热利尿，二药合用，使湿热从小便去，同时栀子、淡豆豉二药合用，可清透胸中郁热而除烦；芦根性甘寒质轻，清热和胃，除烦止呕，生津止渴，行水除湿；荷叶轻清，善利湿升阳，清利头目；佩兰芳香化湿，醒脾开胃；生姜可下气消痰，共为佐药。升麻升举清阳，与川牛膝合用一升一降，畅达气机，甘草调和诸药是为使药。诸药合用，清热化湿，理气和中，升清降浊，则湿热去，脾胃和，清升浊降，血糖自平。

该患者接受纯中药调糖方案后，停服天麦消渴片、二甲双胍缓释片，仅服清热化湿调糖饮配合饮食调控、运动锻炼，治疗三个月期间血糖逐步下降，均控制在达标的范围内，偶有波动。二诊时，已服汤剂 10 剂，空腹及餐后两小时血糖基本达标，大便黏滞不爽等症状有所改善。考虑患者右胁部隐痛不适，舌质暗红，加酒大黄 6g 清热除湿，行瘀通经止痛。三诊时头部昏蒙、大便黏滞、口黏等症状明显好转。四诊时，患者右胁部隐痛虽减，仍有不适感，提示肝气不舒，土壅木郁、肝脾不调，首方去荷叶、佩兰，加柴胡以增疏肝解郁调气之功，临床遣方当究五脏、研五行，指导配伍。五诊时，血糖平稳达标，患者未诉明显不适，已用药 3 个月，复查胰岛功能，对比患者两次胰岛功能，胰岛素分泌指数由治疗前的 26.8 升至治疗后的 35.81[稳态模式评估法（HOMA）中的 HOMA－â 公式[3]]，胰岛素分泌较前增加，体现了中药具有一定改善胰岛功能的作用，这可能是其有效降糖机制之一。

三、讨论与体会

庞国明教授认为湿热内蕴是 T2DM 发病的始动因素，土壅木郁是 T2DM 的重要发病环节。多种因素失衡均易影响中焦脾胃，致脾胃损伤，水湿运化失司，湿困中焦，酿生湿热，湿热蕴结，土壅木郁，由脾及肝，肝脾失和，肝脾同病，其关键在于脾失升运，肝失疏泄，肝脾疏运功能处在湿热的“围困”中。此阶段，脾不健运水谷以化升水谷之清，肝不助脾疏布谷精以助脾升清，谷精不布、壅滞血中，在脏责之脾，脾不升清，谷精难布则“糖浊”内生。

对于糖尿病湿热内蕴证，庞国明教授提出以清热化湿立法。湿与热结，如油入面，难分难解，缠绵难愈，法当清热化湿，分离湿热。湿热蕴结中焦，常常阻遏气机，气机不畅，则湿热难分难消，又叶氏《临证指南医案》有云：“脾宜升则健，胃宜降则和”，故分离湿热，当调脾胃之升降，升清之中稍加降浊之品，降浊之中少佐升清之味，使升降相因，出入相济，继而湿热祛，气阴复、气机畅、浊瘀消，故在连朴饮的基础上，加用川牛膝与升麻之对药以升降调达气机，同时又有“升谷清、降糖浊”的作用。遂在多年的临证遣方中总结经验，自拟连朴饮合四妙散化裁而来的“清热化湿调糖饮”，同时根据湿与热孰轻孰重来调节黄连和苍术的用量，若湿重于热，增加苍术等燥湿利水药的用量，若热重于湿，增加黄连等清热药的用量，若湿热并重，则黄连与苍术等量。湿热内蕴，脾胃首当其冲，中土被困，土壅则木郁，脾肝失和，肝脾同病，故庞国明教授在清热化湿、理气和中之余，常加柴胡、香附等增疏肝解郁调气之功，以“达木疏土”，调而和之，调而控之。

参考文献

[1] 庞国明，倪青，温伟波，等. 糖尿病诊疗全书[M]. 北京：中国中医药出版社，2016：253，262.

[2] 方朝晖. 中西医结合糖尿病学[M]. 北京：学苑出版社，2011：3.

[3] Haffner SM，Kennedy E，Gonzalez C，etal. A Prospective Analysis of the HOMA Model. The Mexico City Diabetes Study[J]. Diabetes Care，1996，19（10）：1138-1141.

第七节　论 2 型糖尿病脾肾气虚证的纯中药治疗

2 型糖尿病是由遗传因素和环境因素长期相互作用所引起的胰岛素分泌不足和（或）作用缺陷，同时伴有胰高血糖素不适宜增高的代谢紊乱综合症候群，以血中葡萄糖水平升高为生化特征及以多饮、多食、多尿、消瘦乏力等为临床特征的代谢紊乱症候群[1]。2013 年我国慢性病及其危险因素监测显示，我国成人糖尿病和最新的患病率为 10.4%，其中新诊断 DM 患病率为 6.9%，既往已知 DM 患病率为 4.0%，中国 DM 患者数目依然排名榜首[2]。现代医学在 T2DM 的治疗上主要采用胰岛素和口服药物，患者血糖虽可下降，但仍然无法解除身体不适感等症状。祖国医学对于 T2DM 的治疗有着丰富的手段和方法，纯中药治疗就是其中的特色部分。庞国明主任医师置身于临床实践 40 载，博求广采，析究取长，对于糖尿病理论与临床研究颇有一番心得，在临床中运用纯中药治疗 T2DM，疗效肯定。庞国明教授认为气虚是 T2DM 迁延不愈的症结[3]，主要涉及脾、肾两脏，发病率高。笔者有幸侍诊，受益良多，现将庞国明主任医师治疗 T2DM 脾肾两虚型经验总结如下，供同仁参考。

一、脾肾气虚是T2DM迁延不愈的主要症结

既往人们常将T2DM归为“消渴”范畴，以“三消”分证，以“阴亏为本，燥热为标”立论，以润肺、清胃、滋肾立法，近清滋而远温补。庞国明教授在对本病辨证论治的实践中体会到，传统的“三消理论”与当今的临床实际已不能完全相适应，故传统肺燥、胃热、肾虚的病机也应随着临床实际的发展赋予新的内容，在此基础上提出了“阴亏为消渴病发生的根本，气虚是迁延不愈的关键所在，血瘀是造成合并症的主要原因，痰湿阻滞是病情发展的病理基础”等理论。庞国明范于法而不囿于法，认为消渴日久，迁延不愈，阴精亏耗，气化无源，阴损及气，亦可出现脾肾两虚证。其主要症状为腰酸腰痛，眼睑或下肢水肿，自汗，小便清长或短少，夜尿增多，或五更泄泻，舌淡体胖有齿痕，脉沉迟无力。庞国明认为脾肾气虚、浊瘀壅滞是T2DM迁延不愈的症结，本虚标实是其主要特点。《内经》认为：“脾脆，消瘅易伤；肾脆，善病消瘅易伤。”《景岳全书·三消干渴》：“消有阴阳，不可不察……，凡阴阳血气之属，日见消失者，皆谓之消，故不可尽以火证为言。……五脏之脉细小者，皆为消瘅。”目前认为此病属于终身性疾病，尚无根治方法，庞国明认为其主要症结在于先天五脏脆弱，脏真不足，加之数食甘美肥腻，脾胃损伤，后天失养，形成脾肾两虚的病理基础。消渴日久，肾虚精少，可见腰部酸痛；不能固摄于下则溲溺混浊或清长；脾肾受损，精微不化，五脏失养，谷精壅滞，水津不布，壅滞血中，则血糖居高不下而迁延难愈。

庞国明认为痰浊瘀血是T2DM迁延不愈和病情发展的另一原因。脾失健运，脾不能为胃输其谷精，谷精壅滞血中不仅不能化为精微，反变为“糖浊”，肾虚则水津不运，聚湿为浊，两浊相加，浊而益甚；脾肾气虚无力推动血液运行，而致血液运行受阻发生瘀滞；津血同源，浊瘀相关，因浊因瘀，脏腑失养必致本病。反之，肾气亏虚不能固摄于下则精微走泄而发为肾消，浊瘀壅滞，血脉经络运行受阻则发为痹症。痰浊瘀血既是疾病发展过程中的病理产物，又是造成并发症的机制。消渴病一旦发生并发症，其治疗更加缠绵棘手，故庞国明认为，脾肾两虚，浊瘀壅滞是本病迁延不愈的重要机制，发病之际，常虚实夹杂，脾肾两虚为本，浊瘀壅滞为标。

二、健脾益肾是治疗DM的重要法则

（一）辨证汤剂

脾肾气虚是T2DM迁延不愈的主要症结，故健脾益肾法是治疗T2DM的重要法则。对于T2DM脾肾气虚证，庞国明多采用健脾益肾调糖饮加减，方药组成：太子参、生黄芪、炒山药、熟地黄、猪苓、云茯苓、福泽泻、山萸肉、炒苍术、炒枳壳、粉丹皮、姜半夏、升麻片等。本方重在补益脾肾，补而不腻，温而不燥，为治疗T2DM脾肾气虚证不二首选。方中太子参、黄芪甘平补中，运化水谷以消谷精之壅滞，转输精津回归血脉，复其循常布散之职；山药“健脾补虚，涩精固肾”（《景岳全书》卷四十九），补后天以充先天，熟地

黄、山茱萸滋肾固精，三药均可防止肾之精微外漏，预防糖尿病肾病的发生。现代药理研究表明，补肾中药具有内分泌激素样作用，通过修复胰岛 B 细胞维持胰岛功能，如山茱萸提取物均可通过保护胰岛 B 细胞或促进受损 B 细胞的修复而提高血清胰岛素水平[4]；福泽泻利湿而泻肾浊，利水道而补阴不足；猪苓、茯苓淡渗而泄脾湿，以除肾虚而生之病理产物，辟阖共用，助真阴得复其位；牡丹皮苦寒而清虚热，通血脉而消瘀血；苍术燥湿而健脾胃；半夏、升麻升降相因，升清降浊，使精微化，糖浊去；枳壳理气和胃以助运化。诸药合用，健脾补肾，祛瘀利水，扶正祛邪，标本兼顾。对于年老体衰或病久虚弱者，太子参、生黄芪、山萸肉、熟地黄等补益之品宜先从小剂量开始，待脾胃功能恢复后可渐加剂量。服药后腹泻者，用薏苡仁、大枣补中止泻；便秘者，加酒大黄；肢体水肿者加桂枝以温阳化气利水；形体肥胖或痰湿症状明显者，苍术、茯苓、泽泻加量；胃脘痛者，加丹参、檀香和胃止痛。

（二）专病专方

T2DM 的致病因素复杂，西药降糖药多是针对某一个发病环节而起作用，而中药复方的多组分具有多靶点、多途径、多效应的特点，可能更加符合 T2DM 的发病机制[5]。对于 T2DM 脾肾气虚证者若血糖无法控制，可加用糖尿康片、黄连降糖片[6]。糖尿康片、黄连降糖片为开封市中医院院内纯中药制剂，药虽不同，但方从法出，均为治疗 T2DM 的专病专方。糖尿康片由柴胡、苍术、黄芪等组成，组方遣药立足于“和”，旨在调和肝脾、调和气机、调和升降，寓调糖于“和”之中。以“和”立法，以“和”调之，以“和”治之，以达气血调和、升降调和、阴平阳秘之功，则机体自然康复。黄连降糖片由黄连、知母、牡丹皮等组成，扶正与祛邪相结合，立足于调，补中有泄，泄中有补，使热清津生，浊清瘀消，邪去正复。

（三）外治疗法

T2DM 的治疗若只求糖高降糖则如扬汤止沸，无法从根本上解决问题，故临床治疗应致力于内外同治，标本同治，改变其致病之因、发病之基，转逆并发症发病之根结。T2DM 的二级预防重在预防并发症的发生。庞国明在临床治疗中秉承“治未病”的理念，认为对既病人群，务必早治恒治，外治与内治并行，以延缓急慢性并发症的发生与发展。如在口服汤药的同时可使用药渣或我院自制糖痛外洗方[7]，加水 2000ml，文火煎沸，将药液放入盆中，嘱患者先热熏后泡洗四肢，同时配合针刺以预防糖尿病周围神经病变；用中药封包热敷双眼以预防糖尿病眼病的发生等。将中药静脉针剂、中药汤剂、中成药、药浴、穴位贴敷、中药封包、针刺、红光照射等多种疗法综合运用于糖尿病的诊治，经临床验证疗效持久稳定，可以提高患者的生活质量。中医外治疗法在防治糖尿病并发症过程中有重要作用。吴师机《理瀹骈文》指出：“外治之理，即内治之理；外治之药，亦即内治之药，所异者法耳。”庞国明认为内服外治，同理同方药，外治可与内治并行，更能补内治之不及。内外同治，则不但疗效显著，且作用稳定持久。虽然中药降糖作用相对缓慢，但中药能促进人体的整体调节且降糖作用时间持久，还顾及病程发展和预后，具有西药不可替代的作用。

三、验案举隅

患者，男，59 岁，2016 年 3 月 18 日初诊。T2DM 病史 3 年，平素未予重视，5 天前于某三甲医院体检查空腹血糖（FPG）9.4mmol/L，餐后 2h 血糖（2hPG）16.5mmol/L，现到我院寻求纯中药治疗。症见：神志清，无口干多饮症状，体重下降约 5kg，性功能减退，腰部发凉，双下肢轻度水肿，夜尿 3～4 次。舌质淡暗，苔腻，六脉沉细。查胰岛功能示：空腹及餐后血糖升高，胰岛素分泌延迟，胰高血糖素水平较高，C 肽成倍数关系；糖化血红蛋白（HbA1c）7.6%；诊为消渴病（脾肾气虚证）。法当补脾益肾，固精利水，方选健脾益肾调糖饮加减，方药组成：太子参 30g，生黄芪 30g，熟地黄 30g，炒山药 15g，猪苓、茯苓各 30g，福泽泻 30g，山萸肉 15g，苍白术各 15g，炒枳壳 6g，粉丹皮 6g，姜半夏 10g，升麻 3g，生姜 3g。6 剂，水煎服，日 1 剂，早晚分温服。同时嘱患者将药渣加水再煎，将药液放入盆中，先热熏后泡洗双下肢。糖尿康片 6 片，黄连降糖片 5 片，均日 3 次，餐前口服。3 月 21 日自测：FPG 7.8mmol/L，2hPG 13mmol/L。3 月 26 日二诊：FPG 6.7mmol/L，2hPG 8.8mmol/L，血糖达标，腰部发凉消失，双下肢水肿减轻，舌红，苔薄白，脉沉，守法继之。4 月 19 日三诊：FPG 5.3～6.7mmol/L，2hPG 6.6～8.5mmol/L，诉性功能恢复正常，双下肢水肿消失，夜尿 1～2 次，停汤药，改糖尿康片 5 片，黄连降糖片 3 片，日 3 次，口服。5 月 20 日四诊：FPG 5.3～6.5mmol/L，2hPG 6.1～9.6mmol/L，诸症好转，脉息调匀，治疗如前。6 月 25 日五诊：停药 3d 复查胰岛功能，结果示胰岛素分泌功能较前改善，胰高血糖素下降；HbA1c 5.0%。7 月 20 日复诊：自测 FPG、2hPG 均在达标范围，未现波动，嘱定期复诊。

四、结　语

庞国明教授在治疗脾肾气虚证 T2DM 时，以“纯中药治疗 T2DM”为指导，在节饮食、适运动、畅情志基础治疗前提下，“因人因症制宜”选用健脾益肾调糖饮，“因病制宜”选用专病专方糖尿康片、黄连降糖片，配合外治疗法，稳步调糖，有条不紊。临证、施法、遣方、用药，遵循辨证施治的原则，用中医思维指导临床。洞悉原委，抓主症、求主因、抓本质、洞主委、立主法、明主方，理法方药，一线相贯是取效的关键，且在诊疗过程中尤为重视病证结合，随证遣方，随症用药，多法活用，则脾气得健，肾气得充，阴平阳秘，谷精、水津得布，血糖渐平则诸证自缓，是以不止渴而渴自解矣。

参考文献

[1] 庞国明，倪青，温伟波，等. 糖尿病诊疗全书[M]. 北京：中国中医药出版社，2016：253.

[2] Wang L，Gao P，Zhang M，et al. Prevalence and Ethnic Pattern of Dia betes and Prediabetes in China in 2013[J]. JAMA，2017，317（24）：2515-2523.

[3] 庞国明，孙扶. 庞国明论提高糖尿病临床疗效的思路与方法（下）[J]. 光明中医，2017，32（7）：948-950.

[4] 胡宗礼，舒思洁，洪爱蓉，等. 山茱萸对糖尿病小鼠组织过氧化脂质含量的影响[J]. 咸宁医学院学报，1999，13（1）：9-11.

[5] 唐丹丹. 基于复杂网络模型的中药干预2型糖尿病的药理作用机制研究[D]. 北京：北京中医药大学，2017.
[6] 庞国明，闫镛，朱璞，等. 纯中药治疗2型糖尿病（消渴病）的临床研究[J]. 世界中西医结合杂志，2017，12（1）：74-77.
[7] 王志强，庞国明，闫镛，等. 中医药综合疗法治疗消渴病痹症380例临床观察[J]. 河南大学学报（医学版），2016，35（1）：43-46.

第八节　论基于中医思维的纯中药治疗2型糖尿病临床科研共享系统的构建与应用

糖尿病是遗传和环境因素共同作用而引起的一组以糖代谢紊乱为主要表现的临床综合征，其中2型糖尿病是主要类型之一，其显著的病理生理学特征为胰岛素调控葡萄糖代谢能力的下降（胰岛素抵抗）和伴随胰岛B细胞功能缺陷所导致的胰岛素分泌减少（或相对减少）。随着我国经济的快速发展，人民生活水平及生活方式的变化，截止到目前2型糖尿病患病率已从1980年的0.67%飙升至11.6%，其所伴随而来的各种并发症严重威胁着患者的生活质量及生命健康，已成为我国和世界的重要公共卫生问题，因此，对于糖尿病的防治至关重要。长期的历史实践证明，祖国医学在其中发挥有不可或缺的作用。第六批全国老中医药专家学术经验继承工作指导老师庞国明教授总结其40余年临证经验，同时应用中医思维构建纯中药治疗2型糖尿病临床科研共享系统，冀以推进临床科研协调发展。

一、总结经验，凝练观点

（一）坚定中医信念，创新中医思维

糖尿病属于现代医学的病名，自从西学东渐以来，历代中医大家也不断地探索并进行中西医结合，直至近人张锡纯提出“消渴，即西医所谓糖尿病”，后人均沿用此说，但在实际临床工作中却时常遇到由于消渴病与糖尿病中西医病名机械对照而产生的困惑与矛盾，那么糖尿病是否等同于中医消渴呢？首先应从病名说起，病名具有一定概括性和导向作用，对临床起着指导作用，就2型糖尿病的中医病名确定而言应该从“临床—课本—临床”，这样2型糖尿病中医病名才能更加贴近临床。临床上多饮、多食、多尿，消瘦或尿中有甜味谓消渴病；口渴多饮症状为主者谓上消病；多食易饥、消瘦为主者谓中消病；小便频数，以饮一斗小便一斗者谓下消病；口中甜味，形体肥胖，或体检发现血糖数值高的糖尿病前期者谓脾瘅。因此糖尿病不能等同于消渴病。从1989年以来，庞国明教授从临床实践中不断探究其病因，提出了：阴亏是消渴病（2型糖尿病）发生的根本，气虚是其迁延不愈的症结，气阴两虚是其枢机阶段，阴阳两虚是其发展的必然趋势，血瘀是造成并发症的主要原因。近年来在总结临床基础上，提出了“痰浊、湿热中阻是2型糖尿病萌发的主要‘土壤’，肝郁脾虚是其重要发病机制”的观点，构建“三辨诊疗模式”，全程以“和”立法，清热生津，热清津复，和合阴津，谓之“和”；健脾益肾，脾肾互资，和合互助，

谓之“和”；益气养阴，气复阴平，气阴和合，谓之“和”；清热化湿，中气畅达，脾升胃降，谓之“和”；疏肝健脾，木达土运，肝脾调和，谓之“和”；运脾和胃，脾升胃降，清升浊降，谓之“和”。临床诊疗坚持辨病、辨证、辨体相结合，辨病（西医：2 型糖尿病；中医：五种称谓），辨证：七证七方；辨体：调体九法。

（二）思维引领，构建纯中药治疗 2 型糖尿病体系：“序贯三法”“十统一”

“十统一”包括内容：检测准备、检测项目、入选标准、治疗路径、治疗方案、监测复查、观察指标、填写表格、报送病例、统计方法。

1. 统一入选前检查准备

（1）已用降糖药物治疗者继用原有治疗方案，监测 3 天 7 次（三餐前后及 22：00）血糖并做好记录，并计算血糖波动四项指标（SDBG、PPGE、LAGE、MODD），监测血糖的第三天晚餐前停用药物，再连测 3 天 7 次血糖后，次日查胰岛功能五项，并监测当日午餐后、晚餐前后及睡前血糖，观察对比停药前后血糖变化及波动情况。

（2）初诊未用药物治疗者——先连测 3 天 7 次血糖，直接化验检测胰岛功能等指标。

2. 统一入选前检查内容

（1）主要项目：①胰岛功能五项：糖耐量试验（OGTT）、胰岛素释放试验、胰高血糖素释放试验、C 肽释放试验、胰岛素抗体；②胰岛素抗体五项：胰岛细胞抗体、抗胰岛素抗体、谷氨酸脱羧酶抗体、胰岛细胞抗体 3（ZnT8）、胰岛细胞抗体 2（IA-2）；③血糖两项：果糖胺（FMN）、糖化血红蛋白（HbA1c）；④血糖波动四项指标：SDBG、PPGE、LAGE、MODD。

（2）辅助项目：①肝功十二项、肾功三项、电解质四项、血脂四项、同型半胱氨酸、甲功三项、血常规、尿常规、尿蛋白四项、尿微量白蛋白与肌酐比值、心电图；②腰围、臀围、体重、身高检测，BMI，腰臀比；进行临床症状积分、证型判定。

3. 统一入选标准

（1）符合 2 型糖尿病诊断标准，血糖指标（7≤空腹血糖≤15mmol/L，11.1≤餐后 2 小时血糖≤25mmol/L）。

（2）病程≤10 年，年龄在 20～70 岁人群为主。

（3）胰岛功能评价：IR 为主、INS 高峰延迟/低平、GG 增高、GG 逆向增高。

（4）用药对象：初治糖友或已服用口服降糖药及注射胰岛素。

（5）无急性并发症和严重的慢性并发症如：糖尿病肾病变Ⅳ～Ⅴ期、糖尿病足溃疡。

4. 统一治疗路径及序贯疗法（表 1）

（1）治疗路径。

表 1 序贯方法表

血糖范围		总体方案	具体用药方案
空腹（mmol/L）	餐后 2h 血糖（mmol/L）		
7.0≤FBG＜9.0	或 11.1≤2hPG＜15.0	单行	专证专方/专病专药/专病专茶
9.0≤FBG＜12.0	或 15.0≤2hPG＜20.0	二联	辨证中药汤剂+B 阶梯专病专药/辨证中药汤剂+专病专茶/B 阶梯专病专药+专病专茶
12.0≤FBG≤15.0	或 20.0≤2hPG≤25.0	三联	辨证中药汤剂+A 阶梯专病专药+专病专茶

备注：中药汤剂/专证专方——辨证分型（热盛伤津型、气阴两虚型、肝郁脾虚型、脾肾气虚型、痰浊中阻型、湿热中阻型）；专病专药——糖尿康片、黄连降糖片；专病专茶——六仙饮、降糖茶

（2）专病专药、四个阶梯。

A. 糖尿康片 10 片　　黄连降糖片 6 片　　4 次/日口服；

B. 糖尿康片 10 片　　黄连降糖片 6 片　　3 次/日口服；

C. 糖尿康片 8 片　　黄连降糖片 5 片　　3 次/日口服；

D. 糖尿康片 5 片　　黄连降糖片 3 片　　3 次/日口服。

（3）方案选择。（表 2）

表 2 方案选择表

血糖值	方案
FPG：8mmol/L 2hPG：12mmol/L	单行（C阶梯专病专药）
⇅	⇅ 二周
FPG：10mmol/L 2hPG：15mmol/L	二联（B阶梯专病专药）
⇅	⇅ 二周
FPG：14mmol/L 2hPG：22mmol/L	三联（A阶梯专病专药）

（4）序贯周期。

三种方案中的任意一种持续应用最长不超过 3 周，任何一种方案治疗 2 周血糖仍无明显变化或有上升趋势者调整为上一阶梯治疗方案，应用每一方案时，应随血糖下降阈值做相应调整，每个评价周期为十二周。

（5）选药原则（立足于调，立足于和）。

糖尿康片专病专方；黄连降糖片侧重胰高血糖素偏高者；六仙饮适用于虚证为主者；降糖茶适用于实证为主者；中药汤剂辨证施治，专证专方。

（6）维持用药。

若经联合用药血糖控制达标并稳定 4 周以上，后续治疗采用“依序递减”用药方案，巩固治疗可依据血糖水平调整用量。

（7）序贯方法。

①对于入选纯中药治疗的 2 型糖尿病患者根据不同血糖水平采用单行、二联、三联之

“序贯三法”治疗方案，直至血糖达标为止；

②首次达标一周（FBG≤7.0mmol/l 和 2hPG≤10.0mmol/l）后，停中药汤剂，同时专病专药剂量下降一个级别如A降至B，其他不变；

③持续达标4周后，停专病专茶，同时专病专药剂量下降一个级别如B降至C，直至减为单用专病专药D阶梯剂量（即维持治疗剂量）；

④若血糖达标后又有反弹或持续升高者，则重新回到上一阶梯治疗方案。

每个评价周期为十二周。

5. 统一治疗方案

实施纯中药“序贯三法”必须在基础疗法（饮食、运动、情志疗法等）基础上进行，同时停用或逐步停用其他口服降糖西药或胰岛素。辨证汤药，专证专方；药茶疗法，专病专茶；注册制剂，专病专药。

（1）辨证服汤药（专证专方）。

热盛伤津证

症状　多食易饥，消谷善饥，形体消瘦，口渴，多饮，小便频数量多，心烦易怒，口苦，大便干结，舌质红，苔薄黄干，脉弦或数。

治法　清热生津止渴。

方药　清热养阴调糖饮加味。

生石膏30～60g　肥知母10g　川牛膝30g　太子参30g　天花粉30g　苍术10g　枳壳10g　升麻3～6g　麦冬10g　生甘草3g。

加减　若大便干结者，加生大黄3g。

气阴两虚证

症状　倦怠乏力，精神不振，口干咽干，口渴多饮，形体消瘦，腰膝酸软，自汗盗汗，舌质淡红或舌红，苔薄白干或少苔，脉沉细。

治法　益气养阴。

方药　益气养阴调糖饮加味。

生黄芪45g　太子参30g　山萸肉30g　炒山药30g　苍白术各10g　泽泻10g　丹参30g　茯苓30g　枳壳10g　升麻片6g。

加减　乏力明显者，生黄芪可加至60～80g；盗汗者加仙鹤草60～180g。

肝郁脾虚证

症状　情志抑郁或因精神刺激而诱发血糖升高，烦躁易怒，脘腹胀满，大便或干或溏，女性常伴有月经不调、乳房胀痛，舌质淡红，苔薄白，脉弦。

治法　健脾疏肝。

方药　疏肝健脾调糖饮加味。

北柴胡10g　全当归10g　云茯苓30g　粉丹皮10g　炒栀子10g　川牛膝30g　苏薄荷10g　生甘草3g　升麻片6g　鲜生姜3片。

加减　心烦易怒者加淡豆豉30g；失眠多梦者加夜交藤50g。

痰浊中阻证

症状　形体肥胖，身重困倦，纳呆便溏，口黏或口干渴但饮水量不多。舌质淡，苔腻，脉濡缓。

治法　燥湿健脾，化痰降浊。

方药　和中降浊调糖饮加味。

炒苍白术各30g　川厚朴10g　建泽泻30g　川桂枝6g　生苡仁30g　姜半夏10g　牙皂角6g　川牛膝30g　升麻片3g　生甘草3g。

加减　舌苔白厚腻、口中黏腻加佩兰10g；下肢浮肿者加玉米须30g。

湿热内蕴证

症状　口干口渴，饮水不多，口苦、口中异味，形体肥胖，身重困倦，大便黏腻不爽，舌质淡，苔黄腻，脉濡数。

治法　清热祛湿，和中降浊。

方药　清热祛湿调糖饮加味。

川黄连10～30g　川厚朴10g　生苡仁30g　川黄柏10g　炒苍术10g　生枳实10g　石菖蒲6g　细芦根30～50g　川牛膝30g　升麻片3g。

加减　大便黏滞不爽者加广木香10g；口苦或口中异味明显者加佩兰10g。

脾肾气虚证

症状　腰酸腰痛，眼睑或下肢水肿，自汗，小便清长或短少，夜尿频数，性功能减退，或五更泄泻，舌淡体胖有齿痕，苔薄白而滑，脉沉迟无力。

治法　健脾益肾。

方药　健脾益肾调糖饮加味。

太子参30g　生黄芪30～80g　炒山药30g　熟地黄30g　山茱萸30g　建泽泻30g　怀牛膝30g　猪茯苓各30g　炒白术10g　桑螵蛸30g　升麻片10～30g。

加减　下肢肿明显者加汉防己30g；夜尿频者加金樱子30g。

汤剂用法　日一剂分1～3次温服，药渣再煎熏洗双足。即达内外同治，异曲同工之妙。

（2）注册制剂（专病专药）。（表3）

表3　注册制剂（专病专药）表

糖尿康片	8片	10片	10片
血糖范围	7.0≤FPG＜9mmol/L或11.1≤2hPG＜15.0mmol/L	9≤FPG＜12mmol/L或15.0≤2hPG＜20mmol/L	12≤FPG＜15mmol/L或20≤2hPG＜25mmol/L
黄连降糖片	5片	6片	6片

糖尿康片方义：柴胡入肝经，善于疏肝解郁，苍术归脾胃经，长于温运健脾、化湿降浊，共奏疏运津液、布散谷精之效，是为君药；黄芪甘、微温，补气健脾，黄连苦、寒，清热燥湿、泻火解毒，生龙骨、牡蛎平肝潜阳，取其清心泻肝平冲降逆之意，为臣药；鬼箭羽苦、寒，活血散瘀；元参滋阴，防止诸辛燥、苦寒药伤津之弊，是为反佐，川牛膝平

肝降逆，引血下行。全方共奏调和肝脾、调和气机、调和气阴、调和升降，以“和”治之、以“和”调之，寓调（糖）于和之中。

黄连降糖片方义。黄连：清热燥湿，为君药；生地、知母：养阴生津，为臣药；麦冬长于滋养肺胃之阴兼清肺胃之热，丹皮善于清透阴分伏热，为佐药；酒大黄：化瘀降浊，清上焦血分热毒，为使药。全方扶正与祛邪相结合，补中有泻，泻中有补，使热清津生，浊清瘀消，邪去正复，全身气血津液调和，则机体自然康复。

（3）药茶疗法（专病专茶）。

六仙饮：西洋参、麦冬、枸杞、菊花、丹参等组成，用法：每次一包，水冲茶饮，频服。方义：西洋参，补气养阴、清热生津，为君药；麦冬、枸杞，养阴，兼取枸杞养肝明目；菊花清肝明目，为佐药；丹参“一味丹参，功同四物”，既取其养血活血之功，又妙用其“动”性，为使药。

降糖茶：苦瓜片、枸杞、生地、麦冬、丹参等组成，用法：每次一包，水冲茶饮，频服。

6. 统一观察指标：同入选检查指标

7. 统一监测与复查方法

初诊患者已用药物者，继用原药连测3天七次血糖，停药三天，连续观察3天七次血糖；初诊患者未用药物者，停药三天，连续观察3天七次血糖。

8. 统一填写表格

（1）出院后前3天，每天联系1次，索要每天血糖监测结果及询问病情并做好记录；

（2）自第4天始，若血糖达标，以后每3天随访一次；若不达标，每天测FBG、2hPG，每天随访一次，提醒监测血糖；

（3）出院1周内告知糖友每天发送血糖监测表，门诊复诊；

（4）出院当天与病友微信联系问候；

（5）出院1月联系开药及血糖波动情况告知提醒等；

（6）出院3月提醒再次住院或门诊复查；

（7）分析治疗前后结果，写出病例评估报告；

（8）汇总资料交课题组论证入库。

9. 统一报送观察病历材料内容

病友文字资料：病历、检查结果、血糖监测本、个人体会等；病友影像资料：①选初诊照片、历次复诊照片（包括特殊舌象照片等）；②病友的个人体会、录像等；③所有入组纯中药治疗的患者，课题组会统一给予血糖检测本，并告知其检测日期及时间点。

10. 统一统计方法

统一汇总资料后由专业统计人员进行统计，避免或减少人力与资源浪费，做好真实的中医科研。

（三）“四个赞同”彰显成效

1. 专家赞同

（1）2017年4月“纯中药治疗2型糖尿病临床研究”获中国中医药研究促进会科技进步奖一等奖。

（2）2018年5月30日，国家中医药管理局区域医疗中心专家组莅临医院，对中心筹建工作进行现场复核并给予高度评价。

（3）2018年7月12日，国家中医药管理局正式公示区域中医诊疗中心建设入选项目名单，开封市中医院榜上有名。

（4）糖尿病科总结的糖尿病周围神经病变中医诊疗方案、临床路径、防治指南、诊疗标准等分别由国家中医药管理局、中华中医药学会、国家标准委等发布实施，在国内外广泛推广应用。关于“消渴病痹症”“消渴病汗症”的临证经验已写进了全国中医药行业高等职业教育“十二五”规划教材《中医内科学》。

（5）林兰教授：庞国明及其团队运用纯中药治疗2型糖尿病的探索，很有价值，很有意义，所做的工作很值得肯定！

（6）国医大师张学文：用中医思维指导临床实践，探索纯中药治疗2型糖尿病，这种做法很好！应深入持久探索下去，值得在全国推广！

（7）国医大师王琦：能在业内正式提出并持续推动纯中药治疗2型糖尿病，这是有底气、有实力的表现！

（8）国医大师晁恩祥、孙光荣了解到用纯中药治疗2型糖尿病的初步成效时，十分高兴，均表示大力支持！

（9）中华中医药学会学术顾问温长路《糖尿病诊疗全书》书评：主编庞国明教授创建的开封市中医院糖尿病专科，他们围绕中医特色开展专项研究，制定出以精神、饮食、运动、药物相结合的综合主攻方案和用纯中药制剂“糖尿康片”“六仙饮茶”跟踪治疗的坚守方案，让大批糖友看到了希望，不远千里前往开封的求治者趋之若鹜。几年间，这个专科成为在全国知名的标杆，被国家中医药管理局命名为“重点专科”。一本书，从理说到用，彰显了中西医治疗糖尿病的光辉前景、渗透出一个团队的智慧和心血，不服不行！

2. 同行赞同

（1）庞国明教授应邀到广东、广西、湖南、云南、江西、江苏、海南等16个省市自治区进行纯中医治疗T2DM的专题讲座。

（2）2018年5月26日，来自全国18个省市的中医、中西医结合糖尿病工作者参加了由我院承办的第二届全国黄河内分泌论坛暨河南省中西医结合糖尿病学分会换届大会，庞国明再次当选为主任委员。

3. 糖友赞同

国内外慕名到开封市中医院寻求纯中药调糖的糖友覆盖全国所有省份及 12 个国家和地区，糖友亲笔书写心得体会：①带着三个“疑虑”来，收获三个“感动”走。②在开封市中医院观感：崇医尚文，造福众生。

4. 媒体赞同

2018 年 5 月 15 日至 19 日，健康报促进中医药发展联盟举办的“杏林人才”星火计划系列活动第三期“糖尿病专业培训”在开封市中医院举办，庞国明及其团队为来自全国各地市的 44 名学员授课，受到好评。

二、深入探究，跨界合作

目前医学研究的两种路径：中医学（临床实际→临床研究→基础研究），现代医学（基础研究→临床研究→临床实际）。传统前瞻性研究如随机对照试验等方法，均不能圆满解决中医辨证论治个体化诊疗规律研究与疗效评价问题。每个患者的辨证论治过程，都是临床中医师继承与创新的过程。即真实世界中医临床医疗实践过程，也是科研创新的过程。大数据、信息技术的研究成果催生了“临床科研一体化”体系的建立，更适合表达辨证论治与个体化诊疗过程，更贴近对其中蕴含的中医对疾病认识、治疗效果、创新方药、创新理念等的分析与实施。

（一）纯中药治疗 2 型糖尿病序贯三法的效果评价

1. 疗效与特点

2014 年 11 月至 2016 年 9 月开封市中医院内分泌科将符合诊断入选标准的 120 例患者进行 6 个月临床观察。其中男性 66 例，女性 54 例，年龄最小 32 岁，最大 65 岁，其中男性平均年龄（49.50±17.52）岁，女性平均年龄（48.91±17.69）岁。

2. 疗效评价标准

显效：FPG＜7mmol/L，2hPG＜8.3mmol/L 或血糖较治疗前下降 30%以上；有效：FPG＜8.3mmol/L，2hPG＜10mmol/L 或血糖较治疗前下降 10%～29%；无效：血糖下降未达到有效标准。

3. 中医证候疗效评价结果

表 4　中医证候疗效评价结果表[例（%）]

组别	痊愈	显效	有效	无效	总有效
3 个月	16（13.3）	62（51.7）	38（31.7）	4（3.3）	116（96.7）
6 个月	28（23.3）	67（55.8）	25（20.8）	0（0）	120（100）

4. 降糖疗效评价

表5 降糖疗效评价表[例（%）]

组别	显效	有效	无效
3个月	38（31.7）	82（68.3）	0（0）
6个月	83（69.2）	37（30.8）	0（0）

5. 治疗前后血糖变化

表6 治疗前后血糖变化表

组 别	治疗前	3个月	6个月
FPG	11.24±4.34	9.55±3.83[b]	6.96±2.56[bd]
2hPG	15.24±3.76	10.32±4.23[b]	8.24±1.36[bd]
HbA1c	8.2±2.3	7.5±1.9[ac]	6.9±0.5[bde]

注：与治疗前比较，a：$P<0.05$，b：$P<0.01$；c：$P>0.05$；与3个月比较，d：$P<0.05$，e：$P>0.05$

6. 治疗前后BMI、WHR变化

表7 治疗前后BMI、WHR变化

组别	治疗前	3个月	6个月
BMI	28.63±2.74	27.55±4.54[a]	26.15±3.96[bd]
WHR	0.98±0.24	0.93±0.13[ac]	0.91±0.12[be]

注：与治疗前比较，a：$P<0.05$，b：$P<0.01$；c：$P>0.05$；与3个月比较，d：$P<0.05$，e：$P>0.05$

7. 胰岛功能相关指标改善情况

表8 胰岛功能相关指标改善情况表

组别	治疗前	3个月	6个月
HOMA-IR	5.45±1.24	4.97±1.72[a]	4.44±1.33[bd]
HOMA-B	44.63±9.56	47.39±8.84[a]	48.59±8.52[be]
0hGG	128.6±12.75	125.6±10.6[ac]	100.3±9.5[bd]
2hGG	127.4±8.6	124.8±7.4[ac]	114.8±6.9[bd]
0hC肽	2.24±0.69	2.14±0.85[c]	2.08±0.76[ce]

注：与治疗前比较，a：$P<0.05$，b：$P<0.01$；c：$P>0.05$；与3个月比较，d：$P<0.05$，e：$P>0.05$

8. 血脂变化

表9 血脂变化表

组别	治疗前	3个月	6个月
TC（mmol/l）	4.62±1.34	4.31±0.97[a]	3.96±1.91[be]
TG（mmol/l）	1.95±0.59	1.81±0.32[ac]	1.71±0.62[be]
HDL-C（mmol/l）	1.39±0.26	1.45±0.22[c]	1.44±0.24[ce]
LDL-C（mmol/l）	3.43±1.30	3.12±1.05[a]	2.57±1.13[bd]

注：与治疗前比较，a：$P<0.05$，b：$P<0.01$；c：$P>0.05$；与3个月比较，d：$P<0.05$，e：$P>0.05$

9. 停药 3 天血糖值

对西药治疗改为纯中医治疗的病例进行观察总结，分别记录原西药治疗停药后第 1、2、3 天血糖，改为纯中医治疗停药后第 1、2、3 天血糖。血糖平均回升率如下。

表 10　停药 3 天血糖平均回升率表

	原西药治疗		纯中药治疗	
	空腹	餐后 2 小时	空腹	餐后 2 小时
停药后第 1 天	14.9%	17.8%	6.8%	8.4%
停药后第 2 天	28.6%	31.3%	12.9%	17.7%
停药后第 3 天	39.5%	73.8%	15.6%	20.2%

10. 停药 3 天期间血糖漂移情况

表 11　停药 3 天期间血糖漂移情况表

	组别	SDBG	PPGE	LAGE	MODD
纯中药	停药 1 天	1.82±0.33	1.96±0.38	3.84±0.62	0.56±0.13
	停药 2 天	1.88±0.42	2.06±0.41	3.98±0.63	0.58±0.21
	停药 3 天	1.92±0.39	2.00±0.47	4.12±0.77	0.61±0.20
二甲双胍	停药 1 天	1.93±0.38	2.43±0.87	4.53±0.75	0.86±0.33
	停药 2 天	2.07±0.46	2.67±0.91	4.81±0.94	1.13±0.52
	停药 3 天	2.13±0.42	3.02±0.72	5.03±1.10	1.80±0.71

在 6 个月复查胰岛功能时停药 3 天，纯中药停药 1 天、2 天、3 天血糖波动小，无明显的漂移。

11. 安全性

120 例患者治疗后均无肝、肾功能，血、尿、心电图等方面异常，临床研究过程中未发现患者肝肾功能损伤，其中 2 例出现大便干结，调整剂量后大便干结改善。有 2 例发生低血糖事件，总体上本治疗方法临床应用中安全可靠，无明显毒副作用。

12. 结论

（1）有效性：①有效率：患者在行为干预及纯中药治疗两个疗程（6 个月）后可显著降低 FPG、2hPG 水平，有效率为 100%，并能降低血脂等相关指标水平，且可显著改善其临床症状，中医证候评分 6 个月与治疗前比较，总有效率为 100%。②达标时间：FBG 达标天数为（12.00±5.97）天，2hPG 达标天数为（11.83±5.87）天。

（2）改善胰岛功能：患者在行为干预及纯中药治疗两个疗程（6 个月）后胰岛素功能改善，胰高血糖素分泌减少，胰岛素抵抗降低。

（3）稳效性：患者治疗 6 个月停药 3 天期间的血糖波动较小，初步显示出了纯中药治疗 T2DM 的“稳效”性及“少反弹”“少波动”的特点与优势。

（二）导入“中医+”思维，持续深入研究

（1）序贯三法+信息化：与中国中医科学院信息研究所密切合作，构建适合纯中药治疗2型糖尿病的临床科研信息共享系统。

（2）序贯三法+生物监测技术：与上海美吉医学检验有限公司合作开展肠道菌群等相关研究。

（3）序贯三法+全国专科联盟：借助互联网信息技术和临床科研一体化信息平台，创建“全国纯中药治疗2型糖尿病专科联盟”。

三、平台共享，共舞共赢

借共享系统平台，启动全国纯中药治疗2型糖尿病专科联盟。自2018年10月16日开始征集，截至2018年11月8日已有江西省中西医结合医院、河北省馆陶县中医院、黑龙江省安达市中医院、吉林省东丰县中医院、吉林省梨树县中医院、河北省承德市中医院、山东省潍坊市高新区人民医院、河南省项城市中医院、湖北省宜城市中医院、江西省修水县中医院、四川省南部县中医院、甘肃省定西市中医院等全国22省56家二甲及以上医院提交单位签章的申报书。在联盟单位中按照纯中药“十统一”的要求，借助科研共享系统一体化平台收集纯中药治疗2型糖尿病临床病例，实现资源共享与科研能力提升。

四、持续探索，完善提升

成立纯中药治疗2型糖尿病联盟，持续完善提升，2018年12月全国糖尿病专科联盟—全国纯中药治疗2型糖尿病临床科研共享紧密联盟成立。同时分享联盟建立的体会：①坚定中医信念是前提。②强化中医思维是关键。③用好“三辨诊疗模式”是必由之路。④医患同工是基础。⑤剂型改革是急务。⑥综合调治助疗效。⑦规范监测助评析。⑧总结临床助提升。⑨缓图求效助还初心。同时要凝聚中医魂，应用中医理念，发挥中医思维，彰显中医特色。展现中医神，充分领会精（精华、内涵、守静）、气（气魄、功能、变化）、神（思维、智慧、辉煌）实质内涵。

第九节　论辨体论治在2型糖尿病临床中的应用

体质是指在个体生命过程中，在先天遗传和后天获得的基础上表现出来的一种在形态结构、心理状态和生理功能方面综合的、相对稳定的特质[1]。笔者在临床实践中发觉目前诊疗模式失准，“体病同调”思维力欠缺，幸承王琦国医大师体质理论及三辨诊疗模式之启迪，究理悟道，将辨体思维力与纯中药治疗2型糖尿病诊疗模式相融合，把握个体体质之特性，辨病辨证调体三者相结合，同时本文结合验案阐述辨体论治在 2 型糖尿病中的应用，为临床纯中药辨治 2 型糖尿病的精准辨治提供新的诊疗思路与方法。

一、“辨体施治 2 型糖尿病”诊疗模式的初步形成

辨体施治即以人的体质为认知对象，从体质状态及不同体质分类的特性，把握其健康与疾病的整体要素与个体差异，制定防治原则，选择相应的治疗、预防、养生方法，从而进行“因人制宜”的干预措施。

笔者在长期临床实践的基础上，考虑到当今中医界对 2 型糖尿病诊疗过程中存在西化现象、硬套现象、失准现象等问题，忽略辨体、辨病等重要因素，淡化中医“体病同调”思维能力，促使临床思维局限，理论覆盖不全，解释能力不足，诊疗水平下降[2]。根据王琦大师“体病相关”“体证相关”“体质可分”“体质可调”的理论初步形成“辨体施治 2 型糖尿病”诊疗模式，实现了当今医学由“人的病”向“病的人”的模式转变，弥补了当前 2 型糖尿病诊疗体系的缺陷，体现了中医“以人为本”的根本思想，将病、证、体有机结合，进行综合临床运用。

辨体施治 2 型糖尿病诊疗模式，即针对临床上“无证可辨”的 2 型糖尿病患者，施于精准辨体，按照王琦国医大师的中医体质诊断标准，结合中华医学会批准的《中医体质分类判定标准》进行体质辨识，同时参考闫镛[3]对 471 例 2 型糖尿病患者问卷调查的分析结果，初步总结出 2 型糖尿病患者气虚质、平和质、阳虚质、阴虚质、痰湿质、湿热质的六种常见体质类型，并予辨体调治。

二、“辨体施治 2 型糖尿病”诊疗模式的理论依据

《黄帝内经》最早论述了辨体施治思想，在《素问・三部九候论》中指出：“必先度其形之肥瘦，以调其气之虚实。实则泻之，虚则补之。”这说明当时已经将体质状态作为诊疗疾病过程中必须考虑的关键问题之一。而后《伤寒论》中对于“强人”“羸人”“弱者”等不同体质的患者，其服药的剂量亦有所差别，从侧面体现出辨体施治的重要性。后世徐灵胎在《医学源流论・病同人异论》中记载：“天下有同此一病，而治此则效，治彼则不效，且不唯无效，则反有大害者，何也？则以病同而人异也。”强调治病须先明其体质，重视体病同调！

糖尿病属中医“消渴”的范畴，以气阴两虚、燥热内盛、痰浊内生、瘀血内结为基本病机，病变脏腑主要为肺、脾胃、肾，病程长，疾病后期变证多端，累及多脏。消渴发病与禀赋不足和饮食不节有关，《灵枢・五变》指出“五脏皆柔弱者，善病消瘅”，《素问・奇病论》中指出“此肥美之所发也，此人必数食甘美而多肥也，肥者令人内热，甘者令人中满，故其气上溢，转为消渴”，《外台秘要・卷第十一・消渴方一十七首》指出“凡积久饮酒，无有不成消渴病者”。可见，消渴的发生责之虚、热、痰、瘀，痰湿体质为消渴常见的体质类型，影响消渴病的发生、发展、转归。

人类基因组学研究显示，在不同人群中存在着基因多态性差异，并且表现为对疾病的不同易感性。大量流行病学研究表明，体质不同可影响糖尿病的发病、病程及预后。在临床中发现，2 型糖尿病患者的体质类型分布具有一定的聚集性且具有一定的偏颇体质易感性。如王琦教授[4]带领团队承担了国家自然科学基金资助项目“肥胖人痰湿体质的基础研究”。证实了痰湿体质与糖尿病等代谢性疾病的发生有密切关系。刘艳骄等采用流行病学的方法，探讨肥胖人痰湿体质与糖尿病的相关性。结果发现被调查的 370 例病人中，痰湿体质的发生率是 64.94%，其中肥胖人痰湿体质的发生率为 98.93%，初步揭示了肥胖人痰湿体质与糖尿病的相关因素。孙理军等[5]运用临床调查的方法，对 476 例糖尿病患者进行调查，结果发现：在 2 型糖尿病患者体质类型中痰湿质、阴虚质约占发病人数的 80%，痰湿质发病人数明显高于阴虚质发病人数。诸多临床研究表明，2 型糖尿病主要偏颇体质类型有痰湿质、阴虚质和气虚质，痰湿体质所占比例最大。

尤其是在中医药治疗 2 型糖尿病诊疗过程中发现，单一的辨病施治、辨证施治均存在一定的局限性，须将辨病、辨证与精准辨体综合应用，形成一种新的中医临床诊疗模式。而辨体调治是对以往 2 型糖尿病“辨病–辨证”诊疗模式的一大补充和创新，值得进一步推广与应用。

三、“辨体施治 2 型糖尿病”诊疗模式的临床实践与探索

随着对 2 型糖尿病中医研究及临床实践的不断深入，诊疗模式亦在不断发生变化，笔者已从“传统的辨证施治型”向“病证体–三辨诊疗型”转变，全新的诊疗模式以人为本，更加全面地把握 2 型糖尿病的本质，从而制定出切合临床实际和把握 2 型糖尿病发展规律的诊疗方案。该模式的构建首先应是以辨病为先导，因为病名具有较强的导向作用，所以说明确 2 型糖尿病的中医诊断是有效调控血糖的前提，只有将 2 型糖尿病分别正确归属于“消渴病”“上消病”“中消病”“下消病”“脾瘅病”这五种中医病名诊断，才能做到有的放矢。据临床依症状确定中医病名，依中医病名析病因、明病机，依病机定治法，依治法精准选方。其次要根据糖友的临床实际表现进行辨证施治，因此我们在总结大量临床实践的基础上，确定了切合临床实际的七个证型。再次，若患者无“三多一少”症状，甚则无任何症状时，此时唯一能指导正确运用中药的依据就是“辨体调治”。我们通过对 471 例 2 型糖尿病患者中医体质进行辨析，初步总结出 2 型糖尿病患者的六种体质类型，因体用方，有理有据，精准诊治可窥一斑。同时，“三辨诊疗模式”的构建，也进一步完善了纯中药治疗 2 型糖尿病的“序贯三法”诊疗体系。

笔者通过对大量临床症状分析发现，95%的 2 型糖尿病患者无“三多一少”的典型症状。其中约 60%的糖友只在体检时才发现血糖升高，临床症状并不明显，甚至无任何症状。故予“辨体调治”。通过对 471 例 2 型糖尿病患者进行问卷调查分析，显示数量排名前 5 位的体质类型是：气虚质 166 例（35.2%）、平和质 125 例（26.5%）、阳虚质 82 例（17.4%）、阴虚质 54 例（11.5%）、痰湿质 44 例（9.3%）。

糖调节受损作为 2 型糖尿病前期表现，属中医“脾瘅”范畴，是糖代谢介于正常和

糖尿病之间的过渡状态，包括单纯空腹血糖受损、单纯糖耐量受损及空腹血糖受损合并糖耐量减低等3种血糖异常。庞国明等[6]对322例糖调节受损患者进行问卷调查发现：糖调节受损人群前5位的体质类型是：平和质130例（40.4%）、气虚质40例（12.4%）、阳虚质24例（7.5%）、气虚兼阳虚质21例（6.5%）、痰湿质20例（6.2%）。

在临床实践中，针对糖调节受损无症状者、2型糖尿病初诊无症状者、糖尿病久病症状消失者，通常辨“体”施治，按照王琦教授的中医体质诊断标准[7]，结合中华中医药学会批准的《中医体质分类判定标准》[8]进行体质辨识，对471例2型糖尿病患者问卷调查的分析结果，分为以下6种体质类型进行辨体调治。

1. 气虚质

表现　肌肉松软不实，平素语音低弱，气短懒言，容易疲乏，精神不振，易出汗，舌淡红，舌边有齿痕，脉弱。

调则　补气调体，扶正控糖。

方名　补气固体调糖方。

处方　太子参15～30g，黄芪30～50g，炒白术6～10g，云茯苓15～30g，炒枳壳6～10g，升麻片3～6g。

2. 平和质

表现　体型匀称健壮，面色、肤色润泽，头发稠密有光泽，目光有神，鼻色明润，嗅觉通利，唇色红润，不易疲劳，精力充沛，耐受寒热，睡眠良好，胃纳佳，二便正常，舌色淡红，苔薄白，脉和缓有力。

调则　护正固平，维和控糖。

方名　平正固体调糖方。

处方　太子参10～15g，麦门冬6～10g，炒白术6～10g，云茯苓15～30g，炒枳壳3～6g，广陈皮6g，生甘草3g。

3. 阳虚质

表现　肌肉松软不实，平素畏冷，手足不温，喜热饮食，精神不振，舌淡胖嫩，脉沉迟。

调则　温阳益肾，强体控糖。

方名　温阳益肾调糖方。

处方　淡附片6g，上肉桂3～6g，熟地黄30g，山茱萸30g，牡丹皮10g，炒山药30g，云茯苓30g，建泽泻10g。

4. 阴虚质

表现　体型偏瘦，手足心热，口燥咽干，鼻微干，喜冷饮，大便干燥，舌红少津，脉细数。

调则　滋阴补虚，清热控糖。

方名　养阴清热调糖方。

处方 枸杞子 30g，女贞子 30g，旱莲草 30g，干地黄 30g，山茱萸 15g，牡丹皮 12g，生山药 30g，云茯苓 15g，建泽泻 10g，怀菊花 3g。

5. 痰湿质

表现 体型肥胖，腹部肥满松软，面部皮肤油脂较多，多汗且黏，胸闷，痰多，口黏腻或甜，喜食肥甘甜黏，苔腻，脉滑。

调则 温化痰饮，降浊控糖。

方名 化痰祛湿调糖方。

处方 炒苍术 10g，川厚朴 10g，广陈皮 10g，冬瓜皮 30g，玉米须 30g，白茅根 30g，姜半夏 6g，生甘草 3g。

6. 湿热质

表现 形体中等或偏瘦，面垢油光，易生痤疮，口苦口干，身重困倦，大便黏滞不畅或燥结，小便短黄，男性易阴囊潮湿，女性易带下增多，舌质偏红，苔黄腻，脉滑数。

调则 化湿清热，淡渗控糖。

方名 清热祛湿调糖方。

处方 生苡仁 30g，杏仁泥 10g，滑石粉 30g，粉葛根 30g，川黄连 6g，酒黄芩 10g，生栀子 10g，建泽泻 30g，木通 6g，车前草 30g，生地黄 15g，生甘草 6g。

四、验案举隅

基本情况 谢某，男，32 岁，商丘人，2018 年 8 月 7 日初诊。

简要病史 患者陪奶奶诊治糖尿病时，自测 FPG 8.2mmol/L，于 2018 年 7 月 19 日到河南省柘城县人民医院查 FPG 9.48mmol/L，HbA1c 9.0%，遂前来我院进行治疗。嘱患者在未服用降糖药的情况下，先连续 3 天，每天 7 次测血糖，观察血糖波动情况，随后来我院进行胰岛功能等相关检查。症见：形体肥胖，腹部肥满松软，面部油腻，易出汗且汗黏，口甜，饮食可，喜食肥甘厚味，大便不成形，日 2～3 次，眠可，舌质暗红，苔白厚腻，脉弦滑。身高 180cm，体重 102kg，BMI 31.48kg/m^2。有高血压病史，饮酒史，吸烟史，过敏史。

疗前检查 2018 年 7 月 27 日：患者专程来院查胰岛功能，结果显示：FPG 及餐后 1、2、3 小时血糖分别为 9.31、15.3、15.9、11.7mmol/L，空腹及餐后 1、2、3 小时胰岛素分别为 23.6、49.7、68、33.1μU/ml，空腹及餐后 1、2、3 小时胰高血糖素分别为 104.8、108.7、121.6、120pg/ml，空腹及餐后 1、2、3 小时 C 肽分别为 4.83、6.83、10.89、7.53ng/ml；HbA1c 8.70%，FMN 2.64mmol/L；糖尿病自身抗体五项均为阴性；血脂：TC 4.4mmol/L，TG 2.26mmol/L，HDL-C 0.79mmol/L，LDL-C 4.48mmol/L；尿蛋白四项：α_1-MG 36.4μg/ml、β_2-MG 0.32μg/ml、IgG 5.5ug/ml、mALB 12.23mg/L；尿素 6.3mmol/L，肌酐 72μmol/L，尿酸 463μmol/L；同型半胱氨酸 37.6μmol/L。服药前连续三天监测血糖及血糖波动的结果见表 1。

表 1　谢先生服药前连续 3 天血糖（mmol/L）及血糖波动（mmol/L）监测表

日期	空腹	早餐后 2h	午餐前	午餐后 2h	晚餐前	晚餐后 2h	睡前	SDBG	PPGE	LAGE
7 月 24 日	7.2	10.4	6.3	13.5	5.6	13.3	9.9	3.2↑	6.0↑	7.9↑
7 月 25 日	7.1	15.3	11.8	13.7	6.2	11.2	9.5	3.3↑	5.0↑	9.1↑
7 月 26 日	7.2	12.1	6.3	10.2	6.2	10.2	9.6	2.3↑	4.3↑	5.9↑

注：血糖水平标准差（SDBG）<2.0mmol/L，餐后血糖波动幅度（PPGE）<2.2mmol/L，最大血糖波动幅度（LAGE）<4.4mmol/L。

诊断　中医诊断：脾瘅病；西医诊断：2 型糖尿病。

体质类型　痰湿质。

中医治则　燥湿化痰，调体控糖。

方药　专证专方：化痰祛湿调糖饮。

炒苍术 30g，炒白术 30g，猪苓 30g，茯苓 30g，建泽泻 30g，生薏苡仁 50g，汉防己 30g，姜半夏 10g，广陈皮 10g，姜厚朴 10g，白茅根 30g，佩兰 10g，怀牛膝 50g，升麻片 6g，川桂枝 6g。10 剂，日 1 剂，每剂两煎取汁约 700ml，早、晚餐前温服。

治疗经过　2018 年 8 月 26 日二诊：服上方 10 剂后，患者体重由 102kg 下降至 100kg，BMI 30.86kg/m^2，面部黏汗减少，口甜较前减轻，大便仍不成形，日 1～2 次，饮食可，眠可，舌质暗红，苔转白腻，脉弦滑。守上方，调增升麻片为 10g，再予 15 剂，服法同前。

表 2　谢先生服中药 1 周后连续 3 天血糖（mmol/L）及血糖波动（mmol/L）监测表

日期	空腹	早餐后 2h	午餐前	午餐后 2h	晚餐前	晚餐后 2h	睡前	SDBG	PPGE	LAGE
8 月 16 日	6.0	6.6	4.6	9.4	5.6	7.7	6.1	1.6	2.5↑	4.8↑
8 月 17 日	5.6	7.1	5.5	7.8	6.7	7.8	6.8	0.9	1.6	2.3
8 月 18 日	6.0	7.1	5.2	9.5	4.5	6.1	5.5	1.6	2.3↑	5.0↑

注：血糖水平标准差（SDBG）<2.0mmol/L，餐后血糖波动幅度（PPGE）<2.2mmol/L，最大血糖波动幅度（LAGE）<4.4mmol/L。

2018 年 9 月 11 日三诊：患者的体重由首诊的 102kg 下降至 98.5kg，BMI30.4kg/m^2，面部黏汗进一步减少，口甜缓解，饮食可，大便基本成形，日 1 次，眠可，舌质暗红，苔薄白腻，脉弦滑。9 月 10 日测 FPG、2hPG、午餐前、午餐后、晚餐前、晚餐后、睡前血糖分别为 5.8、7.2、5.6、7.6、6.5、7.7、6.3mmol/L，SDBG 0.8mmol/L、PPGE 1.5mmol/L、LAGE 2.1mmol/L。患者一日七次监测血糖及血糖波动三项的指标全部达标，给予茶疗：炒苍术 10g、生苡仁 30g、广陈皮 10g、冬瓜皮 30g、玉米须 30g、白茅根 30g、姜半夏 6g、生甘草 3g。15 付，水煎，代茶饮。

2018 年 10 月 6 日：患者反馈，在柘城县人民医院检验 FBG 为 6.34mmol/L，血脂：TC 4.5mmol/L，TG 1.68mmol/L，HDL-C 0.86mmol/L，LDL-C 3.27mmol/L，体重降至 96kg，BMI 29.63kg/m^2。

2019 年 2 月 14 日随访：患者长期坚持茶疗方治疗，目前 FPG 5～7mmol/L，2hPG 6.3～8mmol/L，体重保持在 94kg 左右，精神状态好。

疗效小结：

（1）该患者初诊时 FPG 9.31mmol/L，2hPG 15.9mmol/L，经过 9 天的治疗，FPG、2hPG 分别降至 5.6mmol/L、7.1mmol/L，分别下降 39.8%、55.3%。服用汤药第 8 天，监测血糖示：FPG 6.0mmol/L，2hPG 6.6mmol/L，FPG、2hPG 均达标，同时达标时间为 8 天。

（2）经过 10 天的治疗，治疗前后相比，FPG、2hPG 连续三天监测的均值分别由 7.2mmol/L 降至 5.9mmol/L、12.6mmol/L 降至 6.9mmol/L，血糖波动三项指标（SDBG、PPGE、LAGE）连续三天均值分别由 2.9、5.1、7.6mmol/L 降至 1.4、2.1、4.0mmol/L。

（3）经过约 60 天的治疗，患者体重指数由 31.48kg/m^2 降至 29.63kg/m^2，TG 由 2.26mmol/L 降至 1.68mmol/L、LDL-C 由 4.48mmol/L 降至 3.27mmol/L。

按语 本案为辨体调糖验案，结合本案特点，分析如下。

1. 无“证”可辨，先辨病诊断，再辨体调糖

患者为青年男性，经检测血糖，发现患有 2 型糖尿病，无“三多一少”症状，先对其辨病，西医诊断为 2 型糖尿病，中医诊断为脾瘅病。中西病名已定，按理当辨证施治，但因无“证”可辨，只好辨体（体质）调糖。中医体质学认为，中医体质与疾病具有相关性，许多相关疾病发生的“共同土壤”在于其体质基础，体质状态决定发病与否以及发病的倾向性。笔者根据多年临床经验，发现处在隐匿期或体检才发现糖尿病的患者，大多数无典型的“三多一少”症状，其发病多和体质相关。本案患者体型肥胖，腹部肥满松软，面部油腻，易出汗且汗黏，口甜，喜食肥甘厚味，苔白腻稍厚，脉弦滑，依据体质学说创始人国医大师王琦制定的体质判定标准来判断，辨为典型的痰湿质。临床上不能将 2 型糖尿病与“消渴”画等号，如果简单地将它们画等号，就会拿消渴病的分型施治生搬硬套，僵化辨证思维，甚至将中医的诊疗思维引入歧途。因此，针对无“三多一少”症状的糖友，应先辨病诊断，再采用辨体施治的思路调治，这为临床治疗无“证”可辨的糖尿病患者提供了思路。

2. 肥壅为 2 型糖尿病的主要土壤

患者平素缺乏运动，嗜食肥甘厚味，日久腹部肥胖，渐成痰湿之体。痰湿内蕴，脾失健运，气机升降失调，谷精失布则壅滞血中，血糖渐升而发为脾瘅病。正如《素问·奇病论》所言：“有病口甘者……此五气之溢也，名曰脾瘅。夫五味入口，藏于胃，脾为之行其精气，津液在脾，故令人口甘也。”

3. 治病求本，燥湿健脾，祛湿调体

《临证指南医案·痰》云：“善治者，治其所以生痰之源，则不消痰而痰自无矣。”故本案以健脾化痰、利水祛湿为治则，采用化痰祛湿调糖饮加减进行治疗。该方用炒苍术、炒白术、茯苓为君药以益气健脾；用猪苓、建泽泻、生薏苡仁、汉防己以利水渗湿兼清热，姜半夏、广陈皮、姜厚朴以燥湿健脾，理气化痰，为臣药；白茅根清热利尿，使湿从小便去，佩兰有化湿祛浊之用，怀牛膝祛湿利尿，兼有活血通经之用，引诸药下行，为佐药；《诸病源候论·痰饮病诸候》云：“诸痰者，此由血脉壅塞，饮水积聚而不消散，故成痰也。”升麻有升举阳气兼清热之用，升麻和怀牛膝配为对药，一升一降，调畅气机，使气畅水行；病痰饮者当以温药和之，故加入少量桂枝以温阳化气，以助化湿之用。诸药合用，则脾气

渐健，痰湿渐化，湿郁之热渐清，谷精输布恢复正常，故患者体重由就诊时的 102kg 下降为 94kg，腹部脂肪减少，血脂下降，血糖水平下降。

五、未来与展望

中医学历来强调因人制宜，以人为本，即在疾病的防治过程中因人的体质不同采取针对性的治疗措施。重视体质，最能体现“治病求本”的精神，2 型糖尿病作为一种代谢性疾病，其发病人群在中医体质上具有一定的偏颇易感性。改善偏颇体质是中医学防治 2 型糖尿病的新途径，因此针对无“三多一少”症状的糖友，应先辨病诊断，再采用辨体施治的思路调治，这为临床治疗无“证”可辨的糖尿病患者提供了思路。“辨体施治”丰富了 2 型糖尿病的临床诊疗体系，对 2 型糖尿病的诊治、预防及糖尿病前期的干预具有独特优势。中医药对 2 型糖尿病的整体调节作用不仅表现在影响其病理的发展过程，而且表现在对体质偏颇有良好改善作用。

2 型糖尿病从单纯地被辨为中医消渴病，到辨病与辨证、辨体的有机结合，并逐渐发展至辨病、辨证、辨体相结合的“三辨诊疗模式”。这一诊疗模式体现了以人为本、因人制宜、无证可辨、辨体调治的特点，弥补了当前 2 型糖尿病诊疗体系的缺陷，也凸显了个体化诊疗的要素，拓展了临床思维，丰富了诊疗体系，更好地诠释了“同病异治”“异病同治”，体现了治病求本，以及病、证与体质本质的有机结合。要坚定中医诊治信念，遵循“从病-证-体”的思路，全面地把握 2 型糖尿病的诊治过程，持续深化中医思维是用好纯中药治疗 2 型糖尿病和确保调控血糖平稳达标的根本保证。

参 考 文 献

[1] 王琦. 中医体质学[M]. 北京：中国医药科技出版社，1995：29.
[2] 庞国明. 纯中药治疗 2 型糖尿病实践录[M]. 北京：中国中医药出版社，2019：28.
[3] 闫镛，朱璞，张芳，等. 2 型糖尿病患者中医体质类型与相关指标关系的分析[J]. 中医学报，2010，25（6）：1154-1156.
[4] 刘艳骄，王琦. 肥胖人痰湿体质与糖尿病的相关性研究[J]. 山东中医学院学报，1993，17（2）：34-39.
[5] 孙理军，崔刚，王震. 咸阳地区糖尿病中医体质的临床调查研究[J]. 陕西中医学院学报，2010，33（4）：35.
[6] 庞国明，闫镛，朱璞，等. 糖调节受损者的主要中医体质类型及其与相关指标的关系[J]. 中华中医药杂志，2009，24（12）：1547-1551.
[7] 王琦. 体质诊断中医体质学[M]. 北京：人民卫生出版社，2005：85-94.
[8] 中华中医药学会. 中医体质分类与判定[M]. 北京：中国中医药出版社，2009：1-7.

第三章　论糖尿病周围神经病变防治指南制定与规范化研究

第一节　糖尿病周围神经病变中医防治指南的执笔编撰与发布实施

一、概　　述

糖尿病周围神经病变（diabetic peripheral neuropathy，DPN）是糖尿病所致神经病变中最常见的一种，发病率为30%～90%。其主要临床特征为四肢远端感觉、运动障碍，表现为肢体麻木、挛急疼痛、肌肉无力和萎缩、腱反射减弱或消失等。按临床表现分为双侧对称性多发神经病变及单侧非对称性多发神经病变。早期呈相对可逆性，后期发展为顽固性难治性神经损伤。发病机制目前尚未完全清楚，普遍认为其发生与血管病变、代谢紊乱、神经生长因子减少、遗传因素、自身免疫功能及血液流变学改变等多种因素相互作用有关。本病患者性别差异不明显，男女几乎相当，患病年龄 7～80 岁不等，随年龄的增长患病率上升，高峰见于 50～60 岁。患病率与病程关系不明显，T2DM 患者中约有 20%的神经病变先于糖尿病症状的出现，患病率与糖尿病病情严重程度无明显关系，但糖尿病高血糖状态控制不良者患病率明显增高。

本病属中医“麻木”“血痹”“痛证”“痿证”等范畴。

二、病 因 病 机

（一）病因

本病是因糖尿病日久，耗伤气阴，阴阳气血亏虚，血行瘀滞，脉络痹阻所致，属本虚标实证。病位在脉络，内及肝、肾、脾等脏腑，以气血亏虚为本，瘀血阻络为标。

DPN 的病机有虚有实。虚有本与变之不同。虚之本在于阴津不足，虚之变在于气虚、阳损。虚之本与变，既可单独起作用，也可相互转化，互为因果；既可先本后变，也可同时存在。实为痰与瘀，既可单独致病，也可互结并见。临床上，患者既可纯虚为病，所谓

“气不至则麻”“血不荣则木”“气血失充则痿”；又可虚实夹杂，但一般不存在纯实无虚之证。虚实夹杂者，在虚实之间，又多存在因果标本关系。常以虚为本，而阴虚为本中之本，气虚、阳损为本中之变，以实为标，痰浊瘀血阻滞经络。

（二）病机及演变规律

DPN 病机是动态演变的过程，随着糖尿病的发展按照气虚夹瘀或阴虚夹瘀→气阴两虚夹瘀→阴阳两虚夹瘀的规律而演变。阴亏是发生 DPN 的关键；气虚是迁延不愈的症结；阳虚是发展的必然趋势；血瘀是造成本病的主要原因。本病大致可以分为四个阶段。

1. 麻木为主期

多由于肺燥津伤，或胃热伤阴耗气，气阴两虚，血行瘀滞；或气虚血瘀，或阴虚血瘀；或气阴两虚致瘀，脉络瘀滞，肢体失荣。临床可见手足麻木时作、或如蚁行、步如踩棉、感觉减退等。

2. 疼痛为主期

气虚血瘀、阴虚血瘀，迁延不愈；或由气损阳，或阴损及阳，阳虚失煦，阴寒凝滞，血瘀为甚；或复因气不布津，阳不化气，痰浊内生，痰瘀互结，痹阻脉络，不通则痛。临床上常呈刺痛、钻凿痛或痛剧如截肢，夜间加重。

3. 肌肉萎缩为主期

多由于上述两期迁延所致。由于久病气血亏虚，阴阳俱损；或因麻木而肢体活动长期受限，血行缓慢，脉络瘀滞，肢体、肌肉、筋脉失于充养，则肌肉日渐萎缩、肢体软弱无力。常伴有不同程度的麻木、疼痛等表现。

4. 与 DF 并存期

由于 DPN 常与糖尿病微血管病变、大血管病变互为因果，因此，DPN 后期往往与 DF（diabetic foot，DF）同时存在。一旦病至此期，则病情更为复杂，治疗当与 DF 的治疗互参互用，择优而治。

（三）病位、病性

DPN 病位主要在肢体络脉，以气虚、阴虚或气阴两虚为本；或由此导致肢体络脉失荣而表现为以虚为主的证候；或由此导致的脏腑代谢紊乱产生的瘀血、痰浊等病理产物相互交阻，留滞于络脉，表现为本虚标实之候。但无论是以虚为主或本虚标实，血瘀均贯穿 DPN 的始终。

三、诊　断

（一）临床表现

1. 症状

肢体常见对称性疼痛或（和）感觉异常。呈刺痛、灼痛、钻凿痛，位于深处，似在骨髓深部，或剧痛如截肢，或痛觉过敏，不得覆被，每于夜间就寝后数小时疼痛加重，白天或行走后减轻；感觉异常，有麻木、蚁走、虫爬、发热、触电样感觉等，往往从远端脚趾上行可达膝以上，分布如袜套或手套样，感觉常减退。当运动神经累及时，肌力常有不同程度的减退，晚期有营养不良性肌萎缩，也可伴发神经关节病或夏科关节病及腱反射障碍。

2. 体征

四肢远端手套、袜套样痛觉、温度觉减退，跟腱反射、膝反射常减弱或消失；上肢肌腱反射消失多见；震动觉、位置觉消失或减低，尤以深感觉减退较明显。另有皮肤菲薄、干燥、脱屑，指趾甲增厚失去光泽等。

（二）理化检查

实验室检查包括物理学检查、定量感觉测试（QST）和神经传导速度（NCS）。

（1）腱反射及震动觉的检查：DPN 的患者早期出现腱反射，尤其是下肢远端反射（踝反射）的消失。国外提倡将这两项检查作为检测指标，但正常老年人也可以出现对称性下肢远端震动觉的消失，缺乏特异性。

（2）S-M 单丝触觉试验：用 S-M 单丝轻触其皮肤并使其弯曲，则皮肤表面所承受的压力为 10g。检查时在患者双足背皮肤无甲处各触碰 4 次，记录未能感知的次数，≥5 次者很可能患有 DPN。

（3）神经传导速度：感觉神经传导速度减慢最为敏感，下肢重于上肢，远端重于近端。运动神经传导速度减慢出现较晚，诊断意义较大。

（4）其他：体感诱发电位的改变可以反映轴突、Schwann 细胞受损情况，以及中枢传导径路上的损害，是检测周围神经病变的一项敏感指标。

（三）诊断标准

DPN 的确诊需结合病史、体检和电生理学检查资料，除病史和临床表现外，物理学检查、QST 和 NCS 中至少两项异常，才能确诊。主要诊断依据包括：①有糖尿病病史或诊断糖尿病的证据；②出现感觉、运动神经病变的临床表现；③神经电生理检查的异常改变。

为了给临床治疗和随访提供定量判断的依据，近年来国外学者先后提出多个评分系统，较为简便和广泛使用的是 Toronto 临床评分系统。

（四）鉴别诊断

应与其他原因引起的多发性神经炎相鉴别。

（1）中毒性末梢神经炎：常有药物中毒或农药接触史，疼痛症状较突出。

（2）感染性多发性神经根神经炎：常呈急性或亚急性起病，病前多有呼吸道或肠道感染史，表现为四肢对称性弛缓性瘫痪，运动障碍重，感觉障碍轻，1～2 周后有明显的肌萎缩。脑脊液蛋白定量增高，细胞数正常或增高。

（3）结节性多动脉炎：病变累及四肢者，肢端疼痛，可伴其他器官损害症状，常见为发热、皮疹、肌肉和关节疼痛、肾小球肾炎等，皮肤和肌肉活检可明确诊断。

（4）脊髓空洞症：发病缓慢，有分离性感觉障碍、手部萎缩麻痹与营养障碍，以及下肢的锥体束征。

四、治　疗

（一）基础治疗

气虚血瘀者宜常食黄豆、扁豆、鸡肉、泥鳅、香菇、绞股蓝；气虚血瘀夹湿者宜食薏苡仁；肝肾亏虚者宜常食瘦猪肉、鸭肉、龟肉、荸荠；阳虚血瘀者宜常食牛肉、鳝鱼、韭菜、芫荽、蜂胶；痰瘀互结者宜常食银耳、木耳、洋葱、花椰菜、海藻、海带、紫菜、萝卜、金橘。亦可针对患者病情选用食疗方剂，如气虚血瘀者可选用参苓山药二米粥（党参、茯苓、山药、粟米、大米）；阴虚血瘀者可选用黄杞炖鳖汤（黄芪、枸杞子、鳖肉）；阳虚血瘀者可选用姜附炖狗肉汤（熟附片、生姜、狗肉）；肝肾亏虚，肌肉萎缩者可选牛髓二山排骨汤（牛骨髓、山茱萸、山药、猪排骨）或当归生姜羊肉汤（当归、生姜、羊肉）。DPN 患者的活动内容很多，需要注意的是活动要在饭后进行，运动量适度、因人而异、循序渐进、持之以恒，注意选择舒适透气的鞋子，选择平坦的路面。

（二）辨证论治

DPN 以凉、麻、痛、痿四大主症为临床特点。其主要病机是以气虚、阴虚、阳虚失充为本，以瘀血、痰浊阻络为标，血瘀贯穿于 DPN 的始终。临证当首辨其虚实，虚当辨气虚、阴虚、阳虚之所在；实当辨瘀与痰之所别，但总以虚中夹实最为多见。治疗当在辨证施治、遣方择药前提下，酌情选加化瘀通络之品，取其“以通为补”“以通为助”之义。本病除口服、注射等常规的方法外，当灵活选用熏、洗、灸、针刺、推拿等外治法，内外同治，以提高疗效，缩短疗程。

1. 气虚血瘀证

症状：手足麻木，如有蚁行，肢末时痛，多呈刺痛，下肢为主，入夜痛甚，少气懒言，神疲倦怠，腰腿酸软，或面色㿠白，自汗畏风，易于感冒，舌质淡紫，或有紫斑，苔薄白，脉沉涩。治法：补气活血，化瘀通痹。主方：补阳还五汤加减（生黄芪、当归尾、川芎、赤芍、桃仁、红花、地龙）。加减：病变以上肢为主加桑枝、桂枝尖，以下肢为主加川牛膝、木瓜。若四末冷痛，得温痛减，遇寒痛增，下肢为著，入夜更甚，可选用当归四逆汤合黄芪桂枝五物汤化裁。

2. 阴虚血瘀证

症状：腿足挛急，酸胀疼痛，肢体麻木，或小腿抽搐，夜间为甚，五心烦热，失眠多梦，腰膝酸软，头晕耳鸣，口干少饮，多有便秘，舌质嫩红或暗红，苔花剥少津，脉细数或细涩。治法：滋阴活血，柔肝（筋）缓急。主方：芍药甘草汤合四物汤加减（白芍、甘草、地黄、当归、川芎、木瓜、牛膝、炒枳壳）。加减：腿足挛急、时发抽搐，加全蝎、蜈蚣；五心烦热加地骨皮、胡黄连。

3. 痰瘀阻络证

症状：麻木不止，常有定处，足如踩棉，肢体困倦，头重如裹，昏蒙不清，体多肥胖，口黏乏味，胸闷纳呆，腹胀不适，大便黏滞，舌质紫暗，舌体胖大有齿痕，苔白厚腻，脉沉滑或沉涩。治法：祛痰化瘀，宣痹通络。主方：指迷茯苓丸合黄芪桂枝五物汤加减（茯苓、姜半夏、枳壳、黄芪、桂枝、白芍、苍术、川芎、生甘草、薏苡仁）。加减：胸闷呕恶，口黏加藿香、佩兰，枳壳易枳实；肢体麻木如蚁行较重者加独活、防风、僵蚕；疼痛部位固定不移加白附子、白芥子。

4. 肝肾亏虚证

症状：肢体痿软无力，肌肉萎缩，甚者痿废不用，腰膝酸软，骨松齿摇，头晕耳鸣，舌质淡，少苔或无苔，脉沉细无力。治法：滋补肝肾，填髓充肉。主方：壮骨丸加减[龟板、黄柏、知母、熟地黄、白芍、锁阳、虎骨（用狗骨或牛骨代替）、牛膝、当归]。加减：肾精不足明显加牛骨髓、菟丝子；阴虚明显加枸杞子、女贞子。

（三）其他疗法

1. 中成药

血府逐瘀胶囊，用于瘀血内阻，头痛或胸痛等。筋骨痛消丸，用于血瘀寒凝型膝关节骨质增生引起的膝关节疼痛、肿胀、活动受限等。

2. 针灸

（1）体针：①气虚血瘀证：取穴以气海、血海、足三里为主穴，可配合三阴交、曲池、内关。手法：施捻转平补平泻法。②阴虚血瘀证：取穴以肝俞、肾俞、足三里为主穴，可配合三阴交、太溪、曲池、合谷。手法：施捻转平补平泻法。③阳虚血瘀证：取穴以肾俞、命门、腰阳关、关元为主穴，可配合环跳、阳陵泉、绝骨、照海、足临泣。手法：施捻转平补平泻，出针后加灸。④痰瘀阻络证：取穴以胃俞、曲池、脾俞、足三里为主穴，可配合三焦俞、三阴交、丰隆、解溪、太冲。手法：施捻转平补平泻，出针后加灸。

（2）梅花针：取穴以脊柱两侧为主，病变在上肢加刺臂内、外侧，手掌、手背及指端点刺放血。病变在下肢加刺小腿内外侧、足背，以及足趾端点刺放血。手法：中度或重度刺激。

（3）粗针：取穴为神道透至阳、命门透阳关、中府、足三里、手三里、合谷、环跳、绝骨。手法：神道透至阳，命门透阳关用直径 0.8mm 粗针，留针 2h，余穴强刺激不留针。

（4）耳针：取穴为肝、脾、肾、臀、坐骨神经、膝、神门、交感。每次选 2～3 穴。手法：中强刺激，留针 15～30min。

（5）电针：取穴为髀关透伏兔、风市透中渎、风市透伏兔、阳陵泉。手法：用 26 号长针从髀关斜向伏兔穴，进针 3～4 寸；从风市斜向中渎穴，进针 3～4 寸；从风市斜向伏兔穴进针 3～4 寸，阳陵泉直刺；并接上脉冲电流，选用疏密波，电流温度以患者能忍受为止，通电 15～20min。

3. 按摩

（1）上肢麻痛：拿肩井肌、揉捏臂臑、手三里、合谷部肌筋，点肩髃、曲池等穴，搓揉肩肌来回数遍。

（2）下肢麻痛：拿阴廉、承山、昆仑肌筋，揉捏伏兔、承扶、殷门部肌筋，点腰阳关、环跳、足三里、委中、承山、解溪、三阴交、涌泉等穴，搓揉腓肠肌数十遍，手劲刚柔相济，以深透为度。

（3）药物外治：糖痛外洗方：透骨草、桂枝、川椒、艾叶、木瓜、苏木、红花、赤芍、白芷、川芎、川乌、草乌、生麻黄。搪瓷盆中，加水 5000ml 浸泡 100～200min，文火煮沸后，再煮 30min，离火后先熏手足，待药液温度降至 38～42℃时，再将手足入药液中浸泡 30min。

四、西医治疗原则

（1）一般治疗：严格控制血糖并保持血糖稳定是预防和治疗 DPN 的基石。糖尿病神经病变的治疗首先是积极控制血糖，酌情合理选用口服降糖药及胰岛素，使血糖控制在正常或接近正常。同时，配合降压、调脂药物。

（2）常规治疗：①神经营养药物：甲基维生素 B_{12}、神经生长因子。②改善神经微循环药物：前列腺素 E_2 脂质体等。③抗氧化药物：α-硫辛酸。④其他药物：醛糖还原酶抑制剂、抗变态反应药物等。

（3）对症治疗：主要是针对疼痛的治疗。①抗抑郁治疗：阿米替林。②抗惊厥药物：加巴喷丁、卡马西平。③麻醉性镇痛药物：常见有曲马多、可待因、羟考酮、美沙酮等，一般在非鸦片类药物治疗失败后才考虑应用鸦片类药物或临时应用于间断性剧烈疼痛的 DPN 者。

（4）局部止痛治疗：辣椒素外用。其他的还有硝酸异山梨酯喷雾剂、硝酸甘油贴膜剂、5%利多卡因贴片均可缓解局部疼痛。

（本文由庞国明等执笔完成，由中华中医药学会发布实施）

第二节　糖尿病周围神经病变中医诊疗规范的制定与发布实施

糖尿病周围神经病变是糖尿病所致神经病变中最常见的一种，患病率在 30%～90%，其主要临床特征为四肢远端感觉、运动障碍，表现为肢体麻木、挛急疼痛，肌肉无力和萎缩、腱反射减弱或消失等。按其临床表现分为远端对称性多发性神经病变、局灶性单神经病变（或称单神经病变）、非对称性多发局灶性神经病变、多发神经根病变[1]。糖尿病自主神经病变不属于本规范研讨范畴。该病早期呈相对可逆性，后期发展为顽固性难治性神经损伤。发病机制目前尚未完全清楚，普遍认为其发生与血管病变、代谢紊乱、神经生长因子减少、遗传因素、自身免疫功能及血液流变性改变等多种因素相互作用有关。本病患者性别差异不明显，男女几乎相当，患病年龄 7～80 岁不等，随年龄的增长患病率上升，高峰见于 50～60 岁人群。患病率与病程关系不明显，2 型糖尿病患者中约有 20%的神经病变先于糖尿病症状出现，患病率与糖尿病病情严重程度无明显关系，但糖尿病高血糖状态控制不良者患病率明显增高[2]，是导致糖尿病神经病变发生的最常见危险因素。

本病中医病名以使用“消渴痹症”为宜。

一、病 因 病 机

（一）病因

本病是因消渴（糖尿病）日久，耗伤气阴，阴阳气血亏虚，血行瘀滞，脉络痹阻所致，属本虚标实证。病位在肌肤、筋肉、脉络，内及肝、肾、脾等脏腑，以气血阴阳亏虚为本，痰瘀阻络为标。

DPN 的病机有虚有实。虚有本与变之不同。虚之本在于阴津不足，虚之变在于气虚、阳损。虚之本与变，既可单独在 DPN 的发生发展中起作用，也可相互转化，互为因果；既可先本后变，也可同时存在。实为痰浊与瘀血，既可单独致病，也可互结为果。就临床实际情况来看，患者既可纯虚为病，所谓“气不至则麻”“血不荣则木”“气血失充则痿”，又可虚实夹杂，但一般不存在纯实无虚之证。虚实夹杂者，在虚实之间，又多存在因果标本关系。常以虚为本，阴虚为本中之本，气虚、阳损为本中之变；而以实为标，痰浊瘀血，阻滞经络。

（二）病机演变规律

DPN 病机是动态演变的过程，随着糖尿病的发展，按照气虚挟瘀或阴虚挟瘀→气阴两虚挟瘀→阴阳两虚挟瘀的规律而演变，阴亏是发生 DPN 的关键；气虚是迁延不愈的症结；阳虚是发展的必然趋势；血瘀是造成本病的主要原因。本病大致可以分为 4 个阶段。

1. 麻木为主期

多由于消渴肺燥津伤，或胃热伤阴耗气，气阴两虚，血行瘀滞；或气虚血瘀，或阴虚血瘀；或气阴两虚致瘀，脉络瘀滞，肢体失荣。临床可见手足麻木时作，或如蚁行、步如踩棉、感觉减退等。

2. 疼痛为主期

气虚血瘀、阴虚血瘀，迁延不愈；或气损及阳，或阴损及阳，阳虚失煦，阴寒凝滞，血瘀为甚；或复因气不布津，阳不化气，痰浊内生，痰瘀互结，痹阻脉络，不通则痛。临床上常呈刺痛、钻凿痛或痛剧如截肢，夜间加重，甚者彻夜不眠等。

3. 肌肉萎缩为主期

多由于上述两期迁延所致。由于久病气血亏虚，阴阳俱虚；或因麻木疼痛而肢体活动长期受限，血行缓慢，脉络瘀滞，肢体、肌肉、筋脉失于充养，则肌肉日渐萎缩、肢体软弱无力。常伴有不同程度的麻木、疼痛等表现。

4. 与糖尿病足（DF）并存期

由于DPN常与糖尿病微血管病变、大血管病变互为因果。因此，DPN后期往往与DF同时存在。一旦病至此期，则病情更为复杂，治疗当与DF的治疗互参互用，择优而治。

（三）病位、病性

DPN病位主要在肌肤、筋肉、脉络，以气虚、阴虚或气阴两虚为本，或由此导致肢体脉络失荣而表现为以虚为主的证候，或由此导致的脏腑代谢紊乱产生的病理产物瘀血、痰浊相互交阻，留滞于肌肤、筋肉、脉络，表现为本虚标实之候。但无论是以虚为主还是本虚标实，瘀血均贯穿DPN始终。

二、诊　断

（一）病史

详细询问病史，包括糖尿病类型及病程、糖尿病家族史、吸烟史、饮酒史、既往病史等。

（二）症状及体征

1. 远端对称性多神经病变

病情多隐匿，进展缓慢；主要症状为四肢末端麻木、刺痛、感觉异常；通常呈手套或袜套样分布，多从下肢开始，呈长度依赖性，夜间加重。体格检查示足部皮肤色泽黯淡，汗毛稀少，皮温较低；痛温觉、震动觉减退或缺失，踝反射正常或仅轻度减弱，运动功能基本完好。

2. 局灶性单神经病变

主要累及正中神经、尺神经、桡神经以及第Ⅲ、Ⅳ、Ⅵ、Ⅶ颅神经，面瘫发生率糖尿病患者高于非糖尿病患者。多数在数月后自愈。

3. 非对称性的多发局灶性神经病变

起病急，以运动障碍为主，出现肌肉无力、萎缩，踝反射减弱，多数数月后自愈。

4. 多发神经根病变

腰段多发神经根变性发病多较急，主要为下肢近端肌群受累。患者通常出现单一患肢近端肌肉疼痛、无力，疼痛为深度的持续性钝痛，夜间加重，2～3 周内出现肌肉萎缩，呈进行性进展，并在 6 个月后达到平台期。

（三）神经系统检查

1. 筛查方法

（1）痛觉：通过测定足部对针刺疼痛的不同反应，初步评估末梢感觉神经的功能情况。

（2）温度觉：通过特定的仪器测定足部对温度变化感觉的敏感性。

（3）压力觉：常用 Semmes-Weinstein 单丝（5.07/10g 单丝）检测。以双足拇趾及第Ⅰ、第Ⅴ跖骨头的掌面为检查部位（避开胼胝及溃疡部位），将单丝置于检查部位压弯，持续 1～2s，病人闭眼，回答是否感觉到单丝的刺激。于每个部位各测试 3 次，3 次中 2 次以上回答错误则判为压力觉缺失，3 次中 2 次以上回答正确则判为压力觉存在。

（4）震动觉：常用 128Hz 音叉进行检查。将振动的音叉末端置于双足拇趾背面的骨隆突处各测试 3 次，在病人闭眼的状况下，询问能否感觉到音叉的振动。3 次中 2 次以上回答错误则判为振动觉缺失，3 次中 2 次以上回答正确则判为振动觉存在。

（5）踝反射：根据踝反射情况分为反射亢进、减弱及正常，反映下肢深感觉的功能情况。

2. 神经电生理检查以及形态学检查

（1）神经电生理检查：适用于经上述检查后高度怀疑 DPN 的患者；可评估周围有髓鞘的粗纤维神经传导电信号的能力。若神经髓鞘、郎飞结及轴索病变，则检查结果异常。通常检测正中神经、尺神经、腓总神经、胫神经及腓肠神经等。

（2）形态学检查：皮肤活检取直径 3mm 的皮肤，观察表皮内神经纤维密度及平均神经分支长度。主要评估细神经纤维病变。神经活检：外踝后方的腓肠神经是常用的活检部位。此检查只反映某一时刻、某一根神经的某一个位点上的信息，而不能反映完整的神经反应环的功能。

3. 其他诊断和评估方法

（1）定量感觉测试（QST）：QST 仪器具有多种感觉测量模式，其中轻触觉及振动觉可评估有髓的粗神经纤维功能，痛温觉可评估薄髓或无髓的小细神经纤维功能。该检查主观性强，可作为辅助诊断。

（2）振动觉阈值测定（VPT）：VPT 测定简便、无创、重复性好，患者顺应性好。临床上常以 VPT＞25 伏特作为评判足溃疡风险的重要指标。

（3）神经功能评分：较详细全面，如密歇根评分法，多用于 DPN 的流行病学调查。

（4）脊神经根的冠位 MRI：疑为多发神经根病变者，可进行脊神经根的冠位 MRI 的 T1 加权像薄层（2～3mm）扫描检查。有助于鉴别诊断与确诊。

（四）诊断标准

①明确的糖尿病病史。②在诊断糖尿病时或之后出现的神经病变。③临床症状和体征与 DPN 的表现相符。以下 5 项检查中如果有 2 项或 2 项以上异常则诊断为 DPN：温度觉异常；尼龙丝检查，足部感觉减退或消失；振动觉异常；踝反射消失；神经传导速度有 2 项或 2 项以上减慢。

排除其他病变如颈腰椎病变（神经根压迫、椎管狭窄、颈腰椎退行性病变）、脑梗死、吉兰-巴雷综合征、严重动静脉血管病变（静脉栓塞、淋巴管炎）等，尚需鉴别药物尤其是化疗药物引起的神经毒性作用以及肾功能不全引起的代谢毒物对神经的损伤。

三、治　　疗

（一）基础治疗

气虚血瘀者宜常食黄豆、扁豆、鸡肉、香菇、绞股蓝；气虚血瘀夹湿者宜食薏苡仁；肝肾亏虚者宜常食瘦猪肉、鸭肉、龟肉；阳虚血瘀者宜常食牛肉、韭菜、芫荽、蜂胶；痰瘀互结者宜常食银耳、木耳、洋葱、花椰菜、海藻、紫菜、萝卜、金橘。亦可根据患者病情选用食疗方剂。如气虚血瘀者可选用参苓山药二米粥（党参、茯苓、山药、粟米、大米）；阴虚血瘀者可选用黄芪炖鳖汤（黄芪、枸杞子、鳖肉）；阳虚血瘀者可选用姜附炖狗肉汤（熟附片、生姜、狗肉）；肝肾亏虚，肌肉萎缩者可选用二山排骨汤（山茱萸、山药、牛骨髓、猪排骨）或当归生姜羊肉汤（当归、生姜、羊肉）。DPN 患者的活动内容很多，需要注意的是活动要在饭后进行，运动量适度、因人而异、循序渐进、持之以恒，注意选择舒适透气的鞋袜，选择平坦的路面。

（二）辨证论治

DPN 以凉、麻、痛、痿四大主症为临床特点；其主要病机是以气虚、阴虚、阳虚失充为本，以瘀血、痰浊阻络为标，血瘀以其不同的程度而贯穿于 DPN 整个病程的始终。临证当首辨其虚实，虚当辨气虚、阴虚、阳虚之所在；实当辨瘀与痰之所别，但总以虚中挟实最为多见。治疗当在辨证施治，遣方择药前提下，酌情选加化瘀通络之品，取其“以通为补”“以通为助”之义。尚需指出的是本病在治疗手段的选择上，除口服、注射等常规的方法外，当灵活选用熏、洗、灸、针刺、推拿等外治法，内外同治，殊途同归，以提高疗效，缩短疗程。

1. 气虚血瘀证

症状：手足麻木，如有蚁行，肢末时痛，多呈刺痛，下肢为主，入夜痛甚；气短乏力，神疲倦怠，自汗畏风，易于感冒，舌质淡暗，或有瘀点，苔薄白，脉细涩。治法：补气活血，化瘀通络。主方：补阳还五汤（《医林改错》）加减。组成：生黄芪、当归尾、川芎、赤芍、桃仁、红花、地龙。加减：气虚明显者可加重黄芪用量，以加强补气之功，取其以补气来行血通络之义；气短自汗明显，加太子参、麦冬以益气敛汗止阴；易于感冒者加白术、防风，取其玉屏风散益气固表之义；血虚明显者加熟地黄、阿胶，取其活中有补，增水行舟之义；病变以上肢为主加桑枝、桂枝尖，以下肢为主加川牛膝、木瓜。

2. 阴虚血瘀证

症状：肢体麻木，腿足挛急，酸胀疼痛，或肢体灼热，或小腿抽搐，夜间为甚；五心烦热，失眠多梦，皮肤干燥，腰膝酸软，头晕耳鸣；口干少饮，多有便秘，舌质嫩红或暗红，苔花剥少津，脉细数或细涩。治法：滋阴活血，柔筋缓急。主方：芍药甘草汤（《伤寒论》）合四物汤（《太平惠民和剂局方》）加减。组成：白芍、生甘草、生地黄、当归、川芎、木瓜、怀牛膝、炒枳壳等。加减：腿足挛急，时发抽搐者，加全蝎、蜈蚣，取其与芍药甘草汤共奏酸甘化阴，柔筋止痉之功；头晕耳鸣，失眠多梦者加生龙骨、生牡蛎、柏子仁、炒酸枣仁以平肝重镇，养心安神；五心烦热者加地骨皮、胡黄连以清虚热；大便秘结者加生大黄以通腑泄热。

3. 阳虚寒凝证

症状：肢体麻木不仁，四末冷痛，得温痛减，遇寒痛增，下肢为著，入夜更甚；神疲乏力，畏寒怕冷，倦怠懒言，舌质暗淡或有瘀点，苔白滑，脉沉紧。治法：温经散寒，通络止痛。主方：当归四逆汤（《伤寒论》）加减。组成：当归、赤芍、桂枝、细辛、通草、干姜、制乳香、制没药、甘草等。阴寒凝滞明显者加制川草乌（先煎），甘草宜用炙甘草，与方中桂枝、细辛共奏温化寒凝、通阳达末之效；若肢体持续疼痛，入夜更甚者加附子、水蛭，以温经破瘀通络止痛。加减：以下肢、尤以足疼痛为甚者，可酌加川断、牛膝、鸡血藤、木瓜等活血祛瘀之品；若加吴茱萸、生姜，又可治本方证内有久寒，兼有水饮呕逆者。

4. 痰瘀阻络证

症状：麻木不止，常有定处，足如踩棉，肢体困倦，头重如裹，昏蒙不清，体多肥胖，口黏乏味，胸闷纳呆，腹胀不适，大便黏滞。舌质紫暗，舌体胖大有齿痕，苔白厚腻，脉沉滑或沉涩。治法：化痰活血，宣痹通络。主方：指迷茯苓丸（《证治准绳》）合黄芪桂枝五物汤（《金匮要略》）加减。组成：茯苓、姜半夏、枳壳、生黄芪、桂枝、白芍、苍术、薏苡仁、川芎、生甘草。加减：胸闷呕恶，口黏加藿香、佩兰，枳壳易枳实以芳香化浊，宽胸理气；肢体麻木如蚁行较重者加独活、防风、僵蚕以加强祛风化痰、胜湿之功；疼痛部位固定不移加白附子、白芥子以温化寒痰湿浊。

5. 肝肾亏虚证

症状：肢体痿软无力，肌肉萎缩，甚者痿废不用，腰膝酸软，性功能减退，骨松齿摇，头晕耳鸣，舌质淡，少苔或无苔，脉沉细无力。治法：滋补肝肾，填髓充肉。主方：壮骨丸（《丹溪心法》）加减。组成：龟板、黄柏、知母、熟地黄、白芍、锁阳、虎骨（用狗骨或牛骨代替）、怀牛膝、当归。加减：肾精不足明显加牛骨髓、菟丝子；阴虚明显加枸杞子、女贞子。

（三）其他疗法

1. 中药成药

（1）口服剂。木丹颗粒：每次 7g，每日 3 次，适用于 DPN 属气虚血瘀证。血府逐瘀胶囊：每次 6 粒，每日 3 次，凡有瘀血阻络以痛为主者均可应用。筋骨痛消丸：每次 6g，每日 3 次，用于阳虚血瘀、痰瘀互结证。

（2）注射剂。丹参注射液：丹参注射液 20ml 加生理盐水静滴，每日 1 次，14 日为 1 疗程。用于本病各型。当归注射液：25%当归注射液 250ml 静滴，每日 1 次，14 日为 1 疗程。用于气虚血瘀证或肝肾亏虚证。脉络宁注射液：30ml 加入生理盐水静滴，每日 1 次，14 日为 1 疗程。用于阴虚血瘀证。川芎嗪注射液：280～400mg 加入生理盐水静滴，每日 1 次，14 日为 1 疗程。用于阳虚血瘀证。

2. 针灸

（1）体针

气虚血瘀证　取穴以气海、血海、足三里为主穴，可配合三阴交、曲池、内关。手法：施捻转平补平泻法。每日 1 次，10～15 日为 1 疗程。

阴虚血瘀证　取穴以肝俞、肾俞、足三里为主穴，可配合三阴交、太溪、曲池、合谷。手法：施捻转平补平泻法。每日 1 次，10～15 日为 1 疗程。

阳虚寒凝证　取穴以肾俞、命门、腰阳关、关元为主穴，可配合环跳、阳陵泉、绝骨、照海、足临泣。手法：施捻转平补平泻，出针后加灸。每日 1 次，10～15 日为 1 疗程。

痰瘀阻络证　取穴以胃俞、曲池、脾俞、足三里为主穴，可配合三焦俞、三阴交、丰隆、解溪、太冲。手法：施捻转平补平泻，出针后加灸。每日 1 次，10～15 日为 1 疗程。

（2）梅花针。取穴以脊柱两侧为主，病变在上肢加刺臂内、外侧、手掌、手背及指端点刺放血。病变在下肢加刺小腿内、外侧、足背以及足趾端点刺放血。手法：中度或重度刺激。

（3）粗针。取穴为神道透至阳、命门透阳关、中府、足三里、手三里、合谷、环跳、绝骨。手法：神道透至阳、命门透阳关用 0.8mm 直径粗针，留针 2h，余穴强刺激不留针。每日 1 次，10 日为 1 疗程。

（4）耳针。取穴为肝、脾、肾、臀、坐骨神经、膝、神门、交感。每次选 2～3 穴。手法：中强刺激，留针 15～30h。每日 1 次，10 日为 1 个疗程。

（5）电针。取穴为髀关透伏兔、风市透中渎，风市透伏兔，阳陵泉。手法：用 26 号长针从髀关斜向伏兔穴，进针 3～4 寸；从风市斜向中渎穴，进针 3～4 寸；从风市斜向伏兔穴进针 3～4 寸，阳陵泉直刺；并接上脉冲电流，选用疏密波，电流温度以患者能忍受为止，通电 15～20min。每日 1 次，10 日为 1 疗程。

注：进行针刺治疗时，应在血糖达到良好控制的前提下进行，谨防针后感染。

3. 按摩

（1）上肢麻痛。拿肩井肌、揉捏臂臑、手三里、合谷部肌筋，点肩髃、曲池等穴，搓揉肩肌来回数遍。每次按摩时间20～30min，每日1～2次。

（2）下肢麻痛。拿阴廉、承山、昆仑肌筋，揉捏伏兔、承扶、殷门部肌筋，点腰阳关、环跳、足三里、委中、承山、解溪、三阴交、涌泉等穴，搓揉腓肠肌数十遍，手劲刚柔相济，以深透为度。每次按摩时间20～30min，每日1～2次。

（3）药物外治。糖痛外洗方[3-6]：透骨草30g，桂枝18g，川椒30g，艾叶10g，木瓜30g，苏木50g，红花12g，赤芍30g，白芷12g，川芎15g，川乌10g，草乌10g，生麻黄10g。将糖痛外洗液加热（50～70℃），倒入套有一次性袋子的熏洗木桶或足浴器内，放上熏药支架并检查其稳固性；将熏洗部位置于支架上，用治疗巾或治疗单覆盖，测量水温38～40℃时将双足浸入药液中15～20min，每日2次，每剂药可连用2～3日。

（四）西医治疗

1. 对因治疗

（1）血糖控制。积极严格地控制高血糖并保持血糖稳定是预防和治疗糖尿病周围神经病变的最重要措施。

（2）神经修复。糖尿病周围神经病变的神经损伤通常伴有节段性脱髓鞘和轴突变性，其修复往往是一个漫长的过程，如修复轴突变性最长需要18个月。主要通过增强神经细胞内核酸、蛋白质以及磷脂的合成，刺激轴突再生、促进神经修复。常用药有甲钴胺等。

（3）抗氧化应激。通过抑制脂质过氧化，增加神经营养血管的血流量，增加神经Na^+-K^+-ATP酶活性，保护血管内皮。常用药如α-硫辛酸等。

（4）改善微循环。提高神经细胞的血供及氧供。常用药如前列腺素E1、己酮可可碱、山莨菪碱、西洛他唑、活血化瘀类中药等。

（5）改善代谢紊乱。通过可逆性抑制醛糖还原酶而发挥作用。新一代醛糖还原酶抑制剂如依帕司他等。

（6）其他。如神经营养，包括神经营养因子、C肽、肌醇、神经节苷酯和亚麻酸等。

2. 对症治疗

（1）甲钴胺和α-硫辛酸，可作为对症处理的第一阶梯用药。

（2）传统抗惊厥药：主要有丙戊酸钠和卡马西平。

（3）新一代抗惊厥药：主要有普瑞巴林和加巴喷丁。

（4）三环类抗抑郁药：常用阿米替林、丙咪嗪和新型抗抑郁药西肽普兰等。

（5）阿片类止痛药：主要有羟考酮和曲马多等。

（6）局部止痛药：主要用于疼痛部位较为局限者。如硝酸异山梨酯喷雾剂、三硝酸甘油酯贴膜剂可使局部疼痛及烧灼感减轻；辣椒素可减少疼痛物质的释放；局部应用5%的利多卡因贴片也可缓解疼痛。

（五）疗效评定标准

1. 临床症状积分（表1）

表1　临床症状积分表

症状	轻	中	重
四肢疼痛	偶尔疼痛，每日2次以下，每次10min以内	经常疼痛，每日4次以下，每次30min以内	持续疼痛，每日4次以上，每次30min以上，甚者不能缓解
四肢发凉	偶尔发凉，近衣被即可缓解	经常发凉，近衣被30～60min可缓解	持续发凉，近衣被60min以上不能缓解
肢软无力	行走无力，上2层楼即感下肢发软	行走无力，上1层楼即感下肢发软	行走无力，平地步行即感下肢发软
感觉减退	肢体感觉迟钝，10g尼龙丝试验阴性	肢体感觉迟钝，10g尼龙丝试验阳性	肢体感觉迟钝，针刺试验才有感觉
肢软麻木	偶尔麻木，每日2次以下，每次10min以内	经常麻木，每日4次以下，每次30min以内	持续麻木，每日4次以上，每次30min以上，甚者不能缓解
肌肉萎缩	行走无力，平地步行即感下肢发软	肌肉轻度萎缩	肌肉中度萎缩

注：主要症状积分方法：轻：2分；中：4分；重：6分。

2. Toronto临床评分（表2）

表2　Toronto临床评分系统

症状分	反射分	感觉试验分
足部疼痛	膝反射	针刺觉
发麻	踝反射	温度觉
针刺感		轻触觉
无力		震动觉

注：症状分：出现一项记1分，无为0分；反射分：每一侧反射消失2分，减退1分，正常0分，最高分4分；感觉试验分：每出现1次异常记1分，无异常0分；得分越高，神经功能受损越严重。总分最高19分。

3. 证候判定标准

临床痊愈　肢体麻、凉、痛、痿的症状、体征消失或基本消失，证候积分≥90%。

显效　肢体麻、凉、痛、痿的症状、体征明显改善，证候积分减少≥70%。

有效　肢体麻、凉、痛、痿的症状、体征均有好转，证候积分减少≥30%。

无效　肢体麻、凉、痛、痿的症状、体征均无明显改善，甚或加重，证候积分减少不足30%。

注：计算公式（尼莫地平法）为：[（治疗前积分－治疗后积分）÷治疗前积分]×100%。

参考文献

[1] 中国医师协会内分泌代谢科医师分会，胡仁明，樊东升，等. 糖尿病周围神经病变诊疗规范征求意见稿[J]. 中国糖尿病杂

志，2009，17（8）：638-640.
[2] 南征，高彦彬，钱秋海. 糖尿病中西医综合治疗[M]. 北京：人民卫生出版社，2002：320.
[3] 庞国明. 糖尿病周围神经病变临床证治研究述要[J]. 中华中医药杂志，2009，24（8）：1053-1055.
[4] 闫镛. 糖痛外洗方治疗糖尿病周围神经病变 60 例[J]. 河南大学学报. 医学版，2005，24（2）：57-58.
[5] 庞国明. 糖尿病外治十法[J]. 北京中医，1999，4：35-36.
[6] 庞国明. 内病外治临床心得[J]. 中医外治杂志，2002，11（4）：3-4.

（本方案由庞国明等执笔完成，由国家中医药管理局印发实施）

第三节 “消渴病痹症诊疗方案验证方案”临床验证 480 例疗效分析

糖尿病周围神经病变（DPN）是糖尿病（DM）常见的并发症之一，其患病率高达 60%～90%[1]。DPN 的确切发病机制尚不清楚，目前认为主要是代谢因素、血管因素和自身免疫因素相互作用的结果，其中，微血管病变是引起和加重 DPN 的主要原因。2009～2010 年，按照国家中医药管理局的工作部署，国家中医药管理局“十一五”重点专科（专病）糖尿病周围神经病变协作分组成员单位对协作分组内形成共识的“消渴病痹症诊疗方案”进行验证，该验证采用非随机、多中心、治疗前后自身对照法，共观察 480 例病例。取得了较好的疗效，总结如下。

一、资料与方法

（一）一般资料

治疗组 480 例患者均为门诊或住院病人，分别来自开封市中医院、中国中医科学院广安门医院、上海曙光医院、北京协和医院、佛山市中医院、广东省中医院、海南省中医院、保定市中医院、秦皇岛市中医院、甘肃天水中医院、新疆乌鲁木齐市中医院、北京市大兴区中医院、辽宁鞍山铁东区中医院、山西省中医院、长春中医药大学附属医院、厦门市中医院、石家庄糖尿病医院、河北京东中美医院等 18 家协作组成员单位的病人。其中男 260 例，女 220 例；年龄（55.8±6.8）岁；DM 病程（7.2±1.8）年，DPN 病程（1.2±0.3）年。480 例病例中，气虚血瘀证者 192 例，占 40%；阴虚血瘀证者 120 例，占 25%；痰瘀阻络证者 115 例，占 24%；寒凝血瘀证者 32 例，占 6.7%；肝肾亏虚证者 16 例，占 3.3%。

（二）诊断标准

糖尿病的诊断参照 1999 年 WHO 专家咨询报告糖尿病诊断标准进行诊断；DPN 的诊断参照 2007 由中华中医药学会颁布的《糖尿病中医防治指南・糖尿病周围神经病变》[2] 进行诊断。排除由感染、肿瘤、尿毒症、化学药物损害、金属中毒、营养障碍、血管病变等其他原因引起的周围神经病变。

（三）证候的诊断标准

参照2007年由中华中医药学会颁布的《糖尿病中医防治指南·糖尿病周围神经病变》[2]进行诊断。

1. 气虚血瘀证

证候 肢体麻木，如有蚁行感，肢末时痛，多呈刺痛，下肢为主，入夜痛甚；气短乏力，神疲倦怠，自汗畏风，易于感冒，舌质淡暗，或有瘀点，苔薄白，脉细涩。

2. 阴虚血瘀证

证候 肢体麻木，腿足挛急，酸胀疼痛，或小腿抽搐，夜间为甚，或灼热疼痛，五心烦热，失眠多梦，皮肤干燥，腰膝酸软，头晕耳鸣；口干不欲饮，便秘，舌质嫩红或暗红，苔花剥少津，脉细数或细涩。

3. 寒凝血瘀证

证候 肢体麻木不仁，四末冷痛，得温痛减，遇寒痛增，下肢为著，入夜更甚；神疲乏力，畏寒怕冷，尿清便溏，或尿少浮肿，舌质暗淡或有瘀点，苔白滑，脉沉细涩。

4. 痰瘀阻络证

证候 肢体麻木不止，常有定处，足如踩棉，肢体困倦，头重如裹，昏蒙不清，体多肥胖，口黏乏味，胸闷纳呆，腹胀不适，大便黏滞。舌质紫暗，舌体胖大有齿痕，苔白厚腻，脉沉滑或沉涩。

5. 肝肾亏虚证

证候 肢体痿软无力，肌肉萎缩，甚者痿废不用，腰膝酸软，阳痿不举，骨松齿摇，头晕耳鸣，舌质淡，少苔或无苔，脉沉细无力。

（四）治疗方法

1. 辨证论治

（1）气虚血瘀证：补气活血、化瘀通痹。补阳还五汤加减：生黄芪30～60g、当归尾15g、赤芍10g、川芎10g、地龙30g、桃仁10g、红花10g、枳壳10g、川牛膝30g等。

（2）阴虚血瘀证：滋阴活血、柔筋缓急。芍药甘草汤合四物汤加减：生白芍15～30g、生甘草3～6g、干地黄15～30g、当归10g、川芎10g、川木瓜6～15g、怀牛膝15g、炒枳壳10g等。

（3）寒凝血瘀证：温经散寒、通络止痛。当归四逆汤加减：当归12g、赤芍10g、桂枝10g、细辛3g、通草10g、干姜6～10g、制乳香6g、制没药6g、制川乌（先煎）3～6g、甘草 4g 等。

（4）痰瘀阻络证：化痰活血、宣痹通络。指迷茯苓丸合活络效灵丹加减：茯苓 20g、姜半夏 10g、枳壳 10g、生薏仁 24g、当归 10g、丹参 15g、制乳香 8g、制没药 8g、苍术 10g、川芎 10g、陈皮 12g、生甘草 4g 等。

（5）肝肾亏虚证：滋补肝肾、填髓充肉。壮骨丸加减：龟板 15～30g、黄柏 10g、知母 10g、熟地黄 15～30g、山萸肉 30g、白芍 10g、锁阳 10g、牛膝 15g、当归 12g、炒枳壳 10g 等。

2. 自制药剂

降糖通络片（开封市中医院自制制剂）：主要组成为黄芪、生地、土元、当归等。功能：益气养阴，活血通络。用法：每次 5 片，1 日 3 次，饭后服。对阳虚血瘀型可用干姜汤送服；对肝肾亏虚型可配合六味地黄丸；对痰瘀阻络型可用橘皮生姜汤送服。

3. 中成药

黄芪注射液、活血通脉胶囊、川芎嗪注射液、丹参注射液等，当辨证使用，注重配伍。

4. 外治法

（1）熏洗法：适用于各种证型，对阳虚血瘀证尤为适宜。使用糖痛外洗方（开封市中医院自制制剂）：透骨草 50g，桂枝 18g，川椒 30g，艾叶 10g，木瓜 30g，苏木 50g，红花 12g，赤芍 30g，白芷 12g，川芎 15g，川乌 10g，草乌 10g，生麻黄 10g，白芥子 30g 等。共为细末，倒入套有一次性袋子的熏洗木桶或足浴器内，放上熏药支架并检查其稳固性；将熏洗部位置于支架上，用治疗巾或治疗单覆盖，测量水温 38～40℃时将双足浸入药液中 15～20min，每日 1～2 次。

（2）针灸疗法：依“盛则泻之，虚则补之，热则疾之，寒则留之，陷下则灸之”的基本理论原则，辨证施治。

（3）中频离子导入治疗：适用于各种证型，对气虚血瘀证、阳虚寒凝证疗效尤为显著。离子导入液（开封市中医院自制制剂）由川乌、草乌各 6g，透骨草 30g，白芥子 10g，鸡血藤 30g，赤芍 20g，川牛膝 20g，元胡 20g，红花 10g，水煎浓缩，取药液行中频离子导入治疗，1 日 1 次，10 次为 1 疗程。

（4）推拿疗法：适用于各种证型。上肢麻痛：拿肩井肌、揉捏臂臑、手三里、合谷部肌筋，点肩髃、曲池等穴，搓揉肩肌来回数遍。每次按摩时间 20～30min，每日 1～2 次。下肢麻痛：拿阴廉、承山、昆仑肌筋，揉捏伏兔、承扶、殷门部肌筋，点腰阳关、环跳、足三里、委中、承山、解溪、三阴交、涌泉等穴，搓揉腓肠肌数十遍，手劲刚柔相济，以深透为度。每次按摩时间 20～30min，每日 1～2 次。

（五）疗效判定标准

1. 证候判定标准

治愈：肢体麻、凉、疼、痿症状、体征消失或基本消失，证候积分减少≥90%；显效：

肢体麻、凉、疼、痿症状、体征明显改善，证候积分减少≥70%；有效：肢体麻、凉、疼、痿症状、体征均有好转，证候积分减少≥30%；无效：肢体麻、凉、疼、痿症状、体征均无明显改善，甚或加重，证候积分减少不足30%。计算公式（尼莫地平法）为：〔（治疗前积分–治疗后积分）÷治疗前积分〕×100%。

2. 症状判定标准

单项症状疗效评价标准，根据临床症状积分表比较治疗前后差异。显效：治疗后患有的症状明显改善，积分减少≥70%；好转：治疗后患有的症状减轻，积分减少≥30%；无效：治疗后患有的症状未减轻或加重，积分减少≤30%。

（六）统计学方法

数据采用SPSS 13.0 for Windows统计分析软件处理；计量资料数据以$\bar{x}\pm s$表示，数据不服从正态分布做非参数检验，计数资料采用χ^2检验，多层次比较采取Radit分析。

二、结　果

1. 临床疗效（表1）

消渴病痹症诊疗方案验证方案在临床中能有效治疗DPN，480例患者中治愈82例，占17%；显效182例，占38%；有效192例，占40%；总有效率95%（见表1）。消渴病痹症诊疗方案验证方案在临床中能有效降低DPN患者Toronto评分及疗效积分（$P<0.01$），见表2。

表1　480例DPN患者治疗效果

	治愈	显效	有效	无效	总有效
例数	82	182	192	24	456
所占比例（%）	17	38	40	5	95

表2　480例DPN患者治疗前后疗效积分比较（$\bar{x}\pm s$）

项目	治疗前	治疗后
Toronto评分	6.28±1.86	1.69±0.48##
疗效积分	22.30±4.98	6.43±2.24##

注：与治疗前比较，##$P<0.01$。

2. 证候改善情况（表3）

消渴病痹症诊疗方案验证方案在临床中能有效改善DPN患者临床主要症状，其中以肢软麻木和四肢疼痛表现最为突出，改善最为明显，与治疗前比较，差异有统计学意义（$P<0.05$）。证实了本验证方案在缓解患者肢软麻木、四肢疼痛、感觉减退、四肢发凉、肌肉萎缩等症状方面疗效确切。

表 3　480 例 DPN 患者治疗前后疗效积分比较（ $\bar{x}\pm s$ ）

时间	四肢疼痛	四肢发凉	感觉减退	肢软麻木	肌肉萎缩
治疗前	2.53±0.68	1.60±0.46	2.01±0.41	3.29±0.66	0.18±0.04
治疗后	0.79±0.26#	0.47±0.13#	0.71±0.23#	1.03±0.28#	0.08±0.02#

注：与治疗前比较，#$P<0.05$。

3. 临床检验指标改善情况（表 4）

本验证方案在临床中能有效改善 DPN 患者血糖、血脂水平，其中改善餐后血糖方面最为突出，与治疗前比较差异有统计学意义（$P<0.01$），在改善 DPN 患者 FPG、HbAlc、TG、LDL 方面疗效明显，与治疗前比较，差异有统计学意义（$P<0.05$）。

表 4　480 例 DPN 患者治疗前后临床检验指标比较（ $\bar{x}\pm s$ ，mmol/L）

指标	治疗前	治疗后
FPG	10.4±2.89	6.5±1.48#
HbAlc	15.9±3.69	8.9±1.74##
TC	5.69±1.39	5.01±1.03
TG	2.62±0.42	1.84±0.36#
HDL	1.52±0.38	1.39±0.32
LDL	2.83±0.42	2.58±0.31#

注：与治疗前比较，#$P<0.05$，##$P<0.01$。

4. 治疗满意度（表 5）

本验证方案在临床应用中满意度较高，其中医生满意者占 72.3%，基本满意者占 24.3%，满意度为 96.6%；患者满意者占 77%，基本满意者占 21.3%，满意度高达 98.3%。见表 5。提示本方案在临床中能得到广大医生和患者的认同，疗效满意，能有效体现中医药疗法在治疗 DPN 中的优势，有广泛推广价值。

表 5　医生和患者对治疗满意度[例（%）]

项目	满意	基本满意	不满意
医生满意度	346（72.1）	116（24.2）	18（3.8）
患者满意度	370（77.1）	102（21.3）	8（1.7）

5. 安全性监测

通过 480 例患者治疗观察，本验证方案患者治疗前后血常规、尿常规、心电图、肝肾功能等方面无特异性改变，甚至有部分修复作用，仅有 9 例患者药物外洗时出现轻度过敏反应，占 1.8%，经调整外洗方后上述过敏反应消失，提示本验证方案临床应用中安全可靠，无明显毒副作用。

三、讨　　论

消渴病痹症是糖尿病（消渴）常见慢性并发症之一，根据不同表现分属传统中医“血痹”、“麻木”和“痛证”范畴。临床上以自觉症状为主要表现，如肢端麻木刺痛、烧灼样或冰冻感，感觉缺如，蚁行感等，严重者常致肢体感染，缺血坏死，终致截肢，影响患者生活质量。消渴病痹症属于消渴病的变证，是由于消渴病日久，阴阳气血亏虚，气虚则血行无力，阴虚则无水行舟，脉道涩滞，从而导致脉络瘀阻。以气血亏虚为本，日久可导致阴阳两虚，因虚致瘀，瘀血阻络，筋脉肌肉失去温煦濡养而发为本病，乃本虚标实之证。从中医证候分型上看，入选的480例病例中，气虚血瘀证者192例，占40%；阴虚血瘀证者120例，占25%；痰瘀阻络证者115例，占24%；阳虚血瘀证者32例，占 6.7%；肝肾亏虚证者16例，占3.3%，大部分病例都存在舌质暗或有瘀点的瘀血征象。说明气血亏虚是本病发生之根本，阴阳两虚是发展的趋势，血瘀是本病发生的关键，提示我们治疗时要在补气养阴、温阳固肾的基础上，将养血活血、化瘀通络贯穿治疗的始终，把握瘀之缘由，瘀之程度，合理遣方，灵活化裁，方能收到事半功倍的效果。本验证方案在临床中能有效地改善DPN患者症状，尤以肢软麻木和四肢疼痛改善最为突出，且DPN患者的血糖、血脂水平在治疗前后也有明显的改善，提高了患者的生存质量；本验证方案患者治疗前后血常规、尿常规、心电图、肝肾功能等方面无特异性改变，甚至有部分修复作用，仅有9例患者药物外洗时出现轻度过敏反应，在临床应用中安全可靠，无明显毒副作用。在临床应用中医生满意度为96.6%；患者满意度高达98.3%。该方案在临床中能得到广大医生和患者的认同。今后尚需在其作用机制上作进一步探讨。

参 考 文 献

[1]《中国糖尿病防治指南》编写组. 中国糖尿病防治指南[M]. 北京：北京大学医学出版社，2004.
[2] 中华中医药学会. 糖尿病中医防治指南[M]. 北京：中国中医药出版社，2007：25.

第四节　降糖通络片治疗糖尿病周围神经病变60例临床研究

糖尿病周围神经病变是糖尿病常见的并发症之一，其发病率高达60%～90%。糖尿病周围神经病变的确切发病机制尚不清楚，目前主要认为是代谢因素、血管因素和自身免疫因素相互作用的结果，其中，微血管病变是引起和加重糖尿病神经病变的主要原因。2002～2004年，我们在中西医联合降糖的基础上，加口服降糖通络片治疗糖尿病周围神经病变60例，取得了较好的疗效，报道如下。

一、一 般 资 料

患者 120 例均为门诊或住院病人，随机分为治疗组和对照组。治疗组 60 例，男 39 例，女 21 例；年龄（56.12±4.15）岁；DM 病程（12.15±4.23）年，DPN 病程（3.12±1.24）年。对照组 60 例，男 37 例，女 23 例；年龄（54.69±5.36）岁；DM 病程（11.69±4.56）年，DPN 病程（2.64±1.58）年。两组一般资料对比，差异无统计学意义（$P>0.05$），具有可比性。120 例病例中，气虚血瘀者 38 例，肝肾阴虚者 26 例，阳虚寒凝者 36 例，脾气亏虚者 20 例。

二、诊 断 标 准

有明确糖尿病史。糖尿病诊断标准采用 1999 年 WHO 专家咨询报告中建议的标准。糖尿病周围神经病变诊断标准参照第11 版《实用内科学》糖尿病并发周围神经病变中的“对称性神经病变”（多发性糖尿病神经病变）。排除由感染、肿瘤、尿毒症、化学药物损害、金属中毒、营养障碍、血管病变等其他原因引起的周围神经病变。神经功能检查标准参照密歇根糖尿病神经病变记分法，腓神经传导速度低于同一年龄段正常值低限。我们采用 NDI-200T+肌电图仪测定了 40 例健康人 20～65 岁年龄段腓总神经（$\bar{x}\pm s$）为（46.34±3.14）m/s，最低值为 42m/s，腓浅神经传导速度（$\bar{x}\pm s$）为（44.12±2.87）m/s，最低值为 40m/s。

三、中医辨证分型标准

参照本院科研组长期的观察总结[1]，DPN 辨证为气虚血瘀、肝肾阳虚、阳虚寒凝及脾气亏虚 4 型。自拟标准如下：气血亏虚、脉络瘀阻：肢体麻木不仁，如有蚁行，或有踩棉花感，面色皖白，自汗气短，神疲倦怠，舌质淡暗或有瘀点，苔白，脉细涩无力。肝肾两虚、筋脉失养：手足麻木，伴四肢挛急、疼痛时有抽搐，部分患者疼痛剧烈，状如针刺，头晕目眩，腰酸耳鸣，五心烦热，舌质暗红，苔少，脉弦细。阳虚寒凝、瘀血阻络：肢凉刺痛，以下肢为甚，入夜疼痛加剧，得温痛减，遇寒加重，形寒肢冷，面色皖白，腰膝酸软，精神萎靡不振，舌质淡暗，有瘀点，苔薄白，脉沉紧。脾气亏虚、肉失所养：手足麻木不仁，倦怠乏力，肢体痿软，甚或肌肉萎缩，气短懒言，语声低怯，食少便溏，舌淡红，苔薄白，脉细弱。

四、治 疗 方 法

两组治疗均以饮食、运动治疗为基础，原用的口服降糖药或胰岛素不变，FBG 控制在 8mmol/L 以下。治疗组加服降糖通络片（由开封市中医院制剂室生产，制剂批号：豫药制字 Z04020181）。主要药物组成：黄芪 50g，川芎 12g，当归 15g，生地黄 15g，地龙 30g，赤芍 30g，红花 30g，桃仁 15g，全蝎 10g，鸡血藤 30g，鬼箭羽 30g 等。每片含生药 2.5g，5 片/次，3 次/d，口服。对照组加服甲钴胺片（由卫材中国药业有限公司生产，药物批号：040501A、040606A）500μg，tid。两组均以 1 个月为 1 个疗程。

五、疗效判定标准

显效：麻木、刺痛、拘挛、感觉异常、肢体无力等症状消失，膝腱反射恢复正常，肌电图 SNCV 增加＞5mm·s^{-1} 或恢复正常；有效：上述症状范围缩小，程度明显减轻，膝腱反射未完全恢复正常，肌电图 SNCV 较前增加＜5mm·s^{-1}；无效：上述症状无明显改善或加重。膝腱反射无改善，肌电图 SNCV 无改变。

六、统计学方法

采用 SPSS10.2 统计分析软件进行统计学处理，计量资料采用 t 检验或方差检验，结果用（$\bar{x}\pm s$）表示，计数资料用 χ^2 检验。

七、结　　果

（1）两组疗效对比：见表 1。两组对比，经卡方检验，χ^2=5.78，P＜0.05，差别有统计学意义。

表 1　两组疗效对比（n，%）

组别	n	显效	有效	无效	总有效率
治疗组	60	29	23	8	86.67*
对照组	60	12	29	19	68.33

注：与对照组比较，*P＜0.05。

（2）两组治疗前后感觉、运动神经传导速度变化对比：见表 2。

表 2　两组治疗前后感觉、运动神经传导速度变化对比（mm·s^{-1}，$\bar{x}\pm s$）

组别	n	感觉神经传导速度（MCV）		运动神经传导速度（SCV）	
		尺神经	腓总神经	胫后神经	正中神经
治疗组					
治疗前	60	43.78±5.20	38.45±4.65	37.79±4.68	51.20±3.35
治疗后	60	56.70±5.12**#	45.60±3.96**#	43.90±4.21**#	55.12±3.65**#

续表

组别	n	感觉神经传导速度（MCV）		运动神经传导速度（SCV）	
		尺神经	腓总神经	胫后神经	正中神经
对照组					
治疗前	60	42.70±4.96	37.56±4.10	39.35±3.84	49.65±3.64
治疗后	60	45.62±4.35**	41.69±4.25**	41.68±4.25**	51.68±3.23**

注：与同组治疗前对比，**$P<0.01$；与对照组治疗后对比，#$P<0.05$。

八、讨论与体会

糖尿病周围神经病变是糖尿病常见慢性并发症之一，根据不同表现分属中医“血痹”、“麻木”和“痛证”范畴。临床上以自觉症状为主要表现，如肢端麻木刺痛、烧灼样或冰冻感、感觉缺如蚁行感等，严重者常致肢体感染，缺血坏死，终致截肢，影响患者生活质量。DPN 发病机制目前不甚明确，多数学者认为是长期高血糖、糖化代谢产物堆积致微循环障碍、血管内膜增生、毛细血管基底膜增厚引起神经组织缺血、缺氧和营养障碍退行性改变和脱髓鞘所致[2]。糖尿病周围神经病变属于消渴病的变证，是由于消渴病日久，阴阳气血亏虚，气虚则血行无力，阴虚则无水行舟，脉道涩滞，从而导致瘀阻脉络。以气血亏虚为本，日久可导致阴阳两虚，因虚致瘀，瘀血阻络，筋脉肌肉失去温煦濡养而发为本病，乃本虚标实之证。“降糖通络片”具有益气养阴，活血通络之功能，方中黄芪大补脾胃之气，使气旺而助血行；当归补血活血，祛瘀而不伤正；生地黄滋阴养血；川芎、赤芍、红花、桃仁活血祛瘀；地龙、全蝎通经活络止痹痛；鸡血藤、鬼箭羽具有活血通络止痛之效。据有关资料报道，上述药物分别具有降糖、降血压、降血脂等功效。通过临床观察，我们发现，“降糖通络片”对正中神经、尺神经、腓总神经和胫神经的 SNCV 均有显著提高（$P<0.01$），其提高幅度优于对照组；对四肢麻木、疼痛、感觉减退和膝腱反射的影响，总有效率占 86.67%，有较高的实用价值。从中医证候分型上看，所选 120 例 DPN 患者，气虚血瘀者有 38 例，肝肾阴虚者有 26 例，阳虚寒凝者有 36 例，脾气亏虚者有 20 例，以气滞血瘀型和阳虚寒凝型居多，分别占 32%、30%，肝肾阴虚型者占 21%，脾气亏虚型者占 17%。大部分病例都存在着舌质暗或有瘀点的瘀血征象。这也说明气血亏虚是本病发生之根本，阴阳两虚是发展的趋势，血瘀是本病发生的关键[3]，提示我们治疗时要在补气养阴、温阳固肾的基础上，将养血活血、化瘀通络贯穿治疗的始终，把握瘀之缘由，瘀之程度，合理遣方，灵活化裁，方能收到事半功倍的效果。

参 考 文 献

[1] 庞国明. 第七次全国中医糖尿病学术大会[M]. 南宁：中华中医药学会，2003：64-65.
[2] 廖二元. 内分泌学[M]. 北京：人民卫生出版社，2001：1563-1564.
[3] 林兰. 糖尿病中西医结合论治[M]. 北京：北京科学技术出版社，1992：72.

第五节　糖尿病周围神经病变的中医证型与神经电生理的相关性研究

糖尿病周围神经病变（DPN），是糖尿病（DM）所致神经病变中最常见的一种，发病率在30%～90%，该病早期呈相对可逆性，后期发展为顽固性难治性神经损伤。早期表现为：功能代偿，手足麻木、疼痛范围较局限，未影响其生活及工作能力，神经传导速度减慢；中期表现为：病变范围扩大，部分功能失代偿，明显出现上下肢麻木、疼痛，痛、温觉不敏感，有手套、袜套样感觉，手指灵活性差，肌肉无萎缩，神经传导速度测定示神经元受损；晚期表现为：病变症状发展及功能失代偿，上下肢麻木、疼痛，肌肉萎缩，甚则肢体废用，丧失工作能力，严重时伴下肢溃疡甚则截肢。DPN是现代医学概念，中医学并没有此病名，但在历代文献中可见有类似的记载。根据本病的不同病理阶段和临床表现，在此前的文献记载中，本病分别归属于中医“麻木”“血痹”“痛症”“痹症”“痿症”“脉痹”等病症范畴[1]。2010年国家中医药管理局医政司颁布的22个专业95个病种中医诊疗方案中将本病中医命名正式确定为“消渴病痹症”。本文通过对200例DPN患者进行回顾性分析，探讨本病的中医证型与神经电生理的相关性，为DPN的中医辨证提供基本参考证型与客观参考指标。

一、临床资料

1. 资料来源

所有病例均来自开封市中医院门诊及病房收治的200例DPN患者。

2. 纳入标准

（1）DPN的西医诊断标准：按照2003年《中国糖尿病防治指南》的诊断标准：①痛性神经病变：为急性（少于6个月）或慢性（持续半年以上），患者疼痛剧烈（多见于下肢），但除神经电生理检查可发现异常外，无阳性体征。②周围感觉神经病变：四肢远端有本体觉、位置觉、振动觉、温度觉异常，患者有共济失调、走路不稳如踩棉样，四肢远端有蚁行感、或手套、袜套样感觉，也可伴有深部钝痛与痉挛样疼。③周围运动神经病变：导致手指、足趾间小肌群萎缩无力。

（2）DPN的中医诊断标准：主要参照《中国中医、中西医结合糖尿病防治指南》结合《中医临床诊疗术语症候部分》[GB/T16751.2-1997，中华人民共和国中医药行业标准（ZY/T001-94）]制定。凡诊断为DPN，中医辨证符合辨证标准，年龄在20～65岁之间者，可纳入研究病例。

3. 排除标准

①年龄在20岁以下或65岁以上的患者；②妊娠期或哺乳期妇女；③合并糖尿病酮症

酸中毒等急性并发症者；④严重的肝肾损害或心脑血管疾病者；⑤病理反射征阳性者；⑥有其他可能引起周围神经病变者，如中毒、结缔组织病、感染引起的吉兰-巴雷综合征等；⑦不合作者。

4. 统计方法

全部数据用 SPSS13.0 for Windows 统计分析软件进行处理。采用频数分析、Spearman's 相关分析、方差齐性 t 检验，方差不齐时采用校正 t 检验。①计量资料：两组比较用非配对 t 检验，若两样本方差较大，先做方差差别显著性检验（F 检验），如果差异显著，则做 t 检验。②各指标之间做相关性分析，若两指标间有相关性，计算出相关系数。

二、结　　果

1. 一般情况

200 例入选病人男 115 例，女 85 例，年龄 25～65 岁，平均年龄（51.69±8.81）岁，DPN 病程 0.1～17 年，平均病程（4.85±2.81）年，伴发糖尿病眼病 106（占 53%）例；糖尿病肾病 113（占 56.5%）例；高血压 80（占 40%）例；冠心病 80（占 40%）例；高甘油三酯血症 95（占 47.5%）例。

2. 正常人与 DPN 各证型运动神经传导速度（MCV）检查结果分析（表 1）

表 1　正常人与各证型运动神经传导速度检查结果　　单位：（m/s）

证型	n	正中神经	尺神经	腓总神经
气（阳）虚血瘀型	76	50.22±4.59△△	56.44±7.92	51.33±6.34△
阴虚血瘀型	64	47.90±6.01△△★	52.43±6.76△△★★▲▲	47.45±6.60△△★★
痰瘀阻络型	36	46.11±6.47△△★★	50.10±7.01△△★★▲	44.91±5.55△△★★※※▲
肝肾亏虚型	24	45.32±6.57△△★★	46.30±7.25△△★★	40.87±7.03△△★★※※
正常人	20	60.29±4.32	59.35±4.08	55.18±3.63

注：与正常人比较△△$P<0.01$，与气（阳）虚血瘀型比较★$P<0.05$，★★$P<0.01$，与阴虚血瘀型比较※※$P<0.01$，与肝肾亏虚型比较▲$P<0.05$。▲▲$P<0.01$。

由表 1 可知：DPN 各证型正中神经运动传导速度（MCV）与正常人比较均有显著性差异 $P<0.01$，表现为传导速度减慢。其中痰瘀阻络型和肝肾亏虚型与气（阳）虚血瘀型比较有极显著性差异 $P<0.01$，阴虚血瘀型与气(阳)虚血瘀型比较有显著性差异 $P<0.05$；尺神经 MCV 气（阳）虚血瘀型与正常人比较无显著性差异 $P>0.05$，其他 3 型有极显著性差异 $P<0.01$，表现为传导速度减慢。气（阳）虚血瘀型与其他 3 型比较有极显著性差异 $P<0.01$，阴虚血瘀型与肝肾亏虚型比较有极显著性差异 $P<0.01$，痰瘀阻络型与肝肾亏虚型比较有显著性差异 $P<0.05$；腓总神经 MCV 气（阳）虚血瘀型与正常人比较有显著性差异 $P<0.05$，而其他 3 型与正常人比较有极显著性差异 $P<0.01$，痰瘀阻络型和肝

肾亏虚型与气（阳）虚血瘀型比较均有极显著性差异 $P<0.01$，瘀阻络型和肝肾亏虚型与阴虚血瘀型比较有极显著性差异 $P<0.01$，阴虚血瘀型与气（阳）虚血瘀型比较有极显著性差异 $P<0.01$，痰瘀阻络型和肝肾亏虚型比较有显著性差异 $P<0.05$。可见各证型之间 MCV 比较肝肾亏虚型与其他三型相比差异显著，表现为传导速度明显减慢。以腓总神经改变最为显著，故运动神经传导速度（MCV）可以作为 DPN 中医辨证分型的参考指标之一。

3. 正常人与 DPN 各证型感觉神经传导速度（SCV）检查结果分析（详见表 2）

表 2　正常人与 DPN 各证型感觉神经传导速度（SCV）检查结果　　单位：（m/s）

证型	n	正中神经	尺神经	腓肠神经
气（阳）虚血瘀型	76	$49.01\pm5.68^{\triangle\triangle}$	$46.75\pm3.90^{\triangle\triangle}$	$43.58\pm2.96^{\blacktriangle\triangle\triangle}$
阴虚血瘀型	64	$42.90\pm7.64^{\triangle\triangle\star\star\blacktriangledown}$	$45.78\pm6.86^{\triangle\triangle}$	$41.88\pm6.66^{\triangle\triangle}$
痰瘀阻络型	36	$39.39\pm9.68^{\star\triangle\triangle\star\star}$	$43.97\pm4.60^{\triangle\triangle\star\star}$	$38.72\pm5.51^{\triangle\triangle\star\star}$
肝肾亏虚型	24	$34.46\pm8.58^{\triangle\triangle\star\star\blacktriangledown}$	$41.75\pm3.78^{※※\triangle\triangle\star\star}$	$34.65\pm5.26^{\triangle\triangle\star\star\blacktriangledown\blacktriangledown}$
正常人	20	63.12 ± 4.73	62.17 ± 7.43	47.53 ± 8.24

注：与正常人比较$^{\triangle\triangle}P<0.01$，与气（阳）虚血瘀型比较$^{\star}P<0.05$，$^{\star\star}P<0.01$，与阴虚血瘀型比较$^{※※}P<0.01$，与痰瘀阻络型比较$^{\blacktriangledown}P<0.05$，$^{\blacktriangledown\blacktriangledown}P<0.01$，与肝肾亏虚型比较$^{\blacktriangle}P<0.05$。

由表 2 可知：DPN 各证型感觉神经传导速度（SCV）（正中神经、尺神经、腓肠神经）与正常人比较均有极显著性差异 $P<0.01$，均表现为传导速度减慢。其中正中神经 SCV 气（阳）虚血瘀型较其他 3 型均有极显著性差异 $P<0.01$；阴虚血瘀型和肝肾亏虚型与痰瘀阻络型比较均有显著性差异 $P<0.05$；阴虚血瘀型和肝肾亏虚型比较有极显著性差异 $P<0.01$。尺神经 SCV 痰瘀阻络型和肝肾亏虚型与气（阳）虚血瘀型比较均有显著性差异 $P<0.01$；阴虚血瘀型和肝肾亏虚型比较均有显著性差异 $P<0.01$。腓肠神经 SCV 痰瘀阻络型和肝肾亏虚型与气（阳）虚血瘀型比较均有显著性差异 $P<0.01$；气（阳）虚血瘀型和痰瘀阻络型与阴虚血瘀型比较均有显著性差异 $P<0.05$，阴虚血瘀型和痰瘀阻络型与肝肾亏虚型比较均有极显著性差异 $P<0.01$。可见各证型之间 SCV 比较肝肾亏虚型与其他三型相比差异显著，表现为传导速度明显减慢。以腓肠神经改变最为显著，故感觉神经传导速度（SCV）也可以作为 DPN 中医辨证分型的参考指标之一。

4. 正常人与 DPN 各证型体感诱发电位（SEP）检查结果分析（详见表 3）

表 3　正常人与 DPN 各证型神经动作电位潜伏期检查结果　　单位：（m/s）

证型	n	正中神经		胫神经	
		N9（周围段）	N20（中枢段）	N9（周围段）	P38（中枢段）
气（阳）虚血瘀型	76	$10.22\pm1.59^{\triangle\triangle}$	18.82 ± 1.08	$8.99\pm1.07^{\triangle\triangle}$	$40.07\pm1.30^{\triangle\triangle}$
阴虚血瘀型	64	$10.22\pm1.21^{\triangle\triangle}$	$19.50\pm0.96^{\triangle\triangle\star\star}$	$9.33\pm1.26^{\triangle\triangle}$	$40.25\pm1.71^{\triangle\triangle\blacktriangle\blacktriangle\blacktriangledown\blacktriangledown}$

续表

证型	n	正中神经		胫神经	
		N9（周围段）	N20（中枢段）	N9（周围段）	P38（中枢段）
痰瘀阻络型	36	10.44±1.10△△	19.70±0.98△△★★	69.95±1.40△△★★※	41.25±1.37△△★★▲▲
肝肾亏虚型	24	10.55±1.24△△	19.95±1.19△△★★	10.16±1.36△△★★※※	42.83±1.99△△★★
正常人	20	8.80±1.73	18.44±1.26	8.01±0.84	37.84±1.50

注：与正常人比较△△P<0.01，与气（阳）虚血瘀型比较★P<0.05，★★P<0.01，与阴虚血瘀型比较※※P<0.01，与痰瘀阻络型比较▼P<0.05，▼▼P<0.01，与肝肾亏虚型比较▲P<0.05。

由表4可知：正中神经SEP，N9与正常人比较有极显著差异P<0.01，N20气（阳）虚血瘀型与正常人比较无显著性差异P>0.05，而其他3型均有极显著性差异P<0.01，表现为SEP延长。胫神经N9和P38与正常人比较均有极显著性差异P<0.01，表现为SEP延长。正中神经N9各证型之间比较无显著性差异，N20气（阳）虚血瘀型较其他3型均有极显著性差异P<0.01；胫神经SEP，N9痰瘀阻络型和肝肾亏虚型与气（阳）虚血瘀型比较有极显著性差异P<0.01，痰瘀阻络型和与阴虚血瘀型比较有显著性差异P<0.05，肝肾亏虚型与阴虚血瘀型比较有极显著性差异 P<0.01，P38 痰瘀阻络型和肝肾亏虚型与气（阳）虚血瘀型比较有极显著性差异P<0.01，阴虚血瘀型和痰瘀阻络型与肝肾亏虚型比较有极显著性差异 P<0.01，阴虚血瘀型和痰瘀阻络型比较有极显著性差异 P<0.01。可见DPN 患者 SEP 均长于正常人，说明病人感觉功能受损，而且下肢发病率高于上肢，与病情轻重呈正相关。故SEP可作为DPN中医辨证分型的参考指标之一。

5. DPN 各证型年龄、病程与神经功能评分结果分析（详见表4）

表4　DPN 各证型年龄、病程与神经功能评分

证型	n	神经功能评分	年龄（岁）	DPN病程（年）
气（阳）虚血瘀型	76	2.25±1.14	49.71±9.69▲▲	4.09±2.41
阴虚血瘀型	64	6.16±2.16★★▲▲▼	50.50±8.99▲▲	4.48±2.84▲▲
痰瘀阻络型	36	7.19±2.34★★▲▲	50.80±6.52▲▲	5.47±2.35▲★★
肝肾亏虚型	24	10.96±3.80★★	56.04±4.98	7.33±2.81★★

注：与气（阳）虚血瘀型比较★★P<0.01，与痰瘀阻络型比较▼P<0.05，与肝肾亏虚型比较▲P<0.05，▲▲P<0.01。

由表4可知：在神经功能评分方面，气（阳）虚血瘀型与其他3型均有极显著性差异P<0.01，阴虚血瘀型和痰瘀阻络型与肝肾亏虚型比较均有极显著性差异P<0.01，阴虚血瘀型和痰瘀阻络型比较有显著性差异 P<0.05。在发病年龄方面，气（阳）虚血瘀型、阴虚血瘀型、痰瘀阻络型两两比较均无显著性差异P>0.05，而 3 型与肝肾亏虚型比较均有极显著性差异。在病程方面，气（阳）虚血瘀型和痰瘀阻络型与阴虚血瘀比较均无显著性差异 P>0.05，痰瘀阻络型和肝肾亏虚型两者之间比较有显著性差异 P<0.05 而与气虚血瘀比较均有极显著性差异 P<0.01，阴虚血瘀型和肝肾亏虚型比较有极显著性差异 P<0.01。可见肝肾亏虚型在神经功能评分、年龄和病程上与其他组相比差异显著，表现为病程较长，年龄偏大，神经功能受累较重。

三、讨论与体会

DPN是临床最常见的糖尿病慢性并发症之一，其发病机制目前尚不完全清楚，其可能的病因包括代谢紊乱学说（多元醇通路亢进、肌醇消耗、非酶蛋白糖基化作用）、血管损害学说（微血管功能障碍、血液高凝状态）、神经营养障碍学说（神经营养因子缺乏、维生素缺乏）、氧自由基损伤学说、免疫学说等。许多患者很难描述自己的症状，作为主观体验病变程度很难定量评估。现在主要的检测手段有：①神经体征积分：即神经障碍积分（NDS）和神经损伤积分（NIS）；②电生理检查：肌电图和神经传导速度测定；③定量感觉测定（QST）：能准确测定感觉病变的程度和特征，能准确控制感觉刺激的特性，检测糖尿病患者震动、温度、疼痛敏感性，评价不同部位、各种程度的神经病变；④神经活检：选外踝后方的腓肠神经活检，为侵入性，不作为常规检测手段；⑤皮肤活检：采用皮肤钻孔针取 3mm 皮肤活检，采用免疫组织化学法标记神经轴性标志－蛋白基因产物 9.5（PGP9.5），定量分析表皮神经纤维密度和形态改变，诊断小纤维神经病变；神经电生理的检测在 DPN 中不仅可以提示病变的性质，而且有助于明确神经受累的范围和程度。有关DPN中医辨证与电生理的相关性研究显示，两者相结合有助于中医辨证，指导临床。通过我们的研究表明，肝肾亏虚证的神经受累较严重[2]。这可能是由于肝肾亏虚证在病情 3 级时多见，这时大小纤维均受损，小纤维受累较重，多伴有严重的自主神经系统受损。中医辨证与电生理的关系可表现为以下几个特点：①肝肾亏虚证在上肢和下肢神经中与其他证型比较受累均较重。②肝肾亏虚证在感觉神经和运动神经中与其他各型相比较受累也均较重。③气虚血瘀证无论在上肢还是下肢，是感觉神经还是运动神经受累均较轻。这可能与气虚血瘀证在 1 级中的出现率较高，神经受累不明显，无明显神经受损的临床表现有关。④在感觉神经中以腓肠神经所体现的各证型之间的差异较明显；在运动神经中以腓总神经较明显；这可能与 DPN 以下肢受累明显有关。⑤在正中神经不同中医证型的末端潜伏期比较均无明显的差异。⑥DPN 辨证与电生理检查结合可通过电生理测定在量上的准确性增加中医辨证在病情程度差异上的确定性，减少证型之间程度差异的模糊性，使中医辨证更加客观。

参 考 文 献

[1] 张晓国，张定华. 补阳还五汤内调外治糖尿病周围神经病变疗效观察[J]. 中医临床研究 2014，（26）69-70.

[2] 朱璞，王凯锋. 糖尿病周围神经病变中医体质与证候关系浅论[J]. 中医临床研究，2014，（19）39-41.

第六节　糖尿病周围神经病变临床证治述要

糖尿病周围神经病变，是糖尿病最常见的慢性并发症，患病率高达 60%～90%[1]。其主要临床特征为四肢远端感觉、运动障碍，表现为肢体麻木、挛急疼痛，肌肉无力和萎缩、腱反射减弱或消失等。DPN 是糖尿病（DM）患者足溃疡和截肢的危险因素，它严重影响患者的生活质量，是糖尿病患者致残的原因之一。

一、病 因 病 机

（一）中医对 DPN 的认识

DPN 为西医病名，古代文献无此病名，据其临床表现应属于中医“痹症”“血痹”“不仁”等范畴。中医古籍中虽无相应的病名，但对其临床表现早有论述，如《中藏经》概括云：“痹者闭也，五脏六腑感于邪气，乱于真气，闭而不仁，故曰痹也。又痹病或痛痒、或麻、或急、或缓，而不能收持，或举而不能舒张，或行立艰难……或上不通于下，或下不通于上，或六腑闭塞，或左右疼痛……种种诸证，皆出于痹也。”《王旭高医案》记载一消渴病人“十余年来，常服滋阴降火……近加手足麻木，血不能灌溉四末，暗藏类中之机”。宋代《卫生家宝》载肾消“腰脚细瘦，遗沥散尽，手足久如竹形，其疾已牢矣”。金代李杲《兰室秘藏》记载消渴病人有时“上下齿皆麻，舌根强硬，肿疼，四肢痿弱，前阴如冰”。王旭高《医案》中记载消渴日久，但见“手足麻木”“肢凉如冰”。明代《普济方》载：“消肾口干，眼涩阴痿，手足烦疼”等。明代戴元礼《证治要诀·三消》谓：“三消得之，气之实，血之虚也，久久不治，气尽虚。”可见，DPN 乃消渴日久不治所致。

（二）中医对 DPN 病因病机的认识

对于 DPN 的辨证分型，中医学界仍然没有统一的标准，各家多根据自身在临床中的经验和体会而辨证分型。有专家认为[2]：本病总由消渴引起，气血不足是主要原因。梁晓春[3]认为，DPN 其主要病机是由于消渴日久，阴虚燥热，煎熬津液，血黏成瘀，阻滞筋脉，或阴损及阳，寒凝血滞，气血不能通达四肢，肌肉筋脉失于濡养所致，辨证分肾阴虚血瘀型，肾阳虚血瘀型，肝肾阴虚、肝风内动型和脾肾不足、痰瘀互阻型。庞国明等[4]认为 DPN 的发生是因消渴日久，耗伤气阴，阴阳气血亏虚，血行瘀滞，脉络痹阻所致，属本虚标实证。将本病辨证分为气虚血瘀、阴虚血瘀、阳虚血瘀、痰瘀阻络及肝肾亏虚 5 型，取得了较好的疗效。于秀辰等[5]认为，在 DPN 形成及发展的过程中，痰、瘀是两个重要的发病因素，因此，在分型论治时，多配合活血化痰通络法，并将其主要分为 4 型：气血两虚型、肝肾阴虚型、脾肾阳虚型和精亏髓乏型。屠庆祝[6]指出“消渴”初期由于饮食不节、劳倦内伤、情志不畅而致肝气郁结，脾郁不畅，气滞则血瘀；消渴日久，阴亏气损，血行不畅，津亏液耗，血涩不行，从而瘀血内生，则出现肌肤不仁、麻木、疼痛等症。周铭[7]认为本病在临床中除血瘀以外，气滞湿阻也是其常见的病因。许成群[8]从先后天的角度把 DPN 的根本原因概括为脾肾亏虚，认为阳虚络瘀是本病的病机关键，气阴两虚贯穿整个病程的始末。宋红梅等[9]把 DPN 病机概括为阴虚燥热、血瘀、痰浊三端。陈剑秋等[10]将本病分为阴虚热盛、气阴两虚、阴阳两虚 3 型，阴虚为 3 型之共性，是导致其发生与发展的内在因素而为其本，而热盛、湿浊、血瘀为其标。任爱华[11]认为：肾阳不足，阳不达于四末，则四肢不温；阴不化气，四肢失于温养，则麻木疼痛；元阳亏损，温煦不足，肌肉筋脉失于濡养为本病的关键。总之，笔者认为，DPN 是指由于消渴日久，或热耗气阴，或阴损及阳，以致气阴两虚、阴阳俱损，变生痰瘀，痹阻脉络所致的以麻、凉、痛、痿为特征的一种常见病证，是在消渴基本病机的基础上出现的本虚标实之证，气阴两虚为本病的重要病理基础，瘀血、痰浊为本病的病理产物并影响本病的发生发展。其病机是动态演变的过程，随着 DM 的发展，按照气虚挟瘀或阴虚挟瘀→气阴两虚挟瘀→阴阳两虚挟瘀的规律演变，阴亏是发生 DPN 的关键；气虚是迁延不愈的症结；阳虚是发展的必然趋势；血瘀是造成本病的主要原因。

二、临 床 治 疗

（一）辨证论治

中医药治疗 DPN 主要特色为：一是中医分型论治比较统一，选方用药较为一致；二是外治疗法在本病治疗中占有重要地位，普遍受到重视，内外并举，双管齐下，是本病取效主要途径也是治疗特色之所在。主要包括中药内服及辨证使用中成药，配合外治法如药物熏洗、溻渍、针灸、推拿、按摩、中频理疗等。

庞国明等[4]将其分为 5 型，分别给予补气活血、化瘀通痹的补阳还五汤加减；滋阴活血、柔筋缓急的芍药甘草汤合四物汤加减；温经散寒、通络止痛的当归四逆汤加减；化痰活血、宣痹通络的指迷茯苓丸合活络效灵丹加减及肝肾亏虚证治以滋补肝肾、填髓充肉的壮骨丸加减。一些医家从化痰通络、益肾温阳着手治疗本病，也取得了一定疗效。刘华[12]用益肾补阳还五汤（生黄芪、生晒参、熟地黄、枸杞子、麦冬、怀山药、当归、丹参、生葛根、桃仁、红花、赤芍、川芎、地龙）治疗老年人 DPN48 例，治疗后显效 26 例，有效 16 例，无效 6 例，总有效率 87.5%。刘克冕等[13]用桃仁、红花、当归、白附子、川芎、天麻各 10g，生黄芪 20g，豨莶草 15g，治疗 DPN 30 例，总有效率达 90%。李霏[14]以活血化瘀、通络止痛的活血通脉胶囊治疗本病 60 例，治疗组总有效率为 86.7%，治疗后改善了血管神经的缺血缺氧状态，提高了神经传导速度。陈剑秋等[15]用益气养阴活血方（由红参、麦冬、红花组成）治疗 DPN 患者，结果：肢端疼痛、麻木、无力改善率分别达 80.19%、73.13%、76.10%，感觉神经传导速度较治疗前增快，有显著性差异（$P<0.05$）。许多学者从补肾入手治疗本病也取得较好的临床效果。倪青[16]将本病之肝肾两虚、血不荣经型，用虎潜丸合芍药甘草汤加减治疗疗效显著。

（二）中药注射液的运用

近年来，中药提取液在临床中的应用极其广泛，这方面的临床研究也取得了长足进步。黄萍等[17]对 56 例 DPN 患者给予参麦注射液静脉滴注治疗 4 周，结果显示：临床症状改善率达 80%左右，周围神经功能测定改变显著（$P<0.05$）。吴静[18]将 64 例 DPN 患者随机分成灯盏花素治疗组（予灯盏花素 50mg/d）和甲钴胺对照组（予甲钴胺 500μg/qod），共治疗 3 周进行疗效分析，结果表明：灯盏花素注射液能明显抑制红细胞 AR 活性，提高血一氧化氮水平，从而有效改善 DNP 患者症状及体征，使四肢感觉神经传导速度显著提高（$P<0.01$）。尹刚等[19]通过葛根素治疗 DPN，从自觉症状，血脂，膝、跟腱反射，肌电图，神经传导速度和肌电位等多个方面的研究得出其作用机制为清除氧自由基，降低血黏度，改善血管痉挛。黄雌友等[20]运用川芎嗪治疗糖尿病周围神经病变，发现其能降低神经组织山梨醇水平，升高一氧化氮水平，改善患者血管内皮细胞功能，从而改善神经传导速度。

（三）针灸治疗

运用针灸疗法治疗本病也是一种有效的方法。王玉萍等[21]治疗 68 例 DPN 病人，穴位选择曲池、外关、合谷、环跳、足三里、三阴交、阳陵泉等，结果总有效率 92.6%。张艳玲等[22]观察单纯针刺治疗 20 例 DPN 患者，治疗显著好转 11 例，好转 6 例，无效 3 例，有效率 85%。治疗前后纤维蛋白原、血小板聚集率比较，有显著性差异（$P<0.05$ 或 $P<0.01$）。傅惠萍[23]采用针药并用的方法治疗 2 型糖尿病周围神经病变，治疗组总有效率 92.5%，优于单纯西药组，神经传导速度变化两组均有显著差异。唐赤蓉[24]采用针刺加走罐治疗 DPN 患者，并与单纯针刺组进行对照。经统计学处理，结果表明针刺加背部膀胱经走罐临床治愈率优于单纯针刺组。丁萍等[25]采用电针治疗 DPN，发现电针可以使患者体外血栓长度（ETL）、血小板聚集率（PagT）和纤维蛋白原（FG）等血高凝指标明显改善，并进一步证实针刺不仅可以兴奋迷走神经，使胰岛素（INS）分泌增加，血糖（BG）下降，而且还可通过对下丘脑的影响和对周围肌肉组织的刺激，进而达到神经细胞内环境趋于稳定的状态，随着 BG 的复常，DPN 的症状也随之减轻或消失。

（四）中药外治法

“外治之理，即内治之理；外治之药，即内治之药，所异者，法耳”；“治虽在外，无殊内治也”。外治可与内治并行，更能补内治之不及。笔者参与研究的各协作组成员单位在辨证分型的基础上结合各阶段临床表现，均予以熏洗等外治法。如糖痛外洗方（开封市中医院）温阳散寒、通络止痛。通络散（保定市中医院）益气养阴、通络止痛；舒筋洗药：舒筋活络，散瘀止痛；通络洗药：活血祛风，温经通络；温经洗药（广东省佛山市中医院）：温经散寒、祛风止痛。糖足方外洗 1 号方（北京市大兴中医院）：治疗以肢体麻木为主。糖足方外洗 2 号方（北京市大兴中医院）：治疗以肢体凉痛为主。另外，协作组内各单位还分别采取有针灸、按摩、离子导入、中频理疗等辅助方法治疗，起到了协同作用。

庞国明[26]、闫镛[27]在基础治疗前提下，治疗组 60 例运用糖痛外洗方熏洗浸泡患处，对照组 60 例口服维生素 B_1 片、维生素 E 丸，肌注甲钴胺注射液针。治疗组总有效率为 90%，显效率为 48.3%；对照组总有效率为 78%，显效率为 20.6%。肖玲等[28]用中药熏洗方（红花、川芎、鸡血藤、赤芍、艾叶、桂枝、千年健、乌梢蛇、地龙，夏天加忍冬藤，冬天加细辛）打成粉剂装入布袋煎液，先利用热蒸气熏蒸双下肢，待水温适宜时浸泡双下肢，无法浸泡处用布袋药渣熨洗，每次 1h 左右，治疗 DPN45 例，显效 20 例，有效 22 例，无效 3 例，总有效率 93.33%。潘慧[29]采用足三里穴位注射 Vit B_1、Vit B_{12} 治疗 DNP60 例，取得较好的临床疗效，总有效率 93.3%。激光血管内照射目前广泛应用于治疗缺血性脑血管病。黄德弘[30]依其治疗机制选择了 DNP 患者应用激光加川芎嗪静脉滴注，疗效明显优于对照组，且副作用小。

（五）中西医结合疗法

中西医结合疗法治疗 DPN 主要体现在中药汤剂结合西药、中成药结合西药、中药外洗等其他疗法结合西药等几方面，临床上取得了显著成绩。朱耀国等[31]将 96 例 DNP 患者随机分为对照组（40 例，予以降糖药、B 族维生素、654-2 等常规治疗）和治疗组（56 例，即在常规治疗基础上加用川芎嗪及六味地黄丸），疗程为 20 天。结果治疗组总有效率为 91.1%明显优于对照组（$P<0.01$）。明华等[32]治疗 DPN160 例，对照组在糖尿病知识教育、饮食控制与应用诺和灵的基础上，用甲钴胺片 500μg，im，每日 1 次：治疗组则再加通心络胶囊。结果治疗组痛觉过敏及感觉减退等症状明显改善，神经传导速度亦较对照组明显提高。赵通州等[33]治疗 DPN83 例，对照组 40 例，常规控制饮食，用胰岛素降糖，维生素 B_{12}，及前列腺素等营养神经；治疗组 43 例，在此基础上，加中药汤剂（黄芪、川芎、生地黄、玄参、杜仲、天花粉、知母、丹参、菟丝子、女贞子、木瓜等）连用 2 疗程。结果症状及神经传导速度等指标治疗组明显改善（$P<0.01$）。

三、述评与展望

综上所述，近年来 DPN 的治疗无论在中医及中西医结合等方面都取得了显著的进展。在今后研究中还应注意以下几点。

①目前在对消渴筋痹（DPN）的中医“病名”及证、因、脉、治上的认识尚不统一，尤其是把 DPN 称之为“消渴筋痹”有待尚榷。其病因病机及演变规律有待形成共识，证型过于繁杂、疗效的可重复性差，不便于临床推广使用，亟待总结提炼出一套形成共识度高、有效的、便于指导临床的辨证论治理论体系。②临床报道虽日渐增多，但多侧重于某一侧面的个体认识，疗效标准不统一，难以评价优劣，今后需按照循证依据，设立统一疗效标准，进行大样本、多中心等严谨合理的临床研究。③发挥中医多种疗法的优势，针灸、推拿、按摩，乃至中药外洗、敷贴、耳穴等方法，但仍需进一步的深入研究。④应用中西医结合的方法，从不同角度入手，对 DPN 给予积极治疗，通过观察症状、化验血糖、血液流变学、检查神经电生理等指标，比较客观的进行临床评价尚需进一步研究，使其更加标准化。⑤中药针剂的选用，也要根据证候采取辨证论治的方法，防止盲目使用中药针剂，引起不良反应。⑥今后还尚需建立统一的诊断和疗效评价标准，加强理论基础和实验研究，探讨中医药的作用机制。并充分发挥中医药优势，寻找疗效确切、毒副反应少、治愈率高、经济方便的治疗方法。

参考文献

[1] 马书平，赵志刚，刘卫红，等. 甲钴胺对糖尿病周围神经病变体感诱发电位潜时的影响[J]. 中国实用内科杂志，1999，19（7）：425.

[2] 曹莹，王立琴，张金梅. 糖尿病周围神经病变的中医药研究近况[J]. 中西医结合心脑血管杂志，2006，4（5）：427-428.

[3] 梁晓春. 糖尿病周围神经病变与消渴兼证“筋痹”及其中医治疗[J]. 中国临床医生，2006，34（5）：17-18.

[4] 庞国明. 糖尿病中医防治指南[M]. 北京：中国中医药出版社，2007：25.

[5] 于秀辰，吕仁和. 分期辨治糖尿病周围神经病变[J]. 中国临床医生，2003，31（1）：54.

[6] 屠庆祝. 浅谈糖尿病周围神经病变从血论治[J]. 中华实用中西医杂志，2005，18（8）：1171.

[7] 周铭. 行气化浊活血法治疗糖尿病周围神经病变 73 例[J]. 中医药信息，2002，19（4）：47.

[8] 许成群. 糖尿病周围神经病变的中医病机探讨[J]. 现代中医药，2003，15（4）：55.

[9] 宋红梅，宋剑涛. 通络糖泰颗粒对糖尿病大鼠坐骨神经组织病理的影响[J]. 福建中医药，2002，33（6）：38.
[10] 陈剑秋，王文健. 糖尿病周围神经病变的治疗思路[J]. 中国中医基础医学杂志，2001，7（9）：22.
[11] 任爱华. 糖痹方治疗糖尿病周围神经病变临床观察[J]. 中国中西医结合杂志，2002，20（7）：5.
[12] 刘华. 益肾补阳还五汤治疗糖尿病周围神经病变[J]. 浙江中西医结合杂志，2003，13（9）：534-536.
[13] 刘克冕，黄银花. 活血化瘀、祛风通络法治疗 DPN30 例[J]. 时珍国医国药，2001，21（10）：9.
[14] 李霏. 六味地黄丸类中药治疗糖尿病并发症初探[J]. 河北中医，2007，11（3）：46.
[15] 陈剑秋，王文健. 糖尿病周围神经病变的治疗思路[J]. 中国中医基础医学杂志，2001，7（9）：22.
[16] 倪青. 起病隐匿易漏诊误诊辨证施治宜标本兼顾——治疗糖尿病周围神经病变经验[J]. 辽宁中医杂志，2001，28（8）：451.
[17] 黄萍. 参麦注射液治疗糖尿病周围神经病变的临床研究[J]. 中国中医药科技，2007，14（3）：152.
[18] 吴静. 灯盏花素治疗糖尿病周围神经病变的疗效观察[J]. 湖南医科大学学报，2002，27（4）：337.
[19] 尹刚，张鹏. 葛根素治疗糖尿病神经病变 46 例[J]. 山东中医药大学学报，2001，25（2）：118.
[20] 黄雌友. 川芎嗪治疗糖尿病周围神经病变的临床研究[J]. 齐齐哈尔医学院学报，2004，23（12）：1363.
[21] 王玉萍，计磊，李军体，等. 针刺对糖尿病周围神经病变的影响[J]. 中国针灸，2005，25（8）：542-544.
[22] 张艳玲，蔡绍华，李创鹏，等. 针刺治疗糖尿病周围神经病变与血瘀高凝状态关系的临床观察[J]. 中国针灸，2000，20（9）：553-555.
[23] 傅惠萍. 针药并用治疗 2 型糖尿病周围神经病变疗效观察[J]. 甘肃中医，2007，20（6）：56.
[24] 唐赤蓉. 针刺走罐法治疗糖尿病周围神经病变[J]. 四川中医，2003，21（7）：89.
[25] 丁萍，谌剑飞，马雅玲. 针刺治疗 2 型糖尿病周围神经病变[J]. 中国民间疗法，2004，12（10）：14.
[26] 庞国明. 糖尿病外治十法[J]. 北京中医，1999，4：35-36.
[27] 闫镛. 糖痛外洗方治疗糖尿病周围神经病变 60 例[J]. 河南大学学报・医学版，2005，24（2）：57-58.
[28] 肖玲，苏波，周华，等. 中药熏洗方治疗糖尿病周围神经病变临床观察[J]. 广西中医学院学报，2004，7（3）：31-32.
[29] 潘慧. 穴位注射治疗糖尿病性下肢周围神经病变疗效观察[J]. 社区医学杂志，2005，3（4）：46.
[30] 黄德弘. 激光加川芎嗪治疗糖尿病性周围神经病变临床观察[J]. 中国中西医结合杂志，2000，20（8）：620-621.
[31] 朱耀国，顾碧云. 中西医结合疗法在糖尿病周围神经病变中的临床应用[J]. 国际医药卫生导报，2002，（1）：88-89.
[32] 明华，王传梅，卢国华，等. 中西医结合治疗糖尿病周围神经病变临床研究[J]. 实用中西医结合临床，2004，4（1）：10-11.
[33] 赵通州，张建钢，胡守琪，等. 中西医结合治疗糖尿病周围神经病变的临床观察[J]. 宁夏医学杂志，2004，26（9）：580-581.

第七节　糖尿病周围神经病变的中医证型分布规律研究

糖尿病周围神经病变（DPN），是糖尿病所致神经病变中最常见的一种，发病率在 30%～90%[1]，临床以肢体麻木、发凉、疼痛、萎缩为主要特征。该病早期呈相对可逆性，后期发展为顽固性难治性神经损伤。本病归属于中医“筋痹”“血痹”“脉痹”“痿证”等范畴。本文通过对 2007 年 8 月至 2009 年 6 月 200 例 DPN 患者进行观察、分析，从而探讨本病的中医证型分布规律。

一、资料与方法

1. 一般资料

所有病例均为开封市中医院糖尿病门诊及病房住院的 DPN 患者，共 200 例患者。

2. 诊断标准

（1）西医诊断标准：参照 2003 年中华医学会发布的《中国糖尿病防治指南》的 DPN

诊断标准。

（2）中医诊断标准：参照 2007 年中华中医药学会发布的《糖尿病中医防治指南》结合《中医临床诊疗术语症候部分》制定：①气虚血瘀证：手足麻木，如有蚁行，肢末时痛，多呈刺痛，下肢为主，入夜痛甚，少气懒言，神疲倦怠，腰腿酸软，或面色㿠白，自汗畏风，易于感冒，舌质淡紫，或有紫斑，苔薄白，脉沉涩。②阴虚血瘀证：腿足挛急，酸胀疼痛，肢体麻木，或小腿抽搐，夜间为甚，五心烦热，失眠多梦，腰膝酸软，头晕耳鸣，口干少饮，多有便秘，舌质嫩红或暗红，苔花剥少津，脉细数或细涩。③痰瘀阻络证：麻木不止，常有定处，足如踩棉，肢体困倦，头重如裹，昏蒙不清，体多肥胖，口黏乏味，胸闷纳呆，腹胀不适，大便黏滞，舌质紫暗，舌体胖大有齿痕，苔白厚腻，脉沉滑或沉涩。④肝肾亏虚：肢体痿软无力，肌肉萎缩，甚者痿废不用，腰膝酸软，骨松齿摇，头晕耳鸣，舌质淡，少苔或无苔，脉沉细无力。

3. 病例纳入标准

凡诊断为糖尿病性周围神经病变，中医辨证符合诊断标准，年龄在 20～65 岁之间者，可纳入研究病例。

4. 病例排除标准

①年龄在 20 岁以下或 65 岁以上的患者；②妊娠期或哺乳期妇女；③合并糖尿病酮症酸中毒等急性并发症者；④严重的肝肾损害或心脑血管疾病者；⑤有其他可能引起周围神经病变者，如中毒、结缔组织病、感染引起的吉兰-巴雷综合征等；⑥不能配合研究的患者。

5. 统计学方法

全部数据采用 SPSS13.0 统计分析软件进行处理。采用频数分析、Spearman's 相关分析、方差齐性 t 检验，方差不齐时采用校正 t 检验。

二、结　　果

1. 一般情况

200 例入选患者男 115 例，女 85 例，年龄 25～65 岁，年龄（51.69±5.86）岁，DPN 病程 0.1～18 年，病程（6.86±6.3）年，合并糖尿病眼病 106 例（占 53.0%）；糖尿病肾病 113 例（占 56.5%）；高血压 80 例（占 40.0%）；冠心病 80 例（占 40.0%）；高三酰甘油血症 95 例（占 47.5%）。

2. DPN 中医证型分布规律

200 例入选病人根据中医辨证分型标准，气虚血瘀型 76 例（占 38%），阴虚血瘀型 64 例（占 32%），痰瘀阻络型例 36 例（占 18%），肝肾亏虚型 24 例（占 12%），各型出现比例排列为气虚血瘀型＞阴虚血瘀型＞痰瘀阻络型＞肝肾亏虚型。

3. DPN 舌脉分布规律（表 1）

表 1 糖尿病周围神经病变舌脉分布规律例（%）

舌象									脉象			
舌质						舌苔						
淡	淡红	淡暗	暗红	紫暗	薄白	白腻	黄腻	少苔	细涩	细数	沉细	沉滑
30 （15）	10 （5）	90 （45）	40 （20）	30 （15）	29 （14.5）	90 （45）	21 （10.5）	60 （30）	45 （22.5）	40 （20）	95 （47.5）	20 （10）

由表 1 可知：DPN 的舌质以淡、暗为主，其中淡暗占 45.0%；紫暗占 15.0%，舌质暗者共计 80.0%，说明血瘀是造成本病的主要原因之一，舌苔以腻为主，占 55.5%，其中白腻占 45.0%，为最多；少苔占 30.0%，脉象以细和涩为主，占 90.0%，其中沉细最多，达 47.5%。这与 DPN 辨证多为气虚血瘀、阴虚血瘀有关。

4. DPN 中医证型性别、年龄分布规律（表 2）

表 2 糖尿病周围神经病变各证型患者性别、年龄分布规律（岁）

证型	n	性别		年龄				
		男	女	20＜A≤35	35＜A≤45	45＜A≤55	55＜A≤65	平均年龄
气虚血瘀	76	46	30	8	15	25	28	49.71±6.69
阴虚血瘀	64	37	27	5	14	20	25	50.50±5.99
痰瘀互结	36	23	13	0	2	14	20	55.08±6.52
肝肾亏虚	24	9	15	0	0	13	11	56.04±4.98
合计	200	115	85	13	31	72	84	51.69±5.81

由表 2 可知：4 种证型 DPN 患者性别比较经 χ^2 检验，无显著差异（$P>0.05$），提示中医证型分布与性别无相关性。

5. DPN 各证型病程分布规律（表 3）

表 3 糖尿病周围神经病变各证型患者病程分布规律（a）

证型	n	Y≤3	4≤Y≤6	7≤Y≤9	Y≥10	最短	最长	平均病程
气虚血瘀	76	33	30	10	3	0.1	12	6.09±1.41
阴虚血瘀	64	25	23	12	4	1.5	14	6.48±1.34
痰瘀互结	36	2	26	4	4	2	13	5.47±1.35
肝肾亏虚	24	0	9	10	5	4	17	7.33±1.81
合计	200	60	88	36	16	—	—	6.86±1.63

由表 3 可知：DPN 病程 0.1～18 年，病程（6.86±1.63）年；经 Spearman's 相关性分析，DPN 中医分型与病程的相关系数为 0.353，说明两者有一定的相关性，但是不密切。

三、讨论与体会

现代医家对 DPN 的病名归属有不同认识。时振声认为该病属《金匮要略》“血痹”范畴，李吉松[2]认为该病为“消渴脉痹”，而其他医家根据 DPN 的临床表现不同分别以“筋痹”“血痹”“脉痹”“痿症”“不仁”“麻木”“痹症”论治。多数医家认为糖尿病周围神经病变划属中医“痹症”范畴为妥。中医学认为 DPN 多因阴虚、气虚、阳虚、血瘀、痰浊等所致，致病因素很多，多数医家认为阴虚是本病发生的关键，血瘀是本病的主要原因。如《中藏经》云：“痹者闭也，五脏六腑感于邪气，乱于真气，闭而不仁，故曰痹也。又痹病或痛痒、或麻、或急、或缓，而不能收持，或举而不能舒张，或行立艰难……或上不通于下，或下不通于上，或六腑闭塞，或左右疼痛……种种诸证，皆出于痹也”；金代李杲《兰室秘藏》记载消渴病人有时“上下齿皆麻，舌根强硬，肿疼，四肢痿弱，前阴如冰”；《丹溪心法》载：“肾消证……肾虚受之，腿膝枯细，骨节酸疼。”总之，糖尿病周围神经病变以“麻、凉、痛、痿”为其主要特征。

1. 阴虚是糖尿病周围神经病变发生的关键

阴精是人体重要的物质成分，对人体起滋养、濡润、镇静、收敛等作用。阴虚燥热是消渴的基本病机。肺胃之阴伤则口渴多饮、多食易饥；肝肾之阴伤则多尿消瘦、潮热盗汗、腰酸耳鸣。消渴日久，阴损及气、致瘀、生痰，痰瘀阻络而发为 DPN，因此阴虚是糖尿病周围神经病变的病因和病理基础。阴虚津亏，无以载气，可致气虚；阴虚日久，阴损及阳，又可致阳虚；精血亏耗，津亏液少，又可致血瘀和痰凝。可见，阴虚既是糖尿病发病的根本，也是糖尿病周围神经病变发病的关键。

2. 气虚是糖尿病周围神经病变迁延不愈的症结

消渴日久则气伤，气为血之帅，对血液的运行起推动作用，即气能行血。气虚行血无力，血行不畅，缓慢涩滞，而成瘀血，因此气虚是血瘀的病因。气虚日久，气损及阳，又可致阳虚；气虚不能运化水湿，又可致痰浊。可见，气虚是血瘀、阳虚、痰湿的病因，是 DPN 迁延不愈的症结[3]。

3. 阳虚是糖尿病周围神经病变发展的必然结果

阴阳互根，阴虚日久，则阳气生化不足；同时气虚也可损阳，而致阳虚。DPN 发病主要是脾阳虚和肾阳虚。脾肾阳虚，阳气对于水液的运行输布和血液的正常运行均有推动、温煦的作用，阳气不足则水液停聚，痰浊内生；阳虚则寒凝血脉，而致血瘀。因为阳虚是阴虚和气虚日久的结果，所以阳虚随着病程的进展而出现和加重，也是必然的病理结果[4]。

4. 血瘀贯穿于糖尿病周围神经病变发生过程的始终

血瘀是糖尿病周围神经病变的重要病机，瘀血是本病进程中形成的病理产物。本病之瘀血成因机制多为以下几点：①消渴患者多因禀赋不足，尤以阴虚多见。而消渴燥热日久，又伤及阴精，津液不足，不能充血以载血循经畅行，如周学海《经书笔记》中云："血如像舟，津如像水，水津充沛，舟才能行"，是为阴虚致瘀。②虚火致瘀：消渴患者以阴虚为本，日久虚火渐生，灼伤脉络，血不循经，妄行而为离经之血，离经之血谓之瘀血。③气虚血瘀：气虚无力运血，停而为瘀。④阳虚血瘀：久病阴损及阳，阳虚失于温煦，寒凝血脉而成瘀。⑤痰浊：多饮多食，加之本已气虚失运，水液聚成痰浊，食停留为积滞，阻碍气血，可以生瘀。⑥久病入络：无论何因，总以"瘀血阻络为果"[5]。

5. 痰浊是糖尿病周围神经病变的变证

痰浊是糖尿病周围神经病变的重要病因，造成 DPN 血瘀的病机如阴虚、气虚、阳虚等，也都可以造成痰浊。消渴病人多饮、多食，宿食积滞，也可产生痰浊。消渴病人多体型肥胖，"肥人多湿"即消渴病人多为痰湿体质。痰湿阻滞气机，又可造成瘀血，进而痰瘀互结。痰浊是由基本病机产生的病理产物，并随病程进展而加重。

本研究的 200 例 DPN 患者，气虚血瘀型 76 例（占 38.0%）、阴虚血瘀型 64 例（占 32.0%），两者共计 140 例（占 70.0%），说明糖尿病周围神经病变中医证型分布以气虚血瘀、阴虚血瘀为主；肝肾亏虚型在年龄、病程方面与其他证型比较差异显著，表现为病程较长，年龄偏大；DPN 以凉、麻、痛、痿四大主症为临床特点；其主要病机是以气虚、阴虚、阳虚为本，以瘀血、痰浊阻络为标，血瘀以其不同的程度而贯穿于 DPN 整个病程的始终。临证当首辨其虚实，虚当辨气虚、阴虚、阳虚之所在；实当辨瘀与痰之所别，但总以虚中挟实最为多见。治疗当在辨证施治、遣方择药前提下，酌情选加化瘀通络之品，取其"以通为补""以通为助"之义。本病在治疗手段的选择上，当灵活选用熏、洗、灸、推拿等外治法，内外同治，以提高疗效，缩短疗程。

参 考 文 献

[1] 许曼音. 糖尿病学[M]. 上海：上海科学技术出版社，2003：439.
[2] 李吉松. 糖尿病周围神经病变的辨证治疗[J]. 光明中医，2001，17（5）：11.
[3] 边秀娟，王兴华. 从文献看补气通络法对糖尿病周围神经病变诊治的指导意义[J]. 河南中医学院学报，2009，24（3）：109-110.
[4] 张树军. 滋肾通络法治疗糖尿病周围神经病变疗效观察[J]. 河南中医，2008，28（1）：49-50.
[5] 杨社香. 活血化瘀法为主治疗糖尿病周围神经病变临床研究[J]. 河南中医学院学报，2008，23（5）：40-42.

第八节　经方治疗消渴病痹症临证经验总结

随着时代的发展，世界范围的糖尿病（DM）患者人数逐渐增加，据统计，每年增加约 5%[1]。作为 DM 主要慢性并发症之一的糖尿病周围神经病变（DPN），其发病率也逐渐增加。DPN 发病率约占 DM 患者的 85%以上，其 5～10 年内病死率可达 25%～50%。因此，如何安全、简便、有效地治疗 DPN 是目前临床研究的主流。祖国医学认为，DPN 可以归类于"消渴病痹症""筋痹""血痹""脉痹"等范畴。庞国明教授认为应将其命名为"消渴病痹症"为宜[2]。中医药治疗消渴病痹症具有独特的治疗优势，近年来经方治疗消渴病痹症成为国内研究热点。

方证对应这一诊疗方式首见于张仲景的《伤寒杂病论》，即“病皆与方相应者，乃服之”，“观其脉症，知犯何逆，随证治之”。顾名思义，方证对应即“方剂”与“病症”的对应。从历代医家使用成方或经方的病案或经验中发现，“方证对应”的重点应当是方剂组方原理与疾病病机的对应，其根本宗旨强调的是“理法方药的统一”[3]。方证对应是一种相对成熟完整的疾病诊治方法，是传统中医探讨临证处方用药规律的学说，是寻找方剂与其主治适应证之间特殊对应关系的学说，是临证取效的关键所在[4]。庞国明教授从医40余载，在糖尿病及其并发症的研究领域中建树颇多，擅长运用经方治疗消渴病痹症，现将庞国明教授方证对应治疗消渴病痹症的临床经验总结如下。

一、症有四大，病分四期

庞国明教授总结消渴病痹症的病因病机如下。

1. 病因虚实错杂

消渴病痹症是因消渴日久，耗伤气血阴阳，血行瘀滞，脉络痹阻所致，属本虚标实证。本虚在于气虚、血虚、阴虚、阳损，四者既可单独在消渴病痹症的发生发展中起作用，也可相互转化，互为因果；既可单独存在，也可同时存在。标实为痰浊、瘀血，两者既可单独致病，也可互结为患。在临床上，消渴病痹症患者既可表现为单纯虚证，所谓“阳虚失温则凉”“气虚不至则麻”“血虚不荣则木”“气血虚失养则萎”；又可虚实夹杂，所谓“痰瘀阻络，脉络痹阻，不通则痛”，但一般不存在纯实无虚之证。

2. 病机动态演变

消渴病痹症的发展是动态演变的过程，随着病情的发展，按照气虚或阴虚—气阴两虚—阴阳两虚的规律而演变，血瘀贯穿本病的始终。消渴病痹症以肢体的麻、凉、痛、痿为主要临床表现，以四大症为主要表现，本病大致可以分为4个阶段。

（1）麻木为主期：多由于消渴日久，耗气伤阴，气虚则行血无力，阴虚则血行不畅，气阴两虚，血液运行不利而成瘀，脉络瘀滞，肢体失荣。临床表现为时有手足麻木，如裹袜套，或如蚁行、步如踩棉等。

（2）肢凉为主期：久病伤阳，或气损及阳，或阴损及阳，阳气不足，不能达于四末，肢体失于温煦，临床可见手足不温、脉细欲绝等。

（3）疼痛为主期：气虚则血行无力而成瘀，阴虚则血行不畅而成瘀；或阳虚失于温煦，阴寒凝滞，血液凝滞而成瘀；或因气虚不能布散津液，阳虚不能化气，导致痰浊内生，痰浊与瘀血互结，痹阻脉络，不通则痛。临床上常呈刺痛，夜间加重，甚者彻夜不眠等。

（4）痿软为主期：由于久病气血阴阳俱虚，脏腑虚衰，脾胃为气血生化之源，脾虚不能化生气血，气血益虚；或因疼痛而长期肢体活动受限，脉络瘀阻，四肢失于荣养，导致肌肉日渐萎缩、肢体痿软无力。

二、方证对应，四证四方

庞国明教授根据方证对应思想，分别应用经方黄芪桂枝五物汤、当归四逆汤、麻黄细辛附子汤、薯预丸治疗消渴病痹症，现分述如下。

1. 黄芪桂枝五物汤证

黄芪桂枝五物汤出自《金匮要略》:“血痹阴阳俱微，寸口关上微，尺中小紧，外证身体不仁，如风痹状，黄芪桂枝五物汤主之。”该条文意指血痹由营卫气血不足所致，以肌肤麻木不仁为主要特征，庞教授认为当用黄芪桂枝五物汤治疗，方中黄芪益气血、充肌肤、温分肉为君药。桂枝解肌通阳，芍药行血宣痹，二者一阴一阳，一动一静，起到调和阴阳，通经络、除血痹的作用，共为臣药。佐以生姜辛温，疏散风邪；大枣甘温，养血益气。黄芪桂枝五物汤益气通阳、和营行痹之功与消渴病痹症麻木之气营不足、瘀滞四末、络脉失养的主要病机方证相应，是良方。现代药理研究亦证实，黄芪桂枝五物汤可有效治疗消渴病痹症，可改善神经传导速度，缓解中医临床症候，具有临床推广应用价值[5]。根据方证对应思想，庞教授认为用黄芪桂枝五物汤加减治疗以“麻木”为主症的消渴病痹症疗效甚佳。

2. 当归四逆汤证

当归四逆汤出自张仲景《伤寒论·厥阴篇》:“手足厥寒，脉细欲绝者，当归四逆汤主之。”该方温经散寒，养血通脉，主治血虚寒厥证，主要用于治疗手足厥寒，肢体痹痛等证候。方中当归养血和血；桂枝温通经脉，同为君药。细辛助桂枝温通血脉；白芍养血和营，助当归补益营血，共为臣药。通草通经脉，以畅血行；大枣、甘草益气健脾养血，共为佐药。甘草兼调药性。当归四逆汤温经散寒之功与消渴病痹症肢凉之阳虚寒凝的主要病机方证对应。《注解伤寒论》中提到“手足厥寒者，阳气外虚，不温四末，脉细欲绝者，阴血内虚，脉行不利。予当归四逆汤，助阳生阴也”。临床研究显示当归四逆汤治疗糖尿病周围神经病变属血虚寒凝证效果显著[6]。庞教授用当归四逆汤加减治疗以“发凉”为主症的消渴病痹症疗效确切。

3. 麻黄细辛附子汤证

麻黄细辛附子汤出自《伤寒论·辨少阴病脉证并治》:“少阴病，始得之，反发热，脉沉者，麻黄细辛附子汤主之。”庞教授认为麻黄细辛附子汤方中以麻黄发汗解肌；附子温里以补真阳；又以细辛助其辛温发散。三者合用，补散兼施，虽微发汗，无损于阳气，故该方被称为“温经散寒之神剂”。实验研究结果显示，麻黄细辛附子汤醇沉液和水煎液均对热致痛小鼠可明显延长痛阈时间，对化学刺激所致的疼痛，有明显的拮抗作用，其镇痛效应与颅痛定比较无显著性差异[7]。临床应用麻黄细辛附子汤加味治疗痹症 32 例，总有效率 96.87%，与外用布洛芬乳膏相比，能更明显改善患者症状，减轻病痛[8]。庞教授用麻黄细辛附子汤加减治疗以“疼痛”为主症的消渴病痹症疗效肯定，需重用附子 10～60g，重用细辛 6～12g 方能奏效。

4. 薯预丸证

薯预丸出自《金匮要略·血痹虚劳病脉证并治第六》："虚劳诸不足，风气百疾，薯蓣丸主之"，庞教授认为脾胃为后天之本，气血化生之源，故用本方补脾生肌，长肉治痿，喜重用山药 30～60g 以健脾生肌，用大枣、甘草、地黄、当归、六神曲、大豆黄卷、人参、阿胶、白术、白芍、麦冬、茯苓、干姜益气健脾，滋阴养血，以柴胡、桂枝、桔梗、川芎、苦杏仁、防风等疏风解表祛邪，全方以补益为主，兼能祛邪。薯蓣丸之补益气血与消渴病痹症肌肉萎缩之气血亏虚方证对应。该方能有效治疗以肢体痿软不用为主要表现的消渴病痹症[9]。庞教授用薯预丸化裁治疗以"痿软"为主症的消渴病痹症疗效确切，认为需长期坚持用药方能起效。

三、切合临床，疗效独特

案一　崔某，女，65 岁，农民，开封市人，2019 年 2 月 6 日因"双下肢麻木、发凉、疼痛 5 年，再发加重 1 月"住院治疗。患糖尿病 10 年，目前皮下注射诺和灵 30R 针早 25u、晚 25u，口服二甲双胍缓释片 0.5g，日 3 次，阿卡波糖片 50mg，日 3 次控制血糖，自测空腹血糖 9.0mmol/L，餐后血糖未检测。1 月前患者自觉双下肢麻木、发凉、疼痛症状加重，伴疲劳无力，右侧膝关节肿胀、活动不利，服甲钴胺片、卡马西平片等药物治疗效果不明显，门诊以"消渴病痹症"收住入院。入院症见：双下肢麻木、发凉、疼痛，畏寒怕冷，疲劳无力，右膝关节肿胀、活动不利，双上肢手指关节变形，视物欠清，动则胸闷气喘，大便正常，小便频数，舌淡暗，苔薄白，脉沉细。入院测糖化血红蛋白 7.6%，果糖胺 3.2mmol/L，X 光片示右膝关节骨质增生。四肢神经传导速度：四肢末梢各项指标均高于正常范围。四肢血流多普勒：左侧 ABI 为 0.89，右侧 ABI 为 0.86，波形一相波变低，波幅增宽，双侧均为轻度血管病变。入院诊断：消渴病痹症（寒凝血瘀证）。治以温经散寒、通络止痛。当归四逆汤加减：当归 30g、细辛 3g、桂枝 10g、大枣 20g、通草 10g、赤芍 30g、白芍 30g、桃仁 10g、川芎 10g、地龙 30g、元胡 30g、炙甘草 6g，水煎服，日一剂，分早晚服；同时配合药渣再煎局部熏洗治疗以温经通络止痛。2019 年 2 月 16 日：用药 10 天后双下肢麻木、发凉、疼痛减轻，乏力困倦较前改善。测空腹血糖 8.5mmol/L，早餐后 2 小时血糖 13.3mmol/L。守上方 10 剂。2019 年 2 月 26 日：空腹及三餐后 2 小时血糖分别为 6.7、9.3、8.8、7.5mmol/L。自诉双下肢发凉、麻木较前减轻，但仍有疼痛，中药汤剂加炒乳香 10g、醋没药 10g 活血止痛。服药 10 剂后，疼痛减轻，效不更方。共服药 30 剂，患者肢体麻木、发凉、疼痛症状消失，病情痊愈。

按语　消渴病痹症属于消渴病的变症，本病患者乃阳虚不运，寒凝血脉，血行不利所致。消渴日久，阴损及阳，阳气不达四末，兼之经脉受寒，寒邪凝滞，血行不利，不通则痛，遂致肢体麻木、发凉、疼痛，遇寒加重。四诊合参，证属寒凝血瘀。"血得温则行，得寒则凝"，故治以温经散寒、通络止痛。庞国明教授喜用当归四逆汤治疗寒凝血瘀型消渴病痹症，正如《伤寒论·辨厥阴病脉证并治》曰："手足厥寒，脉细欲绝者，当归四逆汤主之"，经方当归四逆汤温经散寒、通络止痛，切中本病寒凝经脉、血行不利之病机，用方堪称精当，方中当归甘温，养血和血；桂枝辛温，温经通脉共为君药；细辛温经散寒，助桂枝温通血脉，赤芍、白芍养血活血，去瘀生新，助当归补益营血共为臣药；通草、川芎、元胡、桃仁、地龙行气活血、通络止痛，大枣、甘草益气健脾、调和营卫共为佐药，重用大枣，既合当归、芍药以补营血，又防桂枝、细辛燥烈太过；甘草兼调诸药而为使药。全方共奏温经散寒、通络止痛之效。药证相符，故10剂显效，连服30剂顽疾得愈。每用此方加减治疗寒凝血瘀型消渴病痹症，无不效如桴鼓，用之甚为满意。清代医家吴师机在《理瀹骈文》中指出："外治之理即内治之理，外治之药即内治之药，所异者法耳。"临证处方中药汤剂既可内服，又可外用，消渴病痹症患者内服、外洗并用，内治、外治结合，具有殊途同归、异曲同工之妙。中药熏洗治疗取效的关键在局部吸收，达到温经通络、活血止痛之效，能快速改善临床症状，提高治疗依从性。

案二 邹某，女，63岁，退休工人，2019年4月20日就诊，主诉：四肢麻木、疼痛半年，既往2型糖尿病10年，以饮食控制并先后口服二甲双胍、阿卡波糖片等药，病情时轻时重，近半年来觉两手足发麻疼痛，以两足明显，夜间或着凉时加重，常自汗出，趾端不温，伴神疲乏力，失眠，纳呆，消瘦，口干不显，饮水不多，尿量适中，面色㿠白，手足不温，舌暗淡，苔薄白，脉沉细无力，实验室检查：空腹血糖11.7mmol／L。诊断：消渴病痹症（气虚血瘀，营卫不和），治宜益气温阳，和营通痹，方选黄芪桂枝五物汤加味，处方：炙黄芪30g，桂枝10g，当归10g，赤白芍各30g，干姜10g，大枣5枚，丹参30g，桃仁10g，红花10g，鸡血藤30g，炙甘草6g，10剂，日一剂，水煎服400ml，早晚温服，配合局部自行揉搓按摩，配合药渣再煎外洗。二诊：四肢麻木、刺痛减轻，继以原方加减，连服一月余，麻木、刺痛明显减轻，查空腹血糖 6.8mmol／L。嘱平素常服我院自制药降糖通络片以防复发。

按语 消渴病出现肌肉麻木疼痛、皮肤发冷等症，现代医学认为多与糖尿病性周围神经病变有关，《金匮要略·血痹虚劳》有载："夫尊荣人，骨弱肌肤盛，重因疲劳汗出，卧不时动摇，加被微风，遂得之，但以脉自微涩，在寸口，关上小紧，宜针引阳气，令脉和紧去则愈。""血痹，阴阳俱微，寸口关上微，尺中小紧，外证身体不仁，如风痹状，黄芪桂枝五物汤主之。"血痹虽非消渴，但仲景所言"尊荣人""骨弱肌肤盛""外证身体不仁，如风痹状"，却极类消渴病久之人，消渴日久必致阴阳两虚，气血衰少，营卫失和，风寒湿邪乘虚客之，则发为"外证身体不仁，如风痹状"，故治当以黄芪桂枝五物汤益气活血，温经通痹为法。血行涩滞明显者，酌加鸡血藤、丹参、桃仁、红花、地龙、水蛭、全虫等药。

四、结　语

随着社会的发展和生活条件的改善，DM的发病率逐年升高，作为DM主要并发症之一的DPN发病率亦随之逐年增加，同时DPN也是DM患者致残的主要原因，严重威胁着患者的生存质量。庞国明教授认为消渴病痹症的特征为本虚标实，以肢体的麻、凉、痛、痿为主要临床表现。治疗上庞国明教授根据方证对应思想，分别应用经方黄芪桂枝五物汤、当归四逆汤、麻黄细辛附子汤、薯预丸治疗消渴病痹症。临床疗效满意，值得推广应用。

参 考 文 献

[1] 陈西慧，张玉琴. 张玉琴教授治疗糖尿病周围神经病变经验总结[J]. 中国当代医药，2019，26（3）：133-135.

[2] 庞国明，闫镛，朱璞，等. 糖尿病周围神经病变中医诊疗规范初稿[J]. 中华中医药杂志，2010，25（02）：260-264.

[3] 付桥桥，王希胜，谷浩荣. 关于《伤寒杂病论》“方证论治”内涵的认识[J]. 中医杂志，2019，60（10）：893-897.

[4] 王阶，熊兴江，何庆勇，等. 方证对应内涵及原则探讨[J]. 中医杂志，2009，50（3）：197-199.

[5] 袁德新，许济宇. 黄芪桂枝五物汤加减治疗糖尿病周围神经病变的临床疗效[J]. 世界最新医学信息文摘，2019，19（33）：197-199.

[6] 李志宏，王建军. 当归四逆汤加减治疗血虚寒凝型糖尿病周围神经病变的临床观察[J]. 中西医结合心脑血管病杂志，2018，16（23）：3568-3570.

[7] 段小毛，李茯梅，卢新华，等. 麻黄细辛附子汤镇痛药理效应研究[J]. 光明中医，2006，21（5）：26-27.

[8] 王树强. 麻黄细辛附子汤加味治疗痹症 32 例[J]. 河南中医，2012，32（6）：677-678.

[9] 张北华，魏子孝. 治疗糖尿病周围神经病变经验[J]. 北京中医药，2010，29（1）：24.

第四章　论糖尿病慢性并发症诊治心悟

第一节　治疗糖尿病性失眠经验

失眠是2型糖尿病患者的常见症状，轻则睡眠欠佳，或难以入睡，或半夜易醒，醒后难以再次入睡；或乱梦纷纭，重则整夜不能入眠。由于长期睡眠不足，精神萎靡，头昏脑涨，心烦易怒，记忆衰退，病人往往苦不堪言，有甚者精神几近崩溃。并且失眠也是导致血糖波动，甚至居高不下的常见因素[1]。庞国明教授从医40余年，治学严谨，德高望重，擅长内外并举治疗糖尿病及其并发症，对糖尿病性失眠有着独到的精辟见解，吾等跟师数年，受益匪浅，现将庞师治疗糖尿病性失眠的经验总结如下。

一、中医病因病机

中医学早在《黄帝内经》中便载有对昼精夜寐的论述。如《素问·生气通天论》中明言："故阳气者，一日而主外，平旦人气生，日中而阳气隆，日西而阳气已虚，气门乃闭。是故暮而收拒，无扰筋骨，无见雾露。"《灵枢·口问》中载言："卫气昼日行于阳，夜半则行于阴，阴者主夜，夜者卧，阳气尽，阴气盛，则目瞑；阴气尽而阳气盛，则寤矣。"《内经》认为自然界昼夜交替的变化规律，导致了人体阴阳消长的周期性变化，白昼阳盛于外阴敛于内，人体则劳作活动；夜间阳虚入阴，阴盛主夜，人体则静息入眠，即为昼精夜寐形成之过程。阴平阳秘，精神乃治。若阴阳消长失调，阳盛阴衰，阴阳失交，则生不寐。ᘐ 崗२ 浻H湃H甄Ĉ·ᔑ 積헵 "不得卧""目不瞑"。

庞师认为糖尿病性失眠属继发不寐。古代医籍中虽未明确提出"消渴不寐"一词，但二者在病因上的紧密联系，为本病提供了重要的理论依据。如饮食不节可致消渴及不寐，《素问·奇病论》有云："此肥美之所发也，此人必数食甘美而多肥也，肥者令人内热，甘者令人中满，故其气上溢，转为消渴。"而肥人往往又多痰湿，痰湿内热拥遏于中，胃气失和，不得安眠，发为不寐。正如《张氏医通·不得卧》所言："脉滑数有力不得卧者，中有宿滞痰火，此为胃不和则卧不安也。"情志失调可致消渴及不寐，如《临证指南医案·三消》曰："心境愁郁，内火自燃，乃消证大病。"愁郁之火躁扰心神，神魂不安，夜不能寐。劳逸失度可致消渴及不寐，如《外台秘要·消渴消中》云："房事过度，致令肾气虚耗故也，下焦生热，热则肾燥，肾燥则渴。”肾燥阴衰于下，不能上承于心，心肾失交，水火不济，心火妄动，心神不宁，夜寐不安。另外庞师认为消渴日久，多痰多瘀，变证百出，身心痛苦，夜间作甚，不得入眠，亦可成为消渴导致不寐之重要原因。

总之，庞师认为糖尿病性失眠的病因病机大致有四：①饮食不节，胃气失和；②情志失调，躁扰心神；③劳逸失度，心肾不交；④慢病缠绕，心神不安。目前西医对该病的治疗缺乏特异疗法，往往存在残留效应、遗忘效应、停药反应、依赖成瘾等特点，疗效欠佳，停药后症状易反复，长期服用具有一定不良反应等缺点[2]。中医药治疗糖尿病失眠具有简、便、廉、验、副作用小的优势，值得深入研究、发掘整理[3]。

二、辨证治疗

庞师擅长中医辨证论治，认为本病当分四型论治：胃气失和型、肝郁化火型、心肾不交型、痰瘀互结型[4]。

1. 胃气失和型

症见胃脘痞塞、腹胀时痛、嗳气吞酸、食欲不振、恶心欲吐、大便不爽、辗转反侧、难以入眠，舌苔浊腻，脉滑。治以消食和胃，消导安神。方选保和丸加减。积消胃和则眠自安。药用焦山楂、炒神曲、制半夏、茯神、陈皮、连翘、炒莱菔子、炒麦芽、甘草等。脾虚者加党参、白术；胃气上逆而嗳气者加半夏、竹茹。食积较甚可加鸡内金、枳实、厚朴等消食导滞之剂；实热便秘加用大黄、厚朴、枳实等通便消导之剂[5]。

2. 肝郁化火型

症见胸胁胀满，呃逆嗳气，烦躁易怒，口干微苦，躁扰不宁、难以入眠，舌边微红，苔薄黄，脉弦。治以疏肝泻火、清热安神。方选丹栀逍遥散加减。药用丹皮、栀子、柴胡、当归、白芍、白术、薄荷、茯神、炒枣仁、合欢皮、甘草等。本方辛甘酸苦合用、收散清补并进，使肝郁得散、火热得去、心神得宁而愈。火热较甚者加用黄连、赤芍；胁肋疼痛重者可加用金铃子、延胡索；呕吐酸水者可加用乌贼骨、瓦楞子。

3. 心肾不交型

症见胸中痞闷嘈杂、大便稀则胸中颇快、大便坚则痞闷难当、不思饮食、怔忡、失眠，舌红少津，苔薄黄，脉细数。治以交通心肾，清心安神。方选交泰丸加味。药用川黄连、肉桂、酸枣仁、夜交藤、钩藤、天麻、珍珠母、五味子等。本方用黄连清心泻火以制偏亢之心阳，用肉桂温补下元以扶不足之肾阳；心火不炽则心阳自能下降，肾阳得扶则肾水上承自有动力。水火既济，交泰之象遂成，夜寐不宁等症便可自除。酸枣仁养心血益肝阴，为治失眠多梦之要药，钩藤、天麻、珍珠母为平抑肝阳、息风定惊之佳品，珍珠母为镇惊安神之要药。五味子可补益心肾，宁心安神，善治心神失养或心肾不交之失眠多梦。胃中灼热加石斛、天花粉；大便干结加生地黄、玉竹、火麻仁。

4. 痰瘀互结型

症见周身疼痛不适、胸闷气喘、痞塞胀满、食欲减退、四肢麻木、夜不能寐，舌紫苔腻，脉弦滑或涩。治以化痰通络、祛瘀安神。方选血府逐瘀汤加减[6]。药用桃仁、红花、当归、川芎、赤芍、牛膝、柴胡、炒枣仁、茯神、夜交藤、远志、合欢皮、枳壳、陈皮、石菖蒲、甘草等。方中桃仁破血行滞、红花活血祛瘀，共为君药，赤芍、川芎、牛膝活血通经、引血下行，共为臣药，佐以当归养血活血，枳壳、柴胡疏肝理气，使气行则血行，远志、陈皮、石菖蒲化痰通络，炒枣仁、茯苓、合欢皮、夜交藤养血安神，共为佐药，甘草调和诸药为使药。全方活血与行气相伍，祛瘀与安神同施，既行血分瘀滞，又解气分郁结，行气又无伤阴之弊，合而用之，共奏活血化瘀、养血安神之功。疼痛较甚加延胡索、地龙、水蛭、全蝎、蜈蚣等通络定痛之品；痰盛加半夏、竹茹、胆南星。

庞师除善于辨证施治外，还擅长专病专药的使用，往往在辨证论治的基础之上，配以酸枣仁、柏子仁、合欢皮、夜交藤、龙骨、牡蛎、磁石、琥珀等安神定志之品，往往起到事半功倍之效。尤其是酸枣仁具有安神、镇静、催眠的作用，在剂量上需要重用方能收效。庞师认为一般性失眠施以30g，再根据病程的长短、病势的轻重因病施量，可给予60～120g等不同剂量。琥珀定惊定神，多入丸、散剂服，可以研粉冲服，亦可装胶囊服用，每日5～10g，临床疗效颇佳。

三、外治疗法

庞师擅长外治法，且具有开放式思维，认为外治之理即内治之理，外治之药即内治之药[7]，结合现代医家研究，以隔姜灸心俞为主治疗，并根据辨证取配穴。如灸后临床症状消失且灸处起泡者无须再灸。10天为1个疗程。并自拟安神贴穴位贴敷治疗本病，药用酸枣仁、柏子仁、茯神、珍珠粉、合欢皮、夜交藤、远志、莲子心、琥珀、灵芝等清心安神之品打碎成粉，睡前外敷神阙穴，每天1次，10天1个疗程，亦可用上药煎汤睡前足浴按摩，均可取得较好的临床疗效。

同时，庞师认为，对于一般的失眠病人和糖尿病性失眠的病人来讲，关于失眠的调养的基本原则是一样的：调畅情志慎起居，饮食环境动静宜，衣被添加候天气，阴阳平衡睡甜蜜。若本病长期不愈，会严重影响患者的生活质量和身体健康，故应积极治疗[8]。目前西医治疗该病缺乏特效疗法，庞师从中医角度治疗该病，辨证准确、内外合治，用于治疗糖尿病性失眠具有见效快、疗效好、不易复发等特点。

四、病案举例

李某，女，62岁，退休干部。初诊时间：2013年8月26日。主诉：间断性口干、多饮、多尿6年，失眠2年。患者于6年前无明显诱因出现口干、多饮、多尿，体重下降，在当地医院诊断为“2 型糖尿病”，予口服降糖药物治疗，现口服格列美脲片 2mg，日 1

次，二甲双胍片0.25g，日3次。空腹血糖在7mmol/L左右，餐后2h血糖在10mmol/L左右。2年前开始出现失眠，难以入睡，病情渐重，间断口服安定片治疗，同时伴有心烦，口苦，大便不调。舌红少津，苔薄黄，脉细数。中医诊断：不寐，心肾不交型。治则：交通心肾，清心安神。药用：川黄连10g，肉桂3g，酸枣仁60g，夜交藤30g，钩藤10g，天麻10g，珍珠母30g，五味子10g，琥珀（冲服）10g，炙甘草6g。5剂，水煎服，日1剂。配合自拟安神贴神阙穴贴敷，每日睡前1次。二诊：药后睡眠好转，心烦、口苦减轻，上方加龙骨30g，牡蛎30g，继服5剂，仍配合自拟安神贴神阙穴贴敷，每日睡前1次。三诊：口干、多饮、心烦，口苦症状均消失，每夜可入睡6h以上。继服上方5剂，巩固疗效。随访半年睡眠良好。

参考文献

[1] 董柳，王霞，李洪皎．仝小林治疗糖尿病失眠的经验[J]．辽宁中医杂志，2007，34（4）：40-403.
[2] 钱之玉．失眠及其药物治疗[J]．中国药师杂志，2005，8（1）：16-17.
[3] 张丽萍，夏猛．失眠症的治疗现状分析及思考[J]．环球中医药，2011，4（1）：66-69.
[4] 崔应麟，王松龄，刘伟．失眠的中医诊疗进展[J]．河南中医学院学报，2008，23（5）：102-104.
[5] 周铭，高颜华，王改仙．王敏淑教授治疗糖尿病失眠经验[J]．中国中医药现代远程教育，2010，8（12）：9.
[6] 薛凤敏，潘满立．血府逐瘀汤加减治疗糖尿病失眠症疗效观察[J]．现代中西医结合杂志，2010，19（21）：2629-2630.
[7] 王志强．庞国明教授辨治盗汗经验[J]．中华中医药杂志，2010，25（11）：1814-1815.
[8] 章妙玉．足浴按摩配合中医情志护理对住院2型糖尿病失眠症的效果评价[J]．浙江医学教育，2013，12（5）：42-44.

第二节　糖尿病性泌汗异常临床证治

糖尿病性泌汗异常是指发生糖尿病自主神经病变时汗腺功能失常而出现汗液排泄异常，表现为温热性发汗过多和精神性发汗过多等，其发病率约为60%[1]。糖尿病性泌汗异常属中医消渴病汗症，是指消渴日久、阴津亏虚或气虚不固，导致腠理开阖失司，进而发生汗液排泄异常增多的病症[2]。本病日久伤阴耗气，导致气阴俱损，甚则阴阳两亏，精、气、神衰惫，严重影响患者的生活及工作质量。庞国明主任医师应用民间验方治疗汗症40年，愈人千数，在此基础上，结合糖尿病中医证因脉治，立法遣方，独具匠心。现将治疗糖尿病性泌汗异常的经验与体会报道如下。

一、病因病机

糖尿病性泌汗异常多因消渴日久，病后体虚，或因病致郁，或嗜食辛辣等原因所引起。临证施治首当识证明因，才能有的放矢。

1. 病后体虚

久患消渴，伤阴耗气，气虚则肌表疏松，表虚不固，腠理开泄而致自汗；或阴津亏虚，阴虚不敛，阴不入于阳则盗汗。

2. 因病致郁

消渴久病，因病而烦，心情抑郁，忧思恼怒，伤肝化火，横逆犯脾，肝脾不调，肝失疏泄，脾失常运，津布无序，随泄随出，或为自汗，或为盗汗。

3. 嗜食厚味

素体肥胖，痰湿或湿热之体，复因嗜食辛辣，尤其是酗酒厚味，以致蕴湿生热，湿热郁蒸，逼津外泄或为自汗，或为盗汗。

汗为心之液，由精气所化，不可过泄，过则为害。汗出日久，则耗气伤阳，以致出现气阴两虚或阴阳两虚之候，临证当谨察早治以防微杜渐。

二、辨治经验

庞国明主任医师通过约 40 年的临床实践，探索出治疗糖尿病性泌汗异常的经验方和治疗特色，认为消渴病汗症虚多实少，以虚为主，虚者十居七八，或以气虚为主，或以阴虚为主。治当以益气养阴为治疗大法，据气阴互根、互生互用之理，临证时当据情权变，或以益气为主兼顾养阴，或以养阴为主兼顾益气，辅以调和营卫。我们认为实证者仅十占二三，其治或清肝泄热，或化湿和营；虚实夹杂者，则应虚实兼顾。现分述如下。

1. 气虚卫弱，表虚不固

其特点以自汗为主，伴神倦无力、面色少华、手足欠温、舌质淡、苔薄白、脉沉弱，应选用玉屏风散以益气固表。方药组成：黄芪 60g，防风 30g，炒白术 30g，仙鹤草 80g，共研成细粉，储瓶备用。玉屏风散中，黄芪补气固表，炒白术健脾益气、滋气血之源，两药合用，气旺表固则汗自止；防风走表祛风，可协助黄芪益气御风，故玉屏风散治疗表虚不固所致自汗或盗汗均有很好的疗效。气虚甚者加太子参，以补气强卫；兼阴虚者加麦冬、五味子，养阴敛汗；兼阳虚者加附子温阳敛汗；汗出如注者加麻黄根、煅龙骨、煅牡蛎，固涩敛汗；半身或局部出汗者可配合四逆散（柴胡、白芍、枳壳、甘草）调畅气机以止汗。

2. 气阴亏虚

其特点是汗出较多，疲倦乏力，气虚为主者，以自汗为主，静时汗出，进食或稍动加重，多为全身汗出，以头面部为主；阴虚为主者，以盗汗为主，睡中汗出，或醒即汗出，通身大汗，甚则透衣湿被，口干多饮，手足心热；舌质淡、苔少、脉沉细或细数。治当益气养阴，方用生脉饮合仙鹤止汗方：太子参 30g，麦冬 20g，五味子 10g，仙鹤草 60～180g。水煎服，每日 1 剂，分早晚 2 次服。方中太子参，益气生津止渴；麦冬，养阴生津、清虚热而除烦躁；五味子，酸收敛阴、止汗生津、安神宁心；仙鹤草又名脱力草，可用于治疗劳伤体倦，因收涩作用较强，也可用于止汗、止血、止泻等[3]，我们应用此方治疗气阴亏虚所致自汗、盗汗约 40 年，屡用屡验，一般 1 剂见效，3 剂可愈。气虚甚者，加生黄芪 30～60g 益气固表；阴虚甚者，加生地黄 30g，沙参 30g 滋阴敛汗。

3. 肝郁化火证

消渴日久，因病致郁，心情抑郁，或心烦易怒，怒则汗出，面红、手心红，手足心热，或失眠多梦，梦后盗汗，纳呆，腹胀，舌质淡暗，或舌边红赤，苔薄白，脉弦缓或弦数。治当调和肝脾、清热除烦止汗，方用丹栀逍遥散加减：牡丹皮 10g，炒栀子 10g，柴胡根 10g，全当归 10g，生白芍 30g，云茯苓 30g，炒白术 10g，苏薄荷 10g，淡豆豉 10g，仙鹤草 60g，甘草 6g。水煎服，每日 1 剂，分早晚 2 次服。自汗为主加浮小麦 30g，盗汗为主加生地黄 30g。

4. 湿热郁蒸证

特点是形体肥胖，蒸蒸汗出，汗黏而臭，酗酒后盗汗如注，透衣湿被，口苦口臭，小便色黄，大便黏滞不爽，舌红，苔薄黄，脉弦数。治疗时选用具有化湿清热、调中布津、津运汗止的连朴饮加减：川黄连 10g，川厚朴 10g，炒栀子 10g，淡豆豉 10g，姜半夏 6g，生芦根 30g，石菖蒲 6g，炒枳壳 10g，炒白术 6g，仙鹤草 80～120g，葛根 30g，甘草 6g。水煎服，每日 1 剂，早晚分 2 次服，药渣再煎取汁，睡前泡足 30min。

庞国明认为消渴病汗症多为气虚、阴虚所致，少数为肝火、湿热所致，临床尚有因瘀血而发病者，如《医林改错·血府逐瘀汤所治之症目》说："竟有用补气、固表、滋阴、降火，服之不效，而反加重者，不知血瘀亦令人自汗、盗汗，用血府逐瘀汤。"对盗汗顽固不愈者，也非常重视活血化瘀法的运用，常配合应用水蛭、地龙、丹参、鬼箭羽等活血化瘀之药。因自汗、盗汗均以腠理不固、津液外泄为共同特征，我们常常在辨证论治基础上酌加浮小麦、麻黄根、五味子、煅龙骨、煅牡蛎等固涩敛汗之品，以增强止汗的功能[4]。仙鹤草治疗盗汗有奇效[5]，我们应用约 40 年，确获奇效，因此仙鹤草为治疗汗症必用、常用、重用之品。

三、外 治 疗 法

外治之理即内治之理，外治之药即内治之药。庞国明[6]认为，对于重型盗汗者，可取等量煅龙骨粉、五倍子，用凉开水调成糊状，敷脐部，外用纱布固定，每日 1 次。对于邪热郁蒸型盗汗者，常取黄柏、苍术、五倍子各 10g，共研成细末，用凉开水调制成 2 块药饼，置于两乳部然后外用纱布固定，每日 1 次。内外合治，相得益彰。庞国明临证约 40 年，对消渴病汗症小有心得，只要辨证准确、内外合治，定会达到见效快、疗效好、愈后不易复发的目的。由庞国明牵头制定的国家中医药管理局"十二五"重点专科消渴汗症临床路径进行临床应用，由开封市中医院、广东省中医院、广州中医药大学第一附属医院、海南省中医院、厦门市中医院、上海龙华医院、佛山市中医院等 20 家单位组成验证协作组，治疗 270 例患者，总有效率 94.8%[7]，说明以庞国明牵头制定的消渴病汗症临床路径可有效治疗糖尿病自主神经病变排汗异常，且疗效显著，临床上具有普遍指导性、实用性和可操作性。

参考文献

[1] 中华医学会糖尿病学分会. 中国 2 型糖尿病防治指南（2013 年版）[M]. 北京：北京大学医学出版社，2014：41-42.
[2] 中华中医药学会. 糖尿病中医防治指南[M]. 北京：中国中医药出版社，2007：42-44.
[3] 庞国明，府军. 常用药物新用途临床大全・仙鹤草[M]. 北京：中国中医药出版社，1997：618-619.
[4] 王树林. 止汗散加味治疗盗汗 51 例临床观察[J]. 河北中医，2009，31（7）：1019-1020.
[5] 郭宇，郭春莲，谭兰华. 仙鹤草治疗盗汗有奇效[J]. 中外健康文摘・医药月刊，2006，6（10）：105-106.
[6] 王志强. 庞国明教授辨治盗汗经验[J]. 中华中医药杂志，2010，25（11）：1814-1815.
[7] 王志强，武楠，翟纪功，等. 综合治疗消渴汗症 270 例[J]. 河南中医，2013，33（11）：1915-1916.

第三节　治疗糖尿病性胃轻瘫临床经验

糖尿病性胃轻瘫（DGP）是糖尿病的常见消化道并发症之一，又称为糖尿病胃麻痹或胃潴留，指在发病学上与糖尿病相关、并不伴有机械性梗阻的胃动力障碍疾病，包括胃排空的极度延缓及与胃排空延迟有关的胃动力障碍，有早饱、餐后腹胀、厌食、嗳气、上腹不适感等典型的临床症状，严重者可出现频繁呕吐，病程长者可伴有营养不良。糖尿病患者并发胃轻瘫并不少见，大约 40%～50%的糖尿病患者有早期胃轻瘫表现，有明显症状者占 10%。本病不仅影响糖尿病患者的生活质量，而且影响糖尿病患者血糖的稳定，导致患者容易出现低血糖或高血糖，重者可致病死率增加[1]。庞教授从医 40 余年，治学严谨，德高望重，擅长内外并举治疗糖尿病及其并发症，对该病有着独到的精辟见解，吾等跟师数年，受益匪浅，现将庞教授治疗 DGP 的经验总结如下。

一、中医病名

庞教授认为中医学没有糖尿病性胃轻瘫的病名，根据《诸病源候论》记载："诸痞者，营卫不和，阴阳隔绝，脏腑痞塞而不宣，故谓之痞。""其病之候，但腹内气结胀满，闭塞不通。"《外台秘要》中"病源夫荣卫俱虚，气血不足，停水积饮，在于胃管则脏冷，脏冷而脾不磨，脾不磨则宿谷不化，其气逆而成胃反也。则朝食暮吐，暮食朝吐"。《赤水玄珠》中"一日夜小便 20 余度……味且甜……载身不起，饮食减半，神色大瘁"等记载，结合其典型症状归属于"腹胀""痞满""反胃""呕吐"等病症。西医对该病的治疗缺乏特异疗法，往往存在疗效欠佳，停药后症状易反复，药物长期服用具有一定副作用等缺点。中医中药治疗糖尿病性胃轻瘫具有简、便、廉、验、副作用小的优势，值得深入研究、发掘整理。

二、病因病机

庞教授认为中医临床实践强调辨证和论治的有机统一，辨证是论治的前提和基础，论治是辨证的目的和归宿，以病证结合为基础的辨证论治使中医药防治该病更有针对性、可靠性和实用性，同时也符合辨证论治精髓的基本要求。DGP 患者具有个体性差异、病程长短不同，往往表现出不同的证型。庞教授认为 DGP 患者病机特点是消渴病日久，脾胃损伤，气机升降失调，而致脾虚气陷、胃失和降；脾胃虚弱，不能运化水谷，饮食停滞，以致痰湿水饮内生；或七情不畅，肝胆疏泄不利，横逆犯胃，受纳运化失常；或病久入络，瘀阻中焦，脉络不畅，胃失和降均可导致 DGP 的发生。以脾胃虚弱、运化无力为本，痰湿、气滞、血瘀等引起的胃失和降为标，为虚实夹杂之证。以病证结合为基础的辨证论治使中医药防治该病更有针对性、可靠性和实用性，临床可根据患者具体症状、体征、舌脉不同，辨证分型，为 DGP 患者设计一套实用的个体化治疗方案，这也是中医辨证论治治疗本病的特色所在。

三、辨 证 治 疗

庞教授擅长中医辨证论治，认为本病当分四型：痰湿中阻型、肝胃不和型、胃阴亏虚型、脾胃虚弱型，其中痰湿中阻型所占比例最高。

1. 痰湿中阻型

症见胃脘痞塞，满闷不舒，头目眩晕，胸闷不饥，食欲不振，恶心呕吐，身重倦怠，或咯痰不爽，大便不爽，舌苔浊腻，脉滑，治以祛湿化痰、顺气宽中。方选平胃散合二陈汤加减。药用半夏、陈皮、茯苓、苍术、厚朴、枳实、砂仁、苏梗、佛手、甘草等。脾虚者加党参、白术；胃气上逆而嗳气者加半夏、竹茹。

2. 肝胃不和型

症见胸胁胀满，呃逆嗳气，不思饮食，烦躁易怒，或时作叹息，喜静懒言，口干微苦，舌边微红，苔薄黄，脉弦，治以疏肝和胃、理气消滞。方选柴胡疏肝散加减。药用柴胡、陈皮、芍药、枳壳、川芎、香附、甘草、郁金。肝气郁结化火者加用黄连、吴茱萸；胁肋疼痛重者可加用金铃子、延胡索；呕吐酸水者可加用乌贼骨、瓦楞子。

3. 胃阴亏虚型

症见口干咽燥，食后饱胀或疼痛，时有干呕，呃逆，或便秘纳差，舌红少津，苔薄黄，脉细数，治以滋阴养胃、行气消痞。方选麦门冬汤加味。药用麦门冬、太子参、莲子、葛根、怀山药、百合、木香、半夏、炒麦芽、大枣等。口干胃中灼热加石斛、天花粉；胃脘胀满明显加白术、枳壳；大便干结加生地黄、玉竹、火麻仁。

4. 脾胃虚弱型

症见胃凝不舒，痞塞胀满，食后胀，食欲减退，喜热喜按，得温则舒，四肢不暖，气短乏力，体倦懒言，大便稀溏，舌淡苔白，脉沉细或虚大无力，治以补气健脾、升清降浊。

方选补中益气汤加减。药用黄黄、党参、白术、当归、陈皮、柴胡、升麻、甘草等。气滞加佛手、制香附；呕吐明显加竹茹、吴茱萸；纳呆不食加焦三仙、莱菔子；大便溏泻加怀山药、莲子、炒扁豆。

临证当根据辨证分型的结果，不同的证型采用不同的治法方药。通过60例DGP患者临床观察显示：痰湿中阻型占20例（占33.3%），肝胃不和占12例（占20%），胃阴亏虚型占17例（占28.3%），脾胃虚弱型占11例（占18.3%），提示痰湿中阻型所占比例最高，依次为胃阴亏虚型、肝胃不和型、脾胃虚弱型。痰湿中阻型年龄偏小，脾胃虚弱型糖尿病病程最长，肝胃不和型糖尿病病程最短。痰湿中阻型、肝胃不和型、胃阴亏虚型、脾胃虚弱型中医辨证治疗有效率分别为90.1%、91.6%、88.2%，90.9%，总有效率90%，说明中医辨证治疗DGP疗效确切。中医辨证治疗DGP在改善临床症状方面疗效确切，并能够改善DGP患者餐后胃慢波频率下降、胃动力减弱现象。庞教授还认为久病入络，瘀阻中焦，脉络不畅，胃失和降可致本病的发生、发展，因此，往往在辨证论治的基础之上，配以丹参、赤芍等化瘀通络之品，可起到事半功倍之效。

四、外 治 疗 法

庞教授擅长外治法，且具有开放式思维，认为外治之理即内治之理，外治之药即内治之药，结合现代医家研究，认为中脘为腑之会，是三焦气机升降的枢纽，针灸胃三针（中脘、内关、足三里），可直达病所，起到独特的治疗作用。气血不足者加刺足三针（足三里、三阴交、太冲），施用补法；肝郁克脾者加刺太冲，施用泻法；腑气不通者加刺天枢、关元，施用平补平泻法，并可用中药丁香、吴茱萸、黄连外敷神阙穴，配合激光照射治疗，均取得较好的临床疗效。

总之，若本病长期不愈，会严重影响患者的生活质量和身体健康，故应积极治疗。目前西医治疗该病缺乏特效疗法，庞国明教授从中医角度治疗该病，辨证准确、内外合治，用于治疗DGP具有见效快、疗效好、不易复发等特点，从师多年，受益匪浅。

参 考 文 献

[1] 迟家敏，汪耀，周迎生. 实用糖尿病学（第三版）[M]，北京：人民卫生出版社，2009：550.

第四节　降糖通便丸治疗糖尿病性便秘 63例疗效观察

糖尿病性便秘是糖尿病自主神经病变DAN中常见的临床症状，有研究显示，便秘的发生率占DM患者的25%[1]，而DM并发神经病变的患者中便秘的发生率则可达90%[2]。便秘不仅增加了患者血糖难以控制的不稳定因素，加重患者心理负担，同时易合并心、脑血管病和眼病等并发症。因此，对于便秘的治疗成为控制血糖的重要手段。庞国明教授长期致力于糖尿病及其急慢性并发症的中医药防治工作，在多年临床经验基础上研制了降糖通便丸一药，主要针对消渴日久，大便干结患者，在临床运用中取得了较好的疗效。现报道如下。

一、资料与方法

（一）临床资料

1. 一般资料

选取自2014年5月至2015年2月在河南中医药大学附属开封医院（河南省中西医结合糖尿病诊疗中心）病房或门诊患者，符合纳入标准者63例，随机分为治疗组和对照组。所有入组患者统一签署知情同意书，统一填写病例观察表。其中治疗组31例，男性17例，女性14例，平均年龄（57.29±4.08）岁，DM平均病程（7.06±2.07）年，便秘平均病程（3.05±0.43）年；对照组32例，男性18例，女性14例，平均年龄（56.003±3.69）岁，DM平均病程（7.99±1.93）年，便秘平均病程（3.12±0.40）年。两组患者性别、年龄、平均病程等比较，差异无统计学意义（$P>0.05$），具有可比性。

2. 病例选择标准

（1）西医诊断标准：糖尿病的诊断标准：参考WHO1999年颁布的诊断标准[3]。便秘诊断标准：参考WHO制定的慢性功能性便秘罗马Ⅲ标准[4]，需排除肠道本身和全身器质性病因以及其他因素导致的便秘，并符合以下标准：在过去的1年中，持续或累积至少12周有以下2个或2个以上的症状。

1）①至少有25%的排便感到费力；②至少25%的排便为块状便或硬便；③至少有25%的排便有排便不尽感；④至少25%的排便有肛门直肠的阻塞感；⑤至少有25%的排便需要人工方法（如指抠、盆底支持）；⑥每周少于3次排便。

2）不用泻药松散便很少见到。

3）诊断肠易激综合征（IBS）依据不充分。

（2）糖尿病性便秘中医辨证标准[5]：主要参照2007年《糖尿病中医防治指南》糖尿病胃肠病中糖尿病性便秘部分证候：①气虚便秘证：大便干结，或便质不硬但临厕努挣乏力，便难解出，汗出气短，面白神疲，倦怠乏力，舌淡苔白，脉虚弱。②阴虚肠燥证：大便干结如羊屎，形体消瘦，头晕耳鸣，盗汗颧红，腰膝酸软，失眠多梦，舌红少津，脉细数。

（3）纳入标准：①符合DM、便秘诊断标准者；②35～70周岁患者；③排便时间延长，相邻2次排便间隔>72h或更长，或便质干结，甚则干燥如栗，排便艰难，神疲乏力，胃纳减退，或大便并非干结而排出困难者，可伴肛门坠胀或排便不尽感。

（4）排除标准：①过敏体质、既往有对本研究中药物过敏史者；②妊娠或正准备妊娠的妇女、哺乳期妇女；③出现DM急性并发症；合并严重肝肾功能损伤；存在造血系统、呼吸循环系统、严重原发性疾病；精神病患者；④难以配合控制饮食，不能按要求坚持服药而影响疗效者；⑤经纤维结肠镜或钡餐造影剂检查有结、直肠器质性病变者；⑥近 12 周内有便秘和腹泻交替出现者；⑦原发性高血压、心衰者。

（二）治疗方法

两组患者生活规律，糖尿病饮食，积极控制血糖，包括口服降糖药（不含中药）或注射胰岛素，不使用其他任何干扰胃动力的药物，治疗期间剂量保持不变。治疗组口服降糖通便丸（开封市中医院制剂室提供，由火麻仁、油当归、生地黄、大黄、生枳实、桃仁、生白芍、生甘草、生白术等经加工抛光后制成丸剂，60g/瓶 10 丸（6g）每日 2 次，分早、晚口服。对照组服用麻仁软胶囊[阿特维斯（佛山）制药有限公司，国药准字 Z10930033]，3 粒，每日 2 次，分早、晚口服。2 周为 1 个疗程，停药 2 个月后随访了解两组排便情况统计总有效率。

（三）观察指标

治疗前后总有效率比较、症状积分变化、FBG、2hBG、TC、TG、LDL-C、HDL-C 的变化及停药 2 月后随访观察疗效。

（四）疗效判定标准

参考《中医病症诊断疗效标准》及 1993 年版《中药新药临床研究指导原则》消渴病及便秘部分制定。

（1）临床痊愈：排便每天 1 次，便质转润，排便时通畅，1 个月后仍可自发排便 1 天 1 次，FBG 及 2hBG 下降至正常范围，所有症状均消失。

（2）显效：治疗期每天排便 1 次，停药后便质转润，排便间隔在 48h 以内，保持 1 个月以上，FBG 及 2hBG 下降至正常范围或超过治疗前水平的 40%，其他临床症状部分或大部分消失。

（3）有效：排便间隔在 72h 以内，排便欠佳，便质转润，FBG 及 2hBG 下降超过治疗前的 20%，但未达到显效标准，其他临床症状均好转。

（4）无效：便秘症状无改善，FBG 及 2hBG 无下降，或下降未达到有效标准，其他临床症状均无改善。

（五）中医证候判定标准

参考《中药新药临床研究指导原则》标准，按症状轻重程度进行中医症状积分：每一症状分重、中、轻、无四级，分别记 6 分、4 分、2 分、0 分。以症状积分减少的百分比评价疗效。

中医症状积分疗效标准（按积分减分率计算），计算公式如下：

计算公式（尼莫地平法）为：[（治疗前积分－治疗后积分）/治疗前积分]×100%，

（1）临床痊愈：中医临床症状消失或基本消失，证候积分减少≥95%。

（2）显效：中医临床症状明显好转，证候积分减少≥70%。

（3）有效：中医临床症状有好转，证候积分减少≥30%。

（4）无效：中医临床症状无明显改善，甚或加重，证候积分减少≤30%。

（六）统计学方法

采用 SPSS19.0 软件进行数据统计学处理，其中计量资料以均数±标准差（$\bar{x} \pm s$）表示，两组间均数比较采用独立样本 t 检验（或校正 t 检验）；治疗前后均值的比较采用配对 t 检验；计数资料及率的比较用 χ^2 检验。假设检验统一使用双侧检验，以 $P<0.05$ 或 $P<0.01$ 为差异有统计学意义。

二、结　　果

1. 两组患者治疗后总有效率比较

通过对比治疗组和对照组临床症状治疗前后，可见两组治疗后临床症状积分均有明显降低，其中治疗组降低程度与对照组比较，差异有统计学意义（$P<0.01$）；说明两组均可改善糖尿病性便秘患者临床症状，特别是治疗组在改善患者临床症状上明显优于对照组。结果见表 1。

表 1　两组患者治疗后总有效率比较（例）

组别	例数	临床痊愈	显效	有效	无效	总有效率（%）
对照组	32	1	11	17	3	90.62
治疗组	31	3	12	15	1	96.78[a]

注：与对照组比较，[a] $P<0.05$。

2. 两组患者治疗前后中医症状积分比较（表 2）

表 2　两组患者治疗前后中医症状积分比较（分，$\bar{x} \pm s$）

组别	治疗前	治疗后
对照组	32.41±5.12	30.41±5.04[a]
治疗组	33.18±4.82	20.21±2.85[bc]

注：与本组治疗前比较，[a] $P<0.05$，[b] $P<0.01$；与对照组治疗后比较，[c] $P<0.05$。

3. 两组患者治疗前后 FBG、2hBG 水平比较

两组治疗前后 FBG、2hBG 比较，差异有统计学意义（$P<0.01$），治疗有效；两组间治疗后 FBG、2hBG 比较差异有统计学意义（$P<0.01$），治疗组优于对照组。结果见表 3。

表 3 两组患者治疗前后 FBG、2hBG 水平比较（mmol/L，$\bar{x}\pm s$）

组别	例数	时间	FBG	2hBG
对照组		治疗前	10.8±0.89	15.60±1.95
	32	治疗后	6.17±0.42[a]	10.85±1.40[a]
治疗组		治疗前	10.15±0.81	15.63±1.85
	31	治疗后	5.83±0.45[ac]	10.02±1.38[ab]

注：与本组治疗前比较，[a] $P<0.01$；与对照组治疗后比较，[b] $P<0.05$，[c] $P<0.01$。

4. 停药 2 个月后随访总有效率比较

停药 2 个月后随访，与对照组比较，治疗组临床疗效优于对照组，差异有统计学意义（$P<0.05$）。结果见表 4。

表 4 两组停药 2 个月后随访总有效率比较（例）

组别	例数	临床痊愈	显效	有效	无效	总有效率（%）
对照组	32	0	6	12	14	56.25
治疗组	31	0	8	16	7	77.41[a]

注：与对照组比较，[a]$P<0.05$。

5. 两组患者治疗前后 TC、TG、HDL-C、LDL-C 水平比较（表 5）

表 5 两组患者治疗前后 TC、TG、HDL-C、LDL- C 水平比较（mmol/L，$\bar{x}\pm s$）

组别	例数	时间	TC	TG	HDL-C	LDL-C
对照组		治疗前	5.27±0.16	2.08±0.43	0.84±0.23	3.32±0.51
	32	治疗后	5.22±0.17[a]	1.85±0.29[a]	0.96±0.19[a]	3.05±0.37[a]
对照组		治疗前	5.29±0.17	2.10±0.40	0.83±0.26	3.37±0.56
	31	治疗后	5.11±0.19[ab]	1.69±0.31[ab]	1.02±0.32[a]	2.94±0.39[a]

注：与本组治疗前比较，[a]$P<0.05$；与对照组治疗后比较，[b]$P<0.05$。

三、讨论与体会

糖尿病性便秘属现代医学病名，归属于中医学的“消渴病”“便秘”范畴。庞国明教授[5]认为消渴病以阴亏为发生根本，气虚是迁延不愈的关键，气阴两虚是病程中的枢机，阴阳两亏是发展的必然趋势，血瘀是造成合并症的主要原因，湿热阻滞是病程中的变证。本病主要因消渴日久致大肠传导失司，或因病久气阴耗伤，气虚致大肠传送无力，阴亏则津液匮乏无水行舟；或因燥热内结，津液耗伤，导致肠道失润，大便干结难以排出；阴伤津亏不能滋润大肠致肠道干涩，大便排出困难。其病机为“本虚标实”，气阴两虚，阴津亏耗为本，燥热，瘀血为标。

现代医学认为本病主要归属于 DAN 范畴，其发病机制尚不明了，一般认为是可能与血糖的不稳定、自主神经病变、胃肠激素紊乱、肠道菌群失调[6-9]、患者活动量减少致胃肠蠕动减慢、饮食富含纤维的蔬菜较少等因素有关。目前西医治疗本病主要从控制血糖以解除对肠道的抑制作用，增加粗纤维饮食、养成有规律的生活与工作习惯，使用促胃肠动力药物以增强胃肠蠕动[10]等方面入手，而对于严重患者则使用泻剂或润滑剂[11]，如此种种的治疗方法只能解除患者的一时痛苦，暂时缓解便秘症状，疗效欠佳。

降糖通便丸是依据DM患者气阴两虚、燥热内结、肠道失润的特点，采用经验方研制而成的纯中药制剂，具有益气养阴、运肠通便之功效，方中生白术健脾益气，生地黄养阴清热、止渴生津，二药共为君；火麻仁润肠通便，桃仁润燥滑肠，用于肠燥便秘，二药共起“增水行舟”之功，配合油当归补血活血以运肠通便为臣药；生大黄荡涤肠胃，推陈出新，又能下瘀血，清瘀热。枳实善破气除痞、消积导滞，枳实与白术相配，二药一缓一急，一升一降，一补一泻，共为佐助之药；生甘草能补脾益气，调和诸药。生白芍酸敛肝阴，补肝阴之不足，起到止痛作用共为使药。

庞国明教授在多年经验基础上运用具有“益气养阴、运肠通便”之效的降糖通便丸治疗本病，大便得通则体内瘀浊之邪得以排出，血糖、血脂自能得到较好的控制。本药临床疗效确切，可以明显改善患者的症状体征及理化指标，提高患者生活质量，值得临床推广应用。

参考文献

[1] 周鹰. 健脾理肺法为主治疗糖尿病便秘 50 例疗效分析[J]. 北京中医，2005，24（3）：159-160.

[2] 谢桂华，孙风欣，田微. 糖尿病性便秘患者的饮食护理[J]. 中华临床医学研究杂志，2007，13（7）：917-918.

[3] 钱荣立. 关于糖尿病的新诊断标准与分型[J]. 中国糖尿病杂志，2000，8（1）：4-5.

[4] Longstrcth GL，ThomPson WG，Chey WD，et al. FunctionalBowel Disorders[J]. Gastroenterology，2006，130（5）：1480-1491.

[5] 中华中医药学会. 糖尿病中医防治指南[M]. 北京：中国中医药出版社，2007：25.

[6] 姚兰，蒋成霞，唐元英，等. 25 例 2 型糖尿病患者便秘治疗比较分析[J]. 泸州医学院学报，2011，34（3）：288-289.

[7] 戴燕，袁丽，熊真真. 137 例糖尿病患者便秘原因分析与护理[J]. 华西医学，2008，23（2）：354-355.

[8] 林琳，计敏，赵志泉，等. 糖尿病结肠动力障碍与几种胃肠激素变化的意义[J]. 江苏医药，2003，29（9）：641-644.

[9] Rana S，Bhansali A，Bhadada S，et al. Orocecal transit time and small intestinal bacterial overgrowth in type 2 diabetes patients from North India[J]. Diabetes Technol Ther，2011，13（11）：1115-1120.

[10] 齐振华，王颖. 莫沙必利分散片联合马来酸曲美布丁治疗 2 型糖尿病便秘患者 65 例临床分析[J]. 临床合理用药杂志，2011，4（24）：70-71.

[11] 李自莹，何粉仙. 大黄碳酸氢钠片治疗糖尿病性便秘 36 例[J]. 实用糖尿病杂志，2010，6（6）：26.

第五节　糖肾宝治疗糖尿病肾病的临床研究

糖尿病肾病（DN）是糖尿病（DM）最常见而严重的并发症，是DM致死致残的重要原因之一。课题组自1995年3月～1998年2月，以中药浸膏片糖肾宝治疗DN60例，疗效满意，现报告如下。

一、资料与方法

本组90例DN患者中门诊占28例，住院病人62例，全部病例按《肾脏病学》的诊断及分型标准[1]，随机分为两组。治疗组 60 例，男 48 例，女 12 例；年龄 39～56 岁，平均（41±8.6）岁；病程 3～17 年，平均（6.4±3.6）年；合并高血压者 9 例，水肿者 6 例；DNⅢ期 7 例，Ⅳ期 46 例，Ⅴ期 7 例。对照组 30 例，男 27 例，女 3 例；年龄 44～58 岁，平均（43±6.4）岁；病程 6～13 年，平均（7±4.2）年；合并高血压者 4 例，水肿者 2 例；DNⅢ期 2 例，Ⅳ期 27 例，Ⅴ期 1 例。两组年龄、性别、病程、分期等资料均无显著性差异（$P>0.05$）。全部病例均符合 1986 年第二次全国中医肾病学术交流会议制定的中医辨证分型方案的肝肾气阴两虚夹瘀证[2]。

二、方　　法

（一）治疗方法

两组病例均先作一般处理，包括调整水、电解质及酸碱平衡、降血糖、降血压、利尿等。1 周后复查空腹血糖、餐后 2 小时血糖、肾功能及 24 小时尿蛋白定量等作为治疗前的实验指标，进入治疗期。两组饮食及一般处理相同，蛋白摄入量限制在每日 0.6～0.8g/kg，主要为肉类及蛋类优质蛋白，控制主食量，禁甜食及水果，蔬菜不限量。

（1）治疗组：在上述处理基础上，加服糖肾宝（生黄芪 30g，炒白术 12g，山萸肉 15g，鬼箭羽 30g，生山药 15g，生地 30g，泽泻 20g，怀牛膝 30g，泽兰 30g）。煎煮浓缩制成浸膏片，每片含生药 2.8g，每服 6～8 片，每日 3 次，餐前服。1 个月为 1 疗程。

（2）对照组：在一般处理基础上加用肾炎四味片（天津达仁堂生产），每次 6 片，每日 3 次。1 个月为 1 疗程。

两组均观察两个疗程。

（二）观察指标

（1）疗效指标包括临床症状改善情况，血糖、24 小时尿蛋白定量及肾功能指标。

（2）血、尿 β_2-微球蛋白（β_2-M）测定，采用放免分析法测定，试剂盒购于北京邦定生物制品公司。

（3）血脂三项（TC、TG、HDL）测定，采用酶学黏度计测定；血栓素 B_2（TxB_2）、6-酮-前列腺（6-Keto-PGFja）测定采用放免分析法。

以上项目治疗前及疗程结束后各测 1 次。数据均以（$\bar{x}\pm s$）表示，进行显著性 t 检 χ^2 检验。

三、结　　果

（一）疗效评定标准

参照《中药新药治疗糖尿病的临床研究指导原则》制定：显效为临床症状消失，尿蛋白定量下降 1/2 以上或者尿蛋白排泄率降至正常；肾功能指标较前下降 1/4 或恢复正常。

有效为临床症状较前好转；尿白蛋白有所下降；血肌酐（Scr）、尿素氮（BUN）采用自动生物分析仪；血液流变学采用国产 NXE-I 型锥板式降，但不足显效标准；肾功能有所改善，但不足显效标准；血糖、糖化血红蛋白有所下降，但不足显效标准。无效为临床症状未改善或恶化；实验室指标无变化或升高。

（二）治疗效果

1. 两组临床症状改善情况（表 1）

表 1 可知，治疗组疗前后临床症状变化显著（$P<0.05$），对照组则无显著变化（$P>0.05$），组间比较，治疗组优于对照组（$P<0.05$）。

表 1　两组临床症状积分变化比较（$\bar{x}\pm s$）

症状	治疗组（$n=60$）			对照组（$n=30$）		
	疗前	疗后	P	疗前	疗后	P
疲乏无力	2.21±0.47	1.52±0.74	<0.05$^{\triangle}$	2.24±0.46	2.17±0.66	>0.05
腰酸痛	3.12±1.12	1.86±0.49	<0.05$^{\triangle}$	2.28±0.44	2.83±0.14	>0.05
眼睑或下肢肿	2.10±0.42	1.25±0.17	<0.05$^{\triangle}$	1.86±1.12	1.32±1.07	>0.05
咽干咽痛	2.24±0.17	1.07±0.83	<0.05$^{\triangle}$	2.35±0.42	2.92±0.18	>0.05
手足心热	3.14±0.03	1.48±0.36	<0.05$^{\triangle}$	2.91±0.13	2.64±0.22	>0.05
夜尿多	1.46±0.21	0.86±0.47	>0.05	1.43±0.17	1.29±0.86	>0.05
舌红少津	1.63±0.14	2.13±0.24	>0.05	2.18±0.14	2.63±0.27	>0.05
脉沉细	2.38±0.64	2.47±0.19	>0.05	2.41±0.63	2.38±0.44	>0.05

注：与对照组比较$^{\triangle}P<0.05$。

2. 两组血尿常规变化比较（表 2）

表 2　两组血尿常规及 24 小时尿蛋白、尿糖变化比较（$\bar{x}\pm s$）

组别		Hb（g/L）	RBC（$\times10^7$/L）	尿量（24 小时）	尿蛋白（g/24 小时）	尿糖（g/24 小时）
治疗	疗前	98.70±14.21	3.61±0.76	1.66±0.62	2.41±1.33	0.96±0.24
（60）	疗后	124.74±18.42*	4.36±1.24$^{*\triangle}$	2.39±0.47$^{*\triangle}$	0.96±0.48$^{*\triangle}$	0.42±0.27$^{*\triangle}$
对照	疗前	102.43±12.88	3.42±1.35	1.54±0.36	1.92±1.76	0.93±0.47
（30）	疗后	111.26±21.87	3.67±1.14	1.68±0.74	1.88±0.67	0.58±0.34*

注：治疗前后自身对照：$^{*}P<0.05$ 与对照组比较：$^{\triangle}P<0.05$。

由表 2 可知，治疗组疗前后 Hb、RBC 有显著变化（$P<0.05$），对照组无变化（$P>0.05$），组间比较，治疗组优于对照组（$P<0.05$）。在 24 小时尿量及尿蛋白定量方面，治疗组亦均优于对照组（$P<0.05$）。对 24 小时尿糖两组药都有显著作用（$P<0.05$），组间比较无显著性差异（$P>0.05$）。

3. 两组血糖及肾功能变化（表 3）

表 3 两组血糖及肾功能变化比较（$\bar{x} \pm s$）

组别		血糖		肾功能		
		FBS（mmol/L）	HbA1C（%）	BUN（mmol/L）	SCr（μmol/L）	CCr（ml/min）
治疗	疗前	13.86±3.24	12.64±1.23	16.88±1.32	136.47±64.82	79.36±16.28
（60）	疗后	7.62±1.89**△	7.79±0.46**△	8.17±0.44*△	87.43±16.26*△	97.24±4.56*△
对照	疗前	12.98±4.33	12.49±1.34	17.13±8.24	137.41±6.78	81.47±8.24
（30）	疗后	7/82±3.46*	9.87±2.14*	16.59±9.17	136.23±5.46	84.42±4.61

注：自身对照：*$P<0.05$，**$P<0.01$；与对照组比较：△$P<0.05$。

由表 3 可见，两组治疗前后 FBS、HbA 均显著下降（$P<0.05$ 或 $P<0.01$），但治疗组优于对照组（$P<0.05$）。BUN、SCr、CCr 3 项指标治疗组变化显著（$P<0.05$），对照组无变化（$P>0.05$），组间比较治疗组优于对照组（$P<0.05$）。说明糖肾宝有显著的降血糖、保护肾功能作用。

4. 两组尿微量蛋白及尿肌酐变化比较（表 4）

表 4 尿系列微蛋白及尿 Cr 变化比较（$\bar{x} \pm s$）

组别		UAE（mg/24h）	血 $β_2$-M（μg/ml）	尿 $β_2$-M（μg/ml）	尿 Cr（μmol/L）
治疗	疗前	439.46±78.64	3.84±1.18	48.66±3.22	5.46±1.74
（60）	疗后	147.92±28.62**△	2.46±0.33**△△	22.6±1.17**△△	0.38±5.45**△
对照	疗前	436.54±44.86	3.57±1.64	46.82±2.35	5.33±1.86
（30）	疗后	296.43±27.42*	2.69±6.31	44.67±1.48	4.76±1.69

注：自身对照：*$P<0.05$，**$P<0.01$；与对照组比较：△$P<0.05$，△△$P<0.01$。

由表 4 可知，治疗组疗前后 UAE、血尿 $β_2$-M、尿 Cr 变化显著（$P<0.05$ 或 $P<0.01$），对照组仅 UAE 有改善（$P<0.05$），组间比较治疗组均优于对照组（$P<0.05$ 或 $P<0.01$）。说明糖肾宝可显著降低尿微量蛋白排量，减轻 DN 的高灌注从而改善肾功能。

5. 两组血脂、血小板聚集率、血栓素 B_2 及前列环素 6-Keto-PGF_{1a} 变化比较

治疗组疗前后 TC、TG、HDL-C、血小板聚集率、优于对照组（$P<0.05$）。说明糖肾宝能显著地降低血脂、降低血小板聚集率、TXB_2 及 6-Keto-PGF_{1a}。

6. 两组治疗前后血液流变学比较治疗组

治疗前后血液流变学各项指标均有显著变化（$P<0.05$），对照组亦有显著变化（$P<0.05$），组间比较治疗组优于对照组（$P<0.05$）。说明两组药均能显著地降低全血比黏度、血浆比黏度及红细胞压积，降低血沉，改善纤维蛋白原，从而改善肾血流量，保护肾功能，但以糖肾宝作用更明显。

7. 两组总疗效比较（表 5）

表 5 两组总疗效比较

组别	显效（%）	有效（%）	无效（%）	总有效（%）	P
治疗（60）	13（21.67）	43（71.67）	4（6.66）	56（93.33）	<0.01
对照（30）	5（16.67）	18（60.00）	7（23.33）	23（76.67）	

由表 5 可知，治疗组显效 13 例（21.67%），有效 43 例（71.67%），无效 4 例（6.66%），总有效率为 93.33%；对照组显效 5 例（16.67%），有效 18 例（60%），无效 7 例（23.33%），总有效率为 76.67%。组间总疗效比较治疗组优于对照组（$P<0.05$）。

本组资料年龄愈轻疗效愈好，年龄在 65 岁以上疗效较差。显效以病程小于 4 年居多（79.86%），有效以病程 6～8 年居多（占 54.32%），无效以大于 10 年的病程组居多（占 58.42%），说明病程愈长，疗效愈差。从病情分期分析，显效以Ⅲ期居多（42.62%），有效以Ⅲ～Ⅳ期居多（占总有效的 85.64%），无效以 V 型居多。说明病情愈重，疗效愈差。

四、讨　　论

DN 临床主要表现为疲乏无力，腰酸腰痛，眼睑或下肢肿，蛋白尿等症状，可归入中医“消渴”“水肿”“虚劳”“关格”等不同病症中讨论。如以蛋白尿为主者属于中医“虚劳”“精气下泄”范畴；以尿毒症为主要表现时属“虚损”“关格”等。我们通过大量临床观察发现，DN 以“气阴两虚夹瘀血水湿”表现最为突出，也是病理转机的关键，应用益气养阴，滋肾健脾，佐以活血利水的糖肾宝治疗理法相应，切中病机要害。方中以生黄芪、生地益气养阴，炒白术、生山药、山萸肉健脾滋肾；泽泻、怀牛膝、益母草、车前子等活血化瘀，利水消肿。现代药理研究表明，生黄芪可提高机体的免疫功能，降血压消除尿蛋白；白术、益母草可增加肾小球的微循环血量，从而达到降低蛋白尿，改善肾功能等作用；车前子有明显的利尿作用。纵观全方，既有整体调理，又有局部治疗，是辨病与辨证相结合的有效剂型。

糖肾宝的作用机制可概括为：①改善体内的糖代谢，降低血糖。持续性高血糖是引起 DN 的主要原因。严格控制血糖可使Ⅰ～Ⅲ期 DN 肾小球高滤过逆转，可延缓Ⅲ～Ⅳ期 DN 患者肾损害进程。本研究表明，糖肾宝治疗后，患者的血糖、糖化血红蛋白、尿糖均显著下降，并优于对照组（$P<0.05$）。提示糖肾宝具有改善糖代谢、降低血糖，从而缓解肾小球的高滤过，保护和恢复肾功能的作用。②减轻肾脏高滤过，恢复和保护肾功能。肾小球高滤过，肾血流动力学异常是 DN 发生的重要病理机制。减轻肾小球高滤过，是减轻肾脏负担，恢复或保护残存肾功能的重要环节。本研究表明，糖肾宝可显著降低 DN 患者的 UAE、血尿 β_2-M 及尿 Cr、24 小时尿蛋白，降低血 BUN、SCr，提高 CCr，从而达到减轻肾脏负担，延缓 DN 肾功能减退的自然进程。③降血脂，改善血液流变学指标。DM 患者普遍存在的高血脂、血液流变学异常，凝血功能亢进。表现为 VWF 因子合成和释放增多，前列环素及其代谢产物 6-酮前列腺素降低，血栓素及其代谢产物增高，血液黏稠度增高，

血流淤滞等，这些都是 DN 发生和发展的重要原因。本研究表明，糖肾宝可显著降低 DN 患者的 TG、TC、TXB_2 及血液流变学指标（$P<0.05$ 或 $P<0.01$）。提示糖肾宝可通过改善 DN 患者的脂质代谢及血液流变学指标，调节血栓素-前列环素的动态平衡，从而增加肾血流量，改善肾内微循环及肾小球滤过功能，保护或恢复肾功能。糖肾宝的作用机制值得进一步研究。

参 考 文 献

[1] 王海燕. 肾脏病学. 第 2 版[M]. 北京：人民卫生出版社，1996：949.
[2] 慢性肾炎辨证分型、诊断、疗效评定标准[J]. 陕西中医，1988：（1）：封 3.

第六节 治疗糖尿病肾病临证三法

庞国明主任医师从医 30 余载，临证审慎精细，疗效显著，擅长治疗内科疑难杂症，尤精于糖尿病及其并发症的诊治，现将其治疗糖尿病肾病的临证经验整理如下。庞师认为，正如《景岳全书》中“五脏之伤，穷必及肾”的理论，本病是由于消渴日久迁延不愈而致，一旦发展到糖尿病肾病阶段，尤其是糖尿病肾病Ⅲ～Ⅴ期的患者，则提示其病程长，虚实错杂，症情复杂，预后欠佳，临证施治，颇感棘手，但若抓住糖尿病肾病的病机特点，及时诊治，知常达变，辨证立法，恰当投药，亦多获良效。

一、益气养阴、固肾涩精

该法适用于糖尿病肾病Ⅲ～Ⅳ期患者，庞师认为此期患者以气阴两虚、肾虚不固多见，而以脾肾两脏最为明显，脾主运化、肾主封藏，因而代谢失司，水谷精微代谢紊乱，精微不得封藏，从尿液排出，临床表现为蛋白尿，因此治疗上应抓住病机关键，以益气养阴、固肾涩精为治疗原则。庞师临床多采用参芪地黄汤加减适量固涩药（如桑螵蛸、金樱子等）煎汤内服或联合本院制剂十一味益肾降糖片（生黄芪、生地黄、白术、鬼箭羽等）口服。

案一 患者甲，女，52 岁，2011 年 5 月 22 日初诊，气短乏力、咽干口燥、夜尿频，纳眠可，大便稍干，2 日一次，舌体瘦，质红，苔少，脉沉细无力。查肾功能正常，尿常规尿蛋白（–），查尿蛋白四项示：α_1-MG：204.2μg/ml；β_2-MG：302.2μg/ml；IgG：36.2μg/ml；mALB：435μg/ml。患者 2 型糖尿病史 5 年，无高血压、心脏病史。诊断消渴病肾病，证属气阴两虚。治疗上继续基础治疗，并予十一味益肾降糖片次 5 片、日三次口服，予中药汤剂参芪地黄汤加减适量固涩药：太子参 30g，生黄芪 30g，生地黄 30g，山萸肉 30g，生山药 30g，泽泻 20g，丹皮 20g，茯苓 20g，金樱子 30g，上药煎汤内服。治疗一个月后，症状基本消失，复查尿蛋白四项均正常。

按语 庞师抓住“久病多虚”、“本虚”及“精微不得封藏”的病机特点，以益气养阴、固肾涩精为治则，予参芪地黄汤加减适量固涩药煎汤内服，以太子参、生黄芪、生地黄、山萸肉、生山药以益气养阴，佐以泽泻、丹皮、茯苓斡旋气机，使补而不腻，金樱子兼取山萸肉固涩之性，一箭双雕。

二、温阳化气、利水涩精

此法多用于糖尿病肾病Ⅳ期患者，庞师认为消渴日久，阴损及阳，阳气虚耗，脏腑功能减退，尤以脾肾两脏阳虚为著。脾主运化、主统摄，肾主封藏、为水之下源，表现为蛋白尿。故此期应以温阳化气、利水涩精为治则。庞师治疗上多选用真武汤或金匮肾气汤加减配合适量涩精药煎汤内服或联合十一味益肾降糖片口服。

案二　患者乙，男，66岁，2011年3月22日初诊。患者糖尿病肾病Ⅳ期4年，曾于北京多家医院治疗，治疗方案不详，效果欠佳。现双下肢水肿伴酸困乏力，四肢肢端发凉，夜尿频，口干苦，大便正常，纳眠可。舌质淡暗、苔薄白腻，脉弦滑。查肾功能正常，尿常规尿蛋白(+)，查尿蛋白四项示：α_1-MG：17.2μg/ml；β_2-MG：298.3μg/ml；IgG：27.0μg/ml；mALB：547μg/ml。患者糖尿病病史20年，高血压病史10年。此消渴病肾病，证属脾肾阳虚、湿瘀互结。治疗上降糖及降压方案同前，予十一味益肾降糖片每次5片、日三次口服。予中药汤剂金匮肾气汤联合四君子汤加减：炮附子15g（先煎1h），生地30g，山药30g，生黄芪120g，肉桂6g（后下），猪苓30g，茯苓30g，山萸肉30g，汉防己30g，太子参30g，泽泻30g，川牛膝30g，怀牛膝30g，金樱子30g，苍术30g，白术30g，丹参40g，当归10g，枳壳10g，生姜3片，煎汤内服，药渣浸浴双足。治疗一个月，双下肢水肿消失，复查尿蛋白四项正常，尿常规尿蛋白阴性，继续坚持服用，逐渐加大附子用量至60g以温阳化气，逐月复查尿常规及尿蛋白四项均正常，患者双下肢无浮肿，肢端发凉症状明显改善。

按语　此为消渴病合并肾病，消渴日久不愈，以致脾肾阳虚，湿瘀互结，水湿泛溢，瘀阻络脉，治疗上以健脾固肾、温阳化气、化瘀利水为治则，且患者患病时间长，庞师根据久病入络理论，适量佐以丹参、当归以化瘀，并以药渣浸浴双足以改善循环。

三、健脾固肾、化瘀导浊

此法多用于糖尿病肾病Ⅴ期患者，消渴日久，终致五脏六腑功能衰败，脾肾亏虚为本，水湿痰浊毒瘀为标，虚、瘀、毒等越发严重，使患者的临床表现多样，标与本此消彼长，影响本病的发展变化。庞师认为脾肾亏虚，运化统摄失司，以致出现大量蛋白尿，痰浊瘀血阻滞脉络，痰随气升无所不至，以致出现恶心、纳差、呕吐等多种多样的临床表现，瘀血阻滞，新血不生，以致贫血，肌酐、尿素氮增高。庞师遵循健脾固肾、化瘀导浊、扶正祛邪、内外合治的治疗原则，在中药汤剂内服的基础上配合中药方灌肠治疗，主要药物为生大黄、炒槐米、败酱草、生苡仁、煅牡蛎、制附子、姜半夏等。在改善患者临床症状，降肌酐、尿素氮方面取得了较好的临床疗效。

案三　患者丙，男，77岁，2010年3月19日初诊，症见双下肢浮肿，口唇暗，痰多流涎，乏力身困，腰膝酸软，时有抽搐，大便偏干，日1次，小便频。舌质淡暗，苔薄滑根厚，脉细滑。既往 2 型糖尿病病史 23 年。查肾功示：尿素氮 10.68mmol/L，血肌酐 145.8μmol/L。此消渴病肾病，证属脾肾亏虚、痰瘀阻络。治疗上在基础治疗的基础上，予中药汤剂四君子汤合真武汤合丹参饮加减内服，加用中药灌肠方。生大黄 6g，炒槐米 30g，败酱草 30g，生薏苡仁 30g，制附子 6g，煅牡蛎 30g，姜半夏 30g。用文火煎 30～40min，取浓汁 200ml 每日肛滴 1 次。治疗 1 个月后，患者双下肢浮肿明显减轻，乏力身困、腰膝酸软症状亦好转，复查肾功示：尿素氮 9.28mmol/L，血肌酐 91.7μmol/L。

按语 此患者本虚标实，标实为主，痰、毒、瘀加重患者临床症状，急则治标，“开鬼门，洁净府，去宛陈莝”，疏凿开闭，以祛水邪，此其治也，故以四君子汤合真武汤合丹参饮煎汤内服联合中药汤剂灌肠以健脾固肾、化瘀导浊、扶正祛邪、内外合治，又寓治标不忘治本之意。中药灌肠方中大黄苦寒，祛瘀泻热、涤荡肠腑、攻积导滞、推陈致新为君药。败酱草清散血分郁热，以除未尽之余热毒邪，更加槐米助君药凉血解毒，生苡仁利水消肿，清热祛湿共为臣药。姜半夏以燥湿化痰，助脾气，合以附子大热之品反佐，防其苦寒太过，两药虽有“相反”之禁例，但历代屡有合用之记载，庞国明临床常反复用之，也未见因其“相反”所引起的不良反应。灌肠为中医攻伐之法，易破损正气，导致腹泻、脱肛等，煅牡蛎收敛固涩、益阳潜阴、补肾散结，防止腹泻、脱肛发生为使。

以上三法为吾师庞国明主任医师根据中医辨证论治、治病求本理论，认真研究临床糖尿病肾病患者的临床表现、病因病机，从而总结出来的一套行之有效的临床法则。该治疗三法并不固定对应于糖尿病肾病的某一分期，而是适用于糖尿病肾病任何一期，在辨证准确的前提下，皆可合理选用。

第七节 治疗糖尿病足学术思想浅析

糖尿病患者由于合并神经病变及不同程度的末梢血管病变而导致的下肢感染、溃疡形成和（或）深部组织的破坏称为糖尿病足（diabetic foot，DF）。其发病主要是神经病变、血管病变和感染等多因素共同作用导致组织的溃疡和坏疽[1]。糖尿病足是糖尿病的严重慢性并发症之一，以其高治疗费用、高截肢风险、高致死致残率令广大糖尿病患者闻之色变，临床治疗棘手。中医学中并无“糖尿病足”之名，本病当属中医“筋疽”“脱疽”等病范畴[2]。庞国明教授运用中西医结合方法治疗糖尿病足，以“突出中医治疗特色，保全糖尿病足肢体”为宗旨，分 5 型辨证论治，采取中药外治疗法、血管介入疗法、臭氧套袋疗法、冷光照射疗法、超声清创疗法“五位一体”综合疗法治疗糖尿病足，特色突出、疗效显著。现就庞教授治疗糖尿病足的临证经验报道如下。

一、辨 证 论 治

庞国明教授认为糖尿病足病为本虚标实之证，本虚为气血阴阳亏虚，各期表现各有侧重，标实为湿瘀热毒蕴结，各型表现不一。临证辨治要注意辨明标本，强调整体辨证与局部辨证相结合，兼顾扶正与祛邪，根据正邪轻重而有主次之分，或以祛邪为主，或以扶正为要。

1. 湿热毒蕴、筋腐肉烂证

患足局部红肿、灼热，触之有波动感，切开可溢出大量秽浊脓液，腥臭难闻，周边呈实性漫肿，病变迅速，严重时可累及全足，甚至小腿，舌质红绛，苔黄腻，脉滑数。治以清热利湿、解毒化瘀，方选四妙勇安汤合黄连解毒汤加减，药物组成：金银花、玄参、当归、黄芩、黄连、黄柏、栀子、连翘、甘草。热甚加蒲公英、虎杖；肢痛加白芍、木瓜。

2. 热毒伤阴、瘀阻脉络证

患足局部红、肿、热、痛，或伴溃烂，神疲乏力，烦躁易怒，口渴喜冷饮，舌质暗红或红绛，苔薄黄或灰黑，脉弦数或洪数。治以清热解毒、养阴活血，方选顾步汤加减，药物组成：石斛、当归、牛膝、紫花地丁、金银花、蒲公英、菊花、连翘、甘草。口干、便秘加玄参、生地黄。

3. 气血两虚、络脉瘀阻证

患足创面腐肉已清，肉芽生长缓慢，久不收口，周围组织红肿已消或见疮口脓汁清稀较多，经久不愈，下肢麻木、刺痛，夜间尤甚，痛有定处，足部皮肤感觉迟钝或消失，皮色暗红或见紫斑，舌质淡暗或有瘀斑，苔薄白，脉细涩。治以补气养血、化瘀通络，方选生脉散合血府逐瘀汤加减，药物组成：党参、麦冬、五味子、黄芪、当归、桃仁、红花、川芎、川牛膝、赤芍、枳壳、地龙、熟地黄、甘草。足部皮肤暗红，发凉，加制附片、川续断；疼痛剧烈，加醋乳香、醋没药。

4. 肝肾阴虚、瘀阻脉络证

患足创面肉色暗红，久不收口，伴腰膝酸软，双目干涩，耳鸣耳聋，五心烦热，肌肤甲错，舌暗有瘀斑，苔腻，脉沉弦。治以滋养肝肾、活血通络，方选六味地黄汤加减，药物组成：熟地黄、山茱萸、山药、丹皮、茯苓、三七、地龙、穿山甲、枳壳、甘草。口干、胁肋隐痛不适，加白芍、沙参；腰膝酸软，加女贞子、旱莲草。

5. 脾肾阳虚、痰瘀阻络证

足部发凉、疼痛，皮肤苍白或紫暗，伴间歇性跛行或剧痛，夜间尤甚，严重者甚至趾端干黑，舌淡，苔腻，脉沉。治以温补脾肾、化痰通脉，方选金匮肾气丸加减，药物组成：制附子、桂枝、山茱萸、山药、黄精、三七粉（冲）、水蛭粉（冲）、鹿茸、甘草。肢端不温，冷痛明显，重用制附子，加干姜、木瓜；气虚明显加党参、黄芪。

二、“五位一体”综合疗法

庞教授认为外治之理即内治之理，外治之药即内治之药，由于本病既有糖尿病和其他并发症的内科疾病的表现，又有足部病变的外科情况，临床处理较为棘手，一旦发病，病情发展急剧，病势险恶[3]。故临证辨治要分清标本，强调整体辨证与局部辨证相结合，兼顾扶正与祛邪，外治疗法侧重于清创祛邪，在内科综合治疗、无菌清创基础上，采用中药外治疗法、血管介入疗法、臭氧套袋疗法、冷光照射疗法、超声清创疗法“五位一体”综合疗法治疗糖尿病足，特色突出，疗效显著。

1. 中药外治法

玉红膏 药物主要成分：白芷、当归、轻粉、血竭、紫草、甘草、金银花、生地、连翘。用白芷、当归、金银花、生地、连翘、紫草、甘草各15g，香油适量，把药物炸枯焦，去渣，加入白蜡，熬到滴水成珠的时候停火，温热时加入血竭3g，轻粉1g搅匀，放凉后使用。功用：活血祛腐、解毒生肌。用于糖尿病足成脓期。

生肌膏 药物主要成分：当归、甘草、白芷、紫草、血竭、轻粉、乳香、没药。用麻油500g，将当归60g，甘草30g，白芷15g，紫草9g，乳香60g，没药30g浸泡3天，久熬去滓，滤清，再熬至滴水成珠，加白蜡60g，熔化，再加血竭12g，轻粉12g，最后搅匀成膏。外敷，每日清洁创口，换药1次。功用：生肌祛腐。用于糖尿病足愈合期。

五黄纱条 药物组成：黄连60g，黄柏60g，姜黄60g，生地黄60g，生大黄20g，白芷 60g，当归 60g。将上七味药用清水浸润备用，取麻油适量置锅内加热，加入诸药，微火炸2h，用8层纱布过滤，除去药渣，再次将滤油加热至 80℃，加入白蜡适量熔化，趁药膏未完全凝固，放入已制备好的纱条，浸透，放入带盖方盘中，高压灭菌备用。功用：活血祛腐、解毒生肌。用于糖尿病足脓腔引流。

如意金黄散 药物组成：姜黄 25g，大黄25g，黄柏25g，苍术10g，厚朴10g，陈皮10g，甘草 10g，生天南星 10g，白芷 25g，天花粉 50g。功用：清热除湿、消肿止痛、散瘀化痰。用于糖尿病足早期未成脓者。

糖疽愈疮油 药物组成：河虾、文蛤、黑山栀、绿铜、川乌、草乌、信石、腻粉、银珠、明雄、琥珀、红花、龙骨、牡蛎、灵芝孢子各等份。将上药以15倍水浸泡30min，滤干后，加入至麻油中煮沸2h，过滤得滤液，待冷至40℃，加入10g冰片，搅拌均匀即可，常温密闭储存备用。功用：活血解毒、消肿止痛、去腐生肌。用于糖尿病足久不愈合者。

2. 血管介入治疗

根据下肢血管狭窄情况选择介入治疗方式（球囊扩张、支架成形术、内膜下血管成形术等），患者下肢血管灌注可得到明显改善，临床症状、体征均明显缓解，促进创面愈合。

3. 臭氧套袋疗法

臭氧具有强氧化性和广谱性，具有氧化、消毒、杀菌等作用，臭氧套袋疗法疗效确切，同时解决了细菌耐药，抗感染疗效差的问题，促进糖尿病足的愈合。

4. 超声清创疗法

利用超声波在冲洗射流中产生的“空化”效应，去除和破坏伤口创面表面的坏死组织及深层的细菌、真菌以及病毒等。与传统的锐性清创术相比，低频超声清创术具有创伤少、失血少、疼痛轻微等优点，同时有杀菌作用，现已应用于临床，尤其适合于需反复清创的糖尿病足慢性难愈伤口。

5. 冷光照射疗法

冷光照射能促进局部血液循环，改善组织营养状态，提高新陈代谢，以利炎症、水肿的吸收和消退，促进糖尿病足的愈合。

三、足 部 护 理

全方位、系统、精心的护理治疗及健康教育，可以增强患者对治疗的依从性，提高糖尿病足的治愈率，减轻患者的身心痛苦，提高患者的生活质量[4]。庞教授认为糖尿病足应该“三分治疗、七分护理”，主要应做好以下护理工作：①足部检查：每天检查双足，注意双足皮肤颜色及温度的改变，皮肤是否干燥；尤其注意检查趾间、足底皮肤有无红肿、鸡眼、溃疡、坏死等，注意有无甲沟炎等；评估有无足部麻木、刺痛；触摸足背动脉搏动有无减弱等。②改善双足血液循环：天气寒冷时要注意保暖，尽量避免使用热水袋保暖，以防烫伤皮肤而引起感染；经常按摩双足，每天进行适度运动，以散步为宜，以促进血液循环，避免过度活动。③选择合适的鞋袜：鞋子宜稍宽松，透气性好，鞋底以厚软为好，大小适中；袜子以弹性好、透气及散热性好的棉毛质地为佳。④保持足部清洁，勤换鞋袜，每天用中性皂水或温水泡脚，泡脚时先用手试水温，因为糖尿病神经病变往往在足表现得更严重，许多患者足部感觉减退，而手的感觉则是正常的，水温不超过 37℃，时间以 20～30min 为宜，洗净后用清洁、柔软的毛巾轻轻擦干，尤其是将脚趾间擦干。⑤剪脚趾甲时，应平剪，不可损伤皮肤、甲沟，否则可能引起甲沟炎，甚至引起整个脚趾的发黑坏死而导致截趾。⑥预防外伤：指导病人不要赤脚或穿拖鞋走路，以防扎伤；足部有疾患，应及时就医，规范治疗。

四、典 型 病 例

案 患者，女，退休工人，开封市人，于 2018 年 6 月 26 日来我院就诊，主诉：间断口干、多饮 6 年，伴右足底破溃 2 天。病史：患者 6 年前诊断为“2 型糖尿病”，一直在某医院应用自制药（具体成分不详）控制血糖，自测空腹血糖波动在 7mmol/L 左右，餐后血糖波动在 11mmol/L 左右，2 天前患者家属为其穿鞋时发现患者右足底破溃出血，自行包扎处理，今为进一步系统治疗慕名来我院就诊。入院症见：神志清，精神萎靡，乏力倦怠，口干、口苦、多饮，发热，体温 37.5℃，视物模糊，恶心欲呕，呕吐物为少量胃内容物，无头晕、头痛，无咳嗽、咳痰，无腹痛、腹泻，手足麻木，右下肢套袜感，右下肢肤温高，右足踝部以下红肿，右足底见一直径约 1cm 创面，向深处形成窦道至右外踝处，有脓血性分泌物渗出，无恶臭味，胃纳差，夜眠可，小便正常，大便干，5～6

天一行。舌暗红，无苔，脉细涩。患者 17 年前因跌倒致“右踝关节骨折错位”，予保守治疗，长期右踝活动不利。入院前于外院查下肢血管彩超：右下肢动脉血管粥样硬化，双下肢静脉血流流速缓慢，右侧腹股沟多发肿大淋巴结。入院后查四肢血流多普勒：左侧踝肱指数（ABI）值为 0.87，波形一相波变低，波幅增宽，左侧为轻度血管病变；右侧 ABI 值为 0.53，波形一相波变低，波幅增宽，伴有杂音，右侧为中度血管病变（右胫后动脉因伤口包扎无法检查）。X 片：右足距骨及跟骨可见骨质密度减低并可见明显骨质破坏。西医诊断：2 型糖尿病性足病（Wagner 3 级）。中医诊断：脱疽，热毒伤阴、瘀阻脉络证。西医予控制血糖，抗感染，改善循环，营养支持及对症治疗，中医治疗以清热解毒、养阴活血为原则，方以顾步汤加减，具体药物如下：黄芪 30g，太子参 30g，石斛 10g，当归 10g，金银花 30g，川牛膝 30g，菊花 15g，地龙 30g，蒲公英 15g，地丁 15g，连翘 15g，甘草 10g，炒麦芽 30g，炒神曲 30g，白术 30g。3 剂，水煎 400ml，早晚温服。配合臭氧、冷光治疗，清创后予玉红膏外敷，每日 1 次，半月后患者病情明显好转，精神可，稍乏力、口干，无恶心呕吐，右下肢肤温接近正常，右足踝部以下红肿基本消退，右足底创面色红黄相间，内置引流条可见少量血性分泌物，无恶臭味，予超声清创配合外科换药，继续予玉红膏外用，配合臭氧、冷光治疗。1 个月后患者右足底创面色鲜红，无脓血性分泌物，稍感乏力，无其他特殊不适，考虑患者病久不愈，气血亏虚，此时当辨证为气血两虚、络脉瘀阻，治以补气养血、化瘀通络，方以八珍汤合血府逐瘀汤化裁，具体用药如下：太子参 30g，茯苓 20g，白术 30g，当归 10g，川芎 10g，赤芍 30g，地黄 20g，炒桃仁 10g，红花 10g，炒枳壳 10g，川牛膝 30g，鸡血藤 30g，黄芪 30g，炙甘草 6g。同时改玉红膏为生肌膏外用，隔日换药 1 次，渐至 3 天换药 1 次。2 个月后，患者右足创面完全愈合。

按语 庞国明教授认为糖尿病足的发病率逐年增加，早期预防及治疗最重要，在严格控制血糖、血压及血脂，合理选用敏感抗生素，并用改善血液循环药物静脉滴注，中西医非药物疗法，注意足部日常护理等基础治疗上，采用中药外治疗法、血管介入疗法、臭氧套袋疗法、冷光照射疗法、超声清创疗法治疗糖尿病足，可提高患者生活质量，在一定程度上减少截肢率，总有效率高达 90%，体现了传统中医疗法的治疗优势[5]。糖尿病足的治疗要整合内分泌科、骨科、外科、周围血管科、介入科、干细胞移植、糖尿病足矫形中心等科室，突出中医特色，保全糖尿病足肢体，提高糖尿病足患者的生活质量，使糖尿病足患者走好健康生活每一步。

参考文献

[1] 中华医学会糖尿病学分会. 中国 2 型糖尿病指南（2013 年版）[M]. 北京：北京大学医学出版社，2014：45-47.

[2] 中华中医药学会. 糖尿病中医防治指南[M]. 北京：中国中医药出版社，2007：59-65.

[3] 王志强. 庞国明教授辨治盗汗经验[J]. 中华中医药杂志，2010，25（11）：1814-1815.

[4] 张建芳. 糖尿病足的护理体会[J]. 光明中医，2012，27（7）：1450-1451.

[5] 王志强，闫镛，武楠，等. 糖疽愈疮油治疗糖尿病足 40 例[J]. 中医外治杂志，2016，25（2）：22.

第八节　犀角地黄汤治疗2型糖尿病合并齿衄临证思路初探

糖尿病发病率逐年上升，糖尿病合并口腔疾病，作为第六大并发症而存在，是导致死亡率、致残率高主要的原因，严重影响糖尿病患者的生活质量[1]，其双向关系成为人们长期研究的课题，二者互为因果，一方面血糖可诱发加重口腔疾患，另一方面口腔疾患一定程度导致血糖难以调控。基此，从事临床、科研、教学、工作40余载的庞国明教授运用犀角地黄汤治疗2型糖尿病合并齿衄，临证效验，笔者幸伴案侧，现将临证思路总结如下。

糖尿病合并齿衄属于中医学“血证之齿衄”类别，现已列入中医内科学“血证”范畴。非外伤致齿龈齿缝出血称为齿衄，别称牙衄、牙宣。齿衄多隶属阳明经病证，阳明经入于齿龈，齿为骨之余，故齿衄多从胃肠、肾二脏论之，病因多由牙龈局部病变或全身疾患所致。庞国明教授认为2型糖尿病合并齿衄之源多由阳络受损，“阳络伤则衄血”，故临证多从血分证论治。

一、中医病因

1. 齿衄从齿病论之，易感外邪

盖齿病之病机多感受外邪，其分寒、热之别。其一感受热邪。《素问·痿论》曰：“远行劳倦，逢大热而渴，渴则阳气内伐，则热舍于肾…… 肾热者色黑而齿槁。”糖尿病或素体阴虚、气阴两虚、湿热中阻，加之风寒暑湿燥火之外邪复侵，可并发口腔疾患。多由于火热之邪，耗津损气，肾主骨，齿为骨之余，热舍于肾故牙齿枯槁。其二感受寒邪。《素问·奇病论》曰：“当有所犯大寒，内至骨髓……脑逆故令头痛，齿亦痛。”其言感受寒邪，寒邪上逆脑髓，可致牙齿疼痛诸病。

2. 内邪化疾，口腔疾患多从心、脾论之

《内经》中载：“诸痛痒疮皆属于心。”心气通于舌，脾气通于口。脏腑热盛，热及心脾，其气冲于口舌，故多见口舌生疮。其亦从虚、实而论。其一因虚致疾：少阴肾水亏虚，心肾不交则阴亏，虚火上炎，故多口舌牙患；消渴为患，阴虚血热，血滞脉道，瘀血丛生，溢于脉外多见齿衄、肌衄，或一派瘀象。其二湿浊中阻、湿热内蕴，日久湿热瘀结，故现口臭、出血、溃疡。阳明经之经络循行均过齿，经络受邪，邪气亦可循经上扰，故齿病。如《灵枢·经脉》又言：“大肠手阳明之脉，其支者……入下齿中……是动则病齿。”《景岳全书·血证》中言：“血从齿缝牙龈中出者为齿衄，此手足阳明二经及足少阴肾家之病。”足阳明胃经、手阳明大肠经分别入上、下二齿，牙齿为骨之余，属肾所生。故临证辨治齿衄多从心脾二脏论治，从胃、大肠、肾三经辨之。

3. 衄血多由络脉伤

《灵枢》曰："阳络伤则血外溢，血外溢则衄血；阴络伤则血内溢，血内溢则后血。"阳络由手、足阳经分出，多指上行位置相对较浅的络脉；阴络则由手、足三阴经分出，多指下行位置较深的络脉。衄血是指鼻、齿龈、耳、舌及肌肤等处不因外伤导致的各种出血的病证，因出血部位的不同，临床又有鼻衄、齿衄、耳衄、舌衄、肌衄之别。通常阳络受损，血不循经，其出血有向上、向外的特点，向上溢于诸窍，向外溢于肌肤，故致衄血。下行的或位置较深的络脉受损，血不循络，其出血有向下、向内的特点。内溢于脏腑，下泄于肠道，发为便血；溢于膀胱则尿血，二者合成后血。衄血多有络脉伤，临床辨证可通过不同出血部位，推及脏腑何络损伤，故庞国明教授认为糖尿病合并齿衄多由络脉损伤。

二、现 代 认 识

现代医学[2]认为，由于糖尿病患者调节免疫能力下降，较容易受到致病性细菌和病毒侵袭。高血糖可增加包括口腔组织在内，全身中小血管基膜的厚度，降低局部氧分压，辅助厌氧菌生长繁殖，当口腔有创面的时候造成局部感染的发生。葡萄糖是天然良好的细菌培养基，容易造成细菌在黏膜、皮肤上生长繁殖。一般糖尿病患者伤口愈合障碍，不利于伤口的恢复，最终导致口腔疾病的产生。糖尿病患者因为口腔中内环境紊乱，一定程度上会加剧病原微生物的滋生，从而加重牙周炎症，导致血管内皮受损，引起相应的微血管病变，引起牙龈组织缺血缺氧，产生炎症反应，情况严重者，机体产生特异性抗炎反应，最终致胰岛素敏感性降低，故血糖升高。因此，糖尿病与口腔疾患二者相互影响，常常迁延不愈。

三、方 解

犀角地黄汤源于孙思邈《备急千金要方》，方剂组成含犀角、生地黄、芍药、牡丹皮。该方适用于热毒炽盛、热入血分。心主血，主神明，热入血分，一则热扰心神，致躁扰昏狂；二则热邪迫血妄行，致使血不循经，溢出脉外而发生吐血、衄血、便血、尿血等各部位之出血，离经之血多为瘀血；三则血分热毒耗伤血中津液，血因津少而浓稠，运行涩滞，渐聚成瘀，故舌紫绛而干。方中用味苦咸寒之犀角为君药，清热凉血、泻火解毒，寒而不遏，直入血分，使火平热降、凉血解毒则血自安。臣以生地黄味甘苦性寒，清热凉血，滋阴生津，能清能补，既助君药解血分之热，又善走血分，止血复已失之阴血。白芍味苦酸性微寒，养血敛阴，助生地黄泻热凉血；丹皮苦辛微寒，清热凉血散瘀，与芍药共为佐使药。亦如叶天士所论"入血就恐耗血动血，直须凉血散血"。散血则瘀自化，热清则血故安，同时滋阴以助水长，水盛则火自熄，故治则以清热凉血、活血散瘀为大法。且现代药理研究表明犀角地黄汤具有抗癌、护肝、调节免疫、改善炎症微环境、调节代谢、抗凋亡、促进增殖等功能[3]。

四、2 型糖尿病合并齿衄治疗

1. 主方调糖，犀角类方凉血止血

庞国明教授认为 2 型糖尿病合并齿衄，重视不足，三低存在，缺乏管理，中医发掘欠深是糖尿病性口腔疾患所面临的重要问题，基于此，其“未病先防”不可小觑。其一控制血糖、消除诱因；其二提早就医，既病防变；清洁口腔，适宜用具。其治未病理念贯彻始末。2 型糖尿病临证分为热盛伤津证、气阴两虚证、肝郁脾虚证、痰浊中阻证、湿热内蕴证、脾肾气虚证、阴阳两虚证 7 个证型[4]。临床主张“方证对应”理念，即一证一主方，临床合并齿衄时，辨证予犀角地黄方加味，概取“血遇寒则凝，遇热则行，甚破血道”之意，辅助临床。

2. 齿衄临床虚实分治，派生各症

实证属胃火炽盛致肿痛出血者，多用犀角地黄汤化裁。心主血脉，主神明，热伏血分，热扰心神、热伤血络、热毒耗伤津血，瘀血故现。从中医角度看，“2 型糖尿病合并齿衄从瘀论治”是一种理念上的开拓与创新，它对提高中医药治疗消渴病有着较好的应用前景，庞国明教授亦认为“血瘀是造成多种合并症的主要原因”，取化瘀之法盖取治未病之意。同时可酌情配伍清热凉血之品，如茜草、牡丹皮、赤芍、水牛角等，此类中药祛瘀、清热并行，二者协同，与消渴之清热养阴大法颇为契合。虚证多病久阴血亏虚，可选当归、丹参之类以养血祛瘀。但应注意桂枝、红花、桃仁等性温燥之活血祛瘀药应当慎用，以防其助火损阴，而犯虚虚之戒。基于此庞国明教授指出临床辨治 2 型糖尿病合并齿衄热入血分证，非犀角地黄汤不能资，其活血散瘀与凉血并行，清热宁血而无耗血之弊，凉血止血而不留瘀。

3. 内外合治

①漱口方：汴菊花 3g，苏薄荷 3g，三七花 3g，泡水漱口，用于治疗牙周炎、口臭、牙龈出血等。三七花素有化瘀活血兼止血之效，使止血而无滞血之弊，活血而不加重其动血之势，其双效性成为血证之要药。血遇热则行，汴菊花、苏薄荷等量，取其疏散风热之效，热祛则动血之力减，菊花兼有清热解毒之效。②引火归元贴。以诃子肉：吴茱萸：川黄连：冰片=3：1：1.5：0.5，研末，姜汁调匀贴足心涌泉穴用于治疗口腔疾患。齿衄盖火热之邪攻于上，热伤阳络，络脉伤则衄血，庞国明教授善用引火归元贴、肉桂等引火、热之邪下行，取其釜底抽薪之妙。

4. 糖尿病合并齿衄，重在预防

糖尿病与齿衄密切相关，血糖调控欠佳时，容易复发口腔疾病，甚至难以痊愈。调控血糖是糖尿病患者保持口腔健康的根本，因此糖尿病患者除需要加强血糖调控外，日常需关注口腔卫生，定期行口腔检查，是贯穿糖尿病治疗中的重要阶段。定期就医，每半年至少做到 1 次常规体检，指导患者合理使用牙齿清洁工具。

五、典型病例

案 患者郑某，男，48岁，于2018年7月19日初诊。2型糖尿病病史1年余，服用二甲双胍缓释片0.5g，早晚各1片，平素未规范管理血糖。慕名庞国明教授来寻求纯中药治疗。刻下症：多饮、口苦、口黏，牙龈红肿，晨起刷牙牙龈出血，纳可，多梦，易急躁，大便黏滞不爽，夜尿1次，舌质红，舌边尖有红点，苔黄腻，脉弦滑。查空腹血糖（FPG）9.4mmol/L，餐后2h血糖（2hPG）15.5mmol/L，糖化血红蛋白（HbA1c）7.2%。诊断为消渴病，辨证属湿热内蕴兼血热证，治以清热化湿、凉血止血、和中调糖。方药：清热化湿调糖饮合犀角地黄汤加减：川黄连30g，姜厚朴10g，炒栀子10g，丹皮15g，淡豆豉20g，水牛角30g，姜半夏10g，芦根50g，薏苡仁50g，生地15g，炒黄柏10g，川牛膝45g，升麻6g，白芍15g，佩兰10g，生甘草3g。颗粒剂，10剂，日1剂，水冲服，早、晚温服。二诊：2019年7月29日，近日测FPG 7.0～8.1mmol/L，2hPG 8.3～9.6mmol/L，急躁未见，牙龈红肿消失，晨起刷牙牙龈出血次数较前明显减少，大便黏滞不爽好转，去炒黄柏加炒白术15g继服10剂。三诊：2019年8月9日，测FPG5.8～6.9mmol/L，2hPG 7.0～9.8mmol/L，患者未诉牙龈肿痛，偶有牙龈出血。上方继服10剂。患者间断复诊调控血糖，牙龈出血未现。

按语 患者嗜食肥甘，伤及脾胃，运化失职，湿郁生热，化燥耗液，发为消渴。湿热蕴脾，热伤血络则齿衄。治疗上其一清热燥湿、凉血止血，祛除湿热、血热之邪以治标，且可防其进一步遏阻脾气之转运；其二健脾益气以强健脾胃之运化以治本。方中黄连清热燥湿，厚朴行气化湿，共为君药。半夏燥湿降逆和胃，薏苡仁性凉，健脾清热祛湿以止烦渴，黄柏苦寒以清下焦湿热，水牛角直入血分，清热凉血，寒而不遏，使火平热降则血自安，共为臣药。川牛膝偏走下焦，引热下行，活血通经，山栀清宣胸膈之郁热，生地、丹皮清热凉血兼生津除烦，淡豆豉味甘性寒，善宣发郁热而除烦，白芍苦酸性寒，养血敛阴，助生地黄泄热凉血散瘀，芦根甘寒质轻，清热和胃除烦，佩兰芳香化湿，醒脾开胃，共为佐药。升麻升举清阳，畅达气机，甘草调和诸药，为使药。诸药合用，清热祛湿凉血，则湿热祛、血热安、脾胃和，则血糖自平、齿衄自愈。

六、小　　结

临床针对2型糖尿病合并齿衄的诊疗，中医四诊不可小觑，庞国明教授尤其重视问诊，常询问患者是否牙龈肿胀、出血，嘱患者龇牙望其牙龈色泽及形态、闻异常、特殊气味等，结合患者临床诸证及舌脉，辨证中药方剂，一证一方调糖，中医辨证思维观贯彻始末，以犀角类方摄血。同时药效学研究表明，犀角地黄汤（以水牛角代替犀角）具有解热、抗炎、抗变态反应、保肝、改善微循环及增强免疫、降低血管内皮细胞黏附分子的作用[5]，这与2型糖尿病合并齿衄的病机有较好的相关性，因此庞国明教授运用犀角地黄汤治疗2型糖尿病合并齿衄临证思路值得临床参考。

参考文献

[1] Zhang ZH，Liu HY，Wimpissinger B，et al. Transcon junctival sutureless vitrectomy versus 20-gauge vitretomy for vitreo-retinal surgery：a meta-analysis of randomized controlled trials[J]. Graefes Arch Clin Ophthalmol，2013，251（3）：681-688.

[2] 穆宏，杨风英. 糖尿病口腔病变的诊断和处理[J]. 中华全科医学，2017，15（9）：1461-1462.

[3] 欧海亚，吕东勇，吴树铎，等. 基于网络药理学探讨犀角地黄汤作用机制[J]. 中药新药与临床药理，2018，29（3）：377-379.

[4] 庞国明，闫镛，朱璞，等. 纯中药治疗2型糖尿病（消渴病）的临床研究[J]. 世界中西医结合杂志，2017，12（1）：74-77.

[5] 张保国，程铁峰，刘庆芳. 犀角地黄汤药效研究及临床新用[J]. 中成药，2009，31（12）：1919.

第九节　络病理论在糖尿病慢性并发症中的应用

络病理论是现代医家在总结前人基础上提出的一种崭新的理论学说。糖尿病是一种终身性疾病，即持续一生，不断进展，可防可治但不能根治，是典型的慢性病、久病。清代医学大家叶天士指出“久病已入血络”“经几年宿病，病必在络”。因此，糖尿病日久，“久病必瘀闭”，甚至“经年累月，外邪留着，气血皆伤，其化为败瘀凝痰，混处经络”，必然会导致经脉不畅，络脉闭塞，从而发展为各种慢性并发症。基于络病理论对糖尿病慢性并发症进行防治是一种全新的探索与尝试。

一、概　　述

（一）什么是络脉

中医学认为人体运行气血的通道包括经脉和络脉两部分，其中纵行的干线称为经脉，由经脉分出网络全身各个部位的分支称为络脉。《灵枢·经脉》：“经脉十二者，伏行分肉之间，深而不见；其常见者，足太阴过于外踝之上，无所隐故也。诸脉之浮而常见者，皆络脉也。”经络的主要内容有：十二经脉、十二经别、奇经八脉、十五络脉、十二经筋、十二皮部等。其中属于经脉方面的，以十二经脉为主，属于络脉方面的，以十五络脉为主。它们纵横交贯，遍布全身，将人体内外、脏腑、肢节联成为一个有机的整体。

人体内络脉的分支，纵横交错，网络周身，无处不至。包括别络、浮络、孙络3类。其中别络是较大的分支，共有15条，由手足三阴三阳经在腕踝关节上下各分出一支络脉，加上躯干部任脉之络、督脉之络及脾之大络所组成，故又称十五别络、十五络脉；浮络是络脉中浮行于浅表部位的分支。在全身络脉中，浮行于浅表部位的称为“浮络”，它分布在皮肤表面。其主要作用是输布气血以濡养全身；从别络分出最细小的分支称为“孙络”，它的作用同浮络一样输布气血，濡养全身。

（二）络病的概念

经络系统能“外连皮肤，内属脏腑”。其功能是通过络脉实现的，也可以说络脉既属于经脉，也是某一脏器的组成部分。因此发生于经络系统深入到脏腑四肢百骸的终末段疾病，统属“络病”范畴。络病大体上有络脉自病和久病入络两大类。

（三）络病的特点

（1）病久入络：“病久入络”为叶天士重要学术观点，“经主气，络主血”，“初为气结在经、久则血伤入络”是“久病入络”的主要依据。

（2）久病必瘀：“久发频发之恙，必伤及络，络乃聚血之所，久病必瘀闭”。即指出病人因失治、误治，或病势缠绵，日久不愈，只要邪气久留，必然伤及血络，而成络病。

（3）络虚为始：现代学者认为络病其发病为虚、瘀、毒作祟，阻滞于络脉，其中络虚是络病产生的始动因素，络脉瘀阻为络病形成的病理基础，而化毒为害则是络病迁延和深化的关键所在。

二、络病理论在糖尿病慢性并发症中的应用

络病是糖尿病慢性并发症的病理基础。在消渴病中，气阴两虚为其主要病机，可引起气血津液功能障碍，痰瘀互结，久病入络导致络病，从而产生络气虚滞、络脉绌急、络脉瘀滞、络脉痹阻等主要病理变化，导致糖尿病多种慢性并发症的发生。糖尿病为终身病，其危害在于并发症，自胰岛素临床应用以来，诸如酮症之类的急性并发症已不难控制。若血糖控制不理想，随病程延长，往往发生慢性并发症，其中80%左右为血管病变，主要为大血管病变和微血管病变。

（一）在糖尿病大血管病变中的应用

与非糖尿病人群相比，糖尿病人群中动脉粥样硬化性疾病的患病率高、发病年龄较轻、病情进展较快，多脏器同时受累较多。糖尿病人群心、脑血管病患病率为非糖尿病人群的2～4倍，糖尿病性足坏疽为15倍，心肌梗死为10倍。大、中动脉粥样硬化主要侵犯主动脉、冠状动脉、大脑动脉、肾动脉和外周动脉等，临床上引起冠心病、缺血性脑血管病、高血压、外周动脉粥样硬化。

1. 糖尿病性心脏病

（1）流行病学：糖尿病是心、脑血管疾患的独立危险因素。与非糖尿病人群相比，糖尿病患者发生心、脑血管疾病的风险增加 2～4 倍。空腹血糖和餐后血糖升高，即使未达到糖尿病诊断标准，心、脑血管疾病发生风险也显著增加。糖尿病患者经常伴有高血压、血脂紊乱等心脑血管病变的重要危险因素。糖尿病患者死于心血管病者高达70%～80%。2型糖尿病初诊时，约50%有冠心病。

（2）中医认识：糖尿病性心脏病从其病理变化、临床症状及预后来看，其病因病机多为内伤七情，心络郁滞，患者患消渴病后情志不遂，肝气郁滞，气机不畅，气滞血瘀导致心脉受阻；心络郁滞，郁而化火，灼伤脉络，而致心络瘀阻；饮食不节，心脾亏损饮食不节，脾气受损，脾失健运，痰湿内生，痰湿阻络，也可致心脉不通；阴虚燥热，心脉痹阻，阴虚燥热，热伤血络而成瘀，而致脉络瘀阻；寒邪侵袭，心络绌急、禀赋虚弱，营卫不调，消渴日久，气虚而卫外不固，阳虚心脉失于温煦，外界寒邪侵袭，则心

脉气血运行不畅而发此病。

本病可分为三个证型：

气阴两虚，心络瘀阻

主症 心悸气短，胸闷憋气，疲乏无力，胸闷痛，痛引肩背，时发时止，口干饮欲，大便偏干，舌质暗红或有瘀斑瘀点，薄苔或腻，脉沉细涩或结代。

治法 益气养阴，活血通络。

处方 生脉散合丹参饮加减。

药物 人参、麦冬、瓜蒌、薤白、赤芍、丹参、川芎、水蛭、郁金、降香、三七、香附、五味子

阳虚寒凝，心络瘀阻

主症 突发心痛，胸痛如刺，痛引肩背内臂，有压榨感、窒息感、濒死感，持续时间可达数十分钟或数小时不缓解，自汗，舌质紫暗有瘀斑瘀点，舌苔薄白或黄，脉沉细涩或弦涩。

治法 益气温阳，化瘀通络止痛。

处方 参附汤、丹参饮、止痉散加减。

药物 人参、制附子、丹参、檀香、薤白、全虫、蜈蚣、甘草、砂仁。

络虚不荣，络瘀水停

主症 头晕目眩，大汗，心悸气短，动则加剧，不能平卧，畏寒怕冷，全身水肿，小便少，舌质紫暗，舌苔白滑，脉沉细弱或结代。

治法 补虚荣络，利水消肿。

处方 人参养荣汤加减。

药物 黄芪、人参、葶苈子、猪苓、茯苓、炙甘草、泽泻、丹参、当归、桂枝、生姜。

2. 糖尿病性脑血管病

（1）流行病学：糖尿病是心、脑血管疾患的独立危险因素。与非糖尿病人群相比，糖尿病患者发生心、脑血管疾病的风险增加 2～4 倍。空腹血糖和餐后血糖升高，即使未达到糖尿病诊断标准，心、脑血管疾病发生风险也显著增加。国外 Pathania 报道为 5.7%，国内报道为 4.5%～11.4%，老年糖尿病中脑血管病的发生率可达 24.6%。据缺血性脑血管病的研究资料表明其发病率糖尿病患者是同龄非糖尿病患者的 2 倍以上。糖尿病患者经常伴有高血压、血脂紊乱等心脑血管病变的重要危险因素。

（2）中医认识：从络病理论论述消渴病性脑血管病（其中以缺血性为主，中经络为主）的基本病因病机为气阴两虚，痰浊瘀血痹阻脉络，其诱因为酗酒饱食、情志郁怒、劳累过度等。从络论治与辨证相结合，故治疗以通络为中心环节，辅以益气养阴，活血化瘀，化痰开窍。

本病可分为四个证型：

气虚血瘀，脑络绌急

主症 头晕，倦怠乏力，口干欲饮，发作性眩晕，偏身麻木，视物昏花，突发偏枯，语言謇涩，舌胖，舌质暗，苔白，脉沉弦细。

治法 益气养血，解痉通络。

处方 补阳还五汤合止痉散加减。

药物 生黄芪、生地黄、当归、赤芍、川芎、全蝎、蜈蚣、土鳖虫、桃仁、红花等。

气阴两虚，脑络瘀塞

主症 半身不遂，偏身麻木，或见口角㖞斜，或见舌强言謇，倦怠乏力，气短懒言，口干渴，五心烦热，心悸失眠，小便或黄或赤，大便干，舌体胖大，边有齿痕，舌苔薄或见剥脱，脉弦细无力或弦细数。

治法 益气养阴，活血通络。

处方 生脉散合桃红四物汤加减。

药物 太子参、麦冬、桃仁、红花、五味子等。

风痰湿瘀，阻塞脑络

主症 突然昏仆不省人事，偏身麻木，口角㖞斜，或舌强语言謇涩，头晕目眩，舌质暗淡，舌苔薄白或白腻，脉弦滑。

治法 化痰息风，活血通络。

处方 半夏白术天麻汤合苍朴郁金汤加减。

药物 法半夏、生白术、天麻、胆南星、丹参、香附、川芎、酒大黄、石菖蒲、甘草、郁金等。

肝肾亏虚，络虚不荣

主症 头痛头晕，双耳失聪，腰膝酸软，患侧肢体瘫偏，偏身麻木，口角㖞斜，口流清涎，言语謇涩，寡言少语，小便清长而多，舌质淡红，苔薄白少，脉沉细或细弦。

治法 补肝益肾，补虚通络。

处方 左归饮合当归补血汤加减。

药物 黄芪、当归、熟地、山药、茯苓、山茱萸、枸杞子、炙甘草等。

（二）在糖尿病微血管并发症中的应用

糖尿病性微血管病变是糖尿病较特征性的损害，但目前尚对其概念难下确切的定义。糖尿病性微血管病变在临床上主要指糖尿病视网膜病变和糖尿病肾病等，其特点是因颇具特征性的微血管病变进而导致相关器官及组织损害。由于机体全身遍布微血管，故其损害几乎可累及全身各组织器官。

1. 糖尿病视网膜病变

（1）流行病学：糖尿病视网膜病变是糖尿病微血管并发症之一，在1型和2型糖尿病中，糖尿病视网膜病变是特异性很高的血管并发症，病程长是发生视网膜病变最重要的危险因素。

（2）中医认识：糖尿病性视网膜病变涉及脏腑经络较多，病机较为复杂。因此，多从阴阳气血论述其病机。糖尿病视网膜病变的发展是在多种致病因素作用下，由阴虚发展至气阴两虚至阴阳两虚的演变过程，其中目络损伤，贯穿病程始终，从眼络络虚不荣到眼络损伤、眼络绌急、眼络瘀阻、以至眼络瘀塞。从络论治，辨病辨证相结合治疗以阴阳双补，益气养阴，活血化瘀等补虚通络，化瘀通络。

本病主要分为两个证型：

气阴两虚，目络瘀阻

主症　口干渴，周身乏力，心悸气短，头晕耳鸣，视物模糊，自觉眼前有飞蚊状，伴腰膝酸软，肢体麻木，双下肢微肿，舌体胖嫩，舌色暗红或有瘀点，脉细乏力或细涩。

治法　益气养阴，化瘀通络。

处方　左归饮、二至丸、增液汤加减。

药物　生蒲黄、墨旱莲、荆芥炭、生地黄、牡丹皮、郁金、丹参、川芎、麦门冬等。

阴阳两虚，目络瘀塞

主症　视物不清，目睛干涩，视力障碍严重，甚至盲无所见，气短乏力，腰膝酸软，畏寒肢冷，颜面或下肢浮肿，大便不调，夜尿频数，浑浊如膏，舌淡苔白，脉沉细无力。

治法　阴阳双补，祛瘀通络。

处方　金匮肾气汤、二至丸加减。

药物　红花、丹参、穿山甲、浙贝母、海藻、昆布等。

2. 糖尿病肾病

（1）流行病学：病程 10 年以上的 1 型糖尿病患者累计有 30%～40%发生肾脏病变，是首位死亡原因；约 20%的 2 型糖尿病患者发生肾病，在死因中列在心、脑血管动脉粥样硬化疾病之后。

（2）中医认识：先天禀赋不足、饮食失宜、或药石不当，或情志失调，或病理产物湿、痰、饮、水、瘀、浊，均容易影响经络中气血的运行及津液的输布，致使络脉失常或渗灌失常，导致络病。随着病情进展，最终出现脾肾衰败、阴阳两虚的病理转归。不论阴虚、气虚、气阴两虚，甚至阴阳两虚，皆可因虚致实，成为导致或加重糖尿病肾病络脉病变的重要因素。从络论述病在络脉是糖尿病肾病的中心环节，多见络脉气滞血瘀；或湿、痰、饮、水、结阻于络而致络闭成积；早期可见络脉郁滞，偶见络脉绌急。治以调整营卫气血，使气血顺畅调达。

本病主要分为三个证型：

肝肾亏虚，肾络瘀滞

主症　腰膝酸痛，神疲乏力，少气懒言，五心烦热，双目干涩，视物模糊，眩晕耳鸣，小便频，大便秘结，舌体胖，舌质淡暗，苔白或少苔，脉沉细弦。

治法　滋补肝肾、益气养阴、化瘀通络。

处方　参芪地黄汤合丹参饮加减。

药物　枸杞子、山茱萸、生地黄、生黄芪、丹参、当归、川芎等。

脾肾阳虚，肾络瘀塞

主症　面色苍白，畏寒肢冷，腰膝酸痛，神疲乏力，周身呈凹陷性水肿，脘腹胀满，纳呆便溏，夜尿多，舌胖暗有齿痕，脉沉细无力。

治法　温肾健脾、化瘀通络。

处方　金匮肾气汤、丹参饮、真武汤加减。

药物　仙茅、淫羊藿、党参、附子、猪苓、生黄芪、泽泻、茯苓、丹参、水蛭、蜈蚣等。

气血阴阳俱虚，肾络瘀滞不畅

主症　腰膝酸痛，少气懒言，面色黧黑，唇甲舌淡，面足水肿，小便短少，大便不调，口干不欲饮，怕冷又怕热，舌体胖，中有裂纹，苔白，脉沉细。

治法　调补阴阳，益气活血通络。

处方　肾气汤合当归补血汤加减。

药物　黄芪、当归、生地黄、泽泻、猪苓、山药、茯苓、附子、丹参、水蛭、车前子等。

3. 糖尿病周围神经病变

（1）流行病学：糖尿病周围神经病变是糖尿病最常见的慢性并发症之一。文献报道患病率高达60%～90%。以感觉神经病变最为常见，严重影响患者生存质量，是导致足部溃疡、感染及坏疽的主要危险因素。

（2）中医认识：糖尿病周围神经病变属于消渴病的变证，根据不同表现分属中医“血痹”“麻木”和“痛证”范畴。常见“麻、凉、痛、痿”四大主症，是由于消渴病日久，阴阳气血亏虚，气虚则血行无力，阴虚则无水行舟，脉道涩滞，从而导致瘀阻脉络。从络论治以气虚、阴虚、阳虚失充为本，以瘀血、痰浊阻络为标，血瘀贯穿始终。

本病主要分为四个证型：

气虚血瘀，痹阻经脉

主症　手足麻木，如有蚁行，肢末时痛，多呈刺痛，下肢为主，入夜痛甚；气短乏力，神疲倦怠，腰腿酸软，或面色晄白，自汗畏风，易于感冒，气虚血瘀者则伴见四末冷痛，遇寒痛增，得温痛减，舌质淡暗，或有瘀点，苔薄白，脉细涩。

治法　补气活血、化瘀通痹。

处方　补阳还五汤加减。

药物　生黄芪、当归尾、川芎、赤芍、桃仁、红花、地龙等。

阴虚血瘀，瘀阻经络

主症　腿足挛急，酸胀疼痛，肢体麻木，或小腿抽搐，夜间为甚；五心烦热，失眠多梦，腰膝酸软，头晕耳鸣；口干少饮，多有便秘，舌质嫩红或暗红，苔花剥少津，脉细数或细涩。

治法　滋阴活血、柔筋缓急。

处方　芍药甘草汤合四物汤加减。

药物　白芍、甘草、地黄、当归、川芎、木瓜、牛膝、炒枳壳等。

痰瘀阻络

主症　麻木不止，常有定处，足如踩棉，肢体困倦，头重如裹，昏蒙不清，体多肥胖，口黏乏味，胸闷纳呆，腹胀不适，大便黏滞。舌质紫暗，舌体胖大有齿痕，苔白厚腻，脉沉滑或沉涩。

治法　化痰活血、宣痹通络。

处方　指迷茯苓丸合黄芪桂枝五物汤。

药物　茯苓、姜半夏、枳壳、黄芪、桂枝、白芍、苍术、川芎、甘草、薏苡仁等。

肝肾亏虚，瘀阻经络

主症　肢体痿软无力，肌肉萎缩，甚者痿废不用，腰膝酸软，骨松齿摇，头晕耳鸣，舌质淡少苔或无苔，脉沉细无力。

治法　滋补肝肾、祛瘀通络。

处方　壮骨丸加减。

药物　龟板、黄柏、知母、熟地黄、白芍、锁阳、虎骨、牛膝等。

中成药　中成药治疗可用“降糖通络片”，该药具有益气养阴，活血通络之功能。方中黄芪大补脾胃之气，使气旺而助血行；当归补血活血，祛瘀而不伤正；生地黄滋阴养血，川芎、赤芍、红花、桃仁活血祛瘀；地龙、全蝎通经活络止痹痛；鸡血藤、鬼箭羽具有活血通络止痛之效。气血亏虚是本病发生之根本，阴阳两虚是发展的趋势，血瘀是本病发生的关键，治疗时要在补气养阴、温阳固肾的基础上，将养血活血化瘀通络贯穿治疗的始终，把握瘀之缘由，瘀之程度，适当遣方，灵活化裁，方能收到事半功倍的效果。

三、小结及存在问题

通过上述经验总结，我们发现络病理论在糖尿病慢性并发症中的应用主要有以下几大优势：络病理论应用广泛，中医治疗优势突出，辨证施治、治法多端，疗效显著、安全低毒。同时我们也应该看到在糖尿病慢性并发症治疗中还存在理论研究不系统，临床分型不统一，多中心研究少等不足，因此这也是我们今后临床工作中的重点和难点。

四、展　　望

络病理论应当与经病理论占据同等重要地位，经病理论在张仲景时代就被发展为理、法、方、药非常完善的六经辨证体系，成为汉代中医学术思想的精华，也成为后世卫、气、营、血辨证和三焦辨证的重要思想源泉，近年来，络病理论日渐深入于临床各科疑难杂病的诊治，络病理论的发病特点、临床表现、病机演变规律、治疗法则和遣方用药等问题都还有待于完善和系统，这对于整个理论的发展和运用都非常关键。

第十节　糖尿病临床与现代方药应用研究

糖尿病已成为我国十大慢性疾病之一，严重威胁着国人的健康，不仅给患者及其家庭带来沉重的经济负担及精神压力，同时也给国家卫生支出带来严重挑战。现代医学的发展，现代降糖药物具有降糖效果好且机制明确的优点，但同时又带来了低血糖、药物副作用等不可避免的危害。而中药在治疗糖尿病方面具有整体调节、多成分、多途径、多环节、多靶点等优势，同时还具有不良反应少、改善症状快等优点。但在现今西医学占据主流的情况下，还没有形成规范化的辨证标准，未有统一的治疗方法及依据各个专家经验临床诊治，标准不统一的缺点，因此对于糖尿病临床与现代方药的研究显得尤其重要。基于上述大背景、大环境及现代中医药学的发展，我们对现代方药进行研究，以便寻找有效的经典名方，总结丰富的临床经验，为现代药物的应用提供参考。

一、历史沿革及各个时期的应用

糖尿病自古便有之，历代古籍对该病中医病名记载繁多，数千年更迭演变，如“消渴、消瘅、消中、脾瘅、鬲消、膏消、肺消、消肾、三消、果木消、虫消……”，近年的教科书及指南标准等多将其归属于“消渴病”范畴。

先秦时期，《灵枢·五变》指出：“五脏皆柔弱者，善病消瘅。”认为五脏虚弱，过食肥甘，情志失调是引起消渴病的原因。唐·张介宾《类经·十六卷》亦有关于“消瘅”记载：“消瘅者，三消之总称，谓内热消中而肌肤消瘦也。”《灵枢·五邪》记载：“邪在脾胃……阳气有余，阴气不足，则热中善饥。”《素问·脉要精微论》云：“瘅成为消中”，宋·王怀隐《太平圣惠方》则认为：“吃食多而饮水少，小便少而赤黄者，消中也。”明·戴思恭《证治要诀》首次将消渴提出“上消”“中消”“下消”的概念，《证治准绳》在总结前人基础上，认为“渴而多饮为上消，消谷善饥为中消，渴而便数有膏为下消”。消渴及脾瘅之名，均首见于《素问·奇病论》，“病有口甘者，名曰脾瘅，此肥美之所发也……其气上溢，转为消渴”。其中由于“五气之溢”引起的“病口甘者”称为“脾瘅”，糖尿病早期无明显症状到有口渴或善饥等化火化热的症状之前，归属于“脾瘅”；而“消渴”则有两层含义：一是以多饮、多食、多尿、消瘦，或尿有甜味为主要表现的一类疾病，一是后世所述“三消”之统称。

从以上记载可以看出，春秋战国至明清时期，人们对于本病的认识逐渐趋向于“三消论”；明清至近代以来又形成了“辨证论治”的诊疗体系；近代至此，随着研究及认识的深入，逐渐形成了糖尿病诊疗“三辨诊疗模式”。

（一）唐宋以前——奠基阶段

1. 理论认识

《素问·奇病论》中主张“治之以兰”以消除肥甘厚味与郁结之气。汉代《金匮要略·消渴小便不利淋病脉证并治》开始用寒热不同的白虎加人参汤、肾气丸治疗消渴。唐宋时期《备急千金要方》《外台秘要》《圣济总录》等方书收集了大量治疗消渴病（糖尿病）的方药。推论此期本病的病因病机主要为五脏虚弱、积热伤津为主要因素，痰湿蕴浊、气机郁滞为次要因素。

2. 方药研究结果

两宋以前治疗消渴病（糖尿病）方剂药物使用频率统计：从统计结果可以推出两宋以前消渴病（糖尿病）治疗方法以补益、清热为主，辅以利水渗湿、收涩、理气、化痰。通过大数据分析我们发现，这一时期使用补益药占31.68%，常用药物有：麦冬、人参、甘草、黄芪、菟丝子、熟地、山药、当归、玉竹；清热药占20.99%，常用药物有：天花粉、黄连、生地、知母；利水渗湿药占 8.75%，常用药物有：茯苓、茯神、泽泻；收涩药占 7.09%，常用药物有：五味子、山茱萸、小麦、乌梅；理气药占 6.26%，常用药物有：枳壳、木香、陈皮；化痰药占 4.97%，常用药物有：桑白皮、瓜蒌、枇杷叶。

《灵枢·五变》即有“五脏皆柔弱者，善病消瘅”的记载，大量补益药的应用与《灵枢·本脏》所载之“脾脆则善病消瘅易伤”“肾脆则善病消瘅易伤”有密切联系，故应用麦冬、人参、黄芪、菟丝子、熟地、山药等药物以补益五脏。通过对糖尿病治疗药物因子分析我们发现，菟丝子、巴戟天、杜仲、山药之类的养阴温阳益气药，对应的是五脏虚弱者；枳壳、草豆蔻、枇杷叶、桑白皮之类的理气化痰化湿药，对应的是气机郁滞、痰湿壅阻者；苦参、地骨皮之类的清热药，对应的是积热伤津者；茯苓、泽泻类利水渗湿药，对应的是水湿内停者。

（二）金元时期——成熟阶段

1. 理论认识

《三消论》谓：“治消渴者，补肾水阴寒之虚，而泻心火阳热之实，除胃肠燥热之甚，济一身津液之衰，使道路散而不结，津液生而不枯，气血利而不涩，则病日已矣。”《丹溪心法·消渴》：“消渴，养肺、降火、生血为主。”书中指出“三消皆禁用半夏”，“天花粉，消渴神药也”。

文献研究表明金元时期学术争鸣，不同病因病机的提出，导致消渴病（糖尿病）治法方药的不同。此期对本病病机认识以阴虚燥热为主。

2. 方药研究结果

此期用药与两宋以前相比有较大变化，这一时期认为积热伤津为糖尿病的第一主导病机，其次为脏腑虚弱、瘀血、痰湿亦为致消病机。通过总结发现，本时期应用清热药占 25.99%，常用药物有：生地、石膏、黄连、黄柏、天花粉；补益药占 23.87%，常用药物有：甘草、人参、当归、熟地、麦冬；解表药占 14.32%，常用药物有：柴胡、升麻、防风、葛根、荆芥；活血化瘀药占 5.84%，常用药物有：桃仁、红花、川芎；化痰药占 5.31%，常用药物有：杏仁、瓜蒌；利水渗湿药占 4.77%，常用药物有：茯苓、泽泻。

通过对糖尿病治疗药物因子分析我们发现，黄柏、知母、石膏、红花、桃仁之类的清热活血药，对应的是热盛伤津、瘀血阻滞者；桔梗、泽泻、茯苓之类的利水渗湿化痰药，对应的是痰湿壅阻者；五味子、麦冬、黄芪、当归之类的补益收涩药，对应的是气血两虚、肾虚不固者。

（三）明清时期——发展阶段

1. 理论认识

明《医学入门·消渴论》曰：“治渴初宜养肺清心，久则滋肾养脾。”该书记载门冬饮子、四物汤合生脉散、钱氏白术散等，指出“肾气丸为消渴良方”。《景岳全书·三消干渴》记载：“阴虚之消，治宜壮水，固有言之者矣。阳虚之消，谓宜补火，则人必不信。不知釜底加薪，氤氲彻顶，槁禾得雨，生意归巅，此无他，皆阳气之使然也。”并指出上消、中消由实火所致者，用白虎汤；中消火证用调胃承气汤、三黄丸；下消用大补阴丸、六味地黄丸。唐容川《血证论·发渴》开近代活血化瘀治消渴病（糖尿病）之先河，“瘀血发渴者，以津液之生，其根出于肾水，水与血交会运，皆在胞中，胞中有瘀血，则气为血阻，不得上升，水津因不能随上布。但去下焦之瘀，则水津上布而渴自止。”补益药的大量使用表明明清医家愈加重视脾肾亏虚的病机变化，明《医学入门·消渴论》曰：“治渴初宜养肺清心，久则滋肾养脾。”《景岳全书·三消干渴》记载：“阴虚之消，治宜壮水。”此期气滞、血瘀、痰湿各种病因致消理论渐趋成熟，这在选方用药上也有所体现。

2. 方药研究结果

明清时期各类药物使用频率又有所变化，此期气滞、血瘀、痰湿各种病因致消理论渐趋成熟。总结我们发现，本时期应用补益药占35.89%，常用药物有：麦冬、人参、甘草、黄芪、熟地、山药、当归、天冬；清热药占25.39%，常用药物有：天花粉、黄连、黄芩、黄柏、生地、知母、石膏、栀子；利水渗湿药占9.07%，常用药物有：茯苓、车前子、泽泻；收涩药占7.56%，常用药物有：五味子、山茱萸、乌梅；解表药占5.75%，常用药物有：葛根、生姜、升麻、柴胡、薄荷；化痰药占3.23%，常用药物有：桔梗、杏仁、枇杷叶。

通过对糖尿病治疗药物因子分析发现，麦冬、人参、天冬之养阴益气药，适用于气阴两虚者；黄连、知母之类清热药，适用于热盛伤津者；当归、桃仁之类的补血活血药，适用于瘀血、血虚者；砂仁、桑白皮之类的化湿化痰药，适用于痰湿壅盛者。

（四）现代时期——继承与发展

1. 理论认识

现代治疗糖尿病以补益虚损、清热生津为主，辅以活血化瘀、利水解表等治法。

2. 方药研究结果

通过总结我们发现，本时期应用补益药占35.08%，常用药物有：麦冬、人参、玄参、枸杞、党参、太子参、甘草、黄芪、熟地、山药、当归、天冬、黄精；清热药占23.52%，常用药物有：天花粉、黄连、生地、知母、赤芍、丹皮、地骨皮；活血化瘀药占10.49%，常用药物有：丹参、川芎、三七、红花、益母草、牛膝；收涩药占6.97%，常用药物有：五味子、山茱萸、乌梅；解表药占5.41%，常用药物有：葛根、柴胡、桂枝。

通过对糖尿病治疗药物因子分析，我们发现黄芪、山药、黄精之类的益气药，适用于气虚者；天花粉、生地、吴茱萸之类的清热收涩药，适用于肾虚津亏者；熟地、益母草之类的补血活血药，适用于瘀血、血虚者；葛根、茯苓、泽泻之类的清热利水渗湿药，适用于水湿内盛、积热伤津者。

3. 高频用药药性功用研究

（1）麦冬　《名医别录》：“主虚劳热，口干燥渴……消谷调中。”《药性论　》：“治热毒，止烦渴。”《本草拾遗》：“止烦热消渴。”

（2）天花粉 《神农本草经》：“主消渴，身热，烦满。”《名医别录》：“主除肠胃中痼热……唇干口燥……止小便利。”《本草汇言》：“退五脏郁热。”《本草正》：“最凉心肺，善解热渴。”

（3）人参 《神农本草经》：“主补五脏。”《名医别录》：“调中，止消渴，通血脉。”《药性论》：“主五脏气不足，五劳七伤，虚损瘦弱。”《本草纲目》：“治男妇一切虚证，发热自汗。”

（4）山药 《神农本草经》：“主伤中，补虚羸，除寒热邪气，补中，益气力，长肌肉。”《名医别录》：“补虚劳羸瘦，充五脏，除烦热，强阴。”《本草纲目》：“益肾气健脾胃。”《伤寒蕴要全书》：“补不足，清虚热。”

（5）山茱萸 《雷公炮炙论》：“壮元气，秘精。”《名医别录》：“主出汗，强阴益精，安五脏……止小便利。”《药性论》：“主能发汗，止老人尿不节。”《本草再新》：“益气养阴，补肾平肝，温中发汗，利小便，除寒气。”

（6）黄芪 《名医别录》：“补丈夫虚损，五劳羸瘦，止渴……益气，利阴气。”《日华子本草》：“（主）消渴。”《珍珠囊》：“益胃气，去肌热，止自汗。”《汤液本草》：“补五脏诸虚不足，而泻阴火去虚热。”

（7）茯苓 《名医别录》：“止消渴……调脏气，伐肾邪，长阴，益气力。”《医学启源》：“止消渴，利小便，除湿益燥。”《珍珠囊》：“渗泄，止渴，伐肾邪。小便多则能止之，涩则能利之。”

（8）枸杞 《本草述》：“治消痒，伤燥。”《本草纲目》：“滋肾，润肺。”《本草备要》：“润肺清肝，滋肾益气，生精助阳，补虚劳。”

（9）玉竹 《日华子本草》：“除烦闷，止渴，润心肺，补五劳七伤，虚损。”《滇南本草》：“补气血，补中健脾。治男妇虚症，肢体酸软。”

（10）五味子 《神农本草经》：“主益气……劳伤羸瘦，补不足，强阴，益男子精。”

（11）乌梅 《本草拾遗》：“止渴调中。”

4. 现代药理研究

（1）枸杞：枸杞多糖对正常及糖尿病模型动物均有降血糖作用。

（2）丹皮：丹皮多糖（CMP-b2）可有效地控制实验性高血糖，降糖机制可能与改善机体对胰岛素的敏感性，促进外周组织对葡萄糖的利用有关。

（3）麦冬：口服单剂量麦冬多糖 100ml/kg 对正常小鼠血糖有明显降糖作用，口服后 4～11h 降血糖作用明显，24h 仍有降糖作用。

（4）山茱萸：山茱萸醇提取物对四氧嘧啶和肾上腺素性糖尿病大鼠有明显的降血糖作用，并且能降低 2 型糖尿病患者进食量和饮水量，提示对 1 型糖尿病（胰岛素依赖型）糖尿病患者可能有一定的治疗作用，对 2 型糖尿病患者亦有相当的治疗作用。

5. 现代生物技术在糖尿病中的应用

糖尿病是全身性的代谢疾病，整体认识论是治疗糖尿病的指导原则。中药治疗糖尿病主要通过补气、养阴、活血、清热、健脾、补肾等治法，发挥中药降血糖、降血脂、保护胰岛B细胞、提高胰岛素的分泌，提高周围组织的糖利用，改善微循环，提高机体免疫力，减轻脂肪组织巨噬细胞炎性反应，对肠道菌群的调节作用等功效。

二、古今之异同

对于糖尿病的治疗，在精准医学指导下主要从脂质代谢紊乱方面进行研究；在整体医学指导下的主要是中医同病异治的研究。

中西医对于几种常见症状治疗的异同点：中医学的气虚证，现代医学主要是调节神经内分泌；对于肝虚证，现代医学主要是治疗脂肪肝、保护肝细胞；对于肾虚证，现代医学主要是改善糖尿病肾病及肾脏的功能；对于脾虚证，现代医学主要是调节消化功能、改善肠道菌群；对于降血脂，现代医学主要是改善微循环、促进新陈代谢；对于水谷精微不能濡养者，现代医学主要为改善肌肉胰岛素抵抗。

（一）中医药治疗糖尿病的现代生物学思路

本研究主要从以下四方面进行。

1. 胰岛素信号通路

本研究主要有胰岛素受体、胰岛素受体底物、腺苷酸激活蛋白激酶、糖异生、三羧酸循环相关的酶、转录因子。而中药治疗糖尿病的作用靶点是胰岛素信号网络上的分子。因此研究中药治疗糖尿病时，信号通路是研究药物作用机制的重要对象，在经典的治疗靶点之外发现新的作用靶点，以期为糖尿病的治疗提供新的理论依据。

2. 炎症反应及免疫

长期慢性的炎症反应产生炎症介质，又导致糖脂代谢紊乱，最终加重胰岛素抵抗，形成2型糖尿病。中药具有双向免疫调节作用：在免疫力低下时增强免疫力，刺激体液免疫和细胞免疫，促进细胞因子的分泌；在免疫力亢进时减轻炎性反应，抑制过敏原的释放，保护机体免受免疫损伤，但是其免疫调节的机制还尚不明确。

3. 神经内分泌

下丘脑-垂体-甲状腺轴，下丘脑-垂体-生长轴，下丘脑-垂体-肾上腺轴（HPA轴）及下丘脑-垂体-性腺轴（HPG轴）分泌功能维持糖代谢、糖稳态。而中药组方治疗糖尿病理论都是围绕整体功能进行的。

4. 肠道微生物

正常成人肠道内约有100万亿微生物，肠道微生物能够参与人体的代谢，提供各种代谢所需要的酶、能量、维生素，分解胆汁和发挥解毒作用等，还能调节脂肪和葡萄糖的代谢。肠道微生物还能通过影响脑肠轴和神经内分泌参与大脑信号的调节，影响食欲，控制胃肠道功能。中医理论认为肺与大肠相表里，现代微生物学已经证实肠道菌群影响肺的功能。肺主一身之气，肺的功能失常，影响宗气的生成和气的运动，清气不能入，浊气不能出，新陈代谢出现异常，水湿痰浊，气血运行不畅，血脂血黏度增加，出现肥胖和胰岛素抵抗以及糖尿病。大肠功能的失调势必会影响肺气的宣发肃降。

（二）现代生物学技术在研究中医药治疗糖尿病中的应用

本研究主要从以下六方面进行。

1. 蛋白质组学

蛋白质组学技术能够大规模、高通量、系统化研究某一细胞或组织器官中的全部蛋白，为中医药现代化带来机遇，是研究中药药理和中医证候的先进手段。蛋白质复杂网络关系与糖尿病病机复杂多样性和分子网络极度相似。中医理论对糖尿病的辨证论治和同病异治能够通过蛋白质组学的差异表达得到解释和验证。

2. 脂质组学

脂质组学在系统层面上研究脂质在生物体内的信号通路和网络，反映机体的生理水平和预测疾病。脂质组学研究体现了中医整体观，为中医整体观本质的研究提供了全面系统性的策略，也促进了系统生物学的发展。

3. 代谢组学

代谢组学重点是把机体作为一个完整的系统来研究，通过测定组织、体液以及代谢物中代谢物的组成变化来研究疾病和药物作用下机体代谢网络的变化情况。代谢组学的中医证候特征对应相关证候的关键因子；中药药理学研究对应药物作用靶点及生物学反应。

4. 肠道微生物测序分析

基因测序技术：利用数据处理和序列聚类分析细菌间的网络关系，微生物分类单位分析和分类单位功能分析探讨菌群相对丰度与生理指标的相关性，寻找可用于标记糖尿病有害菌和治疗糖尿病的益生菌，揭示细菌多样性与饮食、肥胖、糖尿病之间的关系。中药多是经过口服，尤其是中药组方更需要长期服用，所以中药对胃肠道的影响作用巨大，对肠道微生物的影响是中药治疗糖尿病的又一特色。

5. 中药质谱分析

中药以及中药组方由于其成分复杂、多靶点综合作用而发挥降糖作用，一直以来其多以组分不明不被国际上的学术期刊认可，也阻碍了中医药的国际化进程。中药质谱技术能够进行中药成分的分析和单一成分筛选，极大地推动了中药的研究和现代化进程。中药质谱技术使中药的有效成分分析成为可能。

6. 基因工程模式小鼠

糖尿病是多基因疾病，与基因的关系密切，中医对糖尿病的证型分类有多种，可以分为上消、中消和下消，也有的分为气虚型、阴虚型等，不同证型分类与体质类型关系密切，而体质是先天的，由基因决定，所以基因研究对糖尿病的中医治疗有重要的意义。糖尿病小鼠模型能够很好地模拟人糖尿病的发生发展过程，成为研究中医证型和中药作用机制的重要实验动物。

三、展望与发展

（1）通过文献研究对古人经验发掘能了解有关问题的历史和现状，帮助确定研究课题；能形成关于研究对象的一般印象，有助于观察和访问；能得到现实资料的比较资料；有助于了解事物的全貌。

（2）通过应用现代科学技术对古代药物及验方进行阐述研究，为当代药物应用研究提供科学支撑。

（3）对古代中药及验方的开发及发掘应用，可进一步扩大临床应用范围及功效，为开发新药及制剂提供依据。

（4）现代多中心大数据研究的应用，能更方便快捷地为更多新药研究提供方法支撑，可研发出更多成果。

中医学在治疗消渴方面积累了丰富的临床经验，创立了大量的消渴方剂，所用药物涉及植物、矿物、动物乃至整个自然界，其中尚未以现代科技研发之处浩如烟海，所以消渴病传统方药是值得我们今天继承并开发的伟大宝库。

第五章　论中医药外治法及其临床运用

第一节　论中药外治的渊源与发展前景

中药外治疗法，是中医治疗学的重要组成部分，是中国劳动人民在漫长的同疾病做斗争过程中总结出来的一套独特的、行之有效的治疗方法。随着中药外治疗法的广泛应用，国内外对其治疗机制、给药方法、剂型改革、器械的开发运用等也进行了深入研究。

因此，在当今“医药公害的情况下，药学发展的新趋势是寻找一种更为理想，无毒副作的治疗方法”。从这个意义上和对从未接受过“良药苦口”遗训的国际友人来讲，我们认为，中药外治是一种极有希望的方法，它将可能成为世界医学的组成部分和全世界人民的共同财富，在“人人享有卫生保健”的事业中发挥巨大的积极作用。所以，加强中药外治的系列研究，已成为摆在所有中国医药工作者和热爱中医事业的国际朋友面前的一项艰巨任务。为此，本文就中药外治的渊源、发展与前景做一探讨。

一、萌芽于原始社会

大约在 200 万年前的原始社会里，人们在生存觅食过程中，当坠落跌打或被虫蚁禽兽咬伤后，用树叶、草茎之类涂敷伤口而逐渐发现有些植物外敷能减轻疼痛和止血，甚至可以加快创伤的愈合。这就是中药外治的起源，也可以说是医疗的萌芽。

据考古学家发现，50 万年前的北京人已经学会了用火取暖御寒，变生食为熟食。起初人们在烘火取暖的同时发现身体不适和疼痛的部位可因此得到减轻或缓解。反复的生活实践，逐渐发现和体会到用兽皮、树皮包裹烘热的石块或砂土作局部加温来减轻或消除某些疼痛也更方便，于是便产生了现在所说的热熨法；用树枝或“药物”作燃料对局部进行温热刺激，可以消除疼痛或肿疡，这样便形成了灸法；用树叶、柴草点燃熏烤某一固定部位，可起到减轻或消除症状的作用，因此，熏、洗、鼻嗅等中药外治法也相继产生。

二、奠基于周秦

在公元前 1300 年的甲骨文中，已经出现了医学名词的记载，前人有关大量中药外治的经验体会也自此开始了文字上的描述。《殷墟卜辞》中就有22种疾病使用了外治疗法，其中灸法和药物外治各5条，可见比例之大。同期还出现用烟熏、佩戴药物来驱病防疫的记载。《周礼·天官》不仅记载了治疗疮疡常用外敷药物法，药物腐蚀法等，还对药物的炼制及运用作了描述："疡医掌肿痈、溃疡、折疡、金疡、祝药刮杀之齐，凡疗疡以五毒攻之。"

在我国最早的临床医学文献《五十二病方》中已记载有多种外治方法，其中以熏浴、酒、敷、涂、熨等应用最多。该书载方283首，其中敷方70余首，约占全书的四分之一。其所载酒剂止痛和消毒的资料，当是酒剂外用的最早记载。该书不仅详细介绍了外治的运用方法、适应证等宝贵经验，还强调了外治的注意事项，展现了中药外治的轮廓。

春秋战国时期，名医扁鹊针熨并举，立起虢国太子"尸厥"，在医林中至今传为佳话。在中医经典著作《黄帝内经》中对中药外治也有较详细论述："其邪者，渍形以为汗"；"病生于筋，治之以熨"；"治厥者必先熨，调和其经……火气已通，血脉乃行"等，不仅记载了浸渍、热浴、热熨、涂敷、烟熏等中药外治法，尤其可贵的是还介绍了腹水穿刺法及脱疽截肢术。《内经》中"用桂心渍酒，以熨寒痹，用白酒和桂心以涂风中血脉"的记载，被后世誉为膏药之始，开创了现代膏药之先河。

由此可见，在周秦时期中药外治虽无完整体系和专论、专著出现，但其治疗思想已经形成，为后世广泛应用外治法奠定了坚实的基础。

三、发展于汉唐

东汉时期，医圣张仲景继承和发展了《内经》《难经》之学，撰写了驰名古今中外的《伤寒杂病论》，创立了辨证论治体系。该书不仅收载了许多行之有效的内服方，且介绍了不少外治法，客观地反映了这些外治法在当时已被广泛应用于临床，其中点药烙法、药摩顶法、吹喉法、嗜鼻法、舌下含药法、灌耳法、坐药法（纳阴道法）、导法（蜜煎导法）、扑粉法等中药外治法是在此之前鲜有人记载和运用的，并且列举诸法，有证有方，方法齐备，至今仍有效地指导着临床实践。

晋·葛洪《肘后备急方》首次记载了用生地或瓜蒌根捣烂外敷治伤，用软膏剂敷贴疗金疮，并收录了大量外用膏药，注明了具体制用法。其中狂犬脑外敷伤口治疗狂犬病的方法，实为免疫学的先驱。对不同原因引起的创伤及脓肿分别采用酒洗、醋水洗、煮黄柏洗等不同清洗疮口的方法，初步体现了辨证论治思想。

晋末，我国第一部外科专著《刘涓子鬼遗方》刊行，该书载方151首，其中外治方75首，并记载了水银治疗皮肤病和对脓肿进行切开排脓，可见当时在外科领域药物与非药物外治已并驾齐驱，以综合外治疗法为主。

唐代是我国方剂学发展的鼎盛时期，对中药外治的研究也蔚然成风。孙思邈不仅用外治法治疗常见内科疾病，还用于救急。《千金要方》载许胤宗治柳太后中风不语，用大剂黄芪防风汤熏蒸而醒。孙思邈尤善用外治法治疗儿科疾病，仅《千金要方》和《千金翼方》两书就收载了27种290条之多，大大丰富了儿科外治的内容。同时还倡导"无病之时"

用膏摩囟上及足心以避“寒心”，用“太乙流金散”佩戴胸前或烧烟熏屋，以“避瘟疫”的未病先防的思想。

四、丰富于宋明

宋明时期，医学大家流派的出现，学术争鸣的开展，也极大地丰富了中药外治的内容，其表现有三。

1. 中药外治方法的不断改进与创新

晋唐之后已出现中药外治法和其他学科相互渗透与结合的运用研究，如把敷药法和经络腧穴的特殊功能结合起来，创立了穴位敷药法，大大提高了疗效。李时珍在《本草纲目》中记载了不少穴位敷药疗法，并为后人所熟知和广泛采用。南宋时期《幼幼新书》中已提到在配制点眼剂时，用新棉过滤，低温沉淀，取其上清液的制剂方法；药粉要用密绢筛罗，以纯净制剂，确保安全有效，体现了眼药制备的改进和规程的严格性。

2. 中药外治的应用范围不断扩大

南宋《幼幼新书》分 40 论，547 门，纵论古今，集百病之方论，其中外治方法丰富，内容详备。李时珍的《本草纲目》汇集千种资料，荟萃明代以前单验方万余首，内治、外治并重，收载了涂、扑、擦、吹、含、漱、口噙、敷、摩背、贴囟、指蘸药摩擦、含咽、沐浴、导下、坐药、吹鼻、塞鼻、热浴、抹唇、灯火焠等数十种中药外治法，治疗范围亦日渐扩大。以上两书中，药物外治所涉及的病种遍及临床各科数百种疾病。

3. 中药外治机制的初步探讨

随着中药外治临床应用的不断扩展，人们对外治机制有了初步认识。北宋末年《圣济总录》认为：治外者，由外以通内，膏熨蒸浴粉之类，借以气达者，是也……膏取其膏润，以祛邪毒，凡皮肤蕴蓄之气，膏能消之，又能摩之也；熨，资火气以熨寒结，凡筋肉挛急，顽痹不仁，熨能通之……”金元时期，擅用汗、吐、下治病的张子和，在搜集民间各种治病方法的基础上，把众多的外治法归入汗、吐、下三法中，这种分类法虽不尽完妥，但首先提出了探讨外治疗法机制的课题。

五、成熟于清代

从医疗的起源来看，应当说外治远早于内治，即使在《内经》时代亦主张内外并治。但由于种种原因，使外治疗法理论体系的建立迟于内治千余年。由于宋明时代的许多医家对外治方法的重视，使其治疗范围不断扩大，方法、制剂等不断完善，这为清代中药外治方法趋于成熟奠定了基础。

清代可以说是应用外治方法较为成熟的阶段，其中以《急救广生集》《理瀹骈文》等中药外治专著的问世为代表，以较为完整的理论体系的建立为其标志。

（一）中药外治专著的问世

清代是我国医学发展的鼎盛时期，其间群贤辈出，名著大作相继刊行，其中不乏外治专论篇章，并在清·嘉庆十年（公元 1805 年）中医外治第一部专著《急救广生集》刊行问世。该书是程鹏程经数十年的精心类聚，参考 400 余种医书，集清以前历代外治疗法之大成，博收约取，荟萃精要而成。该书共 10 卷，计收病症约 400 余种，载方 1500 余首，叙类分编，除选粹嘉庆以前千余年外治方法外，还补录了 239 种病症的外治方法。综观全书，分门别类，眉目清晰，颇便寻览，是后世研究和应用外治的鼻祖。

继《急救广生集》刊行 59 年之后，“外治之宗”吴师机在精心研究前贤外治经验和亲验万人的实践基础上，对外治法进行了系统的整理和理论探索，历数十年，终于创立了独具特色的外治学说，撰成举世闻名的《理瀹骈文》一书，收录外治方法近百种，载方 1500 余首，治病范围遍及临床各科，以毕生的心血成就了中医外治发展史上这块丰碑。该书提出：病有内症、外症，治有内治、外治。外者外治，亦需内治；内者内治，也有外治。尤其是强调了内病外治之义，并提出了外治法可以“统治百病”的论断，尤为后世应用中药外治法打开了无限法门。

此后，《鲟溪外治方选》《外治寿世方》等专著的问世，对中药外治疗法走向成熟均作了大量有益的工作。

（二）中药外治理论体系的建立

如果说《伤寒杂病论》的出现，标志着中医理论体系的建立，那么《理瀹骈文》的问世，也以其丰富的内容——理、法、方、药俱备说明了中药外治这一分支学科体系的成熟与完善。

1. 中药外治的理论基础

①“外治之理，即内治之理”是吴氏在《理瀹骈文》具概要性质的“略言”中开宗明义之第一观点。外治与内治一样，所不同的只是一则服药于内，一则施方于外，法虽二途，理本同一。“治虽在外，无殊治内也”，“外治之理，即内治之理；外治之药，亦即内治之药，所异者法耳。医理药性无二，而法则神奇变幻，上可以发泄造化五行之奥蕴，下亦扶危救急，层见迭出不穷”。这些精辟见解，不仅阐释了外治与内治机制统一的原则，而且一直有效地指导着临床实践。②中药外治的辨证论治思想：内治外治本出一辄，施法之要，诚如首先辨证。如吴师机指出：用膏之法有五。一“审阴阳”以知病情；二“审察四时五行”以明邪之中人与发病的关系；三“求病机”以究证候之原委；四“度病情”以析晓发病的种种缘由；五“辨病形”以确定在何脏何腑。精于五者，方可“辨证分明”，“以音统治百病”。外治求本是吴氏对后学的又一要求：“外治必如内治者，先求其本……明阴阳，识脏腑也。《灵》《素》以下，如《伤寒论》《金匮》以及诸大家所著，均不可不谈。”他强调并指出，只有探求其本源，方能灵活应用于临床。

三焦分治是《理瀹骈文》一书在外治辨证论治方法上的创新。吴师机集数十年的外治经验，以独具匠心的慧眼，将众多外治方法运用统归在“三焦分治”六法门类之下，并以“嚏法”可散上焦之雾，主表；“填法”可疏中焦之沤，统治表里，半表半里；“坐法”可决下焦之渎，主里，为指导思想，创立三部应三法为外治大营主帅而统领“约六经”“察六郁”“明升降”“参针灸”的寓法于理，理法合一，纵横贯穿，上下相应，法中有法，纲目俱悉的外治系列。且三焦分治，法既有原则性，又有灵活性；各法既可单用，也可合用；既可上下呼应，亦可正佐反佐。总之，“三焦分治”既有理论上的逻辑性，又对临证施治起执简驭繁的作用。

2. 中药外治方法的广泛应用与辨证用药

在《理瀹骈文》中外治方法以膏药为主，他认为可以“统治百病”，且“其如响应”，同时兼及敷、熨、罨、涂、熏、浸、洗、擦、搭、抹、嗃、嚏、吹、滴、吸、捏、咂、坐、塞等近百种外治方法，其治疗范围涉及内、妇、儿、外、皮肤、五官等科疾病，大大突破了前人的应用范围。况且，吴氏著书不仅是总结前人的经验，更有自己的独特经验，如其所言：“余学外治十余年，日施济数百人，专以膏为主，而糁药、敷药辅之，其治愈不可胜计”；“逮亲验数万人，始知音药无殊汤药。”之所以如此，是与他在辨证论治原则的前提下，重于辨证加减用药的灵活性分不开的。

总之，这一时期经过各医家长期不懈的努力，悉心探索，广泛验证，有得辄著，并博收萃选，拾缺补遗，小者成章，大者为著，或专或兼，尤以《急救广生集》《理瀹骈文》两部大典式外治专著的集成，使外治经验得以广泛交流传播，把中药外治疗法推向了一个新高潮。

六、提高于现代

如上所述，中药外治发展到清代，以外治专著问世和理论体系的初步确立为其成熟标志。新中国成立以来，由于社会的发展，科技进步，使中药外治疗法这一传统医学分支学科得到更进一步的完善和发展，向严格意义上的现代科学又迈进了一步。

（一）理论研究

一个完整的科学理论体系，不能没有关于其自身发展的历史，同时还必须对其不同时期的理论进行不断的总结和完善。新中国成立以后，经专家们反复考证，发现《急救广生集》的刊行早于《理瀹骈文》59年，并确立其为我国第一部外治专书，澄清了既往长期错把《理瀹骈文》认为是首部专著的认识。但《理瀹骈文》一书的确比较完整地体现了外治的理论体系，人们充分认识到了这一点，因而出现了该书的注释本，李超等视其内容零乱，不便查询，因而对其编次整理成《中医外治法简编》，大大提高了该书的实用价值。

近年来，就外治著述立说上，更为历代任何时期所不及。据我们对近10年来30余种全国医药期刊中，外治理论探讨、外治书评、临床报道等进行的粗略统计，约有近2000余篇，外治专著有20余种，如《内病外治》《内病外治精要》《穴敷疗法聚方镜》《药物敷贴疗法》《中医儿科外治手册》《小儿外治疗法》《脐疗》《中药外治手册》《精选外治方 800 首》等。近年由贾一江等主编的荟萃古今中药外治临床精华的大型专著《当代中药外治临床大全》已出版问世。对传统方法及新方法进行了较全画的整理和阐述，对提高中药外治疗法的疗效和推广应用，无疑会起到较大的促进作用。

综合分析上述资料，不难看出，自新中国成立以后，尤其是近 10 年来中药外治的理论研究日渐深入，特别是借助现代科学手段对中药外治方法，作用机制的研究，以及用现代科学观念对外治理论的系统整理，也是历代外治专论专著所不及的，展示了中药外治理论体系的进一步完善和提高。

（二）应用研究

新中国成立以来，人们对中药外治的应用研究主要反映在四个方面：第一，对传统方法的继承与发展：有人统计了参照《张氏医通》中有关记载，以白芥子、延胡索、甘遂、细辛为末，姜汁调敷背部腧穴，治疗喘息性支气管炎和支气管哮喘的报道，共计 20 余篇，其有效率达 80%左右；再如用硼砂点眼治疗腰扭伤，收效显著。这些都使前人的宝贵经验得到充分验证。第二，结合声、光、电、化、磁等现代科学技术手段进行综合研究，使中药外治新方法、新器具、新剂型不断产生，提高了传统疗法的疗效，也丰富了理论上的内容，更给这一传统方法增添了许多现代色彩。第三，由于人们的广泛重视和新方法的不断出现，使其治疗范围不断扩大。据不完全统计，各种中药外治法治疗的急症、内、外、骨伤、妇、儿、皮肤，五官科疾病可达 500 余种。第四，外治方法和剂型朝日常用品化发展，如药物背心、牙膏、兜肚、手套、内衣、乳罩、腰带、护肩、护膝、药物烟等必将受到国内外医药市场的青睐。

（三）实验研究

实验研究的开展，对中药外治法来说，是最具有现代科学特色的进步。综合来看，实验研究主要是围绕药物吸收机制即作用机制的研究进行的。

由于中药外治方法主要是通过体表皮肤、黏膜等吸收药物而发挥作用的，因此，吸收机制的研究对提高外治疗法疗效有着重要的作用。已经进行的此类研究主要有皮肤吸收、灌肠吸收、鼻腔吸收、口腔吸收、眼部吸收、肺部吸收等。关于作用机制的研究，则直接证明了中药外治的立足之本——临床疗效的根源。

总之，中药外治方法作为一门分支学科，在新的时代背景下，进入了更为成熟和完善的时期，不仅对传统理论与方法有所发展，而且在更深的层次——实验研究上，与传统相比，增添了新的内容。更为可喜的是，由于人们的普遍重视，山西已成立了专门的外治研究机构——山西省晋城市中医外治研究所，并创办了《中医外治杂志》，全国和地方性外治专业会议已召开数次，这些必将大大推动中药外治疗法的进一步发展，为人类的健康事业做出更大贡献。

中药外治虽然经历了漫长的发展阶段，尽管在药物制剂许多方面落后于时代，同时中药外治的某些方法在很大程度上具有原始性，其疗效还有待提高等，但在严峻的形势下，我们应看到的事实是：中药外治有着广阔的前景。首先，目前在国际上提倡的“自然疗法”

和逐渐兴起的中医热，用天然药物治疗疾病，这对中医药是一大优势。外治法本身，已引起了国内外学者的普遍重视，国内的形势自不待言，单讲国外，如慕尼黑大学医学院发明的避孕药膏，内含生长激素“LRF”，可作用于脑垂体，抑制生殖功能，贴在臂部或腋下，一次可避孕 10 天。中药外治在国外，尤其日本也有新的进展，如日本大正株式会社研制的中药贴膏，既能防止中药色素扩散污染底材表面，又可提高对皮肤的黏附力；日本全药株式会社在 7 味中药（黄连、龙胆草、丁香、桂皮、薄荷、甘草、胡椒）中提取精制而成的中药舔剂，具有良好的开胃作用，深受欢迎。中药外治方法历经千年而不衰，证明其本身所存在的强大生命力——可靠的疗效。

总之，中药外治方法具有简、便、效、验等许多优点，既可补内治法之不遗，又无内服之累。尤其对非常喜用中医药治疗而又从未接受过“良药苦口”遗训的国际友人，也更容易接受。如能在外治方法，外治剂型等方面进一步改革，对于中医走向现代化，走向世界，走向未来，为全人类造福，必将有着光明的前景。

第二节　论中医外治法的作用机制与特点

一、中药外治的作用机制

中药外治与内治法一样，均是以中医的整体观念和辨证论治思想为指导，运用各种不同的方法将药物施于皮肤、孔窍、腧穴等部位，以发挥其疏通经络、调和气血、解毒化瘀、扶正祛邪等作用，使失去平衡的脏腑阴阳得以重新调整和改善，从而促进机体功能的恢复，达到治病的目的。“治虽在外，无殊治内也”。究其作用机制不外乎整体作用、局部作用二端。现就传统认识和有关现代研究择述于后，以便于临床应用研究的进一步开展，弘扬中药外治疗法，造福于病人。

（一）整体作用及其机制研究

整体作用是指在某一特殊部位施以外治，通过药物的吸收或局部刺激所引起的整体药理效应或全身调节作用。因此，它又可分为药物的直接作用和间接作用两种。

1. 直接作用

（1）传统认识：直接作用是指药物透过皮肤、孔窍、腧穴等部位直接吸收，进入血络经脉，输布全身，以发挥其药理作用而言。如药物施于脐部，气味入血，通过血脉运行全身，可改变五脏六腑的病理状态。“则知由脐而入，无异入口中”。实践证明，这一疗法对多种疾病有肯定疗效，其在各科临床中的运用日趋受到重视。又如纳肛灌肠疗法，药施于大肠，由肠内吸收入血脉，输布周身以治疗疾病。古有仲师蜜煎导方治疗津枯便结，今人用于中风、高热、昏迷、关格、泄痢等急危重症多收良效。上海市传染病总院根据《急救广生集》“热病发黄，瓜蒂为末，以大豆许吹鼻中……流出黄水乃愈”的经验，治疗病毒性肝炎；叶天士用平胃散炒熨治痢疾；常山饮吹鼻嗅治疟等，这些方法的具体运用，均是中药外治药物直接作用的例证。随着人们对中药外治机制认识的提高，它必将会更广泛地应用于临床各科。

（2）现代研究：随着中医现代化的发展，中药外治机制的现代研究也日益受到重视并取得了一定的成绩。现仅从两个方面概述如下。

1）药物吸收机制的研究：这一研究的开展对中药外治疗法，尤其是内病外治的研究提供了客观依据，对指导中药外治途径的选择和新型外治制剂的研制有着重要意义。

皮肤吸收 中医皮肤给药的特色在于经穴外敷。以脐疗为例，中医认识已如上述。而现代研究表明，脐部无皮下脂肪，表皮角质层较薄，脐下双侧有腹壁下动脉和静脉及丰富的毛细血管网，故药物易于穿透、弥散而被吸收。因此认为药物经皮肤吸收的途径主要有：①通过动脉通道，角质层转运（包括细胞内扩散，细胞间质扩散）和表皮深层转运而被吸收，药物可通过一种或多种途径进入血液循环。②水合作用：角质层的含水量为环境相对湿度的函数。中药外贴，“形附丽而不离，气闭藏而不泄”，局部形成一种汗水难以蒸发扩散的密闭状态。使角质层含水量由5%～15%，增至50%。角质层经水合作用后，可膨胀成多孔状态，易于药物穿透。实践证明，药物的透皮速率可因此而增加 4～5 倍，同时还能使皮温从 32℃增至 37℃，加速血液循环。③表面活性剂作用：如药中所含的铅皂是一种表面活性剂，可促进被动扩散的吸收，增加表皮类脂膜对药物的透过率。④芳香性药物的促进作用：在外治方药中，冰片、藤香、沉香、檀香、菖蒲、川椒、白芥子、姜、肉桂之类芳香辛窜药物，几乎方方皆有。现代离体试验表明，芳香性药物敷于局部，可使皮质类固醇透皮能力提高 8～10 倍。说明我们的先贤多取芳香类药物为主进行外治，是有其深刻道理的。

近年来，人们还将透皮吸收促进剂引进中药外治领域，使药物呈分子或亚分子状态均匀地分布于基质中，以利于迅速、均匀地透皮吸收进入血液循环。如常州仿照国外“透皮治疗系统”研制的复方洋金花止咳平喘膏，具有防护膜活性胶质，控制释放的微孔膜和含药黏附层等结构，可使药物控制释放持续 72 小时。这样，既促进了外用药物的吸收又保持了血药浓度的稳定。这些都对今后外治制剂的改革有重要启迪。

灌肠吸收 现代医学对大肠的生理和肠道给药的吸收、转送过程已有较明确认识。正常人大肠吸收液体的能力为每日 4～6 升，在病理状态下仍然很强，直肠给药吸收有两个途径：第一是通过直肠静脉经门静脉进入肝脏，然后进入大循环；第二是通过中直肠和下直肠静脉进入下腔静脉，绕过肝脏而直接进入大循环。药物注入结肠时，其吸收途径是由上直肠静脉和结肠静脉。其特点一是减少药物在肝脏中发生化学变化，能较好地保持药物效力的完整性。二是吸收快、奏效速。研究表明，大肠给药的吸收速度较口服为快，其黏膜吸收在用药之后立即开始。有人将安定注射液注入直肠，10 分钟血中浓度即达到高峰，与肌注效果相当甚至不亚于静脉给药。另有人以清瘟败毒饮直肠点滴与口服对致热家兔的解热作用进行对照观察，发现直肠给药较口服给药显效快（$P<0.05$），给药后 1～2 小时家兔体温就可恢复正常，而口服 4 小时后，还未降至正常值。研究发现，直肠给药是口服给药生物利用度的 15 倍。这些研究，丰富了中医外治的内容，尤其对中医急症的开展，提供了一条新的思路。

鼻腔吸收 无论是取嚏法、喷鼻法，还是滴药法、塞药法、闻药法等都是通过鼻黏膜的吸收途径而起到治疗作用的。国外研究表明，鼻黏膜有反射作用，当刺激有关部位时，可产生生理和治疗效应。鼻黏膜表面积约150平方厘米，其上分布有丰富的血管，鼻黏膜上的纤毛可增加药物吸收的有效面积。因此，鼻腔用药对某些病有较好疗效。

口腔吸收 口腔黏膜血管丰富，口腔给药可使药物在口中含化溶解经黏膜表面扩散，通过毛细血管吸收进入血液，因口腔黏膜对某些药物吸收较快，有时仅次于静脉注射及雾化吸入。如中药麝香酮舌下含化，心绞痛宁舌下含化等，通常均在几分钟内即可缓解心绞痛。

眼部吸收 据有关文献记载，眼结膜中有很多血管和淋巴管，当受到药物刺激时，通常血管就会扩张而加速药物的吸收，但这是否是治疗眼以外疾病的主要机制，尚有待进一步研究。

肺部吸收 肺部对药物的吸收，主要是通过吸入气雾剂实现的。当药物雾化成粒径为0.5～1微米的颗粒，经口腔喷入可直达肺泡，不但能迅速起局部作用，也可很快吸收而起全身作用，其吸收速度，甚至不低于静脉滴注法。因肺泡是空气-血液进行交换的场所，它的特殊解剖结构使肺成为一个巨大的吸收部位。人的肺泡总数约为 3～4 亿个，总面积可达100平方米左右，而肺泡细胞间质中有着致密的毛细血管，肺泡壁和毛细血管壁两层膜间隔仅为0.5～1微米，这样，肺泡内药物就能很容易进入血液循环。此外，分布于肺泡的毛细血管总面积约达 90 平方米，而通过肺的血液循环量又很大，这些都是促进肺部对药物迅速吸收而发挥全身治疗作用的重要因素。

以上研究，几乎完全充实了中药外治“切于皮肤，御于内理，摄于吸气，融于渗液”的理论。表面施用外治药物能迅速经皮肤、黏膜等处的渗透扩散，吸收入血的可靠性，也为今后开展中药外治的研究提供了重要借鉴。

2）作用机制的现代研究：中药外治之所以能够防治疾病，是因为它有与内治同样的作用机理，从目前研究概况看，中药外治除药物直接进入血液循环系统发挥其本身的药理作用外，还有调整各系统组织器官功能和机体免疫功能等作用。

提高机体免疫功能 这一作用机制已被各地临床应用和实验研究所揭示，如 20 世纪70年代上海市传染病总院用甜瓜蒂末喷鼻治疗病毒性肝炎，发现用药后能提高机体细胞免疫功能，淋巴细胞转化率和淋巴细胞绝对数均有明显增高，从而起到退黄和改善肝功能的作用。中国中医科学院在古方的基础上研制出“冬病夏治消喘膏”，治疗喘息型支气管炎、支气管哮喘效果良好，被各地广泛采用。据不完全统计，类似该方法的治疗报道就达 20余篇。从文献资料看，此类中药敷贴于体表腧穴，可使机体细胞免疫和体液免疫等大大提高。增强机体抗感染、抗过敏的能力。贴药后的患者均有感冒减少、过敏现象消失或减轻、消化功能增强、体力增加等。艾灸的实验研究更加明确了这一机制。研究发现，施灸后可使免疫体大量产生溶血素、凝集素、沉降素，显著增加白细胞数量，提高白细胞的吞噬能力，增强机体免疫力和对各种疾病的抵抗能力。其他如中药压耳、脐疗、灌肠、磁场中药离子导入、中药透皮等对机体免疫机能均有一定调节作用。由此可见，中药外治法提高机体免疫功能的途径是多方面的，但主要是通过不同程度地增强网状内皮系统机能活动，增加体内各种特异性抗体及非特异性抗体等作用而实现的。

对血液系统的调整作用　这项研究以灸法和磁疗为多，灸法可使白细胞、红细胞数量显著增加，甚至成倍增加；使血沉速度下降，如灸前约为每小时 50 毫米者，灸后可降至 15 毫米或更低。这指标的改善与艾灸对风湿性关节炎，类风湿性关节炎结核病等血沉升高性疾病的临床疗效是一致的。艾灸还可使血液凝固时间缩短，增加止血作用，故灸法对痔疮出血、鼻衄、子宫出血、眼底出血等出血性疾患，常获良效。对血压则有双向调节作用，可使高血压逐渐降低，低血压逐渐升高。鞍山市汤岗子理疗医院、解放军 301 医院等研究表明：磁疗可使全血黏度减少，血脂降低，以治疗高脂血症和高血压等疾病。而熏蒸、热浴、熨敷等法有物理温热刺激，也可扩张局部毛细血管，加速血液循环，对血液成分起到调整作用。

对神经、体液及内分泌的影响　前面所述的冬病夏治哮喘膏，之所以对各种哮喘有效，是和贴敷法能提高丘脑-垂体肾上腺皮质系统的内分泌功能分不开的。灸法对神经具有兴奋和抑制的双向调节作用，可使机能低下、衰弱或麻痹的神经得以兴奋，或使由于过敏而引起疼痛、痉挛的神经得以镇静。所以灸法不仅对神经痛、头痛、胃痉挛等均有良效，而且对神经麻痹、半身不遂也有效。灸法对体内各种病态的分泌腺也有调整作用，以纠其太过与不足，如对胃液量多者起抑制作用，对胃液量少者可促使分泌，对胆汁、唾液也有同样作用。作用于睾丸、卵巢，能使雄激素和雌激素分泌增加。

此外，中药外治对内脏组织器官也有一定调节作用。如灸法可调整肾功能，有促进利尿的作用；压迫耳穴可使胆液分泌增加，促进胆道平滑肌收缩有利于结石的排出等。以上这些，仅是近年来中药外治中部分外治的一些机制，而更多的中药外治法的更深刻的机制还有待进一步深入探讨。

2. 间接作用及其机制研究

（1）间接作用是指药物对局部的刺激，通过经络系统的调节而起到纠正脏腑阴阳气血的偏盛偏衰、补虚泻实、扶正祛邪等作用以治疗疾病。它首先表现在药物施于体表，腧穴孔窍等，对局部产生一定的刺激，可通过经络将这一刺激信息传入内脏或至病所，发挥调节或治疗效应。其次是促进药物直接治疗作用的发挥。这是因为中药外治除了施药外，还有辅助的温热刺激、化学刺激和机械物理刺激等，以加速血液循环，促进药物的渗透、吸收和传播，而增强全身效应。如吴师机治疗阴寒证，除用炮姜、附子、肉桂、麝香、吴茱萸末等包裹放入脐内，上盖生姜片、葱根外，另用熨斗熨之或烙铁烙之。吴氏认为是“逼药气入肚”。现代所用的中药电离子导入法、中药透皮法、中药电热熨法，电热药物温通法等，其中熨之、烙之、电导、温通、透皮等，无不属于间接作用的具体运用。实践证明，这一间接作用的运用，对提高临床疗效大有裨益。

（2）现代研究表明：药物对体表某一部位的刺激，可通过反馈原理将刺激信息传入体内相应的部位，而起到生理或治疗效应。如耳压对耳穴的机械刺激可通过末梢神经传入大脑皮层的相应区域，从而抑制或减弱了原有的病理兴奋灶，使大脑皮层的兴奋与抑制趋于平衡，以获得疾病的痊愈或好转。此外，耳压对体液成分也有调节作用，而其镇痛作用的产生与内源性吗啡样物质的产生有关。随着对耳压机制的深入探讨，耳压疗法将更广泛用于各种疾病的防治和保健。据统计，耳压疗法专著约 5 种左右。这些专书的问世，无疑对耳压疗法将有一定推动作用。此外，从某种意义上讲，中药外治，特别是外敷于腧穴、病变局部（针灸称阿是穴）的中药，可通过经穴内脏相关的途径，作用于体内的各个系统而起到多系统、多器官、多途径、多环节的调整作用，这也包含间接作用在内，在有关方法和章节中予以详述。

（二）局部作用及其机制研究

局部作用是指药物对病变局部的治疗作用而言。如疔、疮、疖、痈外敷如意金黄膏以清热解毒、消痈散结；跌打损伤外敷云南白药以活血通络、消肿止痛；中药保留灌肠治疗结肠炎、直肠溃疡等，均是药物对病灶局部作用的体现。中药外治局部作用的现代研究，主要有以下几个方面。

（1）采用各种不同方法，对外治中药进行药理分析，以指导临床治疗。如研究证实黄连、黄柏、黄芩、双花、连翘等中药均有抗菌、抗病毒的化学成分。因而，对局部有良好的抗感染作用。而蛇床子、射干、菖蒲、木通、知母、山柰等对皮肤真菌有杀灭或抑制作用，被广泛运用于头癣、甲癣等的外治中。

（2）对外敷药祛腐生肌作用的研究发现，“生肌”作用对伤口修复过程的影响主要有三个方面：①促进细胞的增生分化与肉芽组织的增长速度，在一定程度上可加快伤口的愈合速度。②促进巨噬细胞的游出，据观察肉芽组织切片所见，外用中药组内含较多的巨噬细胞，明显区别于对照组（外敷双层灭菌凡士林纱条组）。伤口内的巨噬细胞，除具有吞噬细菌、异物和坏死组织碎片，提高局部的抗感染能力外，还能分泌促成纤维细胞增殖的物质，并有调节胶原代谢的作用，对伤口愈合有重要意义。外用生肌药物能减少瘢痕形成，其防止瘢痕形成的机制与促进巨噬细胞游出有一定关系。③改善创面血液循环，增加局部血、氧供给，加速创面新陈代谢，促进创面愈合。

（3）通过对烧伤外敷中药所含鞣质的毒性实验研究发现：缩合鞣质毒性低，对肝脏没有或仅有轻度损害，水解型鞣质毒性高，对肝脏有严重损害。此研究为大面积烧伤早期创面治疗提供了合理选用收敛结痂中草药的理论根据。目前对中药外治机制的认识，已有一个良好的开端，为应用、研究的开展提供了一定的客观依据，但无论是中医还是现代医学对此的认识，均不够全面和系统，尚有待于深入探讨和进一步提高。

二、中药外治的特点

1. 直达病所，奏效迅捷

中药外治法施于局部组织内的药物浓度，显著高于其血液浓度，故发挥作用充分，局部疗效明显优于内治，且取效迅捷。如气雾剂用于平喘、肛门灌肠用于慢性结肠炎及痢疾，肛栓、阴道栓剂应用于痔疾及阴道炎等均有殊效。中药外治应用于皮肤肌表疾患则更具明显优势。如跌打损伤以熏洗及酒酊剂治之、烧伤烫伤以洗搽剂或喷雾疗法治之，其效果绝非内治所可比。诚如徐大椿所说：“若其病既有定所，在皮肤筋骨之间，用膏贴之，或提而出之，或攻而散之，较服药尤捷。”直达病所奏效迅捷，为中药外治最为显著的特点。

随着中药外治疗法的不断增多和逐渐完善，其局部治疗作用必将进一步延伸和加强，外治的这一特点也将更为突出。

2. 多途径给药，弥补内治不足

口服给药，由于给药时间及剂量的关系，药物浓度在血液中不能保持恒定，另外药物经口腔进入血液后，沿途受到化学物质或酶的分解破坏作用，达到病所已所剩无几，使疗效受到影响。而外治法则多无此弊。因为外治疗法具有多种可供选择的治疗途径，对于不能口服药物或鼻饲困难以及儿童难以服药；久病体虚或脾胃运化功能障碍，难受攻补之人，均无过多禁忌而可随宜施用，每能起到内治所不能起到的作用，以补内治所不逮，因而丰富了临床治疗手段。应用时可单独选择一种外治疗法，或多种外治疗法共同施用；必要时与内治联合运用定能使疗效大大提高。

3. 种类繁多，适应证广

中药外治法历史悠久，经过漫长的岁月和历史的验证，不断总结和创新，方法日益增多，有些疗法已涉及医学的最新前沿。目前中药外治法已发展到 130 余种，大体分为急救外治法、五官九窍外治、腧穴外治、皮肤外治、病变局部外治、现代外治法等数种类别，应用于临床各科，适应证极为广泛。仅药物敷贴一种疗法即可治疗面瘫、高热、疟疾、咳喘、腹痛、心绞痛、风湿痹痛等数百种疾病。许多中药外治疗法，如药物兜肚、药枕、药榻、药被、药衣疗法等，不但可用于治疗疾病，还可健脑益聪、强身健体，具有较高的保健价值。

4. 廉便效验，易于推广

中药外治法一般所需药物剂量较小，无须特殊的仪器和设备，故可以节省大量药源，减少开支，也便于操作，易于掌握。甚至很多外治疗法皆可随地取材，无须耗资，且操作极为简便，凡经言传身教或通过文字介绍，很快即可掌握要领，无论是医务工作者抑或患者本人及其家属，多可兼学并用，随学随施。以其操作简便，易学易用，便于普及推广，深为广大群众所喜用。

5. 使用安全，副作用少

中药外治法一般兼有刺激作用与药效作用，所需药量远小于内服药量。另外，对于某些疾病往往采用患病局部或病位相邻以及关系密切部位施药，在局部形成较高的药物浓度，而血中药物浓度则甚微；有的外治法即便通过人体直接吸收而发挥作用，也因其选择性较强，或直接进入大循环，避免了药物对肝脏及其他器官的毒害作用。而贴敷、耳压等疗法则几乎无毒害作用，更为安全可靠。

三、中药外治运用要点

中药外治，方法众多，适应证广，选法择药恰当与否，直接影响到临床的疗效。现将其临床运用要点分述如下。

1. 辨证论治

中药外治疗法，是祖国医学的重要组成部分，它与内治疗法一样，必须坚持以中医理论为指导，严格遵循辨证论治的原则。吴师机曾特别强调，中药外治要“先辨证、次论治、次用药”，并明确指出辨证有五“一审阴阳、二察四时五行，三求病机，四度病情，五辨病形，精于五者，方可辨证分明”。辨证是论治的前提和依据，也只有明确病变的阴阳、表里、虚实、寒热等属性，抓住疾病本质，把握病证的标本、轻重、缓急，才能正确施治，达到预期效果。例如泄泻一病，症见暴注下迫，肛门灼热，粪便臭秽难闻，舌苔黄腻，脉滑数者，证属湿热下注，宜选用葛根芩连汤或黄芩汤灌肠治疗；若大便清稀，完谷不化，属于脾胃虚寒者，则宜用温中祛寒药物敷脐治疗。再如小儿发热，辨证属表热者，可选用鲜薄荷叶捣烂成团，揉擦迎香、合谷以疏散风热。只有如此辨证论治才能使外治疗法有据可依，有法可循。更好发挥治疗作用。如果虚实不明，寒热不辨，表里混淆，阴阳不分，不但难以奏效，而且还可能导致病情恶化。

2. 选择给药途径，确定治疗方法

给药途径和施药方法的选择，是运用中药外治疗法的又一重要环节。临床上可参考以下几点。

（1）根据藏象学说，选取窍道给药途径。常用的方法有点舌、吹喉、滴眼滴耳、灌肠等。以肺脏为例，肺居上焦，主表，开窍于鼻，鼻的通气和嗅觉与肺经功能密切相关，据此可采用塞鼻法、鼻嗅法、滴鼻法等外治方法治疗肺经疾患。正如吴师机所说：“大凡上焦之病，以药研细末、临鼻取嚏发散为第一捷法。”

（2）根据病证特点，选择全身或局部给药途径。外科疾患，当其局限于体表某一部位时，可选择局部给药途径，使药物直达病所，奏效迅捷。如治疗疮、疖、疔、毒，可选取如意金黄膏外敷，以清热解毒、消肿散结；对于颈、腰椎疾患，宜采用中药电离子导入、敷贴、热熨、药物灸治等局部外治给药法。而一些皮肤病和部分内科疾病，如感冒、麻疹、痹症、半身不遂等，则宜分别选用药浴、药衣、药榻、药被等全身体表给药。

（3）根据病情需要，可采取多种外治方法联合应用。如抢救高热昏迷患者，既可用开关散搐鼻取嚏，同时又可配合安宫牛黄丸鼻饲以助其清心开窍之力。再如治疗疮疡疾患，一般宜先用淋洗疮口法，再加以掺药法，尔后结合油膏外敷法。如此数法并施，则作用明显增强，治疗效果亦随之提高。

3. 外治剂型的选择

外治中药剂型繁多，除传统的丸、散、膏、丹等外，近年来又开发出气雾剂、灌肠剂、膜剂、乳剂、熨剂、注射剂等。各类剂型由于制作方法不同，作用特点各异，因而临床使用时，必须合理选用，以充分发挥其疗效。如心绞痛、哮喘发作时，宜选用不同的气雾剂，以求速效。对于虚寒性胃脘痛和痛经，则宜选用热熨剂或艾灸法以温通止痛。再如酊剂，由于酒精涂在皮肤上容易挥发，溶于酒精内的药物便不易渗透到深部肌肉组织，故只适用于皮肤表浅疾患。又由于酒精有刺激性，故凡溃破后的疮疡及糜烂者均应慎用。又如用花椒油调敷龟板散，则有杀虫、减少渗液、保护创面、促进愈合的作用，但若使用油蜡膏或用其调制同样药粉则往往不能收到上述效果，而且常因创面渗出物的滞留刺激患部周围的皮肤，使浸淫加重。可见剂型选择合理与否，直接影响到疗效的高低，必须引起足够的重视。

4. 因人因时因地制宜

中医学“天人相应”的自然辩证观，说明了大自然的千变万化、寒暑交替，时刻都影响着人体的生理与病理，而人体本身又有禀赋、体质、年龄、性别的不同，以及其生活习惯和环境等差异，因而运用外治疗法，就必须注意到自然因素和人的因素，即所谓因人、因时、因地制宜。也就是不但要区别长幼、男女、体质强弱，而且要结合季节、气候、地域的不同，以选择最佳外治方法。如同为风寒感冒，小儿脏腑娇嫩形气未充，宜用苏叶、葱白、生姜、淡豆豉加水煮沸，让患儿吸其蒸气、汗出自解；而老人气血已衰，可用搐鼻取，生姜擦背，煨热姜敷额。对孕妇则禁止在腰腹部使用刺激性强的外治法。再者，同一种疾病、在不同的季节，外治用药亦当有所区别，如吴师机治疗四时伤寒的伤寒通用膏，春夏加石膏、枳实，秋冬加细辛、桂枝，就充分体现了这一精神。对麻疹欲出不透者，在夏季气候炎热时，宜用紫背浮萍、椿树皮、西河柳、生姜煮水擦洗；而冬季气候寒冷则应采用熏蒸疗法。

我国地域辽阔，各地四季气候差异悬殊，因而在运用中药外治时，必须结合当地气候特点，确立相应用药原则。如采用灌肠疗法治疗小儿外感高热时，在西北严寒地区，宜重用辛温解表之品，而东南温热地区、辛温解表之品则宜轻用，免致过汗伤正。临床运用中药外治疗法，除应熟练掌握上述方法要领外，还必须根据病情需要，及所选外治疗法在该病中的治疗地位、疗效等，有的放矢，灵活选配针灸、推拿等其他中医外治疗法或与内治疗法结合运用，以提高临床疗效，促进患者早日康复。

第三节　论中医外治法在内分泌科中的应用

一、中医外治法的概念及发展

中医外治法指在中医学基本理论指导下，包括所有中草药制剂除口服之外，施于皮肤、孔窍、腧穴及病变局部等部位的各种治病方法。中医外治法发展至现在主要经过 5 个时期。

1. 奠基于先秦

在《殷墟卜辞》《山海经》《五十二病方》中均有外治法的记载。《黄帝内经》中熨、渍、浴、摩等外治法的应用表明当时外治方法的广泛应用和多样。

2. 发展于汉唐

《伤寒杂病论》中外治法涉及内、外、妇、儿、皮肤诸科，剂型10余种，理法方药较为齐备；《肘后方》收载了大量急救方面的外治方药；《刘涓子鬼遗方》中记载外治膏方69首，并首用“薄贴”一名表示膏药剂型；《千金要方》首重妇、儿，大量使用外治方药，其中小儿方将近一半为外治方。

3. 丰富于宋金元

在金元时期，中医外治法主要有三个方面发展：①剂型的发展、创新：《太平惠民和剂局方》对各种外用药物剂型进行了详细说明，制作精细、规范；②应用范围进一步扩大：外治广泛应用于各科，元代时更从民间扩延至宫廷；③治疗机制的初步探讨：《圣济总录》《外科精义》中对外治机制初步论述，张子和则按“汗、吐、下”攻邪三法将外治法分类。

4. 成熟于明清

在明清时期，一方面，中医外治法内容更加丰富并有专著问世，《普济方》《本草纲目》《串雅》等书中均有大量外治的论述，专著则有《急救广生集》《理瀹骈文》《外治寿世方》等问世；另一方面，外治理论更加完善，吴师机在《理瀹骈文》中明确提出了较为完整系统的外治理论：外治之理即内治之理；内病外取，须分三焦论治；膏中药味，必须通经走络，开窍透骨。

5. 完善于现代

中医外治法有2000多年的历史，至今在医学领域仍发挥着重要的作用，随着现代科技发展，外治法已自成体系。近二十年，中医外治书籍已出版数十部，近十年来，全国各地内病外治专业学术会议相继开展，促进了中医内病外治的继承和发展。

二、中医外治法的特点

中医外治法主要有四项优势：①直达病所，作用迅速；②简便廉验，值得推广；③历史悠久，方法众多；④资源丰富，宝藏不竭。

三、中医外治法分类

中医外治法多达四百余种，可分为药物外治、非药物外治以及综合外治产品三种，药物外治以熏洗、贴敷、膏药为代表，非药物外治以针灸、按摩、针刀、足疗、物理疗法为代表，综合外治产品以脐疗、耳穴疗法为代表。

四、中医外治法在内分泌科中的应用

（一）中医外治法在糖尿病性周围神经病变（DPN）中的应用

DPN是糖尿病最常见的慢性并发症，其主要症状为四肢远端感觉、运动障碍，包括烧灼样疼痛、感觉异常、冷热交替感、感觉过敏等。

1. 熏洗法

糖痛外洗方

组成　透骨草50g、桂枝18g、川椒30g、艾叶20g、木瓜30g、苏木50g、红花20g、赤芍30g、白芷30g、川芎15g、川乌30g、草乌30g、生麻黄10g、干姜30g、白芥子30g等。

用法　共为细末，每日1～2次，每次100g，用1200ml温开水溶解后浸洗患处，温度40℃，浸泡20～30min，10日为1疗程。

功用　温经活血，通络止痛。

主治　消渴病痹症瘀血阻络所致凉、麻、痛、痿诸症。可根据证型不同酌情加减。

注意事项　水温不可太高，以免烫伤皮肤，42℃以下。

2. 针刺法

适应证：DPN的各种证型，依“盛则泻之，虚则补之，热则疾之，寒则留之，陷下则灸之”的基本理论原则，分型施治。

（1）气虚血瘀证

主穴　气海、血海、足三里。

配穴　三阴交、曲池、内关。

手法　主穴施以平补平泻法，配穴按虚补实泻法。

（2）阴虚血瘀证

主穴　肝俞、肾俞、足三里。

配穴　三阴交、太溪、曲池、合谷。

手法　主穴施以平补平泻法，配穴按虚补实泻法。

（3）寒凝血瘀证

主穴　肾俞、命门、腰阳关、关元。

配穴　环跳、阳陵泉、绝骨、照海、足临泣。

手法　主穴施以平补平泻法，配穴按虚补实泻法。

（4）痰瘀阻络证

主穴　胃俞、曲池、脾俞、足三里。

配穴　三焦俞、三阴交、丰隆、解溪、太冲。

手法　施捻转平补平泻，主穴出针后加灸。

疗程　以上均为每日1次，10～15日为1疗程。

3. 推拿法

（1）上肢麻痛：推拿肩井肌，揉捏臂臑、手三里、合谷部肌筋，点肩髃、曲池等穴，搓揉肩肌来回数遍。

（2）下肢麻痛：拿阴廉、承山、昆仑肌筋，揉捏伏兔、承山、殷门部肌筋，点腰阳关、环跳、足三里、委中、承山、解溪、三阴交、涌泉等穴，搓揉腓肠肌数十遍，每次按摩时间 20～30min，每日 1～2 次。

（二）中医外治法在糖尿病肾病（DKD）中的应用

糖尿病肾病（diabetic kidney disease，DKD）是糖尿病微血管并发症之一，本病早期通过严格控制血糖、血压，可有效阻止病情的进展。一旦发生临床期 DKD，则肾功能呈持续性减退，直至发展为终末期肾功能衰竭。中医认为 DKD 后期脾肾衰败，浊毒潴留，上犯脾胃，出现严重胃肠道症状，可用中药灌肠治疗。

中药肛滴

（1）辨证分型

关格标实证为主　处方：大黄 15g、牡蛎 50g、蒲公英 30g、黄连 10g。

肾阳虚，浊邪上逆型　处方：生大黄 30g、附子 20g、桂枝 20g、煅牡蛎 60g、泽泻 30g。

湿浊化热型　处方：生大黄 30g、附子 15g、黄柏 15g、马齿苋 30g、煅牡蛎 30g、泽泻 30g。

各型之关格　处方：生大黄 30g、生牡蛎 30g、六月雪 30g。

（2）方法：上药浓煎 200～300ml，行高位保留灌肠。每日 1～2 次，每次保留 1 小时以上，一般 10 天为 1 疗程，休息 5 天后，可继续 1 疗程。

（3）注意事项：①灌肠时须缓慢注入，以保留 30 分钟以上者效果较好，灌肠后保持病人排便 3～4 次。②对于梗阻性尿毒症，严重电解质紊乱和休克所致的肾前性氮质血症，应积极去除病因及诱因，予以恰当处理，不用灌肠法。③尿毒症终末期者，最好不用。④慢性肾盂肾炎所致的尿毒症，在使用灌肠方的同时，应配合合理的抗炎治疗。⑤对并发尿毒症性肠炎，应在严密观察下进行。

（三）中医外治法在甲状腺疾病中的应用

甲状腺结节是指各种原因导致甲状腺内出现一个或多个组织结构异常的团块。该病即中医的瘿病，是以颈前喉结两侧结块肿大为主要临床表现的一种疾病，又称“瘿瘤”“瘿病”“瘿气”等。

穴位贴敷法

主方　芒硝 20g、陈皮 20g、川芎 20g、夏枯草 20g、莪术 20g。

操作方法　上药打细粉混匀，取 10g 左右用凡士林调和制作成黏稠状膏药，置于敷贴胶布中央，贴敷于双侧甲状腺处，左右各一，睡前贴敷，次日晨起去除。1 日 1 次，30 天

1 疗程。

注意事项　①对于残留在皮肤的药膏等，不可用汽油或肥皂等有刺激性物品擦洗。②皮肤过敏的病人不宜使用本法。③敷贴处皮肤破溃不宜使用。

（四）中医外治法在痛风中的应用

痛风是长期嘌呤代谢紊乱导致血尿酸增高，尿酸盐晶体沉积引起的组织损伤的一种炎性疾病，常引起反复急性关节炎、慢性结节肿、慢性间质性肾炎和肾结石，常伴发心脑血管疾病而危及生命，属于中医学“痹症”范畴，又名“白虎历节”“痛痹”“脚气”等。

1. 针刺拔罐

采用针灸配合拔罐治疗（采用辨证取穴与病变部位相结合的方法取穴，针刺取针后，上肢取曲池、外关、阿是穴，下肢取丰隆、冲阳、阿是穴，选用适宜罐型，拔罐 3～5min），取罐后于阿是穴（根据病变范围不同）施用回旋灸 5～10min，以皮肤红晕、患者耐受为度。

2. 刺络放血

刺取红肿关节部位，用三棱针快刺压痛点，进行医用抽气罐吸拔，留罐 5min 后进行酒精消毒。进行抽气拔罐时对流出的血液进行连续摇动，出血大约 7ml 后取罐。每次拔罐时间维持约半小时，根据患者具体情况适当增减拔吸力度。每周 1 次，1 个月为 1 疗程。

3. 针刀疗法

在关节肿痛最明显处做一标记，常规消毒局麻后，用 4 号针刀垂直刺入皮肤，深达骨面做纵向切割，然后左右摇剥，拔除针刀后，将瘀血和乳白色的混浊黏液尽量挤出来，患者疼痛立即缓解，取得满意的疗效。

（五）中医外治法在糖尿病胃肠道疾病中的应用

糖尿病胃肠道疾病是糖尿病的常见并发症，临床上表现为胃、食管、肠道病变，需行辅助检查消化道原发疾病以明确诊断。属中医的“痞证”“腹痛”“便秘”“腹泻”范畴。

1. 针刺治疗

主穴　足三里、内关、中脘、胃俞、三阴交。

配穴　胃脘胀满配阳陵泉、太冲以疏调胃气；胃中虚寒配上脘，并灸命门、关元；脾胃虚弱配气海、关元、三阴交；肝胃不和配曲池、阳陵泉；痰浊上逆配丰隆以化痰饮；呃逆配膈俞降逆止呕；恶心、呕吐配合谷。

操作　足三里平补平泻，留针 30 分钟，内关、中脘用泻法，胃俞、三阴交用补法，配穴按补虚泻实法操作；虚寒者可加用艾灸。呕吐发作时可在内关穴行强刺激并持续运针 1～3 分钟。脾胃虚弱留针期间行艾条灸气海、关元、中脘、足三里。10 次为 1 疗程。

2. 灸法

灸法治疗糖尿病胃肠道病变常以健脾胃、温脾阳为主，利用姜之温性，再助以灸穴热力，通过经络腧穴的作用，起到温阳益气、补脾益气的功效。隔姜温针灸取中脘、关元、足三里、内关。

3. 按摩

通过对中脘、足三里穴的环旋按摩，以收理气止痛、消积导滞、健脾和中、活血化瘀，调节胃肠蠕动作用；通过对督脉、夹脊穴和膀胱经背俞穴的按摩，起到调整阴阳、疏通经络、运行气血、改善脏腑功能。

4. 中药热敷

（1）辨证论治

脾胃虚弱型

治则　温中补虚。

处方　苍白术各 50g、吴茱萸 50g、党参 50g、茯苓 30g。

气滞湿阻型

治则　行气燥湿。

处方　香附 20g、姜半夏 50g、柴胡 20g、川朴 50g、苍术 50g。

食积气滞型

治则　行气消食。

处方　莱菔子 50g、神曲 50g、炒麦芽 50g、炒山楂 50g、白术 50g、炒枳壳 20g。

（2）方法：上方热蒸后热敷中上腹部 30 分钟，10 日 1 疗程。

（六）中医外治法在神经源性膀胱中的应用

糖尿病神经源性膀胱（diabetic cystopathy，DCP）是临床常见糖尿病慢性并发症之一。其临床表现为膀胱残余尿增多、尿潴留、充盈性尿失禁等，DCP 作为糖尿病引起的泌尿系统并发症，发病率高，占糖尿病患者的 25%～85%，因诱发尿路逆行感染以及肾脏并发症，严重影响患者的生活质量。DCP 属中医学“癃闭”“遗溺”范畴。

1. 中药热敷治疗

处方　吴茱萸 100g、小茴香 100g、乳香 100g、没药 100g。

操作　上药混匀打细粉，每人次取中药粉 20g，配以白醋加热（适宜的温度为 40℃）烫熨患者小腹，每次热敷 30min，每天早晚各 1 次，以 7 天为 1 个疗程，视患者情况治疗 1～2 个疗程。

2. 针刺治疗

选穴　中极、关元、阳陵泉、足三里、三阴交、曲骨、阴陵泉（双）、秩边、血海、太溪、肾俞穴。

操作　患者仰卧位，腘窝部位放一枕垫，患者腿呈半屈膝状，使腹部放松以减轻会阴部撕裂伤所引起的疼痛。用 28 号 2 寸毫针直刺以上穴位，手法用补法；腹部穴位刺激要轻、小，肢体部位刺激要重、大。得气后留针 20min。下腹部穴位针刺配艾条灸，以患部皮肤潮红，患者感到热气入腹内为度，1 次 1 根。

3. 艾灸治疗

取曲骨穴，以左手食、中指固定穴位，用点燃的清艾条雀啄灸 15min，使患者感到局部温热、舒适为宜，避免烫伤。

（七）中医外治法在糖尿病性口腔疾病中的应用

糖尿病和口腔疾病间的双向关系是人们长期以来研究的课题。中医外治法在糖尿病性口腔疾病方面有独特优势。

1. 成药举例

（1）散剂如冰硼散等局部清热解毒，散热止痛，破积生津，化腐生肌，消肿止痛。

（2）含漱剂如三黄含漱液等清热解毒，止血定痛，促进伤口愈合；膏剂和粉剂可化腐生肌，消肿止痛，如糖口康牙膏等。

2. 小验方举例

（1）漱口方：汴菊花 3g、苏薄荷 3g、三七花 3g，泡水漱口，用于治疗牙周炎、口臭、牙龈出血等。

（2）引火归元贴：诃子肉：吴茱萸：川黄连：冰片＝3：1：1.5：0.5，研末，姜汁调匀贴足心涌泉穴用于治疗口腔溃疡。

第四节　论中医特色疗法在糖尿病临床中的应用

近年来中医药疗法日益被国人和全世界认可和推崇。尤其是中医药简、便、廉、验独具特色的外治疗法，在防病治病，拯急救危、促进健康、医疗保健工作中发挥着不可替代的重要作用。特别是国家中医药管理局把中医特色外治疗法列为医院管理年和三甲医院验收中的重要内容，其分数比例约占 50%。由此看来，推广中医特色外治法是全国各级中医医院和民间疗法的必然趋势。

一、中医特色疗法的概念

中医特色疗法是以中医基本理论为指导，有别于常规的口服、注射等一些方法，以外治法为标志，具有简、便、廉、验的特点。其种类达 150 余种之多，较内治法更为丰富实用。但有广义、狭义之分。广义是指外治法、药膳、专病专方、专病专药等。狭义是指中医外治。

二、中医特色疗法分类

（1）中药外治法：包括所有内服以外，使用中药治病的一系列传统疗法，如艾灸治疗、穴位贴敷疗法、耳穴压豆治疗、中药离子导入治疗、穴位注射疗法、中药熏洗疗法、中药熏蒸治疗、中药直肠滴入治疗等。

（2）非药物外治法：除中药外治以外的中医特色疗法统称为非药物外治法，如体操疗法、音乐疗法、针刺疗法、推拿疗法、拔罐治疗、铜砭刮痧、空气压力治疗、红光治疗等。

三、中医特色疗法在DM及其并发症中的临床应用

（一）中医特色疗法在DM中的临床应用

1. 穴位贴敷：降糖贴

（1）组成：西洋参10g（或太子参30g），干生地30g，西杞果30g，川黄连18g，天花粉30g，元参30g，淡干姜8g，白芥子8g，荔枝核40g等。共研细末，过100目筛，贮瓶备用。

（2）操作方法。①取穴：神阙、肺俞、脾俞、肾俞、关元、膈俞等。②方法：治疗时，每穴取药末3g，用生姜汁调成膏状，贴敷于所选穴位。每次选3～4穴，6～8小时换药1次，10次为1疗程。

（3）功效：降糖止消，扶正强身。

（4）注意事项：①凡用溶剂调敷药物时，需随调配随敷用，以防蒸发。②若用膏药贴敷，在温化膏药时，应掌握好温度，以免烫伤。③对胶布过敏者，可改用肤疾宁膏或用绷带固定贴敷药物。④对刺激性强、毒性大的药物，贴敷穴位不宜过多，贴敷面积不宜过大，贴敷时间不宜过长，以免发泡过大或发生药物中毒。⑤对久病体弱消瘦以及有严重心脏病、肝脏病等的患者，使用药量不宜过大，贴敷时间不宜过久，并在贴敷期间注意病情变化和有无不良反应。⑥对于孕妇、幼儿，应避免贴敷刺激性强、毒性大的药物。

2. 耳穴压豆

（1）定义：耳穴贴压法是采用王不留行籽、莱菔子等丸状物贴压于耳郭上的穴位或反应点，通过其疏通经络，调整脏腑气血功能，促进机体的阴阳平衡，达到防治疾病、改善症状的目的，属于耳针技术范畴。

（2）主治：主要适用于糖尿病及其慢性并发症等。

（3）操作方法：采用王不留行籽、莱菔子等丸状物贴压于耳郭上的穴位或反应点。

取穴：内分泌、肾上腺为主。偏上消（渴而多饮，小便正常）者加肺、渴点；偏中消

（消谷善饥）者加脾、胃；偏下消（渴而多饮，饮一溲一）者加膀胱。

（4）注意事项：①准确选择穴位；②评估耳部皮肤情况，有炎症、破溃、冻伤的部位禁用；③女性患者妊娠期禁用；④用探针时力度应适度、均匀，准确探寻穴区内敏感点。

3. 中药离子导入（自拟中药离子导入液）

（1）定义：具有中频、低频、药物导入治疗功能，利用直流电将药物离子通过皮肤或穴位导入人体，作用于病灶，以加速中药有效成分的渗透吸收，使药效直达病所。此法是融理疗、电疗、蜡疗等在一起的叠加疗法。

（2）组成：川乌、草乌各 6g、透骨草 30g、白芥子 10g、鸡血藤 30g 等。

（3）使用方法：以上诸药水煎浓缩，取药液行中频离子导入治疗，1 日 1 次，10 次为 1 疗程。取穴：神阙穴、章门（左）、肾俞、足三里为主穴；脾俞、大肠俞、三阴交为配穴。

（4）功能：化瘀调糖、舒经活络。

（5）主治：糖尿病及周围神经病变，麻、凉、痛、痿。

（6）注意事项：①关于治疗剂量的大小应因人而异，不能一味追求大电流。应以感觉舒适为宜。对皮肤感觉灵敏度差的患者更应注意防止烫伤。选择治疗剂量大小的原则是：小剂量对人体起兴奋作用，大剂量对人体起抑制作用，应根据病情需要选择适当剂量。②治疗时，必须用浸湿、浸透的大厚棉垫，且大厚棉垫下面是涂有药液的小药垫，小药垫下边是皮肤患部，否则易引起烧、烫伤皮肤。注：棉垫均应抻平，并与皮肤接实。③患者使用过的小药垫、大棉垫应及时煮沸清洗消毒，防止交叉感染。④在治疗过程中，医护人员及时观察患者局部及全身的情况，若出现红疹、瘙痒、水泡等情况，暂停使用并立即予以处理。

（二）中医特色疗法在糖尿病周围神经病变中的临床应用

1. 中药熏洗疗法（糖痛外洗方）

（1）定义：通过热力和药治的协同作用，借助泡洗时洗液的温热之力及药物本身的功效，浸洗全身或局部皮肤，达到温经活血、祛风散寒、发汗排毒、通络止痛、祛瘀生新等作用，可使患者腠理疏通、气血流畅，从而达到缓解症状的目的。

（2）组成：透骨草 50g、桂枝 18g、川椒 30g、艾叶 20g、木瓜 30g、苏木 50g、红花 20g、赤芍 30g、白芷 30g、川芎 15g、川乌 30g、草乌 30g、生麻黄 10g、干姜 30g、白芥子 30g。

（3）用法：共为细末，每日 1～2 次，每次 100g，用 1200ml 温开水溶解后浸洗患处，温度 40℃，浸泡 20～30min，10 日为 1 疗程。

（4）功用：温经活血，通络止痛。

（5）主治：消渴病痹症瘀血阻络所致凉、麻、痛、痿诸症。

（6）注意事项：①进行中药熏洗（足浴）时注意温度适中（最佳温度在 40℃左右）。②时间在 30～40min 为宜，只有保持一定的温度和确保规定的足浴时间，才能保证药物效力的最大限度发挥。③饭前、饭后 30min 内不宜进行足浴。

2. 针刺法

（1）依“盛则泻之，虚则补之，热则疾之，寒则留之，陷下则灸之”的基本理论原则，分型施治。

气虚血瘀证

主穴　气海、血海、足三里。

配穴　三阴交、曲池、内关。

手法　主穴施以平补平泻法，配穴按虚补实泻法。

阴虚血瘀证

主穴　肝俞、肾俞、足三里。

配穴　三阴交、太溪、曲池、合谷。

手法　主穴施以平补平泻法，配穴按虚补实泻法。

寒凝血瘀证

主穴　肾俞、命门、腰阳关、关元。

配穴　环跳、阳陵泉、绝骨、照海、足临泣。

手法　主穴施以平补平泻法，配穴按虚补实泻法。

痰瘀阻络证

主穴　胃俞、曲池、脾俞、足三里。

配穴　三焦俞、三阴交、丰隆、解溪、太冲。

手法　施捻转平补平泻，主穴出针后加灸。

肝肾亏虚证

主穴　肝俞、脾俞、肾俞、足三里。

配穴　三阴交、承山、伏兔。

手法：中等刺激，用补法，出针后加灸。

（2）耳针

取穴　肝、脾、肾、臀、坐骨神经、膝、神门、交感。每次选2～3穴。

手法　中强刺激，留针15～30min，1日1次，14次为1疗程。

（3）电针

取穴　髀关透伏兔，风市透中渎，风市透伏兔、阳陵泉。

手法　用26号长针从髀关斜向伏兔穴，进针3～4寸；从风市斜向中渎穴，进针3～4寸；从风市斜向伏兔穴进针3～4寸，阳陵泉直刺；并接上脉冲电流，选用疏密波，电流强度以患者能忍受为止。通电15～20min，每日1次，14次为1疗程。

3. 推拿法

（1）上肢麻痛：推拿肩井肌、揉捏臂臑、手三里、合谷部肌筋，点肩髃、曲池等穴，搓揉肩井肌来回数遍。每次按摩20～30min，每日1～2次。

（2）下肢麻痛：拿阴廉、承山、昆仑肌筋，揉捏伏兔、承山、殷门部肌筋，点腰阳关、环跳、足三里、委中、承山、解溪、三阴交、涌泉等穴，搓揉腓肠肌数十遍。每次按摩20～

30min，每日 1～2 次。

4. 穴位贴敷治疗

（1）寒凝血瘀证

组方　红花、威灵仙、草乌、水蛭、伸筋草等。

用法　以上诸药打粉混匀，取适量醋调匀贴敷在阳陵泉、气海、关元、神阙、足三里、三阴交、涌泉、膈俞、脾俞。采用穴位贴胶固定，10 小时后取下，每日 1 次，14 天 1 疗程。

（2）血脉瘀阻证

组方　秦艽、防己、络石藤、海桐皮、忍冬藤、红花、水蛭、伸筋草等。

用法　打粉混匀，取适量醋调匀进行贴敷，在以上主穴位的基础上加贴大椎、内庭。采用穴位贴胶固定，10 小时后取下，每日 1 次，14 天 1 疗程。

（三）中医特色疗法在糖尿病肾病中的临床应用

1. 中药肛滴疗法（救肾灌肠方）

（1）定义：将中药药液从肛门灌入直肠或结肠，使药液保留在肠道内，通过肠黏膜的吸收达到清热解毒、软坚散结、泄浊排毒、活血化瘀等作用的一种操作方法。通过药物渗透直达病所可通导大便、排除毒素，改善患者临床症状。

（2）组成：薏苡仁 30g，淡附片 10g，败酱草 30g，生大黄 10g，槐米 30g，土茯苓 30g。水煎 200ml 备用。

（3）主治：糖尿病并发肾病、胃肠疾病等病症。

（4）注意事项：①了解肛周皮肤有无红肿、破溃。②操作前应了解病变的部位，以便掌握灌肠时的卧位和肛管插入的深度。③近期有无实施肛门、直肠、结肠等手术，有无大小便失禁。④操作时注意保暖及保护隐私。⑤操作前嘱患者排空大便，必要时遵医嘱先行清洁灌肠。⑥药液温度应保持在 39～41℃，过低可使肠蠕动加强，腹痛加剧；过高则引起肠黏膜烫伤或肠管扩张，产生强烈便意，致使药液在肠道内停留时间短，吸收少。⑦抬高臀部 10cm，肛管插入肛门 10～15cm。采用直肠滴注法时，药液液面距肛门约 30～40cm，滴速 60～80 滴/分钟，每次灌注量不超过 200ml。⑧中药保留灌肠后，患者大便次数增加，需注意对肛周皮肤的观察及保护，必要时可局部抹油剂或膏剂。⑨操作过程中询问患者的感受，并嘱患者深呼吸，可减轻便意，延长药液的保留时间。

2. 中药穴位贴敷（益肾贴）

（1）组成：人参、附子、麝香、黄芪、白术等。

（2）主治：糖尿病并发肾病等病症。

（3）用法：可选双肾俞等穴位，采用穴位贴胶固定，10 小时后取，每日 1 次，14 天 1 疗程。

（四）中医特色疗法在糖尿病胃肠病中的临床应用

1. 针刺治疗

（1）取穴：足三里、内关、中脘、胃俞、三阴交为主穴。若胃脘胀满配阳陵泉、太冲以疏调胃气；若胃中虚寒配上脘，并灸命门、关元；若脾胃虚弱配气海、关元、三阴交；若肝胃不和配曲池、阳陵泉；若痰浊上逆配丰隆以化痰饮；若呃逆配膈俞降逆止呕；若恶心、呕吐配合谷。

（2）操作方法：足三里平补平泻，留针 30 分钟；内关、中脘用泻法，胃俞、三阴交用补法；配穴按补虚泻实法操作；虚寒者可加用艾灸。呕吐发作时可在内关穴行强刺激并持续运针 1～3 分钟。脾胃虚弱留针期间行艾条灸气海、关元、中脘、足三里。10 次为 1 疗程。

2. 灸法

（1）定义：灸法治疗糖尿病胃肠道病变常以健脾胃、温肾阳为主，利用姜之温性，再助以灸穴热力，通过经络腧穴的作用，起到温阳益气、补脾益气的功效。

（2）选穴：隔姜温针灸取中脘、关元、足三里、内关。

3. 推拿

（1）通过对中脘、足三里穴的环旋按摩，以收理气止痛、消积导滞、健脾和中、活血化瘀，调节胃肠蠕动的作用。

（2）通过对督脉、夹脊穴和膀胱经背俞穴的按摩，起到调整阴阳、疏通经络、运行气血、改善脏腑功能的作用。

4. 中药热敷疗法

（1）脾胃虚弱型：苍白术各 50g、吴茱萸 50g、党参 50g、茯苓 30g。

方法：上方热蒸后热敷中上腹部 30 分钟，10 日 1 疗程。

（2）气滞湿阻型：香附 20g、姜半夏 50g、柴胡 20g、川朴 50g、苍术 50g。

方法：上方热蒸后热敷中上腹部 30 分钟，10 日 1 疗程。

（3）食积气滞型：莱菔子 50g、神曲 50g、炒麦芽 50g、炒山楂 50g、白术 50g、炒枳壳 20g。

方法：上方热蒸后热敷中上腹部 30 分钟，10 日 1 疗程。

（五）中医特色疗法在糖尿病眼病中的临床应用

1. 中药眼罩热敷法

（1）定义：将中药药包放置于特制眼罩内加热后置于眼部热敷的一种治疗方法，利用热敷时的温热之力以及药物本身的功效，达到活血通经、明目安神之功效。

（2）组成：黄芪、太子参、黄芩、决明子、菊花、茯神等。

（3）功用：活血通经、明目安神。

（4）主治：适用于糖尿病视网膜病变、视疲劳等病症。

（5）注意事项：①操作完毕，告知患者可适当卧床闭目养神休息5～10分钟后下床活动。以免带来刚去掉眼罩的不适。②在治疗过程中应密切观察局部皮肤反应，如出现苍白、红斑、水疱、痒痛或破溃等症状时，立即停止治疗，报告医师，配合处理。③中药眼罩热敷治疗时间不宜过长，温度不宜过高，以免造成视物模糊等现象。④在临床长期大样本观察中发现，治疗后部分患者会有短时间视物模糊现象出现。考虑与热敷时血液循环加速，血管扩张有关，绝大部分患者休息10分钟可缓解。

（6）使用禁忌证：①一般眼部疾病（结膜炎、眼部充血、急性眼底出血、眼部炎症）不宜使用。②大疱性皮肤病及表皮剥脱松解不宜使用。③对温度不敏感者不宜使用（糖尿病患者皮肤耐受性差，要适当降低湿敷温度）。

（六）中医特色疗法在糖尿病足中的临床应用

1. 中药贴敷疗法

（1）玉红膏

组成与用法　白芷、当归、轻粉、血竭、紫草、甘草、金银花、生地、连翘。用白芷、当归、金银花、生地、连翘、紫草、甘草各15g、香油适量，把药物炸枯焦，去渣，加入白蜡，熬到滴水成珠的时候，就可以停火了，温热时加入血竭3g、轻粉1g搅匀，温度冷却即可。

功用　活血祛腐、解毒生肌。

适应证　用于糖尿病足成脓期。

（2）生肌膏

组成与用法　当归60g、甘草30g、白芷15g、紫草9g、血竭12g、轻粉12g、乳香60g、没药30g。用麻油500g，浸药三天，久熬去滓，滤清，再熬至滴水成珠，加白蜡60g，溶化，再加血竭、轻粉，最后搅匀成膏。外敷，每日清洁疮口，换药一次。

功用　生肌祛腐。

适应证　用于糖尿病足愈合期。

（3）五黄纱条

组成与用法　黄连60g、黄柏60g、姜黄60g、生地黄60g、生大黄20g、白芷60g、当归60g、麻油适量。制备干纱条，将要制备的药油或药膏与已制备好的纱条在已消毒的器皿内预混均匀。

功用　活血祛腐、解毒生肌。

适应证　用于糖尿病足脓腔引流。

（4）如意金黄散

组成　姜黄25g、大黄25g、黄柏25g、苍术10g、厚朴10g、陈皮10g、甘草10g、生天南星10g、白芷25g、天花粉50g。

功用　清热除湿，消肿止痛，散瘀化痰。

适应证　用于糖尿病足早期未成脓者。

（5）糖疽愈疮油

组成与用法　河虾、文蛤、黑山栀、绿铜、川乌、草乌、信石、腻粉、银珠、明雄、琥珀、红花、龙骨、牡蛎、灵芝孢子各等分。将上药以 1.5 倍水浸泡 30 分钟，滤干后，加入至麻油中煮沸 2 小时，过滤得滤液，待冷至 40℃，加入 10g 冰片，搅拌均匀即可，常温密闭贮存备用。

功用　活血解毒，消肿止痛，去腐生肌。

适应证　用于糖尿病足久不愈合者。

2. 中药熏洗疗法（糖痛外洗方）

组成与用法　生川乌 10g、生草乌 10g、全当归 15g、透骨草 30g、川芎 12g、花椒 10g、赤芍 15g、白芥子 6g、土鳖 30g、鸡血藤 30g 等组成，将上药纳入布袋中，文火煎沸 30min，取药液熏洗浸泡患处，1～3 次/日，每次 30min。

功用　益气活血，温经通络，消肿止痛。

适应证　用于糖尿病足未溃期，辨证属寒凝血瘀者。

（七）中医特色疗法在糖尿病神经源性膀胱中的临床应用

1. 中药热敷贴

（1）组成：吴茱萸 100g、小茴香 100g、乳香 100g、没药 100g。

（2）操作：上药混匀打细粉，每人次取中药粉 20g，配以白醋加热（适宜的温度为 40℃）烫熨患者小腹，每次热敷 30min 每天早晚各 1 次，以 7 天为 1 个疗程，视患者情况治疗 1～2 个疗程。

2. 针刺治疗

（1）取穴：选取中极、关元、阳陵泉、足三里、三阴交，曲骨、阴陵泉（双）、秩边、血海、太溪、肾俞穴。

（2）操作方法：患者仰卧位，腘窝部位放一枕垫，患者腿呈半屈膝状，使腹部放松以减轻会阴部撕裂伤所引起的疼痛。用 28 号 2 寸毫针直刺以上穴位，手法用补法；腹部穴位刺激要轻、小，肢体部位刺激要重、大。得气后留针 20min。下腹部穴位针刺配艾条灸，以患部皮肤潮红，患者感到热气入腹内为度，1 次 1 根。

3. 艾灸治疗

取曲骨穴，以左手食、中指固定穴位，用点燃的清艾条雀啄灸 15min，使患者感到局部温热、舒适为宜，避免烫伤。

（八）中医特色疗法在糖尿病性口腔疾病中的临床应用

糖尿病性口腔疾病包括：牙周病、口腔溃疡、口腔真菌感染、颌面部软组织损伤、口腔扁平苔藓、牙体牙髓根尖周病变、牙齿松动、牙槽骨骨质疏松。

1. 成药举例

（1）散剂如冰硼散等局部清热解毒，散热止痛，破积生津，化腐生肌，消肿止痛。

（2）含漱剂如三黄含漱液等清热解毒，止血定痛，促进伤口愈合。

（3）膏剂和粉剂可化腐生肌，消肿止痛，如糖口康牙膏等。

2. 小验方举例

（1）漱口方：汴菊花 3g、苏薄荷 3g、三七花 3g，泡水漱口，用于治疗牙周炎、口臭、牙龈出血等。

（2）引火归元贴：诃子肉：吴茱萸：川黄连：冰片=3：1：1.5：0.5，研末，姜汁调匀贴足心涌泉穴用于治疗口腔溃疡。

3. 其他外治法

（1）中药火疗：此疗法是灸疗的全新表现方法，它不仅运用了灸疗的经络热效应的作用，又综合了针灸的贴敷法，即药气经过经络当中的穴位渗透于全身的原理。当全身燃烧时，贴敷气雾剂里的药物成分会通过皮肤进入体内，从而达到改善局部血液循环、疏通经络、调理阴阳平衡、扶正祛邪，以达到防病治病、强身健体的目的。

（2）铜砭刮痧：是采用虎符铜砭（黄铜刮痧板）进行刮痧治疗，通过徐而和的手法在人体皮部上刮痧，调动阳气治病，扶正祛邪，以通为治、以通为补，以通为泻的一种治疗方法。

（3）体操疗法：此疗法是指根据糖尿病患者年龄、体重、病情特点、并发症状况进行综合评估，通过八段锦、五禽戏、养生操等形式进行的一种运动锻炼。

（4）音乐疗法：源于《灵枢·邪客》的宫、商、角（jué）、徵（zhǐ）、羽五音。五音与五脏相配：脾应宫，其声漫而缓；肺应商，其声促以清；肝应角，其声呼以长；心应徵，其声雄以明；肾应羽，其声沉以细，此为五脏正音。

第五节　论“强基固本三伏贴”的探索与实践

中国医学早在 2000 多年前就提倡“不治已病治未病”的理念，是世界上最早的预防医学，这种疗法是通过利用全年中阳气最盛的三伏天，人体内阳气也相对充沛的时机，应用具有温经散寒、补虚助阳的中药制成外用膏剂，选择相应的穴位进行针刺、拔罐后的贴敷治疗。本文的“强基固本三伏贴”就是在该理论的指导下应运而生。笔者在查阅文献、以及近 10 年的“强基固本三伏贴”的实践工作指导下，就“强基固本三伏贴”的概念、适应证、治法原理、临床应用经验等方面进行阐述。

一、“强基固本三伏贴”的概念

“三伏贴”又称为“冬病夏治穴位贴敷”，是指在三伏每伏的第一天通过将药物敷贴到人体特定穴位，达到治疗和预防疾病目的，又称“三伏灸”、“天灸”、发泡疗法。它主要用于调治秋、冬、春三季容易反复发作或者加重的慢性疾病。“三伏贴”是我国传统医学中最具特色的伏天保健疗法，与现代预防医学有异曲同工之妙。

所谓“强基”，即在头伏前 10 天进行一次贴治，按照中医五行生克原理，进行“培土”，起到强实基础，提升疗效的作用；“固本”，即在三伏后 10 天再增加一次敷贴，起到固肺益肾，强化疗效、巩固疗效的作用。开封市中医院庞国明教授及其团队在总结前人“三伏贴”经验和近 30 余年实践基础上，于 2013 年提出了“强基固本三伏贴”的概念和治疗方法。该法培土生金（健脾益肺），金水相生（固肺益肾），肺、脾、肾三脏俱调，温阳化饮，蠲邪扶正。因此，“强基固本三伏贴”是三伏贴的拓展，比单纯的“三伏贴”内涵更加丰富，更加科学，疗效更加良好。

二、“强基固本三伏贴”的基本思考

（一）“强基固本三伏贴”的理论基础

1.“天人相应”的整体观念和“未病先防”理念

《素问·生气通天论》中提出：“天地之间，六合之内，其气九州九窍、五脏十二节，皆通乎天气”，说明人与自然界是有机的整体，人应于天，天应于人，这就是“天人相应”。冬病夏治“三伏贴”是根据“春夏养阳”的原则，利用夏季气温高，机体阳气旺盛，体表经络中气血充盈的有利时机，通过穴位贴药的方法来调整人体的阴阳平衡，阻滞“冬病”“寒证”的发作或使一些疾病可以减少发作次数或减轻发作程度，可以说冬病夏治“三伏贴”充分体现了中医学中人与自然相协调的整体观念和“未病先防”的集中理念。

2. 五行学说的指导

《素问·六节藏象论》云：“春胜长夏，长夏胜冬，冬胜夏，夏胜秋，秋胜春。”胜就是克的意思，冬病夏治就是长夏胜冬的克制关系。三伏指初伏、中伏、末伏，按历法规定，夏至后第三个庚日为初伏，第四个庚日为中伏，应秋后第一个庚日为末伏。故伏日必是庚日，庚属金，应于肺。因此从五行相生的角度土生肺金体现了“虚则补其母”的治疗原则。而“强基贴”是按照五行相生原理，庚金前十日进行“强基”，以“培土生金”；“固本贴”则庚金后十日加固，以益肾水、润肺金，从而起到强基固本的作用。

3. 经络学说指导

人是以五脏为中心，通过十二正经、奇经八脉、十二经别、别络、孙络、浮络、经筋、皮部等网络联系而组成的经络系统，把人体的五脏六腑、四肢等全身的器官、组织、血液联系成一个有机的整体，并通过气、血、津液的濡养作用，来完成机体的完整的机能活动。“三伏贴”是通过刺激腧穴以通经活络、温经散寒，鼓舞阳气、经络气血畅通，总体抗病能力增强，达到除宿病或“未发先防”“择时防复”的目的。

4. 阴阳平衡理论指导，借阳热，除宿寒

《素问·六节藏象论》云“生之本，本于阴阳”，人体就处于“阴平阳秘”的健康状态。《内经》关于治疗和养生的目标是调理阴阳，以平为期，也就是通过不同的手段达到阴平阳秘的最佳生理状态。冬病夏治是对冬季气候寒冷时好发及感寒后易发的一些宿疾，在夏季气温高和机体阳气旺盛时，给予温阳补益的治疗方法。从而祛除体内沉积之寒气，调整人体阴阳以达到阴平阳秘，宿疾得以恢复。

5. 春夏养阳，秋冬养阴

《素问·四气调神大论》曰“夫四时阴阳者，万物之根本也，所以圣人春夏养阳，秋冬养阴，以从其根”，其意思是春夏顺应阳气升发、万物始生之特点，秋冬顺应万物收敛闭藏、阴气渐生之特点。春夏养阳，是为秋冬储备阳气；秋冬养阴是为春夏养阳奠定基础。《素问·生气通天论》曰“凡阴阳之要，阳密乃固，两者不和，若春无秋若冬无夏。因而和之，是谓圣度”，阴阳平衡协调的关键在于阳气外护。病理上，阳气失常是引起阴阳失衡的先导，故“阳强不能密，阴气乃绝”。所以借助自然界阳气最充盛之时来补充人体的阳气，起到“未病先防”的作用。

6. 因时制宜

在盛夏之季，万物生长，阳气焕发，特别是“三伏天”是一年中最炎热、自然界阳气最旺盛的日子。此时人体阳气应于自然界旺盛之阳，人体的气血运行偏浮于表，皮肤腠理开泄，药物贴敷等最容易由皮肤渗入穴位经络直达病处，即利用天之盛阳，辅助人之阳气，两阳相加，使体内阳气充足，达到“春夏养阳”的效果，以增强抗病御寒能力，祛除体内沉寒痼冷之宿疾，从而达到不发病或少发病的目的。同时，根据《素问·生气通天论》“平旦人气生，日中而阳气隆，日西而阳气已虚”理论，三伏贴平旦至日中效果更佳。

（二）“强基固本三伏贴”的基本原理

1. 内外同治原理

清代医家吴师机在《理瀹骈文》中曰：“外治之理即内治之理，外治之药即内治之药，所异者法耳。”冬病夏治属于中医学内病外治法，而外治法中使用最多的是敷贴法，在我国有着悠久的历史。《内经》载：“桂心渍酒，以熨寒痹，白酒和桂以涂风中血脉”，即开始使用膏药外敷。清·吴师机《理瀹骈文》提出了贴、涂、洗、熨等百余种外治法。“强基固本三伏贴”是以中医学基础理论为指导，顺应四时特性而变通应用的一种内病外治法。通过药物对穴位的温热刺激，振奋阳气，驱散内伏寒邪，以达清肃肺气、补肾健脾、疏通经络、调和气血的作用，从而提高机体免疫能力，预防和治疗多种呼吸系统疾病。

根据现代医学研究证实，穴位敷贴的选穴多位于交感神经链附近，通过对肺交感、副交感神经的调节而改善气管、血管等部位平滑肌的舒缩及腺体分泌，降低气道高反应状态，提高机体非特异性免疫功能；提高巨噬细胞的吞噬力，提高淋巴细胞转化率，增加血浆皮质醇的含量，降低血中嗜酸性细胞数量。通过刺激穴位以及药物的吸收、代谢，神经-内分

泌免疫系统的调节在体内生物效价明显上升，对肺部的有关物理、化学感受器产生影响，血清 IgE 含量降低，激发了大脑皮质对自主神经的调节，药物吸收后可改善各组织的功能活动，改善机体的反应性，增强抗病能力，提高免疫力。

2. 盛夏助阳消阴原理

中医理论认为人是“小自然”，如果阳气不足，可以借助天地这个“大自然”之阳气（简称“天阳”）以补充，达到“引阳消阴”之目的，这就是“强基固本三伏贴”治法的基本原理。“天人合一，天人相应”，“益火之源，以消阴翳”。从中医理论来说，“天阳”最强之时是引阳补虚、消阴散霾的最好时机，一年之中日照最长的是夏至，但一年中最热的时间却是夏至后第 3 个庚天起，即三伏天。“伏”是指阳气潜藏、积蓄之意。夏至后虽然日照时间逐渐缩短，但阳气仍不断积蓄，至夏至后第 3 个庚天，阳气积聚达到了顶峰，并维持一段时间，即一、二、三伏。因此，三伏天是一年中最为炎热、阳气最为强盛的时段，这亦是一年中人体阳气相对最旺盛的时候。此时，气血趋于体表，皮肤松弛，毛孔开张，有利于药物的渗透，有助于邪气的外驱，借此时机通过特定的部位、途径，配合特定的药物，把强大的“天阳”引入体内，一举消除体内虚寒、阴霾之邪，使身体阴阳达到平和，再加上强基、固本贴，“培土生金”，达到强实基础、增强疗效的作用。

3. 五行相生原理

五行学说土居中央，灌养四旁，脾运则诸脏皆强，三伏日为“庚”日，庚属金，肺亦属金，故庚与肺相配。因此从五行相生的角度土生肺金体现了“虚则补其母”的治疗原则。而“强基贴”是按照中医五行生克原理，进行“培土生金”，“固本贴”则益肾水、润肺金，从而起到强实基础，固护正气，强化疗效的作用。冬病夏治就是根据“长夏胜冬”的克制关系，起到“培土制水”的治疗作用。

4. 叠加外治原理

针刺+拔罐+贴药，三种外治方法叠加，疗效加倍。

5. 经穴放大效应原理

中药透皮、透经络、透穴位吸收，药效阻抗小，传递快。

（三）广泛应用于临床各科

1. 内科

（1）肺系疾病：固金理肺膏。

组成　白芥子、甘遂、细辛、元胡等。

适应证　气管炎、支气管哮喘、过敏性鼻炎、体虚感冒咳嗽、咽炎等疾病。

（2）脾胃病：健中膏。

组成　党参、干姜、白术、陈皮、桂枝、白芍、白芥子等。

适应证　脾胃虚寒、腹痛、腹泻、脘腹胀满、气短乏力。

2. 妇科：暖宫止痛贴

组成　肉桂、吴茱萸、小茴香、干姜、白芥子等。
适应证　痛经、子宫内膜异位症、子宫腺肌症、慢性盆腔炎、（寒性）产后身疼等。

3. 儿科

（1）小儿增免贴
组成　炙麻黄、姜黄、葶苈子、干姜、细辛等。
适应证　小儿体虚易感、咳嗽、鼻炎、哮喘、咽炎、扁桃体炎等。
（2）小儿厌食贴
组成　良姜、草果、砂仁、炒山楂等。
适应证　小儿厌食、小儿积滞。
（3）小儿泄泻贴
组成　党参、白术、茯苓、扁豆、车前子等。
适应证　小儿肠炎、小儿腹泻。
（4）风湿科：风湿关节贴
组成　生川乌、生草乌、川芎、怀牛膝、生苡仁等。
适应证　风湿与类风湿性关节炎、强直性脊柱炎、骨质增生颈间腰腿疼、痛风等。

三、"强基固本三伏贴"的贴敷时间及注意事项

（一）贴敷用药的时间

一般强基贴在每年头伏前十天贴敷，三伏贴在夏季农历三伏天的初、中、末伏的第一天进行贴敷治疗，固本贴在末伏后十天贴敷。贴敷的时间：一般成人每次贴药时间为2～8h但我院经过几年的治疗发现4～6h最为宜，以4h居多，能忍受者6h；儿科患者贴药时间为0.5～2h，具体贴敷时间根据患者皮肤反应而定，一般以患者能够耐受为度。

（二）注意事项

1. 不良反应

（1）药物过敏：发生药物过敏的患者常出现局部皮肤红肿、瘙痒，然后出现全身的斑疹或风团，如果过敏现象发生较严重，则会出现心慌、胸闷、气短等症状。药物过敏一般发生于第一次贴敷后，有时也可能在数次贴敷后出现，发生时间一般是在贴敷后数分钟到数小时。

（2）胶布过敏：这种现象不是由于药物本身导致的过敏，而是由于贴敷时使用的胶布等物质发生的过敏，一般仅表现为轻微的过敏症状，如局部的皮肤红疹、瘙痒。

（3）皮肤烧伤破溃感染：发生这种情况时，我们能在患者的贴敷部位看到比较大的水疱，最大者直径可为数厘米，如果水疱破裂则可能会使患者发生严重的感染，甚至化脓。

（4）变应性接触性皮炎：一般不会在第一次贴敷药物时发生，多是发生于再次贴敷药物后。表现为贴敷完毕后 6～12h 后，在患者贴敷药物的部位出现红斑，并且逐渐增厚，使之比周围的皮肤要高，并且和周围皮肤的边界非常清楚，如果不及时处理则会慢慢形成大疱，然后逐渐糜烂渗出，因此要及时处理。

2. 不良反应的预防

（1）应严格掌握适应证及禁忌证。经中医辨证论治属虚寒证的支气管哮喘、慢性支气管炎、肺气肿、肺心病、慢性咳嗽、反复感冒、慢性鼻炎、慢性咽炎等多种肺系疾病适用；对于支气管扩张症，以及有咯血病史、皮肤过敏及接触性皮炎等严重皮肤病、对贴敷药物成分及胶布过敏、高血糖、感染发热期、妊娠期及行经期间等患者禁用；2 岁下的幼儿皮肤过于娇嫩，不宜使用。

（2）使用透气性较好的防过敏胶布。

（3）根据气温及个人皮肤情况调整药物配比。气温较高时，会加快药物成分析出，使药物对皮肤刺激性增强；老年人皮肤弹性低、厚度变薄，儿童皮肤较为柔软娇嫩，所以应特别注意调整药物配比，尤其是白芥子比例及姜汁浓度。

（4）白芥子是主药，发疱药，要炒后才能用，炒白芥子要求刚刚黄，不过黄，过黄则发疱不佳；不够黄则发疱过度，引起皮肤过敏。

（5）在贴敷时间上要灵活有变。一般情况下成人贴敷时间 4～6h，儿童 0.5～2h，可根据贴药后的局部反应缩短或延长贴药时间，贴后热辣，烧灼感明显者，可提前揭除药膏，防止烧伤皮肤。

（6）在选择腧穴时，以 3 组腧穴轮流使用为宜。一伏贴敷后发现有严重红肿、发疱的腧穴应禁止再贴敷，二伏时可选用另一组腧穴，并对腧穴局部进行相应处理，如贴敷前涂抹蛇油膏、凡士林等，以减轻局部反应。

（7）凡贴敷后出现过敏等全身反应或变应性接触性皮炎者，勿再次贴敷。

（8）在贴药当日饮食宜清淡，戒烟酒、忌食辛辣刺激性食物及海鲜、蘑菇、牛肉、狗肉、韭菜等食物，以减少不良反应的发生。

3. 不良反应的处理措施

（1）药物过敏：引起局部皮肤红肿、瘙痒，全身出现斑疹或风团者，予激素及抗过敏药物治疗，伴心慌、胸闷、气短者按严重过敏反应流程处理，并密切观察病情变化。

（2）局部皮肤出现水疱：应穿着柔软衣服，或外覆盖纱布，避免摩擦水疱，防止破损，外涂湿润烧伤膏；水疱较大者，可用络合碘消毒后用无菌注射器穿刺水疱，从水疱底部抽出液体，再涂抹烧伤膏；水疱溃破者，注意保护创面，同时涂抗生素软膏，防止感染。

（3）变应性接触性皮炎，应避免搔抓、摩擦、热水或肥皂水洗涤及其他附加刺激。根据皮损情况，选择适应的剂型和药物，以消炎、收敛、缓和对症为原则，禁用刺激性或易致敏的药物。轻者可选用皮质类固醇激素乳剂或收敛、消炎的油膏外用，肿胀糜烂渗液较多者，可用蒲公英 60g、桑叶、生甘草各 15g，水煎待冷后湿敷，也可用 10%黄柏溶液联合治疗。

总之，“强基固本三伏贴”是在传统中医外治法的基础上的发展和创新，它与近年来的现代医学经皮给药的理论不谋而合。对于哮喘、慢性支气管炎、过敏性鼻炎、增生性关节炎等寒冷季节发病或加重的阳气虚弱的疾病而言，通过在阳气偏盛而未发病的夏季，提前预防和治疗，可以减轻在冬季发作时的症状和次数，显著地提高临床疗效，延长缓解期，减少医药费用，改善健康状况。

第六节　论内病外治临床心得

庞国明教授临证几十年，遵审证求因、辨证论治之旨，既重内服，又崇外治，或两者取一，或两者并行，唯以治疗所需为务。病在内，治在外，医理法则药理无二，殊途同归，异曲同工，用法恰当，每奏奇功。现举临证浅验，请同道指正。

一、糖尿病外治三法

糖尿病（DM）是一种严重威胁人类健康的世界第三大病。因而 DM 的治疗研究受到了国内外专家学者的普遍关注，除内服药物的开发研究，胰岛素非注射给药途径等研究不断进展外，中医外治法也日趋受到专家重视，并取得了一定成绩，现将临床常用的外治三法介绍如下。

1. 中药电离子导入法

采用自行研制的 SX-I 型糖尿病治疗仪（若无此治疗仪，可用离子导入机改换电极后代替）与“糖尿康”药液配套，作穴位导入治疗。治疗期间轻、中型停服中西降糖药物，重型者在接受治疗时减内服药量，随后渐停。

药液组成及制备：苍术、黄芪、黄连、生地黄、鬼箭羽按 1∶1∶0.5∶1∶1 的比例，采用蒸馏浓缩提取法制成含生药 50%的提取液，再用超声振荡法加氮酮和适量防腐剂装瓶备用。

选穴及操作方法：主穴为神阙、章门（左）、肾俞（双）、足三里（双）；备用穴为：脾俞、大肠俞、三阴交（均为双侧）。每次选主穴 4 个，配穴 2 个，将适量药液浸于仪器电极板套的肤侧面分别对准穴位，固定好电极后，开机治疗，电流宜从小量开始，至患者能耐受为度，每次 30min，每日 1 次，10～15 次为 1 疗程，间隔 1 周再行下一个疗程。治疗组经过 2～3 个疗程，按原卫生部 1993 年颁布的“新药（中药）治疗消渴（糖尿病）临床研究指导原则”中所拟定疗效标准进行评定。50 例中，显效 29 例，占 58%；有效 17 例，占 34%；无效 4 例，占 8%；总有效率为 92%。

2. 穴位贴药疗法

外敷降糖散（自拟方）：西洋参 10g（用太子参 30g 代替），干生地 30g，西杞果 30g，川黄连 30g，天花粉 30g，元参 30g，淡干姜 8g，白芥子 8g，荔枝核 40g，共研细末，过 100 目筛，贮瓶备用。此方适用于 T2DM 体型肥胖以气阴两虚为主要表现者。对轻型 DM 可单独使用，对中、重型 DM 应依其具体情况选配内服药物。

取穴：神阙、肺俞、脾俞、肾俞、关元、膈俞。肺热甚者加贴曲池；胃热甚者加贴中脘穴。治疗时，每穴取药末 3g，用生姜汁调成膏状，贴敷于所选穴位。每次选 3～4 穴，24 小时换药 1 次，15 次为 1 疗程，间隔 5 天再进行下一个疗程。

3. 熏洗疗法

处方：透骨草 30g，桂枝 18g，川椒 30g，艾叶 10g，木瓜 30g，苏木 50g，红花 12g，赤芍 30g，白芷 12g，川芎 15g，川乌 10g，草乌 10g，生麻黄 10g。共入搪瓷盆中，加水 5000ml，放火炉上煮沸后，先熏手足 30min，离火待药液温度降至 50°C 左右，再将手足入药液中浸泡 30min，每日 2 次，每剂药可连用 3～5 日，适用于 DPN 所致的手足麻木、疼痛、感觉减退等症。药液浸泡手足时温度不宜过高，以防烫伤皮肤。据我们多年临床观察，疗效确切。

二、敷脐消腹胀

临床属肝脾不调者用消胀 1 号：苍术、柴胡、薄荷、枳实各等份为末，用黄酒调糊敷脐，外用胶布固定，24 小时更换一次。脾胃虚寒者用消胀 2 号：苍术、黄芪、干姜、陈皮、枳壳各等份为末，生姜汁调糊敷脐。痰湿中阻者用消肿 3 号：苍术、陈皮、厚朴、白豆蔻各等份为末，用鲜藿香汁或姜酊调糊敷脐。不能分型者，可用苍朴消肿 4 号方（通用方）：苍术、厚朴、枳实各等份，冰片少许为末，温水调糊敷脐。10 年来，以上法治腹胀 300 例次，用药 1 次见效者占 60%以上，占 80%以上者用药 1～3 次腹胀消失。

第七节　论以生大黄为主的中药复方煎剂保留灌肠在急危重症中的应用

庞国明教授在急症临床中，采用以生大黄为主的中药复方煎剂保留灌肠或肛滴，救治多种急危重症，每收良效，现将临证心得介绍如下。

一、病 例 介 绍

（一）中风（心脑综合征）

吴某，女，67 岁。1985 年 7 月 3 日 15 时以中风（中脏腑）收入急诊抢救室。诊见：神志昏迷，面赤身热，口噤手握，气促口臭，大便闭结，肢体强痉。心电图提示。广泛心肌缺血伴频发性室性早搏，腰穿呈血性脑脊液，经西医专家组会诊诊断为：急性脑出血、冠心病伴心律失常、心脑综合征。经综合救治，神志渐清，口噤手握、肢体强痉等症略见好转。7 月 5 日 14 时，陡增烦躁，喘促痰鸣，体温 38.3℃，便闭 3 日，舌质红、苔前部花剥，根部黄糙，脉弦细滑数时有间歇。证属风痰闭阻，腑结肺壅。速予生大黄 30g，轻煎 10 分钟，取汁 50ml，冲芒硝末 10g，保留灌肠约 1 小时后，排出褐色糊状便约 300ml，烦躁顿减，呼吸平稳，体温降为 37.5℃。如是 2 次（每日 1 次，每次改为 250ml），配合辨证论治及对症治疗 1 周，神清志爽，能进饮食，二便亦调，唯肢体运动功能待进一步恢复。

按语 中风一证，急危重笃，死亡率高。该案在综合救治的同时，以硝黄峻剂灌肠，通腑结，开肺闭，祛邪安正，使垂危病势，化险为夷。现代研究表明，下法可通过泻下逐饮，降低颅内压，减轻脑水肿。故下法用于中风腑实证有利于改善预后，提高抢救成功率，所以下法是治疗中风不可忽视的一个重要环节。

（二）关格（尿毒症）

马某，男，19 岁，农民，1987 年 9 月 25 日以“肢体反复浮肿 7 个月，加重 4 天”，由某地区医院出院 10 天而住入我院内科治疗。诊见：全身浮肿，按之如泥，尿少，日尿量约 500ml，纳呆，腹胀便溏，困倦嗜睡，腹部膨隆，按之如囊裹水，舌质淡胖体大、苔黄腻，脉弦滑数。检查；血压 150/101mmHg，向心性肥胖，满月脸，腹水征（+）。验血：白细胞 10.6×10^9/L，中性粒细胞 0.85，淋巴细胞 0.13，嗜酸粒细胞 0.02，总蛋白 38.8g/L，白蛋白 21.3g/L，球蛋白 17.5g/L，尿素氮 5.5mmol/ L。尿检：蛋白（4+），颗粒管型（2+），透明管型（±），红细胞（±），白细胞（2+）。西医诊为慢性肾小球肾炎肾病型伴肾功能不全。入院后依辨证予越婢加术汤合二至丸，配服肾炎四味片、氢氯噻嗪治疗 3 天，上症不减，反增呕恶时作，泛泛欲吐，腹胀加重，日尿量 650ml，精神委顿。此乃邪盛正衰，三焦壅塞，浊邪逆上，将成关格（尿毒症）之凶势。遂以祛瘀降浊，通利下焦为法以去邪安正。予生大黄 30g，益母草 30g，生牡蛎 10g，水煎 150ml，肛门点滴，每日 1 次，连用 2 天，呕恶减轻，胃气大开，用至第 4 天，日尿量增至 2500ml，饮食已近正常，泛恶消失，遂停服氢氯噻嗪，此法继用 34 天，每天肛滴 1 次，每次 250ml，配合辨证服药，治疗 45 天，症状逐一消退，各项化验检查正常，于 11 月 10 日痊愈出院。

按语 该患者病“水肿”7 个月，骤增呕恶，泛泛欲吐，病现关格。《医醇賸义·关格》云：“关格一证……乃胃气败坏之明征也”，经云“无胃气则死”。《证治汇补·癃闭·附关格》说：“既关且格，必小便不通，旦夕之间陡增呕恶……一日即死，最为危候”，《济众新编·关格证》曰：“关格垂死，但治下焦，大承气汤……令吐泻效。”浊邪壅塞三焦，故取大黄、益母草、牡蛎三药，经直肠以导下开上，祛瘀降浊，三焦得调则关者自出（尿），格者得入（饮食）。用药 2 次，危重病势，即入坦途，治疗 4 次，关格二证俱消，胃气已振，“有胃气则生”。后继以本法肛滴 30 余次配合辨证遣药，共治月半，竟收全功。

（三）暴吐（神经性呕吐）

王某，女，20 岁，1987 年 2 月 23 日以“呕吐原因待查”，由某乡卫生院转入我院急诊观察室。诊见：剧烈呕吐，吐物多为黄水或痰涎，药物拒入，入则旋吐，前额痛，闭目呻吟，委顿少语，大便6日未行，舌边尖红赤溃烂数处、苔白腐厚，脉沉弦细。证属腑气不通，浊邪上泛，治当通腑泄热，降浊和胃。处方：生大黄15g（后下），黄连6g，黄芩10g，半夏10g，茯苓15g，石菖蒲10g，佩兰叶10g，水煎2次，每次取汁150ml，两汁混合分早晚2次灌入，药液温度以35～37℃为宜。首次取汁150ml保留灌肠后，约2小时许，下燥粪数团，呕吐头痛立减。灌肠4次，至25日，呕吐止，头痛、口糜消失，能进药食，后以厚朴夏苓汤调治5天痊愈出院。

按语　该患者呕吐卒起于失恋之后，饮食药物拒入，治疗1周，遍用止吐针剂罔效。询病史，察兼证，知郁怒生热乘胃，阳明腑实，浊热上泛致成斯证。经云"诸逆冲上，皆属于火""诸呕吐酸……皆属于热"是也。乃取通下泻热降浊之剂，由魄门给药，以通腑逐邪，顺降胃气，则呕吐自止，为善后调理奠下良机。

（四）高热（上呼吸道感染）

张某，男，2.5岁，1987年1月20日7时突然发热，体温39.8℃，鼻塞咳嗽，精神不振，腹胀，恶心呕吐，拒药食，强入旋吐，舌质红，苔黄腻，脉弦数。白细胞12×10^7/L，中性粒细胞0.78，淋巴细胞0.22，咽红赤。初以柴胡针剂加清热解毒针剂肌注，未见寸效，后改为复方氨基比林针、庆大霉素针、地塞米松针肌注，至21日10时，体温反增至40.3℃，大便2日未解，脉证合参，诊为腑实热结兼有表邪，以生大黄6g（后下），生甘草6g，柴胡10g，1次性煎煮20分钟，取35℃的药汁50ml保留灌肠1小时后，矢气转燥屎下，2小时后体温降至37℃，精神顿爽，诸证消失。后以起居、饮食调护善后。

按语　患儿卒发高热，予汗剂不解而热反增，口服药不受，据脉证，析病史，知胃肠积热，外有表邪，即予大黄甘草汤通腑泄热，柴胡辛散表邪，制汤灌肠，使表解里和，诸证速除。3年来，以此法治疗高热10余例，一般多于灌肠后2小时开始降温，3～4小时降至正常，为防反复，常在体温正常后再用药1～2次以资巩固。

二、体　　会

中药保留灌肠（直肠给药），在汉·张仲景《伤寒论》、晋·葛洪《肘后方》中均有记载，即所谓中药导引法，"津枯用蜜煎导，有热用胆汁导"。师古不泥，取中药灌肠或肛滴，为中医治疗急危重症另辟新径。本文所举4个案例，均主以生大黄，通过泻下，达到清热解毒，凉血化瘀，导滞利尿等作用，祛邪以扶正，达到以通为补的目的。《神农本草经》称大黄"下瘀血、血闭，留饮宿食，荡涤肠胃，推陈致新，通利水谷，调中化食，安和五脏"。临床观察，大黄对多种病症及急危重症的救治每收良效，它不仅是一味泻下药，更是一味良好的急救药和"理虚"药。

从本文所举4个病例看，中药保留灌肠不失为救治急危重症的又一有效途径，并且有诸多优越性。其一，符合辨证论治要求。它可以将辨证所选方药，通过直肠散于全身，以发挥整体治疗作用。因此，它适用于多种杂病和急危重症的救治，临床上既可单用，也可同时与其他给药途径并用，双管齐下，以提高疗效。其二，起效迅捷。据有关学者报道，药物在直肠可吸收 50%～70%，且不通过肝脏直接进入血液大循环，迅速起到治疗作用。同时，也可以减少药物对肝脏的毒副作用，且中药保留灌肠的血药浓度与静脉给药相似，故显效迅捷。其三，弥补了口服给药的不足，使更多的危重患者能得到及时救治。其四，简便易行，有利于条件差，急救手段落后，剂型单调的基层医疗单位中医急症的开展，值得推广运用。中药保留灌肠和肛点法的异同与选用要点：临床上凡暴病实证、短期少次用药、耐受力强者用保留灌肠法；久病体弱，需多次反复用药，耐受力差者用肛门点入法。

第八节　论外治法在糖尿病及其慢性并发症中的运用

庞国明教授临证 40 余年，遵审证求因、辨证论治之旨，既重内服，又崇外治，或两者取一，或两者并行；内服外用虽各有所主、各有所归、各有特点，但理本同一，唯以治疗所需为务。“内治之理，即外治之理；内治之药，即外治之药”，病在内，治在外，医理法则药理无二，殊途同归，异曲同工，更有单独内服所不及的诸多优点。现举临证浅验，请同道指正。

一、中药电离子导入法

该法是融中药、穴位及电流等综合物理作用为一体的一种外治疗法，其在增强胰岛素功能、改善胰岛素抵抗中发挥着一定的作用与疗效。中频离子导入机中选用中频离子导入液，黄芪：黄连：生地：鬼箭羽：泽泻=1：0.5：1：1：1 的比例，选取地道药材，采取蒸馏、浓缩提取工艺，制成含生药 50%的提取液，选取神阙穴、章门（左）、肾俞、足三里等主穴，配穴：脾俞、大肠俞、三阴交，治疗时每次选主穴 4 个，配穴 2 个。本法是利用离子电场的作用，使药物离子经皮肤或黏膜进入人体治疗疾病的方法，其作用是根据直流电场内同性电荷相斥、异性电荷相吸的原理，在电极与皮肤之间放置以药液浸湿的滤纸或纱布等，通过直流电时药物离子即在同名电极的排斥下，主要经皮肤汗腺导管的开口进入机体。离子导入法的优点在于具有直流电和药物的综合作用。药物离子在导入的过程中与直流电共同对皮肤构成刺激，形成节段反射作用，药物离子进入皮肤后，在皮内形成离子堆，刺激神经末梢，引起局部或远端部位的治疗作用；经过 2～3 个疗程，按原卫生部 1993 年颁布的《新药（中药）治疗消渴（糖尿病）临床研究指导原则》中所拟定疗效标准进行评定。50 例中，显效 29 例，占 58.0%；有效 17 例，占 34.0%；无效 4 例，占 8.0%；总有效率 92.0%。不失为糖尿病值得进一步探究的一种外治法。

二、穴位贴药疗法

该法是把药物制成药膏或药粉，外用纱布、胶布等固定于人体腧穴或体表患处的一种治法。敷贴疗法的作用机制：一是通过皮肤的吸收促进局部的血液、淋巴液循环及组织的新陈代谢，并通过神经体液调节，促进阴阳平衡。二是通过经络系统及穴位的调节与吸收，对人体气血运行及脏腑生理功能起到调节作用，达到促进帮助谷精布散、减少在血中壅滞、降低血糖的目的。

外敷降糖散（庞国明自拟方）：西洋参 10g（可用太子参 30g 代替），干生地 30g，西杞果 30g，川黄连 30g，天花粉 30g，元参 30g，荔枝核 40g，淡干姜 8g，白芥子 8g，盐酸二甲双胍 0.25g，8 片，共研细末，过 100 目筛，贮瓶备用。此方适用于 2 型糖尿病肥胖以气阴两虚为主要表现者。对轻型糖尿病可单独使用，对中、重型糖尿病应依其具体情况选配内服药物。取穴：神阙、肺俞、脾俞、肾俞、关元、膈俞。肺热甚者加贴曲池；胃热甚者加贴中脘穴。治疗时，每穴取药末 3g，用生姜汁调成膏状，贴敷于所选穴位，每次选 3～4 穴，24 小时换药 1 次，15 次为 1 疗程。间隔 5 天再进行下一疗程。

三、中药熏洗法

中药熏洗治疗的机制主要是：其一，热能本身能温通解凝，疏通脉络，促进血液循环而奏“通则不痛”之效。其二，在中药外洗的方剂组成中，常用的中药有透骨草、伸筋草、生川乌、生草乌、全当归、花椒、白芥子等，能内达外散，温经散寒，通痹阻之血脉而止痛。药理学研究证明，此类中药有扩张血管、改善微循环、增加局部血流量的作用。其三，中药外洗通过热、药的双重作用取效，热能松弛肌筋，疏松腠理，活血通络；药物在热能的作用下通过皮肤孔穴、腧穴等直接吸收进入血络、输布全身而发挥药效作用，可促进血液循环，改善周围组织营养，激发机体自身调节功能。因此，在口服中药的基础上，加用药物熏蒸外洗，能够使药物通过皮肤的浸透直达病所，从而改善局部的血液循环，内外合治，殊途同归，迅速缓解凉、麻、痛等痹阻不通之诸多症状。将 120 例 DPN 患者随机分成糖痛外洗方治疗组（生川乌 10g，生草乌 10g，全当归 15g，透骨草 30g，川芎 12g，花椒 10g，赤芍 15g，白芥子 6g，土元 30g，鸡血藤 30g 等）和对照组治疗。结果证实，在降糖治疗的基础上，采取糖痛外洗方熏蒸浸洗，可改善局部的血液循环，迅速缓解症状，提高神经传导速度，总有效率达 92.6%。

四、中药灌肠法

中药灌肠法是将药液（中草药煎剂或中成药液体制剂）从肛门灌入或滴入大肠，以治疗疾病的一种方法。符合辨证论治要求，它可将辨证所选方药注入直肠，直达病所或经吸收后再至肺布散于全身，以发挥整体和局部治疗作用。有利于保持药物性能和疗效的提高，弥补了口服给药的不足。据有关文献记载，它比口服药吸收更快，吸收更有规律，治疗作用维持时间长。笔者将该法用于糖尿病肾病的治疗，取得了较好疗效。

例如：温某，男，77 岁，2010 年 3 月 19 日至门诊求治，症见双下肢浮肿，口唇暗，痰多流涎，乏力身困，腰膝酸软，时有抽搐，大便偏干，能保持日 1 次，小便频。舌质淡暗，苔薄滑根厚，脉细滑。既往2型糖尿病病史23年，平素予诺和灵50R控制血糖。自述：空腹血糖6mmol/L，餐后2h血糖10mmol/L左右。查肾功示：尿素氮10.68mmol/L，血肌酐 145.8μmol/L。在基础治疗糖尿病低盐低脂优质蛋白饮食及控制血糖的基础上，予以中药汤剂参芪地黄汤加减口服，加用中药灌肠方。生大黄6g，炒槐米30g，败酱草30g，生苡仁30g，制附子6g，煅牡蛎30g，姜半夏6g。用微火煎30～40min，取浓汁200ml每日肠滴1次。治疗1个月后，患者双下肢浮肿明显减轻，乏力身困，腰膝酸软症状亦好转，复查肾功示：尿素氮9.28mmol/L，血肌酐 91.7μmol/L。

“治病必求其本”，“虚者补之，实者泻之”。针对糖尿病肾病的中医病因病机，脾肾亏虚为本，水湿痰浊毒瘀为标，标与本的此消彼长，影响着本病的发展与变化。尤其糖尿病肾病发展至肾功能不全期，其虚、瘀、毒等越发严重，而本虚则进一步加重瘀毒损伤肾络，使患者的临床表现和肾脏功能的损伤持续加重。因此针对糖尿病肾病的临床病理特点，选用中药方灌肠治疗，主要药物为生大黄、炒槐米、败酱草、生苡仁、煅牡蛎、制附子、姜半夏等。方中大黄苦寒，祛瘀泻热，涤荡肠腑，攻积导滞，推陈致新为君药。败酱草清散血分郁热，以除未尽之余热毒邪，更加槐米助君药凉血解毒，生苡仁利水消肿，清热祛湿共为臣药。姜半夏以燥湿化痰，助脾气，合以附子大热之品反佐，防其苦寒太过，两药虽有“相反”之禁例，但历代屡有合用之记载，笔者反复用之，也未见因其所谓的“相反”所引起的不良反应。灌肠为中医攻伐之法，易破损正气，导致腹泻、脱肛等，煅牡蛎收敛固涩、益阳潜阴、补肾散结，防止腹泻、脱肛发生为使。

《药品化义》云：“大黄气味重浊，直降下行，走而不守，有斩关夺门之功，故号为将军。”现代药理研究证实，方中所选药物均有改善肾功能的作用。大量实验和临床研究表明，大黄具有改善氮质代谢的作用，其有效成分是大黄鞣质，大黄鞣质能够减少肠道对尿素等非氨基酸的吸收，升高血中必需氨基酸浓度（大黄含必需氨基酸较多），并利用氨基酸合成蛋白质抑制蛋白质的分解，降低体内尿素氮及肌酐的来源，并促进其排泄，改善氮质血症，降低 Scr。大黄还能抑制尿素在肝肾的合成，纠正低钙、高磷血症。大黄的泻下功能可使肠道氮质代谢产物、水分及盐类的排出增加，由此可改善尿毒症患者的水钠潴留、高钾血症等。因此，大黄在慢性肾功能不全的治疗中具有重要意义。另有药理研究表明，煅牡蛎可降低肾小球毛细血管通透性，减少蛋白漏出。

虽然中药灌肠对于DN氮质血症患者临床疗效肯定，但是对于体质虚弱的患者，需要根据患者具体情况，适当减少灌肠次数。另外，灌肠对于患者来说，依从性相对较差，这些都是中药灌肠在临床上常见的弊端。

五、涂 搽 法

涂搽法是将药物制成洗剂或酊剂、油剂、软膏等剂型，涂搽于患处的一种常用外治法。除治疗外科、皮肤科、五官科等许多局部病变外，还有一些用于治疗内、妇、儿科等病症。药物剂型也包括了软膏、煎剂、粉剂等。本法可使药物直接作用于患处，以充分发挥其局部治疗效应。

皮肤瘙痒症是糖尿病常见并发症，尤其在寒冷干燥的冬季，特别容易出现瘙痒的症状，也有一些女性患者可表现为阴道、外阴瘙痒、干燥，或为糖尿病皮肤病变。患者常因瘙痒而心烦意乱，难以入睡，甚则影响原发病的治疗。糖尿病皮肤瘙痒症中医称为风瘙痒（《诸病源候论》）、痒风（《外科证治全书》），并称："遍身瘙痒，并无疮疥，搔之不止。"《诸病源候论》认为瘙痒多与风邪相关，"风瘙痒者，是体虚受风，风入腠理，与血气相搏，而俱往来于皮肤之间。邪气微，不能冲击为痛，故但瘙痒也。""肝家血虚，燥热生风，不可妄投风药。"临床多选用外治洗剂及穴位注射等方法以改善皮肤瘙痒症状。皮肤干燥、瘙痒，搽大枫子油、润肌膏。皮肤潮湿瘙痒，搽薄荷三黄洗剂。若抓破皮肤，渗液结痂，外敷青黛膏。外阴、肛门瘙痒洗方：龙胆草 30g，黄柏 10g，苍术 10g，蛇床子 30g，苦参 30g，煎汤熏洗患处，每次 20min，每日 1 次。外阴瘙痒临床表现为局部瘙痒、红肿、糜烂，分泌物增多。中医学认为，是由于湿热下注胆经，浸淫肌肤而成，故方中以龙胆草清泻胆经湿热为君，黄柏、苍术、苦参助君药清泻湿热为臣，蛇床子、紫草、祛风止痒辅佐君药为佐，龙胆草主入肝经，引经报使，兼为使药。

六、含漱法

机体口腔有大量的溶菌酶，一般不会发生口腔感染，糖尿病患者因不能很好地分解、利用糖原，致组织修复能力下降，出现口腔溃疡、牙龈疾病；此外，患者需长期应用药物治疗，对细菌感染的抵抗力下降，导致口腔白色念珠菌繁殖，并发念珠菌性口腔炎、口腔溃疡、口臭等疾病；再加上患者精神压力大，也容易发生口腔溃疡。

含漱法是将药物煎成药汁后，让患者用药汁漱涤口腔，防治口腔、咽喉疾病的方法。本法借药汁与口腔、咽喉黏膜的直接接触而发挥清热解毒、消疮祛秽、祛腐除脓、清洁口腔等作用。取野菊花 10g，苦参 30g，黄柏 10g，金银花 15g，荔枝核 10g，水煎取汁 500ml，昼日间断噙漱，先含噙后漱口。对糖尿病口腔感染、牙周炎、口腔溃疡之口臭，有较好的清洁口腔、消炎除臭作用。临床观察，因其对口腔感染有抗菌消炎之功，对控制血糖有协同作用。

七、结语

本文介绍了中医外治法在糖尿病及其慢性并发症中的应用，中药电离子导入法治疗糖尿病，可将药物直接导入治疗部位，并在局部保持较高浓度，导入体内的药物离子在体内存留的时间比其他给药方法长，药物作用的时间持续较久，不损伤皮肤，不引起疼痛，不刺激胃肠道，辅助降低血糖，易于被患者接受。该法不足之处是透入的药量很少，不易作用于深层组织，无精确的计算方法计算透入量的多少。治疗前除要明确药物的有效成分和极性外，对可能引起过敏反应的药物，应做皮肤过敏试验，须在医院及医师的指导下进行，故不便于家庭治疗。

穴位贴药法治疗糖尿病除能使药力直达病所发挥作用外，还可使药性通过皮毛腠理由表入里，循经络传至脏腑，以调节脏腑气血阴阳，扶正祛邪，从而治疗糖尿病。在治疗时要注意选择好适应证，敷药时要使患者采取适当的体位并固定药物；随时观察患者的反应，以决定去留；根据患者的年龄、体质或病情及血糖值，确定敷药的剂量及时间。

中药熏洗法治疗糖尿病周围神经病变借助药力和热力的综合作用，而促进腠理疏通，气血流畅，改善局部营养和全身机能。熏洗时为免使药液蒸汽走散，要加盖被单，蒸汽热度要适中，以免烫伤或灼伤患部，但药液温度也不可过冷。熏洗下肢后要立即拭干，盖被保暖。局部的新鲜出血性疾患，或脓成已局限的病灶忌用本法。

中药灌肠法符合辨证论治要求，它可将辨证所选方药注入直肠，直达病所或经吸收后再至肺布散于全身，以发挥整体和局部治疗作用，有利于保持药物性能和疗效的提高，弥补了口服给药的不足，比口服药吸收更快，吸收更有规律，治疗作用维持时间长。临床应用要注意妊娠患者慎用，要根据病情、年龄和辨证施治来确定所用药、灌肠方法、药量的多少、灌肠次数及疗程，插肛管时，动作宜轻缓，灌肠的药温、时间、速度要因人、因证而宜。

第九节　论内外合治法治疗痛风的思路与方法

庞国明主任医师从事中医诊疗工作近 40 年，学验俱丰，擅长内外并举治疗糖尿病及其并发症、内分泌代谢性疾病，现将治疗痛风的经验总结如下。

一、流 行 病 学

痛风是一种单钠尿酸盐沉积所致的晶体相关性关节病，与嘌呤代谢紊乱及（或）尿酸排泄减少所致的高尿酸血症直接相关，属代谢性风湿病范畴。痛风可并发肾脏病变，严重者可出现关节破坏、肾功能损害，常伴发高脂血症、高血压病、糖尿病、动脉硬化及冠心病等。目前我国痛风的患病率在 1%～3%，并呈逐年上升趋势。国家风湿病数据中心网络注册及随访研究的阶段数据显示，截至 2016 年 2 月，基于全国 27 个省、市、自治区 100 家医院的 6814 例痛风患者有效病例发现，我国痛风患者平均年龄为 48.28 岁（男性 47.95 岁，女性 53.14 岁），逐步趋年轻化，男：女为 15：1。超过 50%的痛风患者为超重或肥胖。痛风患者最主要的就诊原因是关节痛，其次为乏力和发热。男女发病诱因有很大差异，男性患者最主要为饮酒诱发，其次为高嘌呤饮食和剧烈运动；女性患者最主要为高嘌呤饮食诱发，其次为突然受冷和剧烈运动[1]。

二、病 因 病 机

痛风的病名，始见于金元时期的李东垣、朱丹溪二氏之论，如朱氏在《格致余论》中指出："痛风者，四肢百节走痛，方书谓白虎历节风证是也。"并认为其病机"大率有痰、风热、风湿、血虚”等。但中医之痛风是广义的历节病，于现代西医学之痛风病名虽同，概念则异，后者则系指嘌呤代谢紊乱引起的高尿酸血症的“痛风性关节炎”及其继发症。庞国明主任医师认为，本病的病机为正虚邪实。“正气存内，邪不可干，邪之所凑，其气必虚”，临床上，本病多以年过半百、阴气自半，不妄作劳之人为多，或因房事不节、肝肾亏虚、精血不足，或因脾失健运，升清降浊无权，脾运不健，内生湿热。邪实则为“湿热、痰浊、瘀血”聚于体内。此三者既是致病因素，又是病理产物。感受外湿，郁而化热，脏腑功能失调，饮食不节，形体丰腴，以酒为浆，喜进膏粱肥甘，加之脾失健运，故湿热郁滞于内，痰浊内生，郁热熏灼津液，则凝为痰，痰浊流注，日久则结节畸形，甚则溃破，渗溢脂膏。湿热、痰浊留滞，难以泄化，湿瘀、痰热互结，相互胶着，滞留于经脉，气血运行不畅，则骨节肿痛，夜间尤甚。久病入络，久病入脏，湿热、痰浊、瘀血凝聚，化而成毒，损及脾肾，初则腰痛、尿血，久则壅塞三焦，而呈“关格”危候，即“痛风性肾炎”而致肾功能衰竭之症。

三、辨证论治

庞师认为，该病急性期多为湿热毒邪偏重，阻滞气机，属于湿热阻络证。临床上以发病急骤，关节红肿热痛，尤其以下肢关节多见，游走不定，恶风口渴，时有汗出，肢体沉重，小便黄赤，大便黏滞，舌红，苔黄而腻，脉弦滑数。该证型多见于疾病早期或复发初期。痛风虽然也属于痹症范围，具有关节疼痛、肿胀等痹症的共同表现，但浊瘀滞留经脉，乃其特点，若不注意及此，以通套治痹方药笼统施治，则难以取效。故治疗上当以清热泄浊、利湿通络为法。自拟痛风汤如下：山慈菇 30g，大黄 6g，黄柏 12g，忍冬藤 30g，川牛膝 20g，土茯苓 30g，通草 10g，白芍 30g，炙甘草 10g。加减法：湿浊重者，加木瓜、萆薢。肿痛明显者，加炙鳖甲、姜黄、忍冬藤。阴亏明显者，加生地、玄参之类。随着病程进展，在疾病的中期，则以痰瘀阻络证为主。临床上以关节疼痛反复发作，迁延不愈，疼痛固定，夜间尤甚，关节肿大，屈伸不利，甚至畸形，耳部或关节处多见皮下结节或痛风石，皮肤晦暗，舌淡暗，苔白腻，脉沉涩或弦为特点。治疗上以化痰散结、祛瘀通络为法。常选桃红四物汤合桂枝茯苓丸加减：桃仁 10g，桂枝 30g，红花 10g，川芎 10g，白芍 20g，赤芍 20g，牡丹皮 15g，当归 10g，丹参 30g，茯苓 15g。关节疼痛，骨节结石者，加水蛭、土鳖虫、炮山甲、莪术。皮下结节者，加制天南星、白芥子、法半夏、僵蚕。

本病治疗失当，或久居湿地，或脾失健运，复感寒邪，即表现为寒湿痹阻证。临床表现为恶寒明显，关节冷痛，遇寒加重，得温痛减，腰膝酸软，皮下结节，肢体重着，屈伸不利，活动或减轻，舌淡苔白腻，脉沉紧。治疗上以温阳除湿、散寒通络。方药以附子汤加减。熟附片 15g（先煎 30 分钟），制南星 15g（先煎 30 分钟），炙鳖甲 15g，当归 10g，桂枝 30g，党参 30g，黄芪 30g，白术 30g，茯苓 15g，白芍 30g。屈伸困难，加鸡血藤、威灵仙、路路通。寒邪偏胜者，加大熟附片用量，或加鹿角霜、补骨脂、干姜、狗脊。湿邪胜者，加大黄芪用量，或加苍术、法半夏、白芥子。风邪胜者，加荆芥、防风、羌活。

病程日久，症状反复，久病入脏，则出现脾肾亏虚之证。痛风后期多累及肾脏，临床表现为面色少华，关节隐痛，时轻时重，关节畸形，四肢乏力，纳差，腰膝酸软，少气懒言，精神萎靡，睡眠困难。舌暗，苔白，边有齿痕，脉沉细无力。治疗上当以益气养血、健脾补肾为法。方选“补中益气汤合独活寄生汤”加减。升麻 10g，黄芪 30g，白术 15g，茯苓 10g，陈皮 10g，当归 10g，独活 20g，川牛膝 30g，杜仲 20g，桑寄生 15g。腰痛明显者，加熟地、续断、补骨脂。肌肉萎缩者，加菟丝子、鸡血藤、熟附片。若遇血尿时，可加芒硝、小蓟、生地、白茅根。大便秘结者，加肉苁蓉、当归、桃仁。关节僵肿，结节坚硬者，加炮甲、蜣螂、蜂房等可破结开瘀。

四、外 治 法

庞师认为，内服外用虽各有所主、各有所归、各有特点，但理本同一，唯以治疗所需为务。“内治之理，即外治之理；内治之药，即外治之药”，病在内，治在外，医理法则药理无二，殊途同归，异曲同工。对于皮下硬结、漫肿疼痛的患者，配合中药外治法，常能取得较好疗效，与内服汤药并用，相得益彰。庞师根据临床经验，自拟痛风 1 号方及 2 号方。现介绍如下：①痛风 1 号方：主要治疗风寒阻络型。药物组成：生川乌 150g，生草乌 150g，生南星 150g，生半夏 150g，川芎 150g，牛膝 200g，元胡 150g，细辛 100g，冰片 100g。上药研细末，酒醋调匀，外敷患处，2 天换药 1 次。②痛风 2 号方：主要治疗湿热阻络型。药物组成：大黄 200g，黄柏 200g，黄藤 200g，栀子 200g，川芎 200g，红花 200g，元胡 200g，通草 200g，冰片 50g。上药研细末，用蜂蜜或蛋清调匀，外敷患处，1～3 天换药 1 次。

五、病 案 举 例

王某，男，32 岁，开封人，公务员，2016 年 7 月 14 日初诊。体型高大，频频饮酒，喜进烧烤炙煿之品，时有左足趾肿痛，每于饮酒或劳累、受寒之后则疼痛加重，尤其夜间痛甚，遂到人民医院就诊，查血尿酸 718μmol/L，确诊为“痛风性关节炎”，予以双氯芬酸钠缓释片、秋水仙碱、别嘌呤醇等药口服，症情有所好转，但停药后仍时有复发，为求进一步中医诊治，故来就诊，刻下症见：口干口苦，左足趾酸痛，下肢乏力困倦，腰膝酸软，纳食可，睡眠差，小便色黄，大便时干时稀。查舌暗红，苔黄腻，脉弦数。此乃湿瘀互结之证，治当清热通络、利湿泄浊，佐以活血化瘀。以“痛风汤”加减如下：土茯苓 60g，萆薢 30g，大黄 15g，黄柏 10g，忍冬藤 30g，川牛膝 20g，山慈菇 30g，白芍 30g，地龙 10g，土鳖虫 10g，炙甘草 10g，7 剂。配合痛风 2 号方外敷，每日 1 次。7 月 20 日二诊：服药后疼痛较前好转，口苦较前减轻，仍感乏力困倦，大便每日 1 次，小便色清，舌红，苔薄腻，脉弦滑。上方去山慈菇、黄柏、大黄，加黄芪 30g，生白术 30g 以健脾益气，加苍术 30g 以燥湿健脾。7 剂。配合痛风 1 号方外敷，每日 1 次。7 月 26 日三诊：乏力较前减轻，疼痛消失，舌红，苔薄稍腻，脉弦细。复查血尿酸 371μmol/L，上方土茯苓减为 30g，加丹参 30g 以加强化瘀活血之功。7 剂。随访 3 月，患者病情稳定，未诉关节疼痛，无明显乏力不适。

六、体　　会

痛风代谢性风湿病，中医内外合治法治疗有其独特的优势。在辨证基础上，根据疾病轻重缓急、风寒湿邪性质、痰浊瘀血程度，遣方用药，加减处方。病情急骤，当以清热解毒、利湿泄浊攻其邪。待病势稍缓，则痰瘀同治而通其络。缓解期则补脾益肾而固其本。同时，结合外治法，作用于局部关节肿痛处，达到凉血散瘀、活血止痛之目的。对于疼痛明显者，当启用虎狼之药，如土鳖虫、地龙等虫类药，以达到搜剔经络、蠲痹止痛。对于病久体虚、一派阳虚之人，则大胆应用淡附片、制南星等温热之药，以培补阳气、温经散寒。同时，由于本病与饮食习惯关系密切，故需加强对患者的健康教育，保持良好生活习惯，多饮水，忌酒戒烟，勿食富含高嘌呤食物如虾蟹、动物内脏等。同时，待病情缓解，需加强运动，避免关节畸形变形甚至不用。对于病久累及肾脏者，则以补肾为主，兼顾泄浊解毒。总之，无论患者疾病处于何期，泄浊化瘀、调补脾肾应当贯穿始终，标本兼治。

参 考 文 献

[1] 中华医学会. 2016 中国痛风诊疗指南[J]. 中华内科杂志，2016，55（11）：892-899.

第十节　论基于辨证分型与内外治法并举思维模式治疗消渴便秘的认识与经验

消渴便秘[1]是消渴常见临床症状，患者往往虚坐努责，排便不出，痛苦不堪，轻者三五日一排，重者十余日不排，甚至不用药不排便，大便不出，饮食不进，形成关格，是造成消渴难以控制的重要因素，也是加重消渴并发症、促使发病或猝死的重要诱因。因此，保持大便通畅是治疗消渴的重要环节。现代医学认为消渴便秘属糖尿病胃肠神经病变，与长期高血糖、胃肠动力下降、胃肠激素紊乱、直肠肛门功能障碍、肠道菌群失调、饮食药物心理等多种因素相关，发病率高达 66%，尚无特效药，多采用缓泻剂、胃动力药，严重便秘定期灌肠或肛门直肠肌切断术，效果均不理想[2]。中医药治疗消渴便秘优势显著。庞国明教授对本病有精辟见解，擅长内外并举治疗消渴及并发症，疗效显著，现总结如下。

一、病 因 病 机

庞师认为消渴便秘属消渴之变证，乃阴阳平衡失调、脏腑功能紊乱。病机主要责之于阴虚燥热。胃有燥热，脾津不足，脾不能为胃行津液，肠失濡润，传导不畅，糟粕内停而致便秘。肝疏泄条畅，气机升降出入如常；水谷运化失度，三焦水道不利，津液代谢失常，导致便秘。粪便虽出于魄门，然需肺气之肃降方能使大肠内糟粕下行排出体外。肺与大肠相表里，肺中之燥热，下移大肠，煎耗津液，传导失润或肺气不降，腑气不通，大肠传导迟缓，糟粕难于下行而成便秘。如《石室秘录·大便闭结》记载："大便闭结者，人以为大肠燥甚，谁知是肺气燥乎？肺燥则清肃之气不能下行于大肠。"[3]消渴日久，耗气伤阴，气虚则大肠传导无力，阴伤则大肠失于濡润，如"无水行舟"，以致便秘。《兰室秘藏·大便燥结门》曰："耗散真阴，津液亏少，故大便秘结。"[3]肾为先天之本，主司二便，肾阴不足可致阴虚火旺，上蒸肺胃而消灼阴津，不能滋养大肠，则大便干结；若阴损及阳，肾阳不足，失于温煦，阴寒凝滞，滞留肠胃，则大便艰涩。《医学正传·秘结论》云："肾主五液，故肾实则津液足而大便滋润，肾虚则津液竭而大便燥结。"[3]脾为后天之本，气血生化之源，脾虚运化无力，气血生化不足，气虚大肠传导无力，血虚大肠失于濡润，以致传导失常。此外，庞师认为消渴便秘常与瘀血相关。阴虚内热，耗津灼液，或气虚运化无力，血停为瘀，瘀血内阻，津液不行，则肠道失润，进而便秘。综上，庞师认为消渴病便秘与肺、脾、肾、大肠等密切相关，"燥""结"是其关键。

二、治 疗 方 法

庞师擅长辨证论治，认为单用泻下通便药，初则缓一时之急，久则正气愈虚，远期疗效较差，参考现代医家治疗[4]，结合自身临床经验，认为本病当分五型：肠燥津枯、气滞血瘀、肺失宣降、气阴两虚、阳虚不化。

（一）内治法

1. 增液润肠

消渴日久，阴虚燥热，津亏便结。治以滋阴润肠、行水通便，增液汤加减，生地30g，麦冬、玄参各15g，甘草、桃仁各10g，火麻仁20g，生白术、蒸首乌各30g，瓜蒌仁15g，生大黄后下6g，每日1剂，分两次服。方中生地、麦冬、玄参增水行舟、泻热通便；瓜蒌仁、桃仁、火麻仁、蒸首乌润肠通便；生大黄泄热通便、急下存阴；反佐生白术顾护脾气，气充则传导有力。诸药合用，则津生热退、大便通畅。

2. 疏肝行气

肝失疏泄，气机不利，传导失责而致便秘。治以疏肝行气、导滞通便。四逆散加减，柴胡、枳实各10g，芍药20g，桃仁10g，决明子、莱菔子各30g，桔梗10g，炙甘草6g，每日1剂，分2次服。方中柴胡疏肝行气、枳实破气导滞，二者一升一降，推陈致新；芍药养血柔肝，与柴胡相配，使行气不伤津，养肝之体，助肝之用，养血通便；决明子、莱菔子行气泄热通便；桃仁润肠通便；桔梗提壶揭盖，条畅气机；炙甘草调和诸药，益脾和中。诸药相伍，疏肝行气，气机流转，大便自通。

3. 宣肺润肠

肺失肃降，津失输布，或肺之燥热移于大肠，则大肠传导失职而便秘。治以宣肺降浊、润肠通便。清气化痰丸加减：黄芩 10g，瓜蒌仁 30g，半夏、生姜、杏仁、枳实、阿胶烊化各 10g，生白术 30g，莱菔子 15g，甘草 6g，每日 1 剂，分 2 次服。方中黄芩清降肺热；姜半夏、瓜蒌仁、杏仁化痰降浊、宣降肺气；生白术、阿胶益气润肠；莱菔子、枳实泄热通便、导积行滞；炙甘草味甘和中，调和诸药。诸药合用，共奏宣肺降浊之功。

4. 益气养阴

消渴日久，耗气伤津，气虚则大肠传导无力，津伤则大肠干涩而致排便困难。治以益气养阴、润肠通便。自拟益气增液汤，生黄芪、生白术各 30g，枳实、厚朴各 10g，麦冬、玄参、熟地各 20g，当归 15g，首乌蒸 30g，火麻仁 20g，甘草 6g，每日 1 剂，分 2 次服。方中玄参、麦冬、熟地三药重用为滋阴增液之要药，再合蒸首乌、火麻仁养阴润燥，熟地、当归养血润肠通便，令肠润而便通；生黄芪为补气要药，再合生白术健脾益气，共增运化传导之力；枳实、厚朴行气通便，以助大肠传导糟粕；甘草益气和中，调和诸药。诸药合用，共奏益气润肠通便之功。其中生白术量大方能通便，古人曾用生白术治便秘，少则 30～60g，多则 80～120g。正如《历代本草药性汇解》中说："白术之功在燥，而所以妙处在于多脂。"[5]

5. 温阳通便

肾主水，司二阴，消渴日久，肾阳不足，不能化气行水，肠道传导失职，发为便秘。治以补肾化气、温阳通便。右归丸加减：制附子 10g，肉桂 3g，肉苁蓉 15g，杜仲 20g，山萸肉 10g，熟地 20g，枸杞、归尾各 10g，蒸首乌 30g，枳实、厚朴各 10g，炙甘草 6g，每日 1 剂，分 2 次服。方中制附子、肉桂、杜仲、肉苁蓉温肾助阳、化气行水；蒸首乌、熟地、山萸肉、枸杞滋补肾阴、润肠通便，寓"阴中求阳"之意；归尾养血润肠；枳实、厚朴行气通便，使补而不腻；炙甘草调和诸药。诸药合用，使肾阳充足、气化津生、大便畅通。

庞师擅长专病专药的使用，往往在辨证分型同时，酌加当归、肉苁蓉、郁李仁、瓜蒌仁、桃仁、杏仁、蒸首乌等富含膏脂之品以温润大肠，或加大生白术用量，达 60g 以上。亦可单选决明子 10～30g，炒香研细末，每日 1 次，开水冲服，用于肠燥便结，决明子炒焦后甘香悦脾，清肝明目，润肠通便。

（二）外治法

庞师擅长外治法，认为"外治之理即内治之理，外治之药即内治之药"，[6]结合现代医家研究[7]，采用自拟神灵通便散神厥穴贴敷：75%酒精将大黄、芒硝、当归、黄芪、冰片五味药粉调成药饼，贴敷于神阙，每日晨起贴敷，贴敷时间≤6h，5 天为 1 个疗程。方中大黄、芒硝泻热通便、润燥软坚；当归补血滋阴，防止泻下伤阴；黄芪补中益气，防止气虚脱肛；冰片具有透皮通窍之功；用 75%酒精调制也有助于药物的吸收。诸药合用，共促排便。

（三）生活调护

庞师强调消渴便秘的饮食调护，嘱患者应情志舒畅，饮食规律，多食粗纤维食物，禁忌辛辣油煎之品，多饮水以利粪便软化，养成按时排便习惯，配合药物发挥良好疗效。

三、小　结

庞师认为便秘影响降糖药物的吸收，使血药浓度降低，并可影响情绪和睡眠，使胰岛素拮抗激素分泌增多，最终影响血糖控制，导致消渴及并发症加重。治疗该病强调辨证准确，仔细把握药物剂量，内外合治，具有疗效好、副作用小、愈后不易复发等特点。

参考文献

[1] 中华中医药学会. 糖尿病中医防治指南[M]. 北京：中国中医药出版社，2009：38-42.
[2] 中华医学会糖尿病学分会. 中国 2 型糖尿病指南（2013 年版）[M]. 北京：北京大学医学出版社，2014：40-42.
[3] 王永炎. 中医内科学[M]. 上海：上海科学技术出版社，2014：200-205.
[4] 张海生，薛京花. 糖尿病便秘辨证论治体会[J]. 世界中西医结合杂志，2010，5（12）：1073-1074.
[5] 马子密，傅延龄. 历代本草药性汇解[M]. 北京：中国医药科技出版社，2002.
[6] 王志强. 庞国明教授辨治盗汗经验[J]. 中华中医药杂志，2010，25（11）：1814-1815.
[7] 魏素兰，徐向红. 大黄米醋敷贴治疗老年糖尿病便秘 132 例[J]. 浙江中医杂志，2008，43（3）：158.

第十一节　糖尿病外治十法

糖尿病（DM）是一种严重威胁人类健康的世界第三大病。因而 DM 的治疗研究受到了国内外专家学者的普遍关注，除内服药物的开发研究，胰岛素非注射给药途径等研究不断进展外，中医外治法也日趋受到专家重视，并取得了一定成绩，现将我们常用的外治十法介绍如下，以供同道参考。

一、中药电离子导入法

1. 导入液的制备

按照苍术：黄芪：黄连：生地：鬼箭羽：泽泻=1：1：0.5：1：1：1 的比例，选取地道药材，采取蒸馏、浓缩提取工艺，制成含生药 50%的提取液，再用超声振荡法加 3%的氮酮（促透皮吸收剂）装瓶灭菌备用（该导入液由河南省医药工业研究所制备提供）。

2. 选穴及操作方法

主穴：神（阙）穴、章门（左）、肾俞、足三里。配穴：脾俞、大肠俞、三阴交。治疗时每次选主穴 4 个，配穴 2 个，然后将 10ml 药液浸渍于 SX-I 糖尿病治疗机（医院自行研制）电极板布套的肤侧面（接触穴位皮肤的一面）分别对准已选穴位，固定好电极后，再行开机。电流量宜从小量开始，调至患者能耐受为度，每次 30 分钟，每日 1 次，10～15 次为 1 疗程，间隔 1 周再行下一疗程（注：治疗机可用市售离子导入机代替）。该法适用于 DM 属阴虚燥热、气阴两亏及气虚血瘀 3 型为主。

二、穴位贴药疗法

外敷降糖散（自拟方）：西洋参 10g（或用太子参 30g 代），干生地 30g，西杞果 30g，川黄连 18g，天花粉 30g，元参 30g，淡干姜 8g，白芥子 8g，荔枝核 40g，共研细末，过 100 目筛，贮瓶备用。此方适用于 DM 体型肥胖以气阴两虚为主要表现者。对轻型 DM 可单独使用，对中、重型 DM 应依其具体情况选配内服药物。取穴：神阙、肺俞、脾俞、肾俞、关元、膈俞。肺热甚者加贴曲池穴；胃热甚者加贴中脘穴。治疗时，每穴取药末 3g，用生姜汁调成膏状，贴敷于所选穴位。每次选 3～4 穴，24 小时换药 1 次，15 次为 1 疗程，间隔 5 天再进行下一疗程。

三、膏药疗法

取具有益气养阴，活血降糖作用的成药三消降糖膏（北京天行健膏药厂生产，批号为京卫健字[1996]第 037004 号）进行贴敷治疗，对降低血糖，控制尿糖，改善临床症状有一定疗效。常用主穴：膻中、中脘、神阙；配穴：关元、命门、三阴交。一般对血糖＞12.0mmol/L，尿糖定性在（3+）以上者，主穴、配穴全部贴药；血糖在 9～11mmol/L，尿糖（2+）～（3+）者，贴主穴配三阴交（双）；血糖在 7～9mmol/L，尿糖（+）～（2+）者，贴主穴中脘、配穴关元。每 48 小时换药 1 次，12 次为 1 疗程。本疗法适用于 DM 属气阴两虚、气虚血瘀型者。对重患者，可与内服降糖药并用，以达殊途同归，提高临床疗效之目的。

四、针刺疗法

取脾俞、膈俞、足三里、三焦俞、章门、三阴交为主穴。多饮烦渴者加肺俞、意舍、承浆；多食易饥者加胃俞、丰隆、阳陵泉；多尿、腰酸、潮热、盗汗者加肾俞、关元。采用中强度刺激，以得气为度。均针双侧，留针 30 分钟，每 10 分钟行针 1 次。每次选 3～4 穴，每日或隔日 1 次，10 次为 1 疗程。适用于 DM 患者。据有关资料报道，针刺疗法对肥胖患者具有一定的提高内分泌调节机能和降低胰岛素抵抗的作用。

五、艾灸疗法

取穴以脾俞、章门、肾俞、足三里、三阴交、关元为主穴。肺热甚者加鱼际；胃热加中脘；肾亏加太溪。艾灸疗法具有调理脏腑，益气养阴的作用。适用于 DM 体弱乏力，特别是 DM 晚期属阴阳两虚者。操作：采用艾条灸法以患者感觉局部温热能忍受为度，每次每穴灸 10～15 分钟，每日 2 次，10 天为 1 疗程。

六、含漱疗法

取野菊花 10g，苦参 30g，黄柏 10g，金银花 15g，荔枝核 10g。水煎取汁 500ml，昼日间断含漱，先含噙后漱口。对 DM 合并口腔感染、牙周炎、口腔溃疡之口臭有较好清洁口腔、消炎除臭的作用。临床观察，因其对口腔感染有抗菌消炎之功，所以对控制血糖有协同作用。

七、佩戴疗法

我们研制并获国家专利的 DM 脐腰治疗带，前后共附有两个药芯，前边药芯正对脐部（神阙穴），后部药芯正对肾俞、命门穴。脐部药芯主要由人参、黄连、苍术、天花粉、泽泻、荔枝核、干姜、白芥子、冰片等组成；腰部药芯主要由生地、杞果、山萸肉、丹皮、泽泻、茯苓、菟丝子、知母等组成。该治疗带具有滋阴清热，强金制木，培土摄精的功能。昼夜连续佩戴，3 个月换 1 次药芯。经我院、淮阳中医院、江西德安中医院联合临床观察 120 例，有效率达 90%，深受患者好评。适用于 DM 经药物治疗，血糖、尿糖得到控制的减药或停药后的巩固治疗及中、重度 DM 的辅助治疗。

八、熏洗疗法

处方：透骨草 30g，桂枝 18g，川椒 30g，艾叶 10g，木瓜 30g，苏木 50g，红花 12g，赤芍 30g，白芷 12g，川芎 15g，川乌 10g，草乌 10g，生麻黄 10g。共入搪瓷盆中，加水 5000ml，放火炉上煮沸后，先熏手足 30 分钟，离火待药液温度降至 50℃左右，再将手足入药液中浸泡 30 分钟，每日 2 次。每剂药可连用 3～5 日。适用于 DM 合并周围神经病变所致的手足麻木、疼痛、感觉减退等症。药液浸泡手足时温度不宜过高，以防烫伤皮肤。据我们多年临床观察，疗效确切。

九、穴位注射疗法

取穴：脾俞、肾俞、肝俞、足三里、三阴交。治疗时，选 2～3 穴，局部常规消毒后，每穴推注药液 1～1.5ml，药液按复方丹参注射液（上海第九制药厂生产，批号为沪卫药准字[1995]第 009059 号）与黄芪注射液（成都地奥九泓制药厂生产，批号为川卫药准字[1994]第 010349 号）等于 1∶2 的比例随用随配。每天 2 次，15 天 1 疗程。本法适用于 DM 辨证属气虚血瘀者。若系 T1DM，血糖尿糖控制不良者，可改为早、晚餐前 15～30 分钟与所需胰岛素一同穴注，以减少注射次数，提高治疗协同作用。

十、浴足疗法

该疗法通过药液浸泡双足，内病外治，上病下取，起到养阴益气，生津止渴，清热除烦，活血通络的作用；达到降低血糖、尿糖、改善临床症状的目的。药物的选择可依据中医辨证处方用药，目前已有胰生降糖足疗液（北京新兴膏药厂生产，批号为京卫健字[1996]第0376008号）问世。其用量是根据血糖、尿糖的高低而增减。一般血糖＞16.0mmol/L或尿糖（3+）以上者，用足疗液100ml；血糖＞13.0mmol/L或尿糖（3+）～（4+）者，用足疗液75ml；血糖＞10.0mmol/L或尿糖（2+）～（3+）者，用足疗液50ml；血糖＞8.0mmol/L或尿糖（+）～（2+）者，用足疗25ml浴疗时，先将40℃的温水倒入盆中，再加入药液。水不宜过多，浸过足面即可。水凉后补加热水，以保持药温，每次30分钟，每日2次，20天为1疗程。对重症患者，应配合内服疗法。

总之，DM的外治之理，即内治之理。外治之法，不外针、药、经穴疗法多端。针、药虽施于外，但与内治法相比，具有异曲同工、殊途同归之妙。途虽两端，其归则一，若两者并行，则相得益彰。近年临床实践表明，外治法在提高临床疗效、逆转胰岛素抵抗等方面已显示了特色和优势。如经穴离子导入法，融药疗、电疗、穴位刺激、感应触发为一炉，临床60例观察表明，显效率达53.38%，它既符合中医基本原理，又与现代科学手段相结合，具有一定的先进性、可行性和实用性，值得推广应用。

第十二节　糖尿病慢性并发症外治验方六则

有效地预防和治疗糖尿病各种慢性并发症，是降低糖尿病致残和早亡的重要途径。中药熏、洗、敷、漱、纳、导等外治法，对糖尿病并发眼、口、皮肤、二阴、足等诸疾具有直达病所及廉、便、验的特点。现将近年来临床习用的外治六方介绍如下。

一、明目热敷方

方药　丹参60g，赤芍50g，红花20g，川芎20g，仙鹤草60g，菊花30g，木贼草30g，青葙子50g，冰片6g。

功能　活血散瘀，通窍明目。

适应证　糖尿病视网膜病变眼底出血所致的视力下降或视野中有黑点（斑），经久不消，而无新鲜出血者。

用法　将上药共研细末，纳入6cm×18cm的洁净布袋中，入笼中加热20min取出，让患者仰卧闭目，先用单层湿巾铺盖双眼，再将药袋紧贴湿巾，最后用湿毛巾覆盖药袋，每次热敷30min。每日2次，谨防烫伤。

二、除臭爽口方

方药 藿香10g，佩兰10g，野菊花12g，苦参15g，食盐3g。

功能 芳香化浊，清热除臭。

适应证 糖尿病合牙周炎所致的口臭及牙龈出血。

用法 上药加水250ml，煎沸10min，去渣待冷，时时含漱，至口臭消失后，可间断漱口，以资巩固。

三、止痒浴肤方

方药 防风30g，荆芥穗30g，苦参50g，地肤子50g，苏木60g，红花30g，蛇床子60g，浮萍60g。

功能 祛风活血，燥湿止痒。

适应证 糖尿病并发全身顽固性瘙痒而无皮肤损伤者。

用法 上药加水1500ml，注入浴盆，煎沸20min过滤后，趁温洗浴，至微汗出为度，每日1次，每剂药洗3～4天，痒止停用。

四、壮阳脐带方

方药 黑附子30g，上沉香30g，巴戟天30g，淫羊藿30g，阳起石12g，金樱子10g，葫芦巴10g，柴胡6g，全虫6g，冰片3g。

功能 温肾壮阳，疏筋起痿。

适应证 糖尿病阴损及阳所致性欲低下、阳痿不起或举而不坚、早泄等。

用法 上诸药共研细面，装入直径为10～12cm的棉布袋中，平摊均匀，纵横用棉线缝纫加网（1.5mm×1.5mm）固定，勿使药末坠脱；药袋两端用松紧带连接以便系带。系带时，药袋中央对准脐（神阙穴），可连续日夜佩戴。

五、熏洗洁阴方

方药 苦参50g，地肤子50g，蛇床子50g，川椒30g，白鲜皮30g，土茯苓50g，木头回50g，枯矾30g，黄柏15g，鹤虱15g，焦大白12g。

功能 燥湿杀虫，止痒止带。

适应证 女性糖尿病患者合并阴部瘙痒、白带增多或有异味；男性糖尿病患者合并阴囊湿疹诸症。

用法 上诸药加水3000ml，入盆中煮沸30min后，趁热蒸汽先熏会阴部，待温再用专用浴巾浸渍浴洗阴部，每次20～30min，每日2次至病愈为止。

六、麻痛熏洗方

方药　透骨草 60g，生川草乌各 30g，苏木 60g，红花 30g，当归 30g，赤芍 50g，干姜 30g，川椒 50g，元胡 40g，白芥子 30g，水蛭 20g，桂枝 30g，甘草 10g。

功能　温经活血，消麻止痛。

适应证　糖尿病合并周围神经病变所致的手足对称性凉、麻、痛或蚁行感等。

用法　上药加水 3000ml，入盆中煮沸 30min 离火后，加 50%以上白酒 100ml，趁热蒸汽先熏蒸手足，待温度降至适中时，将手足入药液中浸洗，每次 30min，每日 2 次，每剂药可洗 3～4 天，洗至症消为止，嘱病人谨防烫伤。

第十三节　糖尿病性口腔疾病的防治对策

近年来，我国 2 型糖尿病的发病率不断增长，最新的研究报告显示：我国成人 2 型糖尿病发病率为 10.4%，而未诊断糖尿病占比达 63%。糖尿病已成为继心脑血管疾病、肿瘤后的又一严重危害大众健康的慢性非传染性疾病。糖尿病口腔疾病在糖尿病中被称为第六大并发症而存在，发病率可达 87%。

一、糖尿病与口腔疾病的关系

糖尿病和口腔疾病间的双向关系是人们长期以来研究的课题，二者互为因果，相互促进，不断使人们陷入一个恶性循环。糖尿病可诱发或加重一系列口腔疾病，如：牙周病、口腔溃疡、口腔真菌感染、颌面部软组织损伤、口腔扁平苔藓、牙体牙髓根尖周病变、牙齿松动、牙槽骨骨质疏松等，而这些口腔疾病能反过来作用于机体，造成糖尿病患者血糖难以管理，从而加重糖尿病病情。

（一）西医的发病机制认识

（1）高血糖是局部感染的土壤：高血糖可导致牙龈组织、口腔黏膜中小血管基底膜增生，从而造成局部氧分压下降，厌氧菌滋生繁殖增加，从而导致局部感染的发生。

（2）高血糖是念珠菌繁殖的土壤：高血糖致唾液分泌葡萄糖增加，而存在与口腔中的念珠菌生长繁殖增加，从而造成感染。

（3）免疫缺陷：糖尿病患者的免疫缺陷可造成人体抵抗力下降，从而口腔获得感染的机会增加，进而导致口腔疾病的反复发生。

（4）代谢紊乱：糖尿病患者长期处于代谢紊乱状态，机体的长期代谢紊乱可造成牙齿松动、口腔感染。

（二）中医病因病机认识

1. 复感外邪

巢元方《诸病源候论》指出："阳明脉虚，风邪先受，热气加之，而致龋齿。"素体阴虚、气阴两虚、湿热中阻是糖尿病患者常见证型，此类患者复感风、寒、暑、湿、燥、火等外邪，从而诱发口腔疾病。

2. 内邪化疾

《黄帝内经》云："诸痛痒疮皆属于心。"手少阴，心之经也，心气通于舌。足太阴，脾之经也，脾气通于口。腑脏热盛，热乘心脾，气冲于口与舌，故令口舌生疮也。糖尿病患者的内邪化疾分为因虚致疾与因实致疾两种类型，因虚致疾患者或少阴水亏或心肾阴亏，从而造成虚火上扰，进而出现口舌牙疾。因实致疾患者或湿浊中阻或湿热中阻，从而湿热瘀结于中焦，发生口臭、牙龈出血、口腔溃疡等口腔疾病。

二、面临的问题

目前，糖尿病口腔疾病主要面临四方面问题：①重视不足，②"三低"存在（即低诊断率、低治疗率、低治愈率），③缺乏管理，④中医发掘不够。

三、疾病防治

（一）总体原则

（1）控制血糖、消除诱因：血糖过高可以损害口腔健康，导致牙龈疾病、黏膜溃烂、感染细菌真菌等。口腔一旦发生感染后血糖水平就更不易控制。

（2）提早就医、既病防变：如果糖尿病患者出现牙龈红肿、出血、牙齿松动、口腔干燥时很可能已出现糖尿病并发症，此时一定要去正规医院就诊，检查口腔健康状况。

（3）清洁口腔，适宜用具：若未合理使用，易滋生细菌，在高糖状态下增加疾病风险。

（二）西医治疗

糖尿病与口腔疾病互为因果，因此，针对糖尿病人任何口腔疾病的治疗，控制血糖是第一位要素，也是最基本治疗。

1. 牙周病治疗

（1）常规治疗：糖尿病患者可进行龈上洁治，龈下刮治和根面平整等治疗。

（2）抗菌治疗：糖尿病控制不佳者，在牙周治疗时，考虑辅以使用抗生素。

2. 口腔真菌感染治疗

目前，西医对口腔真菌感染的治疗除抗真菌治疗外，尚无其他有效治疗措施。

3. 口腔扁平苔藓治疗

（1）消除局部刺激因素：如烟、酒、辛辣食物、牙结石、尖锐牙尖、不良修复体等。

（2）损害局限且无症状者，可不用药，仅观察随访；损害局限但有症状者，以局部用药为主；损害较严重者采用局部和全身联合用药，全身用药以免疫调节治疗为主。

（3）注意控制继发感染，特别是真菌感染。

4. 口腔颌面部感染

（1）全身治疗：包括支持疗法，如吸氧、输液、补充营养与维持电解质平衡；选用有效抗菌药物，蜂窝织炎多为需氧菌和厌氧菌的混合感染。

（2）局部治疗：炎症早期采用消炎、止痛的外敷药物方法，促进炎症局限。一旦确定有脓肿形成，即行切开引流。

5. 牙体牙髓牙根周治疗

（1）急性期应急处理开髓，疏通根管，开放引流，脓肿形成后需局麻下切开引流。

（2）全身应用抗生素并给予必要的全身支持疗法。

6. 口腔溃疡病治疗

（1）消除病因、增强体质、对症治疗。

（2）坚持全身治疗和局部治疗相结合，中西医治疗相结合，生理和心理治疗相结合。

（三）中医治疗

1. 治法提示

明代薛己《口齿类要》："口疮上焦实热，中焦实寒，下焦阴火，各经传变所致，当分而治之。"因此，我们在治疗糖尿病口腔疾病时应当辨证施治、内外结合并且形成专业路径。

2. 内治法

辨证施治是内治法的基本准则。

（1）牙周病：①胃火炽盛致肿痛出血者可用清胃散合犀角地黄汤加减；②素体阴亏致病者可用玉女煎加减；③肾气虚衰致牙齿松动欲脱者可用固齿丸加减。

（2）口腔黏膜病：①心胃热盛致口疮、扁平苔藓者可选用加味导赤白虎汤加减；②肝胆实火致口疮、扁平苔藓者可选用龙胆泻肝汤加减；③瘀血内阻致顽固性口疮、扁平苔藓者可用桃红四物汤加减；④肝肾不足致口疮、扁平苔藓者可选用六味地黄丸加减；⑤气血不足致口疮、扁平苔藓者可选用八珍汤加减。

3. 外治法

（1）外治法优势：中医外治法主要有四项优势：①直达病所，作用迅速；②简便廉验，值得推广；③历史悠久，方法众多；④资源丰富，宝藏不竭。

（2）外治法成药举例：①散剂如冰硼散等局部清热解毒，散热止痛，破积生津，化腐生肌，消肿止痛；②含漱剂如三黄含漱液等清热解毒，止血定痛，促进伤口愈合；③膏剂和粉剂可化腐生肌，消肿止痛，如糖口康牙膏等。

（3）外治法小验方举例：①漱口方：汴菊花 3g、苏薄荷 3g、三七花 3g，泡水漱口，用于治疗牙周炎、口臭、牙龈出血等。②引火归元贴：诃子肉∶吴茱萸∶川黄连∶冰片＝3∶1∶1.5∶0.5，研末，姜汁调匀贴足心涌泉穴用于治疗口腔溃疡。

四、总　结

糖尿病并发口腔疾病普遍多见，且易反复发作，应当引起我们重视。在疾病的防控中，我们应当“关口前移”，把预防作为第一策略。中医对糖尿病并发口腔溃疡的治疗具有明显优势，在治疗过程中我们应当发掘。在实施中医治疗时，我们应当注重内治，但切不可轻视外治，要善于运用中医内外合治之法，从而根治疾病，预防复发。

第六章　论中医体质与治未病研究

第一节　论糖调节受损者主要中医体质类型与生化相关指标的关系

糖调节受损（impaired glucose regulation，IGR）是糖代谢介于正常和糖尿病之间的过渡状态，IGR 者是糖尿病的高危人群，也是心血管疾病的危险因素之一[1]。预防糖尿病及其大血管并发症发生的关键在于糖尿病前期状态人群，即 IGR 者的早发现、早干预。根据笔者所做的初步工作分析及现有的相关资料报道认为，IGR 的发生与中医体质类型具有一定的相关性，既病之后，发生何种并发症也与体质类型相关。本研究旨在探讨糖调节受损（IGR）者中医体质类型分布特点及其主要体质类型及其与相关指标的关系，为 IGR 的防治提供依据。

一、研究对象与方法

（一）研究对象

自 2008 年 4 月至 2009 年 3 月，在开封市中医院及开封市体检中心进行中医体质调查和体检的 1500 例调查对象中，筛选出符合 IGR 纳入标准者 322 例纳入本研究。322 例研究对象中，男 152 例，女 170 例，平均年龄（51.69±8.81）岁（最小 20 岁，最大 70 岁）。空腹血糖受损（IFG）、糖耐量减低（IGT）和 IFG+IGT 3 个亚组中，IFG 组 113 例占 35.1%（男 62 例，女 51 例），IGT 组 114 例占 35.4%（男 44 例，女 70 例），IFG+IGT 组 95 例占 29.5%（男 46 例，女 49 例）。各组之间的年龄、性别均无统计学差异，具有可比性。

（二）诊断标准

1. IGR 的诊断标准

按照 2003 年美国糖尿病协会（ADA）的诊断标准，葡萄糖耐量试验（OGTT），空腹静脉血糖≥5.6mmol/L 但＜7.0mmol/L，餐后 2h 静脉血糖＜7.8mmol/L 时称为 IFG；空腹静脉血糖＜5.6mmol/L，餐后 2h 静脉血糖≥7.8mmol/L 但＜11.1mmol/L 时称 IGT；空腹静脉血糖≥5.6mmol/L 但＜7.0mmol/L，餐后 2h 静脉血糖≥7.8mmol/L 但＜11.1mmol/L 时称为 IFG+IGT。

2. 中医体质分型标准

应用信度、效度评价良好的标准化的中医体质量表[2-4]进行调查。该量表是由平和质、气虚质、阳虚质、阴虚质、痰湿质、湿热质、血瘀质、气郁质、特禀质 9 个亚量表构成的 60 个条目的自我评价量表，平和质之外的 8 种体质类型均为偏颇体质。量表各个条目是从没有、偶尔、有时、经常、总是 5 段（1～5）的 Likert 尺度中选择适合的答案，各个条目是 1～5 的 5 段计分法。各个亚量表是先计算原始分数，即：原始分数=每个条目分值相加；计算原始分数后再换算为转化分数，转化分数=（实际得分－该亚量表可能的最低得分）/该亚量表可能的最高得分与最低得分之差×100。各体质类型的转化分为 0～100 分。

9 个亚量表计算转化分后，首先进行平和体质还是 8 种偏颇体质的判定。若 8 种偏颇体质转化分均＜30 分，且平和质转化分≥60 分时，判定为“平和质”；否则，判定为偏颇体质。如判定为偏颇体质，则进一步根据 8 种偏颇体质的得分进行偏颇体质的判定，即：偏颇体质转化分≥30 分，判定为“是”；若有 3 种以上体质转化分≥30 时，则按得分高者取 3 种体质。

（三）检测指标

所有研究对象均进行中医体质调查及腰围、臀围、体质量、身高、糖耐量试验（OGTT）及胰岛素释放的测定。体质量指数（BMI）=体质量（kg）/身高 ^{2}（m^2），根据原卫生部“中国成人超重和肥胖症预防控制指南”[5]推荐的标准，BMI＜18.5 为体质量过轻，18.5≤BMI＜24 为体质量正常，24≤BMI＜28 为超重，BMI≥28 为肥胖；腰臀比（WHR）=腰围/臀围，以男性 WHR≥0.90、女性 WHR≥0.85 为腹型肥胖标准。胰岛素抵抗（IR）的评估：按 HOMA 模型[6]胰岛素抵抗指数（HOMA-IR）=（Fins×FBG）/22.5，胰岛 B 细胞功能（HOMA-B）=20×Fins/（FPG－3.5）。

（四）统计学处理

采用 EpiData3.02 软件双录入数据，全部数据由 EpiData 3.02 导出后用 SPSS13.0 进行统计分析。计量资料以均数 $\bar{x} \pm s$ 表示，组间比较采用 t 检验，计数资料采用 χ^2 检验，以 $P<0.05$ 为差异有统计学意义。

二、研究结果

（一）IGR 人群中医体质类型分布特点

322 例 IGR 人群中，单一体质类型者 241 例（74.8%），两种体质类型相兼者 63 例（19.5%），3 种体质类型相兼者 18 例（8.1%）。分别对 IFG、IGT、IFG+IGT 3 个亚组体质兼夹情况进行分析，3组兼夹情况相似，无显著性差异（$P>0.05$）。见表1。

表1　IGR各组中医体质类型兼夹情况[例（%）]

组别	例数	单一体质	2种体质相兼	3种体质相兼
IFG	113	81（71.7）	27（23.9）	5（4.4）
IGT	114	84（73.7）	22（19.3）	8（7.0）
IFG+IGT	95	76（80.0）	14（14.7）	5（5.3）
合计	322	241（74.8）	63（19.5）	18（8.1）

具体来看，322例IGR人群中平和质130（40.4%），气虚质40例（12.4 %），阳虚质24例（7.5%），痰湿质20例（6.2%），阴虚质7例（2.2%），特禀质6例（1.9%），湿热质、气郁质各5例（1.6%），瘀血质4例（1.2%），气虚兼阳虚质21例（6.5%），气虚兼气郁质8例（2.5%），气虚兼痰湿质7例（2.2%），气虚兼阴虚质6例（1.9%），阳虚兼气郁质、阳虚兼瘀血质、阴虚兼气郁质各4例（1.2%），阳虚兼痰湿质、瘀血兼特禀质各3例（0.9%），痰湿兼湿热质2例（0.6%），阴虚兼阳虚质1例（0.3%），气虚、阳虚兼气郁质与气虚、阴虚兼气郁质各5例（1.6%），气虚、阳虚兼痰湿质4例（1.2%），痰湿、瘀血兼阴虚质与痰湿、瘀血兼特禀质各2例（0.6%）。前5种主要的体质类型是：平和质、气虚质、阳虚质、气虚兼阳虚质、痰湿质（见表2）。IFG、IGT、IFG+IGT 3种糖代谢状态人群体质类型的分布特点相似（表2），无统计学差异（$P>0.05$）。

表2　IGR各组中医体质类型分布[例（%）]

体质类型	IFG	IGT	IFG+IGT	合计
平和质	49（43.4）	43（37.7）	38（40.0）	130（40.4）
气虚质	12（10.6）	15（13.2）	13（13.7）	40（12.4）
阳虚质	6（5.3）	11（9.6）	7（7.4）	24（7.5）
痰湿质	6（5.3）	8（7.0）	6（6.3）	20（6.2）
阴虚质	2（1.8）	2（1.8）	3（3.2）	7（2.2）
湿热质	2（1.8）	2（1.8）	1（1.0）	5（1.6）
气郁质	1（0.9）	2（1.8）	2（2.1）	5（1.6）
特禀质	3（2.7）	1（0.9）	2（2.1）	6（1.9）
瘀血质	0（0）	0（0）	4（4.2）	4（1.2）
气虚兼阳虚质	10（8.8）	5（4.4）	6（6.4）	21（6.5）
气虚兼痰湿质	6（5.3）	1（0.9）	0（0）	7（2.2）
气虚兼阴虚质	4（3.6）	2（1.8）	0（0）	6（1.9）
气虚兼气郁质	0（0）	5（4.4）	3（3.2）	8（2.5）
阳虚兼气郁质	0（0）	4（3.5）	0（0）	4（1.2）
阳虚兼瘀血质	0（0）	3（2.6）	1（1.0）	4（1.2）
阳虚兼痰湿质	2（1.8）	0（0）	1（1.0）	3（0.9）
阴虚兼气郁质	2（1.8）	0（0）	2（2.1）	4（1.2）

续表

体质类型	IFG	IGT	IFG+IGT	合计
阴虚兼阳虚质	0（0）	1（0.9）	0（0）	1（0.3）
痰湿兼湿热质	1（0.9）	0（0）	1（1.0）	2（0.6）
瘀血兼特禀质	2（0.9）	1（0.9）	0（0）	3（0.9）
痰湿、瘀血兼阴虚质	0（0）	1（0.9）	1（1.0）	2（0.6）
痰湿、瘀血兼特禀质	2（1.8）	0（0）	0（0）	2（0.6）
气虚、阳虚兼气郁质	1（0.9）	4（3.5）	0（0）	5（1.6）
气虚、阴虚兼气郁质	2（1.8）	0（0）	3（3.2）	5（1.6）
气虚、阳虚兼痰湿质	0（0）	3（2.6）	1（1.0）	4（1.2）

（二）IGR 5 种主要中医体质类型与 BMI、WHR 和年龄的关系

由表 3 可看出，与痰湿质相比，平和质、气虚质、阳虚质、气虚兼阳虚质组的 BMI、WHR 显著较低（$P<0.01$），而气虚质、阳虚质、气虚兼阳虚质组的 BMI、WHR 与平和质相比显著较低（$P<0.05$）。IGR 5 种主要中医体质类型与年龄的关系经 χ^2 检验有显著差异（$P<0.01$），具体来说：平和质随年龄增长而减少，气虚质、阳虚质、气虚兼阳虚质随年龄增长而增多，痰湿质多见于中年。见表 4。

表 3　IGR 5 种主要中医体质类型与 BMI、WHR 的关系（$\bar{x}\pm s$）

体质类型	例数	BMI	WHR
平和质	130	$23.57\pm3.11^{**}$	$0.88\pm0.07^{**}$
气虚质	40	$22.52\pm1.24^{**\triangle}$	$0.85\pm0.06^{**\triangle}$
阳虚质	24	$22.25\pm1.28^{**\triangle}$	$0.85\pm0.05^{**\triangle}$
气虚兼阳虚质	21	$21.17\pm2.10^{**\triangle}$	$0.84\pm0.04^{**\triangle}$
痰湿质	20	28.05 ± 1.35	0.95 ± 0.11

注：与痰湿质比较，$^{**}P<0.01$；与平和质比较，$^{\triangle}P<0.05$。下表同。

表 4　IGR 5 种主要中医体质类型与年龄的关系[例（%）]

体质类型	例数	年龄（岁）		
		20～29	30～49	50～70
平和质	130	66（50.8）	53（40.8）	11（8.5）
气虚质	40	3（7.5）	11（27.5）	26（65.0）
阳虚质	24	1（4.2）	7（29.2）	16（66.7）
气虚兼阳虚质	21	1（4.8）	5（23.8）	15（71.4）
痰湿质	20	4（20.0）	13（65.0）	3（15.0）

（三）IGR 5 种主要中医体质类型与 HOMA-IR 及 HOMA-B 的关系

痰湿质的 HOMA-IR 显著高于平和质、气虚质、阳虚质及气虚兼阳虚质组（$P<0.01$），

说明痰湿质与平和质、气虚质、阳虚质及气虚兼阳虚质组相比胰岛素抵抗比较明显，痰湿质的 HOMA-B 显著高于平和质、气虚质、阳虚质及气虚兼阳虚质组（$P<0.01$），说明痰湿质与平和质、气虚质、阳虚质及气虚兼阳虚质组相比胰岛素的分泌功能尚可；平和质的 HOMA-IR 及 HOMA-B 与气虚质、阳虚质及气虚兼阳虚质组相比有差异性（$P<0.05$），说明平和质有胰岛素抵抗，胰岛素的分泌功能尚可，气虚质、阳虚质及气虚兼阳虚质组的胰岛素分泌功能较差（表 5）。

表 5 IGR 5 种主要中医体质类型与 HOMA-IR 及 HOMA-B 的比较（$\bar{x}\pm s$）

体质类型	例数	HOMA-IR	HOMA-B
平和质	130	$2.90\pm0.61^{**}$	$46.32\pm22.18^{**}$
气虚质	40	$2.69\pm0.36^{**\triangle}$	$39.87\pm17.34^{**\triangle}$
阳虚质	24	$2.67\pm0.51^{**\triangle}$	$42.78\pm15.56^{**\triangle}$
气虚兼阳虚质	21	$2.69\pm0.41^{**\triangle}$	$40.47\pm19.45^{**\triangle}$
痰湿质	20	3.31 ± 0.39	60.65 ± 21.34

三、研究评析

中医体质学认为，体质是人体生命过程中，在先天禀赋和后天获得的基础上所形成的形态结构、生理功能和心理状态方面综合的、相对稳定的固有特质[7-8]。探讨 IGR 的中医体质特点，分析主要体质类型与 BMI、WHR、年龄、胰岛素抵抗指数、胰岛 B 细胞功能的关系，可为 IGR 的防治提供科学依据。

本研究 322 例 IGR 人群表现为单一体质类型、2 种及 3 种体质类型相兼出现，其主要体质类型依次为平和质、气虚质、阳虚质、气虚兼阳虚质、痰湿质；阴虚质、气郁质、湿热质、瘀血质、特禀质所占比例较少，且多与其他体质类型相兼出现；各种体质类型在 3 种糖代谢状态人群中所占比例相当。通过 IGR 5 种主要体质类型（平和质、气虚质、阳虚质、气虚兼阳虚质、痰湿质）与 BMI、WHR、年龄、HOMA-IR 及 HOMA-B 的关系的分析显示：与痰湿质相比，平和质、气虚质、阳虚质、气虚兼阳虚质组的 BMI、WHR 显著较低（$P<0.01$）；与平和质相比，气虚质、阳虚质、气虚兼阳虚质组的 BMI、WHR 显著较低（$P<0.05$）。IGR 5 种主要中医体质类型与年龄的关系经 χ^2 检验有显著差异（$P<0.01$），具体来说：平和质随年龄增长而减少，气虚质、阳虚质、气虚兼阳虚质随年龄增长而增多，痰湿质多见于中年。平和质轻度胰岛素抵抗；气虚质、阳虚质及气虚兼阳虚质的胰岛分泌功能较差；痰湿质的胰岛分泌功能尚可，胰岛素抵抗较明显。

中医学认为“阴平阳秘，精神乃治”，说明正常体质处于阴阳消长的动态平衡，是健康的标志。本研究平和质在 3 种不同糖代谢状态人群中均占最大比例，且与年龄具有相关性，如《素问·上古天真论》云：“（女子）三七，肾气平均，故真牙生而长极；四七，筋骨坚，发长极，身体盛壮。”“（男子）三八，肾气平均，筋骨劲强，故真牙生而长极；四八，筋骨隆盛，肌肉满壮。”在此阶段，人体体魄强壮，内脏坚实，故以青壮年居多；但现代青壮年人生活压力较大、过嗜肥甘及醇酒等引起胰岛素轻度抵抗以致 IGR 的发生，然因其气血充足，精力充沛，体健神旺，体质的从化不同，故平和质的 IGR 人群胰岛素分泌功能尚可，这部分人群经过积极有效的治疗，是有望转为正常糖代谢的。

IGR 3 种不同糖代谢状态人群中气虚质占较大比例，同时气虚质与其他体质相兼者所占比例也较大，提示气虚质在人群中 IGR 发病率较高。但在文献学习中关于 IGR 的发病机制很少提到气虚，可能有 3 方面的原因：第一，本次所做的研究是以 2003 年 ADA 对 IFG 的诊断下切点下调后，故所收集到的病例应较下调前多，而文献中所示的研究多以下调前的切点为诊断标准；第二，笔者在临床中发现，有一些体检中发现的隐匿性无症状的糖尿病患者，经过治疗后患者会诉感觉较前有力，这也证明气虚质在人群中存在较多，但很多人未予以重视。现在我国医疗普及率低，对 IGR 早期的气虚阶段症状认识不足，一大批表现为气虚症状 IGR 人群漏诊，故每年体检可大大降低 IGR 的漏诊率；第三，本次收集到的病例大部分来自农村，长期大量的体力劳动而致气虚，正如《素问・举痛论》曰："劳则气耗……劳则喘息汗出，外内皆越。"在本研究中气虚质的 BMI、WHR、HOMA-IR 及 HOMA-B 较痰湿质低，气化失常，则"化精""散精"功能失常，不能为胃行其津液，终至胃中燥热，消谷善饥；脾不能散精，运化失职，气血津液代谢失常，而致气血生化乏源，不能外养肌肉，则疲乏无力等，故 BMI 及 WHR 较低，胰岛素的分泌功能较差，伴或不伴有胰岛素的抵抗而致 IGR 的发生。

阳虚质病例中老年人所占比例较大，阳虚质的 BMI、WHR、HOMA-IR 及 HOMA-B 较痰湿质低，气虚为阳虚之渐，阳虚为气虚之甚，体内阳气亏虚，机体失却温养，推动、蒸腾、气化等作用减退，阳气不能蒸腾、气不化水液，则水湿停滞，阳虚温煦功能减退，津液代谢失调，元阳虚弱则诸脏失其温煦生化，甚至是气化严重失司而致 IGR 的发生。朱章志[9]认为脾肾阳虚，三枢不畅而致 IGR 或糖尿病的发生。石毅鄂[10]研究后发现，消渴也有因素体阳虚，初起即同时兼有气虚或阳虚者。《黄帝内经》云："年过四十而肾气自半"，随着年龄的增长，脾肾阳虚，脾虚而运化水谷精微功能减退，肾阳不足，命门火衰，则上不能蒸化水谷以润泽于身，不能固摄精微水液以司开合，造成水谷之气不能由脾达肺而直趋下源，精微不藏而泄，纳入的水谷精微不能充分吸收，营养较差，故表现为 BMI 及 WHR 低，其胰岛素的分泌功能较差。

痰湿质的形成有其先天因素，更重要的是与自身调摄有关，痰湿质的 IGR 患者在物质代谢方面的某些障碍多与脾虚有关，从中医体质学角度分析痰湿质的形成有其先天的因素，可能与基因遗传有关，更重要的是与后天的饮食不节密切相关，尤其是笔者调查的开封地区人群，生活条件的改善，部分人嗜食肥甘厚腻，如喝羊肉汤等饮食习惯而形成痰湿质。本研究中痰湿质的 BMI、WHR、HOMA-IR 及 HOMA-B 均较平和质、气虚质、阳虚质高，肥胖与痰湿互为因果，《王氏医疗》所言："肥人酗酒之湿热，入作痰涎"，《石室秘录》曰："肥人多痰，乃气虚也，虚则气不能运行，故痰生之。"陆源源[11]将 IGT 人群分为 3 型：阴虚燥热型、脾虚湿阻型、气阴两虚型，且以脾虚湿阻型为多，该研究还发现脾虚湿阻型患者胰岛素明显升高，认为脾虚可能是导致胰岛功能障碍、诱发高胰岛素血症、胰岛素抵抗，从而导致糖代谢异常的始动原因。脾主运化为后天之本，人体所需的一切营养物质来源于饮食，而饮食必须通过脾的运化，才能将水谷精微送至五脏六腑，四肢百骸，痰湿易困脾，脾运失健，胃虽能纳谷，但入之谷不能变成营养物质，反酿成痰湿，纳食愈多，痰湿愈重，日积月累，则成肥胖致糖和脂肪的代谢异常，胰岛素敏感性降低引起 IGR 的发生。

本研究提示，IGR 的发生与中医体质类型具有一定的相关性。加大对体检的普及率，有助于对有发病倾向的主要体质类型人群早发现并及时进行干预治疗，这也符合中医“治未病”的原则。同时本研究与文献资料及相关研究的结果略有差别，可能是由于本研究所调查的病例仅局限于开封地区，而文献资料及相关研究的结果是来自全国，由于地域、气候、水质的差异，对人体产生的影响亦有不同，势必会有体质分布上的差别，这亦符合中医“天人相应”的原理，同时由于病例样本量的不同，造成研究结果亦有所差别，本研究所采用的样本量偏少，故不能覆盖所有体质，若在以后的研究中增加样本量，并探索其他分析方法以提高科研质量，或可避免这些不足，确保科研结论具有实际临床意义。

参考文献

[1] 徐继杰，杨东华，于丽，等. 健康教育对糖尿病心血管疾病的影响及对策[J]. 吉林医学，2007，18（12）：39-40.

[2] 王琦，朱燕波，薛禾生，等. 中医体质量表的初步编制. 中国临床康复[J]. 2006，10（03）：12-14.

[3] 朱燕波，王琦，薛禾生，等. 中医体质量表性能的初步评价[J]. 中国临床康复，2006，10（3）：15-17.

[4] 朱燕波，王琦. 中医体质量表的信度和效度评价[J]. 中国行为医学科学，2007，16（7）：651-654.

[5] 中华人民共和国卫生部疾病控制司. 中国成人超重和肥胖症预防控制指南[M]. 北京：人民卫生出版社，2006：3-4.

[6] Haffner S M, Gonzalez C, MiettinenH, et al. Aprospective analysis of the HOMA-model. The Mexico City diabetes study. Diabetes Care[J]. 1996，19（10）：1138-1141.

[7] 王琦. 中医体质学[M]. 北京：人民卫生出版社，2005：2.

[8] 王琦，朱燕波. 中国一般人群中医体质流行病学调查——基于全国 9 省市 21948 例流行病学调查数据[J]. 中华中医药杂志，2009，24（1）：7-12.

[9] 朱章志. 糖尿病防治重在扶阳[J]. 糖尿病之友・医生版，2006，8：36.

[10] 王毅鄂. 浅谈中老年糖尿病从肾论治[J]. 长春中医学院学报，1996（9）：3-4.

[11] 陆源源，陈文霞. 糖耐量低减者胰岛素水平与中医辨证分型关系[J]. 浙江中医杂志，2003，38（5）：220.

第二节 论中医“治未病”的理论渊源与临床运用

一、理论的渊源与发展

（一）奠基于《内经》

《素问・四气调神大论》说：“圣人不治已病治未病，不治已乱治未乱，此之谓也。夫病已成而后药之，乱已成而后治之，譬犹渴而穿井，斗而铸锥，不亦晚乎!”《灵枢・逆顺》亦云：“上工刺其未生者也？故曰：上工治未病，不治已病。”明确指出，治未病是于疾病未生之时进行保健治疗，并强调此谓高明医生之举，开创了中医预防思想之先河。《素问・上古天真论》云：“其知道者，法于阴阳，和于术数，食饮有节，起居有常，不安作劳，故能形与神俱，而尽终其天年。”为防止病邪的侵害，《内经》告诫人们应“虚邪贼风，避之有时”（《素问·上古天真论》）。通过以上内养和外防两方面的措施，就可以预防疾病的发生。

（二）发展于《伤寒杂病论》

东汉张仲景《金匮要略·脏腑经络先后病脉证第一》说：“夫人禀五常，因风气而生长，风气虽能生万物，亦能害万物，如水能浮舟，亦能覆舟。若五脏元真通畅，人即安和，客气邪风，中人多死。”强调客气邪风虽然是致病因素，但能否引起疾病，仍取决于人体正气的强弱。如果五脏元真之气充盛，营卫通畅，能适应自然界反常的气候变化，则人体平和无病。该篇还指出“人能养慎”则“不令邪风干忤经络”。是说在调摄身心、提高正气抗邪能力的同时，要慎防邪气侵害，避免邪风毒气侵入肌肤经络，防病于未然。“适中经络，未流传脏腑，即医治之”，则进一步强调了经络受邪，尚未深入脏腑，便应早期治疗，防微杜渐，以免病邪深入。“四肢才觉重滞，即导引、吐纳、针灸、膏摩，勿令九窍闭塞，更能无犯王法、禽兽灾伤，房室勿令竭乏，服食节其冷、热、苦、酸、辛、甘，不遗形体有衰，病则无由入其腠理”。则详细提出了未病先防的具体措施。“橘柚多食，令人口爽，不知五味。梨不可多食，令人寒中”。张仲景“见肝之病，知肝传脾，当先实脾”的论断成为后世防治彼脏有病传及他脏的典范，在《内经》“未病先防”的基础上，又发展了“既病防变”理论与实践。

（三）成熟于《温热论》

清·叶天士创立的卫气营血辨证虽注重温病治疗的阶段性和层次性，但对险恶危急之证则强调客邪早逐的原则，以消除致病的根本原因。如邪“入营尤可透热转气”，入营分而见斑疹隐隐时，必须“急急透斑为要”，故用清热凉血之剂，使营血热毒得解，斑疹外透而病易解除，否则邪陷于里，势必造成内闭外脱之险证。再如“初病舌就干，神不昏者，急加养正透利之药”，即禀素津气亏损，治当养正透邪。“若舌上苔如腻者，胃中宿滞挟浊秽郁伏，当急急开泄，否则闭结中焦，不能从膜原达出矣”。即用开通宣泄之法以达邪外出。若舌白如粉而滑，四边舌色紫绛者乃“温疫病初入膜原，未归胃府，急急透解，莫待传陷而入，为险恶病”。即用苦温宣透膜原法透邪外出，以防邪陷内脏，病情恶化。

（四）提高于现代

西医学模式给中医预防医学的发展带来了新的机遇和广阔的发展前景。王琦教授《中医治未病新解》的出版和中医“九种体质类型”的辨识，大大丰富和进一步提升了中医“治未病”理论内涵，为“治未病”的开展提供了新的理论基础。随着未病学检测手段的进步，不断对新的疾病有所认识。其科学内涵不断被深入探讨和揭示，在人类返璞归真，回归自然热逐渐兴起以及人类追求绿色疗法、重视养生保健的今天，进一步深入开发应用“治未病”理论成了中医界刻不容缓的重大课题。

二、“治未病”临床应用

（一）定期体检，见微知著

结合国家劳动保险制度，建立突出中医特色的体质辨识中心或体检站，组织广大人民群众定期体检“辨病”与“辨体”相结合。开发“体检-预防-保健-诊断-治疗-体检-康复”为一体的环式“治未病”保健诊疗链，建立完善的体检资料数据库，动态观察和规范管理，定期开展随访和健康教育。定期体检内容不但包括身体疾病、心理疾病、中医体质类型和亚健康状态，及时发现“疾病微征”或“隐态”，且利于早期逆转，恢复健康。通过体检，及早发现并防止疾病传变。

（二）重视先兆，截断逆转

先兆症状是疾病早期发现、早期诊断及早期治疗的关键，如对中风的潜证“无者求之”的早期治疗，如出现肢体麻木、沉滞者为脉络阻滞，予活血通络之丹参、红花、川芎、赤芍、鸡血藤，若见眩晕则予平肝息风之钩藤、天麻、石决明、菊花等，从而预防中风的发生，治中风于未发之时。对一些反复发作，发病有规律的疑难痼疾，如西医学中的免疫性、过敏性及内分泌、神经系统或者一些病因尚未明了的疾病，运用中医“治未病”方法，注意缓解期的扶正固本，结合情绪调摄、体育锻炼，疗效确切。研究表明，将糖耐量减低患者随机分为中药干预组和对照组，中药干预组具有延缓患者糖耐量降低发展到糖尿病，从而进一步延缓糖尿病并发症及糖尿病相关终点事件的发生，提高患者生命质量及延长其生命。

（三）安其未病，防其所传

未病，指尚未患病的脏腑或部位，与“已病”和“成病”相对而言。如糖尿病其特征是持续高血糖，其病理基础是胰岛B细胞功能损伤，若血糖控制不良，久之则引起心、脑、肾、眼等脏器的损伤和病变。因此，对糖尿病，则在十分重视早期治疗的达标和胰岛功能修复的同时，重点选用养阴活血通络的中药。目前，脂肪肝的检出率日益增多，部分脂肪肝患者可发展为肝纤维化，甚至肝硬化，可以认为脂肪肝不断发展是肝纤维化的前期病变，如能在早期及时治疗，可以阻止其进一步发展，甚至使其逆转，因此其治疗日益受到重视。

（四）掌握规律，先时而治

对于有明显季节性的疾病，常可先时而治，预防为主，往往能事半功倍，如哮喘病，往往秋冬常发，在夏季就积极预防，即所谓中医学的“冬病夏治”，疗效确切。对流感，过敏性增强体质，适当锻炼，积极预防，采取了“春病冬防”的原则。

（五）三因制宜，各司法度

三因制宜，就是因人、因地、因时制宜。人有老幼、男女、胖瘦以及九种体质分别，地有东、西、南、北、中之分，时有一年四季之分，这些不同特点，决定了“治未病”时的“同中存异”“异中存同”的必然性。因此，“治未病”工作的开展，也必须遵循这一原则。

综上所述，中医治未病有着悠久的历史和丰富的科学内涵，是中医预防医学的核心和精髓。挖掘、整理、提高、弘扬治未病的学术思想，在临床实践中充实、凝练、创新是中医药界的责任，也是社会进步的需要。最先进的医学是“无医世界”。上工不治已病治未病，即是“无医世界”的最好诠释和超前的先进理论。中医治未病有着广阔的前景。在古今医学扎实实践的基础上，创新治未病理论，开拓中医治未病的领域是后医学时代的基本原则和方向。笔者从治未病的源流和发展、临床应用等方面进行归纳、阐述，只是抛砖引玉，目的是启发有志于治未病理论研究和临床实践的同仁们共同探讨治未病的思路和方法，把治未病推向一个崭新的阶段，造福社会和全人类。

第三节　论“治未病”理论的基本内涵

“治未病”既是传统、先进的医学预防思想，又是现代、全新的预防医学课题。中医一贯主张“预防为主，防重于治”，故有“上工治未病”之说。自《黄帝内经》以来的两千多年中，众多医家对此进行了大量的理论研究和临床实践，形成了系统的理论，积累了丰富的经验。治未病是中医防治疾病的理论核心，其内涵的实质是采取有效的措施，预防疾病的发生与发展，避免和减轻疾病对人类的危害，进而促进人类的健康和提高人类的生活质量，促使整个医学体系和医疗工作由“治病医学”向“健康医学”转变，使人类社会向“无医世界”迈进。纵观历代医史文献对“治未病”的记载，主要有两方面的贡献：第一，“未病”的含义，一指健康状态的个体阴平阳秘、气血调和且又不受病邪侵害，即“无病”；二指处于发病或传变的前期状态，疾病早期症状较隐匿且轻的阶段，即“欲病”；第二，总结了治未病的具体措施，一是采取防范措施，避免因内在脏腑、阴阳、气血、津液功能失调（内因）及外界致病因素的伤害（外因），而导致各种疾病的发生与发展；二是积极进行治疗，去除致病因子。简言之，其基本理论内涵就是：“未病先防”“已病早治”“既病防变”“瘥后防复”“择时防发”。

一、未 病 先 防

未病先防指未病之前先要预防，主要针对的是健康时病态和亚健康状态。由于影响健康的因素是多种多样的，所以，预防也必须从多方面入手，不仅包括对各种疾病的预防，还包括对环境卫生、食品药品、工业生产等方面的监督；同时还要注重心理情绪的调摄、思想品德的培养、生活质量的改善等。早在《黄帝内经》就有确切的论述：“余闻上古之人，春秋皆度百岁而动作不衰，今时之人，年半百而动作皆衰者，时世异耶？人将失之耶？岐伯对曰：上古之人，其知道者，法于阴阳，和于术数，食饮有节，起居有常，不妄作劳，故能形与神俱而尽终其天年，度百岁乃去。今时之人不然也，以酒为浆，以妄为常，醉以入房，以欲竭其精，以耗散其真，不知持满，不时御神，务快其心，逆于生乐，起居无节，故半百而衰也。”总之，预防必须从养成良好生活习惯的点滴做起，并且要尽可能做到深入细致，尤其要从科学养生做起，做到身心健康。哈佛公共卫生学院疾病预防中心研究表明，20 世纪 70 年代中期以来，美国开始重视行为和环境对人类健康的影响，开展以“合理膳食、适量运动、戒烟限酒、心理平衡”为基石的健康教育，使高血压发病率下降 55%、脑卒中下降 75%、糖尿病减少 50%、肿瘤减少 1/3，使美国人均预期寿命延长 10 年，而用于这方面的费用仅为同一时间医疗费用的1/10。可见，“未病先防”有着悠久的历史渊源和深刻内涵与广阔的前景。

二、已 病 早 治

已病早治指有病早发现、早治疗，以防病情加重，主要针对的是已病早期状态，如根据中医“治未病”的理论对无症状的糖调节受损人群进行中医药干预治疗，可达到较好的干预效果；有学者在“治未病”思想的启示下，提出对于免疫耐受状态或非活动性 HBV 携带状态的患者，加强卫生宣教，普及预防知识，从而提高自我保健能力，避免过早的发病或推迟发病的时间，可最大限度地提高 HBV 携带者的生存质量。“亚健康”概念的提出对进行新理念的健康教育，提高人类健康水平将起到不可磨灭的积极的促进作用，亚健康状态、现代文明病，如高血压、糖尿病、高脂血症等慢性常见病的防治是目前工作的重心。正如提出的在健康的四大要素中，内因（父母遗传）占15%，环境占17%，医疗条件占 8%，生活方式占 60%。前三者所占的 40%不为人们所掌握和改变，而从占发病 60%的生活方式入手，可有效地逆转已病的状态，若再配以适当的药物治疗，则会收到更好的治疗效果。因此，我们要开拓思路，中西结合，利用一切检测方法和手段，如建立健全全民体检制度，设立社区体检站和各级体检中心，发现早期阶段、隐伏阶段的疾病，如肥胖症、糖尿病前期（IGR）、高血压、高血脂、乙肝病毒表面抗原携带者等，然后利用一切有效的方法逆转它，把潜在的危险消灭在疾病的萌芽状态，减少疾病的发生与发展。

三、既 病 防 变

既病防变是已“发病”后临床治疗的重要指导思想，主要针对的是已病病态。既病防变就是要求以整体观念为理论依据，掌握疾病的传变规律，采取积极有效的治疗措施逆转疾病，截断病势，利用对疾病的预见性，防止疾病由浅入深、由一个部位向另一个部位传变，“先安未病之所”，以求事半功倍之效，《金匮要略·脏腑经络先后病脉证第一》曰：“夫治未病者，见肝之病，知肝传脾，当先实脾”是中医既病防变的理论精髓。

四、瘥 后 防 复

六淫、七情、饮食、劳倦是病情复发的常见原因。医学经典称之为：食复、劳复、感邪再发等。《伤寒论》认为，大病新建，气血尚虚，脾胃弱，体内正气未完全恢复，调养不慎，易致病复，而采取一定的措施以资预防，是不可忽视的环节。如“大病瘥后劳复者，枳实栀子豉汤主之”；人强于谷，“日暮微烦者，损谷则愈”。可见，在疾病初愈时药物的巩固治疗、饮食的调养，情志的调摄，防御外邪的侵袭，劳逸的适度，体质的增强对防止疾病的复发会起到积极的临床意义。

五、择 时 防 发

对于那些有明显季节性、昼时性、周期性等时间性发作的疾病或宿疾的发作，采取先期择时治疗的方法，以达到控制发病或宿疾发作的目的。根据祖国医学“天人合一”“春夏养阳”“秋冬养阴”的理论和时令、地域、人体禀赋气质进行调理、或先时治疗、防止复发具有良好的效果。如冬病夏治、冬病秋防、春病冬防、夏病春防、月经周期前的先时调理等。

“治未病”理论源于《黄帝内经》，其内容广博，两千多年来不断地在指导着中医养生保健和临床实践。《中国医疗卫生发展报告》指出：“慢性病已成为我国居民的头号杀手，每年死于此病的人约 600 万。”这无疑对我国慢性病的防治工作敲响了警钟，而“治未病”的开展必将对人们养生保健、疾病预防、诊断、治疗、愈后判断以及科研教学发挥重要的指导作用。本文参考有关文献，结合临床实践，就“治未病”的理论内涵以及该理论在临床应用中的思路作以浅析，尤其是在人类返璞归真，回归自然热逐渐兴起以及人类追求绿色疗法、重视养生保健的今天，旨在推动开发应用“治未病”理论的深入研究和中医未病先防、既病防变（截断病势）、愈后防复、择时防发（作）的理论研究及临床应用研究工作的开展。

第四节 谈“冬季进补、来年打虎”

随着人民生活水平的提高，养生也越来越受到大家的重视，冬天到了，正是每年进补的好时候，民间素有“冬季进补、来年打虎”的说法，如何冬季进补，现介绍如下。

一、什么是冬季进补

所谓冬季进补，主要就是吃“膏方”调补身体。中医讲究“天人相应”。中医根据自然界“春生夏长，秋收冬藏”的规律，认为冬季属于收藏的季节，此时若能进补将有助于来年的生发，可使脏腑功能旺盛，正气充盈，身体强壮，而百病不生，即所谓“冬季进补、来年打虎”。

二、膏方及膏方市场情况

膏方，也叫膏剂。它是在汤药的基础上，将中药煎汁、浓缩，最后用蜂蜜、冰糖或阿胶等辅料收膏制成的膏状制剂，因膏质黏稠，其性滑润，具有滋补强身、抗病延年，治病纠偏的独特作用而广受人民群众的喜爱。

目前，随着广大群众冬季进补热潮的到来，膏方市场也日渐火爆。为满足广大群众冬季进补的需要，2009 年开封市中医院率先在北方地区推广膏方，在医学专家、开封市政协副主席蒋忠仆的大力支持下成功举办了开封市首届膏方节，为开封市的中医养生保健增添了新内容。自此以后，我们每年都举办一届膏方节，并推出了系列膏方，以求造福群众。

三、膏方是如何制作的

膏方是在汤药的基础上演变而来的。膏方的制作，就是先将抓好的中药饮片用水浸泡，泡好后煎煮成汁，然后将药汁浓缩，最后用蜂蜜、阿胶等辅料收膏，最后制成膏剂、膏方，由于制作复杂、开方要求高、价格昂贵等原因，过去主要在宫廷供皇亲贵胄使用，改革开放以来随着我国人民生活水平的提高，膏方进补也逐渐在上海、江浙和广东等经济发达地区兴起，使得昔日皇室御用珍品走入了寻常百姓家。

四、膏方有哪些特点

膏方的特点归纳起来主要有四个方面。

第一，补而不滞：由于膏方服用以量小、周期长为特点，药效发挥缓慢，与其他剂型相比虽滋补而不会发生“碍胃”“滞气”等这些补益常见的弊端。

第二，口感好、吸收充分：膏方是将浓缩的中药汁和蜂蜜、冰糖等收膏而成，味道甜美，服用舒适；膏方系中药浓缩而成，体积小、药物含量高，有效成分吸收充分，疗效可以更好发挥。

第三，适于久服：膏方系纯中药制剂，天然生物活性物质含量高对人体无毒副作用，加之服用剂量小，适宜长时间服用，对无病之人的保健调养和慢病患者调治特别有利。

第四，膏方针对性强：膏方由于服用时间长，医生处方之时不仅要立足目前，还要把握以后数月，甚至更长时间内服用者生理和病理的变化。所以，服用膏方一定要针对服膏者每个人的具体情况，要因人而异、因病而异、因体而异，做到一人一方，一人一膏，保证膏方的正确使用。

五、膏方有哪些作用

膏方的作用归纳起来主要有四个方面：第一，调养健体：膏方，其质滋润、其性平和，具有平调、平补的特性，多用于无病之人的保健调养。中医养生最讲“秋冬养阴”，那么冬季来临大家就可以服用几个月的膏方，以滋阴补虚，而收到培基固本、养生健体的效果。此多采用一人一方辨体质调养。第二，补虚健体：冬季膏方进补，一般每次服用量都较小，而服用时间都长达 2～3 个月，这样无论是补气、补血、滋阴、补阳都是缓慢进补。“缓补”

一则，可使补益效果滋深润透，能达到“润物细无声”的效果；二则，有效地避免了用汤剂等急补而使“虚不受补”的特殊人群出现服用药后出现不适，甚至诱发其他疾病的严重情况。常用的膏方有十全大补膏、补肾膏、健脑益智膏等。第三，纠偏治病：服用膏方可以很好地利用药物的偏性去纠正病的偏性，如虚证用补药、热病用寒药，对于阴虚阳亢者当滋阴潜阳，对阳虚阴胜者当补阳助阴以达阴阳平衡，防病治病的目的。如用于放化疗后的升白膏；调整妇女内分泌的养颜美容膏；平衡儿童阴阳的小儿润肺膏、消积化食膏；以及鼻炎膏、安神助眠膏、润肠通便膏、咳喘膏和解酒护肝膏等。第四，固本防病，增加免疫：膏方独特的滋补调养作用对人体具有良好的“固本强基”效果，服用膏方可以补“正气”而达到“正气存内、邪不可干”从而使体质增强、免疫能力增加，特别适用于年老体衰、身虚体弱的人群。

六、怎样服用膏方效果好

保证膏方有良好的服用效果一定要注意两点：第一点是要选对人，选对病；第二点是要选对服用方法。

第一点选对人，就是要正确选择服用的人群。膏方的使用人群非常广泛，主要的有七类人群：第一，无病之人的养生保健：此类人群应根据自己的身体状况，体质类型滋补调理，以达秋冬进补，培本固源的保健效果。第二，亚健康者：现代社会人们工作、生活压力和劳动强度很大（主要为精神紧张，脑力透支），还有不良的生活习惯等，这些都可造成人体正常生理机能大幅度变化，抗病能力下降，从而使机体处于欲病而未病的亚健康状态，此时非常需要适时进行调理。第三，慢性病患者：慢性病者一般病程较长，病情复杂，身体状况较差。膏方方子大、药味多，这样可以全面照顾到慢性病复杂的病机，膏方小量久服，正适合慢性病患者病程长治宜缓图的原则，且膏方调养和调补兼顾，所以说膏方最适合慢病的调治。第四，老年人：随着年龄的增长，人体的各种机能趋向衰退，而冬令进补则能增强体质，提升人的生理机能，延缓衰老。第五，女性人群：对于女性来说，有月经来潮和孕、产等特殊的生理时期，只有气血充盈，经脉通畅，才能保证女性的生理机能正常发挥，使用膏方补气血，调脏腑，通经络，平衡内分泌，可使女性朋友容颜靓丽，身体健康。第六，儿童：小儿脏腑娇嫩，形气未充，抵抗能力较弱，机体调节较差，易于发生反复呼吸道感染，久咳不愈，厌食、贫血等，膏方最适于儿童调补。第七，病后、手术后、出血后处于康复阶段者：这些人群体质虚弱，全身机能减退，胃肠消化力降低，需服调补药。膏方调补不仅营养丰富，而且容易吸收，又能补充能量，能使机体尽快康复。

第二点就是要选对服用方法。服用膏方，一定要根据膏方的特点，以保证药效发挥为原则。服用的时间：一般每天早、晚各一次；服用剂量：一般每次 1 匙（相当于 6～10ml）。服用方法：一般是取出适量膏方放杯中，冲入温开水，搅匀使之溶化，趁热一次服下；还有一种方法是取膏适量含在口中，溶化后咽下，也称为噙化。

七、吃膏方要注意哪些问题

吃膏方一定要注意选好病、选对症、选好方。所以吃膏方一定注意：第一，为避免膏方变质，用一个固定的干燥汤匙来挖膏。第二，开始服用时量少些，以后逐渐增加服用量。第三，服用期间，倘偶感外邪，形寒、发热咳嗽，或内停食滞，腹痛、腹胀、泄泻等，则宜暂停服用几天，待康复后再继续服用。第四，膏方只宜缓补，缓调，且不可过量服用，造成“虚不受补，反受其害”。第五，服膏方期间要避免食用油腻、生冷、不易消化的食物，以免加重胃肠负担，影响膏方的吸收。

八、开封市中医院系列膏方介绍

开封市中医院的系列膏方主要有：①润肠通便膏：作用润肠通便。用于中、老年人便秘的调养。②十全大补膏：作用补气养血、提神助思。用于气血亏虚或久病、大病、术后患者的调养。补益气血，强身健体。③补肾膏：作用滋补肝肾、壮阳生精。用于男子性机能下降，性冷淡、遗精、阳痿的调养。有温肾壮阳之功。④养颜美容膏：作用健脾养血，疏肝理气。用于女子四季调养美容。⑤咳喘膏：作用填精温阳、补肾纳气，化痰逐瘀。用于咳嗽、气喘的调养。⑥解酒护肝膏：作用解酒保肝。用于酒精肝、脂肪肝，及经常饮酒者的调养。⑦升白膏：作用健脾益肾，补骨生髓。用于肿瘤患者放化疗当中、之后免疫力下降，血象降低者的调养。⑧小儿润肺膏：作用润肺，止咳，化痰。用于治疗小儿体虚易咳嗽，滋润娇脏，止咳定喘。⑨消积化食膏：作用健脾消食，化积导滞。用于治疗小儿厌食，积滞等。⑩鼻炎膏：作用补益肺气，健脾益肾。用于肺肾气虚所致鼻炎的调养。⑪安神助眠膏：作用健脾养心、镇静助眠。用于长期失眠患者的调养。⑫健脑益智膏：作用补气养血，益智强身。

第五节 高同型半胱氨酸血症和中医体质的相关性研究

同型半胱氨酸（Hcy，homocysteine）是甲硫氨酸脱甲基形成的代谢中间产物，具有细胞毒作用。诸多研究表明，Hcy 是心脑血管疾病的独立危险因素之一，与脑梗死、高同型半胱氨酸血症、冠心病、2 型糖尿病及肾病等慢性病密切相关。Hcy 是一种反应性血管损伤性氨基酸，Hcy 水平的升高是引起普通人群心、脑血管及外周血管疾病的一个重要且独立的危险因素。近年来对 Hcy 的研究已成为研究的一个新热点。高同型半胱氨酸血症（hyper homocysteinemia）的早预防、早发现、早治疗对于降低我国心脑血管疾病的发病率有着重要作用。笔者分析高同型半胱氨酸血症人群的体质特点，以期发现高同型半胱氨酸血症和体质的相关性，为从体质特点筛选高同型半胱氨酸血症人群奠定基础，扩大高同型半胱氨酸血症的检出人群做到早发现高同型半胱氨酸血症，同时从干预体质角度早预防、早治疗高同型半胱氨酸血症，最终实现预防心脑血管疾病的目的。

一、资料与方法

（一）研究对象

调查对象为2015年3月～2016年3月开封市健康体检保健中心人员，随机抽取高同型半胱氨酸血症人员300例；年龄最小31岁，最大80岁，其中31～55岁者150例；56～80岁者150例；男186例，女114例。

（二）诊断标准

（1）高同型半胱氨酸血症：所有研究对象禁食8～12h，晨起抽取空腹肘静脉血，采用酶循环法测血清Hcy（正常范围为4.0～15.4μmol/ L），Hcy＞15.4μmol/L为高同型半胱氨酸血症。

（2）中医体质分型标准：参照中华中医药学会2009年4月9日实施《中医体质分类与判定标准》判定体质类型。300例高同型半胱氨酸血症人员认真回答《中医体质分类与判定表》中的全部问题，依判定标准进行体质分型。若有多种偏颇体质转化分≥30时，则按得分高者取四种体质。为分析体质类型在高同型半胱氨酸血症中的重要性，针对出现的兼加体质类型，每种体质分别算入单一体质中。

（三）统计方法

采用SPSS19.0软件统计分析。

二、结　　果

高同型半胱氨酸血症人群中医体质类型分布特点（表1，表2，表3）。

表1　高同型半胱氨酸血症体质类型兼夹情况[例（%）]

例数	单一体质	2种体质相兼	3种体质相兼	4种体质相兼
300	169（56.33）	52（(17.33）	44（14.67）	35（11.67）

表2　高同型半胱氨酸血症中医体质类型分布（出现频次）[例（%）]

体质类型	高同型半胱氨酸血症人群
痰湿质	138（46.0）
气虚质	115（38.33）
血瘀质	93（31.0）
阴虚质	76（25.33）
湿热质	46（15.33）
气郁质	38（12.67）
阳虚质	35（11.67）
平和质	22（7.33）
特禀质	11（3.67）

注：针对出现的兼加体质类型，每种体质分别算入单一体质中。

表 3　高同型半胱氨酸血症体质年龄分布情况[例（%）]

体质类型	例数	年龄（岁）	
		31～55	56～80
痰湿质	138	89（64.49）	49（35.51）
气虚质	115	48（41.74）	67（58.26）
血瘀质	93	35（37.63）	58（62.37）
阴虚质	76	29（38.16）	47（61.84）

三、讨　　论

同型半胱氨酸是一种含硫的氨基酸，是蛋氨酸转化成半胱氨酸代谢过程中能量代谢的一个重要中间产物，主要通过再甲基化途径、转硫化途径释放到细胞外液代谢。它的致病机制主要包括损伤血管内皮细胞、促进血管平滑肌细胞增殖、影响凝血系统及脂质代谢。越来越多的报道显示，高同型半胱氨酸血症对于脑梗死、动脉粥样硬化、冠心病等心脑血管疾病的发病有着不可忽视的致病作用，同型半胱氨酸的研究已经成为研究的一个新热点。对高同型半胱氨酸血症现象，应给予重视，及早检出，积极地进行综合干预，有利于心脑血管等疾病的早期防治。

中医体质学认为，中医体质与疾病具有相关性，许多相关疾病发生的“共同土壤”在于其体质基础，体质状态决定发病与否以及发病的倾向性。

笔者研究高同型半胱氨酸血症人群的体质类型分布，结果发现 300 例高同型半胱氨酸血症患者，单一体质类型者 169 例（56.33%），两种体质类型相兼者 52 例（17.33%）、三种体质类型相兼者 44 例（14.67%），四种及以上体质类型相兼者 35 例（11.67%）；出现频次较多的前 4 位的体质类型是：痰湿质 138 例（46%）、气虚质 115 例（38.33%）、血瘀质 93 例（31.0%）、阴虚质 76 例（25.33），且多与其他体质类型相兼出现，为从干预体质的角度早检测、早预防、早干预高同型半胱氨酸血症奠定了基础。

兼加体质往往是虚弱类体质（气虚质、阴虚质）与邪实类体质（痰湿质、血瘀质）相互兼夹，呈现正虚而致体内病理代谢产物积聚（邪实），积聚的病理代谢产物反过来阻碍正气形成的体质状态，在高同型半胱氨酸血症的干预治疗中，要做到扶正不忘祛邪，达到邪去正旺的目的，从而使血同型半胱氨酸血症恢复正常。

本研究显示痰湿质在高同型半胱氨酸血症的发生中居首要体质，多是由于饮食不节，嗜食肥甘厚味，滋生痰湿，伤及脾胃，脾胃运化失常，从而形成高同型半胱氨酸血症。针对痰湿质人群，医者要高度重视对其进行高同型半胱氨酸血症科普知识的普及，使其充分认识到高同型半胱氨酸血症的危害，进行高同型半胱氨酸血症的检查，以早发现高同型半胱氨酸血症。痰湿体质的形成和生活方式密切相关，对这类人群进行早期生活行为方式干预是非常必要的。痰湿体质健康生活方式指导主要包括控制体重、戒烟限酒、合理膳食、心理平衡、适量运动五个方面，同时通过体质干预（药膳、药茶、中医中药等）改善痰湿体质，并使高同型半胱氨酸血症恢复正常。

随着年龄的增长，气虚质、血瘀质、阴虚质所占比例渐大，《素问·上古天真论》曰：“男子……五八肾气衰，发堕齿槁；……七八肝气衰，筋不能动……”认为随着年龄的增长，机体各脏器逐渐出现虚损；劳则气耗，现代社会生活节奏加快，人们工作压力大，过度劳累耗损人体正气；正气不足，无力推动血行，血脉瘀滞不通，气虚质、阴虚质、血瘀质的体质类型随着年龄的增长逐渐增多，掌握人体生命周期，运用中医治未病理念，采用辨体调养的方法补气养阴，活血消瘀，在高同型半胱氨酸血症的防治方面将起到重要作用。

结合体质类型早检测高同型半胱氨酸血症，调理体质防治高同型半胱氨酸血症体现了中医“因人制宜”的个体化医学思想，为预防高同型半胱氨酸血症的发生，更好地干预高同型半胱氨酸血症提供了方法和思路。

第六节　论中老年养生之道

随着社会经济的发展，生活水平的不断改善以及医疗条件的提高，人的寿命也随之延长，这是自然的社会现象。在我国，随着计划生育政策的成功实施，中国人口老龄化与老年人口高龄化正加速到来，然而步入老年人行列的人群，是否都能够健康地安度晚年呢？这是人们关注的问题，也是整个社会不可推卸的责任。

根据中国人口信息研究中心数据，我国现有 60 岁以上老年人口 1.43 亿，占全国总人口的10%以上，未来五十年，老年人口还将以年均 3.2%的速度递增。中老年人经历的社会实践多，生活经验丰富，知识渊博，是一笔不可多得的社会财富。诸多专家、学者、教授、科学家的成就多出现于这个年龄段。但是由于缺乏应有的保健知识，对疾病的防患意识不强，因而过早地患上一些疾病，甚至中年早逝，给国家造成巨大的人才损失。中老年人身体健康，生活能自理，不拖累子女，使子女能安心工作（两个都是独生子女的夫妇需要照顾四个老人甚至更多），有的中老年人还帮带小孩做家务等；中老年人身体健康，可以节省大量医药费，减轻国家和家庭的经济负担。因此，中老年人能够健康地生活，也是间接地为社会做贡献。

一、养　心

《黄帝内经》中说：“心和志达，百病不生……”专家也指出：“心理平衡是合理膳食、适量运动、戒烟限酒及其他一切养生保健效果的前提。”可见养生必先养心。那么如何养心呢？庞国明教授认为有“四要”。

1. 心要平

对人、对事心态要平和，做到荣辱不惊，遇到顺境、援助、奖励等好事，不大喜过望；遇到逆境、批评、亲朋离世等不良刺激也不大惊大恐、大悲大忧；尽量保持平常心、平和心。

2. 心要善

心地善良、善言、善行，与人为善。在社会上发善言、行善举，扶弱济困，量力而行；勿以善小而不为，或出人出力，或舍施钱物；在单位要善于遵规守纪，善尊领导，善待同事，善待工作；在家庭要孝顺老人，关爱配偶，善教子女。一切从善出发，永走善路，结善果。可谓仁者康，德者寿。

3. 心要宽

凡事要看得开，不斤斤计较，做到大事小情、悲哀喜事，从容应对，过之释怀。否则就会自找烦恼，五志过极而伤五脏。如：喜伤心，怒伤肝，恐伤肾，思伤脾，悲忧伤肺。总之，对待良性与不良的刺激，既要拿得起，更要放得下，只有放得下才能拿得起。放下心宽，身体强健。

4. 心要公

不积压心事，把心语公开，及时向亲友倾诉心里话，心扉敞亮，气血畅达，五脏和谐则百病不生。反之，心事重重，日积成郁，郁闷不泄，久之则郁瘀致病，百病丛生。二要有公心，公生明生廉，心明则路正，廉洁则坦然，眠食俱佳，助健利寿。

二、节　　食

1. 低盐：每人每天摄入总量不超过 6g

所谓低盐，就是尽可能地控制与减少钠盐的摄入量，膳食宜淡不宜咸。国内外的科学研究与实验证实：钠盐摄入过多，是引发高血压的一个主要原因。来自卫生部门的调查显示：摄盐较多地区的居民，高血压发病率明显高于摄盐较少的地区。目前，我国高血压病患者已超过 1.6 亿人，约占 18 岁以上人口的近 18%，已经成为危害国人健康的主要病种。

如何衡量摄盐是否过量呢？世界卫生组织提出的要求是：每人每天以 6g 为宜。而我国居民的平均摄入量为其两倍以上。为此，专家呼吁，必须改变“盐为味之先”的传统观念，养成膳食“宁淡勿咸”的良好习惯。一个三口之家，每月食盐最好不要超过 500g。40～50 岁，是易患高血压的年龄段，处在这个年龄段的人，尤应严格控制钠盐的摄入，谨防“为嘴伤身”。

2. 低脂：每人每天摄入油脂总量不超过 50g

所谓低脂，就是要注意控制与减少高脂肪类食物，特别是动物脂肪的摄入。因为，过量的脂肪摄入会引发多种“富贵病”，如肥胖症、高血脂、冠心病、中风、脂肪肝及某些癌症等。

为防患于未然，养生专家建议，一是中老年人必须控制脂肪性食物的摄入量。每人每天摄入脂肪的总量，以不超过膳食总热量的30%为宜。为便于掌握多寡判断，设定每人每天摄入各种脂肪的总量，以50g为宜。目前在我国的城市居民中，约60%以上的人脂肪类食物摄入偏多，有些人甚至以食用富含脂肪的荤肉食品为主食，成为某些“富贵病”日趋低龄化的一个重要原因。二是要有选择地吃肉与用油。人不能不吃肉，否则会使机体必需的蛋白质供给不足，有碍生理健康。但是，必须改变食用猪肉过多的偏爱与嗜好，应当尽可能地以鸡、鸭、兔等禽畜肉与禽蛋以及鱼、虾等水产品等替代猪肉；食用油也应以植物油为主，少吃动物油。以实现既要有效减少动物脂肪的摄入，又能确保机体获得足够的蛋白营养。

3. 低糖：每人每天摄入总量不超过30g

所谓低糖，就是要少吃富含糖分的甜食。从生理营养学的观点来看，人类完全没有必要除正餐外另行增加糖分的摄入。因为，人们从谷类淀粉中摄取的自然糖分，足以满足机体的生理需要。如糖分摄入过量，势必形成酸性体质，极易诱发神经衰弱、便秘、肩肌僵硬、背痛、动脉硬化等疾病。白糖中不含糖代谢必需的维生素、矿物质，长期过量食糖极易引起骨质疏松症。糖在代谢中会转化为甘油三酯，成为心肌梗死以及高血糖、脂肪肝、糖尿病、脑血栓的重要诱因。摄糖过多还会引起头晕头痛、肢体乏力、食欲不振、精神萎靡、神经衰弱等不良反应。因此有专家称，滥吃白糖及其制品，是仅次于吸烟、酗酒、过量食盐、缺少运动的人类第五号重要危害，不可掉以轻心。

为此，世界卫生组织郑重提出，要普遍提倡“低糖饮食”。营养学家建议，每天摄糖量以每千克体重0.5g为宜，即一位体重60kg的成年人，每天吃糖的限制量为30g，包括糕点、饮料等含糖食品。若以此为“准”，城市白领恐怕超“标”者大有人在。

4. 低胆固醇：每人每天吃肉不超过100g

所谓低胆固醇，就是要最大限度地减少高胆固醇动物肉的进食量，以减少人体对胆固醇的摄入。正常人每升血浆中，胆固醇含量为3.9～6.5μmol。若胆固醇摄入过多，便会造成代谢失调，引起动脉粥样硬化，妨碍血管正常舒张，导致血管收缩与血液循环受阻，易发心肌缺血、心肌梗死等疾病；还会引起胆石症等。

含胆固醇高的食品主要是动物肉，特别是肥猪肉。因此，要减少胆固醇的摄入，最简便有效的办法是少吃动物肉，尤其是肥猪肉、猪脑、猪内脏。养生学家认为，每人每天进食肉类食品，以不超过100g为宜。目前许多人吃肉偏多，应作调整。减少肉食后，可增食鱼虾、禽蛋、花生、大豆制品，既补充人体必需的蛋白质、氨基酸，又有助于促使血液中的胆固醇、脂肪颗粒变小，保持悬浮状态，从而防止其在血管壁上凝聚，预防血管性疾病的发生与发展。

5. 低刺激性：力戒对机体造成不良影响

所谓低刺激性，就是要力戒与尽量减少食品对机体造成的刺激与不良影响。对人体神经、感官及肌肤刺激最大的是辛辣食品以及烟等，辛辣食品是指有强烈刺激作用的辣椒、咖喱、酒等调味品和饮品，黏滞、油腻、过冷过烫的食品和饮料的刺激性也较大。这类食物虽可给人一时的快感，但若常吃多吃，会对口腔、食道、胃肠的黏膜及内脏等组织器官造成损伤与危害。故宜戒烟限酒，煎炸、熏烤、腌渍食品及麻辣烫等菜肴，中老年人也不宜常吃多吃。

养生学家建议，中老年人应以素食为主，荤素要适当搭配；主食应以谷物为主，注意粗细粮搭配；食物宜多样化，每天进食蔬菜 500g、水果 1～2 个，经常吃薯类、豆类、菌类、海鱼、坚果等食物，每晚饮用 1 杯牛奶。在日常饮食安排上，要有稀有干，多稀少干，经常吃粥，饭前喝汤，常饮茶喝水，确保水分摄入充足；做到膳食合理，清淡多样，营养全面，食不过量。

三、善　　动

健康长寿依赖于良好的生活方式。如：早睡早起，适当午休，提高睡眠质量，日常劳作有序等。西方强调“生命在于运动”，中老年人适合选择心脏负担轻且避免肌肉关节损伤的运动项目，如：太极拳（剑）、木兰拳（扇）、跳舞、游泳以及一些竞技强度低的锻炼项目，运动前做好充分准备活动，运动中最高心率控制在：（180−年龄）次/分（中年）或（170−年龄）次/分（老年）范围内。另外，步行也是很好的锻炼手段，每天 3km，时间不少于 30min。平时生活中的动作也要防止受伤，如体位高低变化时动作宜缓慢，转头、穿衣手臂后伸时勿过猛，提重物时应屈膝下蹲后慢慢提起等。老年人退休后应适当参加一些力所能及的家务和社会工作，也可以培养一些兴趣爱好，劳逸结合有益于身心健康，延年益寿。

21 世纪是人体自身革命的时期，健康长寿是人们追求的目标。古往今来，不知有多少帝王将相寻求长生不老，但由于违背客观规律未能实现。长生不老是不可能的，延缓衰老，健康长寿完全有希望。但必须建立在正确对待健康的基础上。关爱自己的健康要像关心自己的工作那样认真负责，一丝不苟。健康不仅是靠医生和药物，更是靠自己从小善待自己，防微杜渐，未老先防，抗老防衰。

第七节　论基于中医“治未病”理念防治糖尿病的思路与方法

一、中医治未病的概念

古代名中医治未病的故事，春秋战国时代魏文王问扁鹊三兄弟的故事：“你家三兄弟，都精于医术，到底哪一位最好呢？”扁鹊答：“长兄最好，中兄次之，我最差。”“长兄治病，是治于病情发作之前，一般人不知道他事先铲除了病因，所以名气无法传出。”“中兄治病，是治于病情初起之时，一般人以为他只能治小病，所以名气只及本乡本里。”“而我是治于病情严重时，一般人都看到我在身体上穿针、放血和敷药等大动作，以为我的医术高明，因此名气响彻全国。”

（一）中医治未病的渊源

“治未病”一词，首见于《素问・四气调神大论》：“圣人不治已病治未病，不治已乱治未乱，此之谓也。夫病已成而后药之，乱已成而后治之，譬犹渴而穿井，斗而铸锥，不亦晚乎！”唐代孙思邈《千金要方・论诊候第四》：“古人善为医者，上医医未病之病，中医医欲病之病，下医医已病之病，若不加心用意，于事混淆，即病者难以救矣。”孙思邈重视：“消未起之患，治未病之疾，医之于无事之前。”中医在治未病方面的具体防范措施内容丰富，如《金匮要略》的肝病治脾。《金匮要略》谓：“上工治未病……见肝之病，知肝传脾，当先实脾……中工不晓相传，见肝之病，不解实脾，唯治肝也。”

（二）治未病理论的内涵

“治”是治理、管理、治疗的意思。治未病包括五种状态，其一无病：机体阴平阳秘气血调和且不受病邪侵袭；其二欲病：邪气潜伏而未发，病或将要发病的状态；其三已病：疾病进程中邪气累及的状态；其四瘥后防复：疾病好转或治愈后还要积极防止其复发及可能带来的后遗症。其五择时防发：如冬病夏治等。

“治未病”理论包括：未病先防、已病早治、既病防变、瘥后防复、择时防发。未病先防是指未病者通过养生之术预防疾病发生；已病早治是指对已发之病及早治疗；既病防变是指对已发之病规范管理，防止疾病进一步加重，波及其他脏腑；瘥后防复是指疾病好转或治愈后还要积极防止其复发及能带来的后遗症；择时防发是指针对疾病的发病特点及病因，先其时治疗，以防届时而发。

20世纪末，时任法国总统密特朗曾邀请了75位诺贝尔奖得主，以“21世纪的挑战和希望”为主题，会聚巴黎，聚贤凝慧，并于会后发布了《巴黎宣言》：“最好的医学不是治好病的医学，而是使人不生病的医学。医学不仅是关于疾病的科学，更应该是关于健康的科学。最好的医生是使人不生病的医生，而不是能把病治好的医生。”“治未病”的医学，正是“关于健康的医学”。中医“治未病”思想被国际上称为最先进、最超前的理论，目的是将人们带到“无病”的最高境界。

二、治未病理论在糖尿病防治中的应用

糖尿病已经成为一个全球问题，会对各国医疗体系造成较大的压力，降低生产力，减缓经济增速，特别是会对贫困的家庭带来灾难性后果。国际糖尿病联盟预测在2045年糖尿病的患病人群将达到62860万人。糖尿病的特点有五多三少。五多：其一，发病率高、患者总数多；其二，未就诊率高、漏诊者多；其三，后备军多；其四，农村发病率增多；其五，并发症发生多。三少：其一，控制达标率少；其二，了解相应知识缺少；其三，早期就诊少。

（一）“治未病”与2型糖尿病的三级预防的相关性

把握规律治未病，选准靶点截病势，其中治未病的重点是糖尿病的后备军，糖尿

病前期通过管理血糖达到正常稳定，若不进行管理，会转化为糖尿病。未病先防是一级预防 DM 的发生，既病防变是二级预防，是在已诊断的 DM，预防并发症的发生，既病防变是三级预防，减少 DM 并发症的进展、降低致残率和死亡率，并改善患者的生存质量。

（二）治未病在糖尿病不同阶段中的运用

针对高危人群，未病先防；糖尿病前期，欲病早控；糖尿病早期，既病防变；糖尿病并发症期，并病防危；达标防复期，巩固治疗；全程重视调护。

1. 未病先防，紧盯高危人群

《灵枢·五变》曰："五脏皆柔弱者，善病消瘅。"硬柔强弱，未病先防。《素问·上古天真论》："其知道者，法于阴阳，和于术数，饮食有节，起居有常，不妄作劳，故能形与神俱，而尽终其天年，度百岁乃去。"未病自调重在养生防病，调节人与自然界的和谐统一，适应自然界变化，保持人体心理状态与社会发展状态的协调统一性。

未病先防与一级预防的关系。一级预防来预防糖尿病的发生，在一般人群中宣传糖尿病的防治知识：合理膳食、适量运动、戒烟限酒、心理平衡；在重点人群中开展 2 型糖尿病筛查，建立全民体检制度。

（1）宣传教育，普及预防常识：具体包括提高社区人群预防意识、倡导合理饮食、控制体重、适量运动、限盐、控烟、限酒、心理平衡。强化生活方式干预预防糖尿病的可行性：瑞典 Malmous 研究和中国的大庆 IGT 研究分别证明，生活方式干预可使糖尿病发病率降低 50%和 30%～50%；芬兰的 DPS 研究证明，生活方式干预可降低糖尿病发病 58%；美国的 DPP 试验，研究对象 3200 人，随访 3 年，结果表明，生活方式干预使美国人糖尿病发病率降低 58%。表明生活方式干预在全世界范围的有效性和可行性，中等强度的干预既有效又能为广大人群接受并常年坚持。

（2）筛查方法与要求：A. 具有至少一项危险因素的高危人群应进一步进行空腹血糖或任意点血糖筛查。B. 如果空腹血糖≥6.1mmol/L 或任意点血糖≥7.8mmol/L 时，建议行 OGTT。C. 也推荐采用中国糖尿病风险评分表，对 20～74 岁普通人群进行糖尿病风险评估。评分值的范围为 0～51 分，总分≥25 分者应进行 OGTT。对于除年龄外无其他糖尿病危险因素的人群，宜在年龄≥40 岁时开始筛查。对于儿童和青少年的糖尿病高危人群，宜从 10 岁开始，但青春期提前的个体则推荐从青春期开始。

①成年人糖尿病高危人群的标准：年龄≥40 岁，有糖调节受损史，超重（BMI≥24kg/m^2）或肥胖（BMI≥28 kg/m^2）和（或）中心型肥胖（男性腰围≥90cm，女性腰围≥85cm），静坐生活方式，一级亲属中有 2 型糖尿病家族史，有妊娠糖尿病史的妇女，高血压：血压≥140/90mmHg，血脂异常（HDL-C≤0.91mmol/L 及 TG≥2.22mmol/L）或正在接受调脂治疗，动脉粥样硬化性心脑血管疾病患者，有一过性类固醇糖尿病病史者，多囊卵巢综合征（PCOS）患者，长期接受抗精神病药物和抗抑郁药物治疗的患者。具备任何一项即为高危人群。②儿童和青少年中糖尿病高危人群的标准：儿童和青少年（≤18 岁）中，超重（BMI>相应年龄、性别的第 85 百分位）或肥胖（BMI>相应年龄、性别的第 95 百分

位）且合并下述任何一个危险因素者：一级或二级亲属中有 2 型糖尿病家族史，存在与胰岛素抵抗相关的临床状态（如黑棘皮病、高血压、血脂异常、多囊卵巢综合征），母亲怀孕时有糖尿病史或被诊断为妊娠糖尿病（GDM）。

2. 已病早治，紧盯糖尿病前期

糖尿病前期相当于中医的“脾瘅”。《素问・奇病论》曰：“有病口甘者，病名为何？何以得知？岐伯曰：此五气之溢也，名为脾瘅……此肥美之所发也，此人必数食甘美而多肥也；肥者令人内热，甘者令人中满，故其气上溢，转为消渴，治之以兰，除陈气也。”肥壅是脾瘅的基本土壤，病因病机为饮食失节、情志失调、痰湿之体，在脏为脾，表现为肥壅、口中甜腻或无症状。

（1）管理方法：通过饮食控制和运动来减少发生糖尿病的风险，并定期随访，确保持之以恒；定期复查血糖：原则上每 2 周测 1 次 FBG、2HPG，每 4 周测 1 次果糖胺，每 12 周测 1 次糖化血红蛋白；同时密切关注心血管疾病危险因素（如吸烟、高血压和血脂紊乱等），并给予适当治疗。

（2）IGR 患者具体控制目标：使超重或肥胖者 BMI 达到或接近 24 kg/m^2，或体重至少下降 7%，每日饮食总热量至少减少 400～500kcal（1kcal=4.184kJ），饱和脂肪酸摄入占总脂肪酸摄入的 30%以下，中等强度体力活动至少保持在 150min/周。

（3）西医治疗：糖尿病前期（IGR）可以应用的药物如二甲双胍、a-糖苷酶抑制剂、噻唑烷二酮类（TZDs）、胰高血糖素样肽-1（GLP-1）受体激动剂以及减肥药奥利司他等药物。但相关指南尚未广泛推荐药物干预作为预防糖尿病的主要手段。

（4）调体干预糖尿病前期：改善偏颇体质土壤，预防糖尿病，斩“病”除根。通过生活方式干预、药茶、药膳或汤药等融入生活中的调体方案，预防糖尿病。

3. 既病防变，紧盯糖尿病早期

《素问・阴阳应象大论》曰：“善治者，治皮毛，其次治肌肤，其次治筋脉，其次治六腑，其次治五脏。治五脏者，半死半生也。”T2DM 的病机特点为：肥壅是 T2DM 萌发的基础土壤；痰浊中阻、湿热内蕴是其始动因素；湿浊、湿热困阻中焦，土壅木郁，脾失健运，肝失疏布，水谷精微壅滞血中是血糖升高与发病的重要环节；精津布运失常、痰热耗津损阴是形成“三多一少，尿有甜味”的内在原因；病程渐进，邪伤正气，肺、脾、肾三脏气虚是其迁延不愈的关键症结；气损及阴、阴损及气、气阴两虚是其枢机阶段；气虚渐之、阴损及阳、阴阳两虚是其发展的必然趋势；血瘀是造成各种并发症的主要原因；痰湿化浊、瘀热化毒、浊毒内生是病程中的变证。

既病防变强调糖尿病的早发现、早诊断、早治疗；见微知著，防微杜渐，既病防传，截其未传。根据病机指导摄身养生，指导糖尿病治疗，发挥中医药综合防治的特色和优势，运用三辨诊疗模式进行干预治疗，防止疾病传变。

遵照“386”诊疗新方案进行干预：“3”即三个目标，“8”即实现血糖达标应调控好八项指标，“6”即控制好八项指标的六项措施。

“3”个目标：健康、长寿、生活高品质。实现 3 大目标必须调控好八项指标：①血糖相关指标：血糖、糖化血红蛋白、果糖胺、血糖波动指标，②胰功指标，③体重指标：BMI、腰围，④尿常规、尿蛋白四项，⑤血压，⑥血脂，⑦症状，⑧体征。“6”项措施：①饮食营养疗法，②运动疗法，③中医药疗法，④口服降糖药物，⑤胰岛素，⑥情志疗法。

2 型糖尿病综合控制目标：血糖 4.4～7.0mmol/L，非空腹＜10.0mmol/L，HbA1c（%）＜7.0，血压＜130/80mmHg，TC＜4.5mmol/L，男性 HDL-C＞1.0mmol/L，女性 HDL-C＞1.3mmol/L，TG＜1.7mmol/L，未合并冠心病 LDL-C＜2.6mmol/L，合并冠心病＜1.8mmol/L，体重指数（BMI，kg/m^2）＜24.0，尿白蛋白/肌酐比值（mg/mmol）：男性＜2.5（22.0mg/g），女性＜3.5（31.0mg/g），尿白蛋白排泄率＜20μg/min（30.0mg/d），主动有氧运动（分钟/周）≥150。首要原则是个体化，应根据患者的年龄、病程、预期寿命、并发症或并发症病情严重程度等进行综合考虑。HbA1c 控制目标：合理控制目标（HbA1c＜7%），适合大多数非妊娠成年患者；严格的目标（HbA1c＜6.5%），对于病程较短、预期寿命较长、没有并发症、未合并心血管疾病，且不发生低血糖的患者；宽松的目标（HbA1c＜8.0%），对于有严重低血糖史、预期寿命较短、有显著微血管或大血管并发症、严重并发症、病程较长，难以达到常规目标者。同时避免出现急性高血糖症状或与其相关的并发症。

4. 并病防危，紧盯各种并发症的动态变化

中国俗语认为：糖尿病不可怕，可怕的是并发症。对于已盛之病，采取措施进行阻滞逆变。如糖尿病心病导致心衰、心梗，糖尿病肾病导致肾衰，糖尿病脑病导致脑梗、脑出血。中医治疗各种并发症，尊崇叶天士的“先安未受邪之地”之意，在根据病变部位，累及脏腑不同而辨证施治。眼病以全身辨证为主，眼局部辨证为辅；足病以局部与整体并重，内服外洗结合；肾病以平衡阴阳，益气固本，结合多重危险因素干预。治疗原则上采取微观与宏观相结合，局部与整体相结合，中西汇通优势互补。

三、糖尿病防治展望

用现代生物学手段联合中医原始质朴的、讲究整体和注重变化为特色的治未病和辨证施治理念来研究糖尿病是未来糖尿病预防和治疗的理想之路，体现了生物医学模式向生物-社会-心理医学模式发展的优越性。实现减少病残病死率、降低医疗费用、节约医疗资源，提高患者生存质量结果。

21 世纪医学向生物-心理-社会整体医学模式转换，由强调医生的作用转向患者的自我保健作用，由强调病灶的改善转向人体生态环境的改善，由强调针对病源的对抗治疗转向整体治疗发展，由强调生物治疗转向心身综合治疗发展，由重治疗转向重预防，由疾病医学转向健康医学。

近年来，众多临床医生及专家学者意识到，糖尿病的治疗应是一个综合的多层次的个体化治疗。中医药对于糖尿病的防治发挥着重要作用。充分认识中医治未病理论并将其实践于糖尿病的防治工作中具有非常重要的意义。与现代医学相比，中医学在预防和治疗糖尿病及其并发症方面有独特的优势。治未病理论贯穿糖尿病防治始终。中医“治未病”思想博大精深，遵循科学的态度以中西医结合为基本方法，充分利用中医特色与优势进行临床探究，寻找出中医防治糖尿病的基本规律与方法为人类的健康服务。

进入新时代，迈向新征程，传承与创新，任重而道远。让我们携起手来，为防治糖尿病的美好明天而努力奋斗！中医是中国的，也是世界的，让我们共同携手，让中医药在维护全人类健康方面发挥更大的作用！

第七章　临证学术观点拾遗

第一节　庞国明主任医师学术思想摭拾

一、熟谙经典，活用经方，善于创新

中医古籍浩繁，然莫过于《黄帝内经》《伤寒论》。数千年来，其理其术，其精其华，为后世所尊崇。庞师熟谙经典，融会贯通，躬亲身教。要求子徒不断总结经验，以提高疗效。庞师研《伤寒论》，善用经方，深悟心得。临证活用经方经验颇丰，又不拘于古，发展创新。余辑一验例如下。

患者王某，男，46岁，患者诉反复全身多汗数年不解，伴神疲乏力，恶风，心烦。数年前，因大量活动出汗后露野，反复全身多汗数年不解，发作难忍。曾到多家医院就诊，遍服中西药，疗效不佳。时诊反复全身多汗，胸膈满，心烦，夜寐差，神疲乏力，恶风。脉濡细。庞师认为证属脾肺气虚，郁热蕴膈，治以补中益气汤培土生金，少佐栀子豉汤清利郁热，并加仙鹤草以敛营。处方如下：太子参30g，云苓30g，炒白术15g，陈皮6g，怀山药30g，炒枳壳10g，炒栀子8g，淡豆豉 6g，仙鹤草30g，服药3剂，诸症好转，后续服8剂而安。

按语　汗证者，具有阴阳不和之故，《黄帝内经》曰："阳加阴为之汗。"反复全身多汗数年不解，伴神疲乏力，脾肺气虚，土不生金之故，方以补中益气汤；而为汗后露野，胸膈满，郁热蕴胸膈。《伤寒论》载："发汗吐下后，虚烦不得眠，心中懊恼，栀子豉汤主之。"辨病与辨证相结合，仙鹤草，因敛血而止汗，补气同时和营，则气有所生，阴阳自调，故验。

二、临证细探，中西合参，辨证论治

庞师强调整体观念和辨证论治、天人相应为主的中医思维的同时，又吸收西医检验的优势，西为中用。整体观念，又叫统一整体观，就是强调中医学观察和诊疗疾病，需要从总体上把握，兼顾自然、社会和人类自身，是系统论思想在中医学的集中体现。在临证中强调中医学整体观念，既重视人体内部的协调，又重视人体与外界环境的统一。在诊断和治疗中，

应强调整体观念，把身心、社会统筹考虑，详四诊收集资料，临证四诊合参，从不偏废，然真假取舍，再详细辨。庞师论治消渴病，常注重整体论治，多问及生活环境，生活习惯，家庭情况，近来工作状态等。降血糖同时降血脂、血压，并注重心理调养，注重中医神气的调治。用药亦从消渴病总体病机把握，多从气阴两虚，兼痰夹瘀着手，常疗效显著。

庞师强调中西医各有所长，主张中医除了要提高自身的学术水平外，还应掌握必要的现代医学知识，以相互取长补短，不断提高临床疗效。庞师认为中医贤士当以疗效为先导，适当选取中西医技术和方法。疗效相同时先中医，后西医，能中医，不西医，中西医并重，“两条腿走路”的思想。中医传统诊断有时尚有不足，主张要适当采用现代医学检查，明确现代医学诊断，并逐步积累经验，丰富中医辨证体系，将中医学现代化、丰富化，以西为中用。庞师批评主观猜测，中西掺杂，中西病名对照等形式主义，在临证中非常强调中西合参，中医方面辨证论治，西医方面对症治疗。

庞师强调辨证论治，辨证论治是中医学的精髓，切不可荒废，当尽心领会，以达到灵活运用。首先学会辨证，就要求多实践，多临床，与患者多沟通交流，勤观察，掌握好中医各项技术。对疾病治疗前、治疗中、治疗后均应掌握辨证论治思想的精髓：证、理、法、方、药、康复的一体化，从而提高临床疗效。切忌同种药物堆加，不讲君臣佐使，思路不清，便执笔开药；或只对某些症状对症治疗，而背离整个疾病的主证；或有效方剂应用一段后，不用动态思想调药，这都是与辨证论治相违背的。有时会遇见疾病早期，无明显的证，庞师主张辨病论治；对于亚健康状态则主张辨体论治。

三、严司病机，详调药量，动静结合

庞师认为“遣方用药，如领三军”。庞师赞赏《孙子兵法》中述曰：“兵贵精练，兵贵神速。”庞师还教诲我们说：“药不效非药之故也，非病家之故也，唯医之失也!”庞师在治疗疾病时，喜欢阴阳同用，气血双补，动静结合，寒热互参，每治效验。

庞师强调严司病机，认为就是通过望、闻、问、切四诊，认真寻找病机，辨清病因病位，病性，病势。这是辨证论治的前提。在纷乱的疾病之间几乎没有两个相同病症，而在众多疾病中却可以出现相同的病机，权衡轻重，去掉主病主证的干扰因素，如寒热真假，虚实错杂，阴阳夹杂等，辨清主病主证对论治的成败将起到关键性作用。

庞师强调药量，认为用药相当重要，尤其是剂量，很多药物的剂量不同，配伍不同，而效果迥异。庞师曾以桂枝为例，引用《金匮要略心典》，一温阳、二通脉、三下气、四行水、五化瘀、六和营之论，并以经方论证桂枝效用。如一温阳，治疗胸阳不振的胸痹用瓜蒌薤白桂枝汤；二通脉，四肢不温之血虚寒厥证当归四逆汤；三下气，治疗逆气上冲之奔豚证曾用桂枝加桂汤；四行水，膀胱之阳不振所致的水肿用五苓散；五化瘀，治疗血瘀胞宫的癥瘕用桂枝茯苓丸；六和营，治疗外感虚寒表虚证用桂枝汤。以此教诲我们灵活用药的妙用，余深感中医奥妙，当须倍加努力。

庞师强调动静结合，阴阳互参。庞师教导我们疾病多种多样，很多疾病的后期阶段，患者常拒药，一则阴阳失调，二则脾胃受伤，三者心理恐惧，治疗以和阴阳，调脾胃，调情志应用。用药要阴中求阳，阳中求阴，兼顾后天和畅情志，量不可多，次不可少，心不可不细。对于大寒、大热、大虚、大实的情况，用药则需更加细心，动静结合，阴阳互参，大批温阳、清热、补虚、泻实药同用，少佐行气或化瘀之药，能够起到泻而正存，补而不滞之效。同时要结合脏腑的喜恶、动静特点、阴阳属性用药，以药之偏性纠病之偏性。

四、博览群书，开拓思路，精于总结

庞师勤奋好学，手不释卷，常笔耕夜读。庞师教导我们厚积而薄发，多涉猎社会学、管理学、数学、军事学、心理学、天文学等方面的知识，总结多方面学者思想，运用于临床实际。良好的医师必须具备良好的交际能力，优秀的心理调适能力、社会适应能力和良好的心理素质，精湛的医学技术以及广阔的知识面。庞师强调开卷有益，在众多的知识中吸取有益成分，促进整体素质的提高。

庞师要求我们开拓思路讲究对医学的“悟性”，《易经》曰：“医者，易也。”又总结并悟出“医者，一也”和“医者，义也。”的确，医者，易也，就是说作为良医，不会辨证法不行，要善于将古今辨证法思想运用于临床实际；医者，一也，就是说作为良医，要无欲无求，唯一的想法就是为人民服务；医者，义也，则是说作为良医，必须有奉献精神。

庞师要求我们精于总结，在繁多的知识中，没有良好的总结习惯，就不能做到熟练掌握，游刃有余。庞师要求我们把经典读熟，再经过思考总结，使经典由厚变薄，然后提出自己的观点，在临床实际中验证，然后再总结，才能真正去伪存真，有自己的学术观点。

五、善用和法，待人谦和，中庸平和

庞师常将和法运用于临床实际。和法，是中医治则治法中独特的治疗大法之一，经过长期历史沉淀，在清代医学家程钟龄《医学心悟》中列为八法之一。同时庞师结合自己见解，认为和天地，和人事，和疾病，使脏腑阴平阳秘；和气血，和经络，和阴阳，和脏腑，和寒热，广泛运用于临床实际。也就是通过疏通和解之法，调节人体阴阳，脏腑气血，表里寒热，使之归于平复的治疗方法。中医学整体观念认为，疾病的发生归结于人体阴阳，脏腑气血，表里寒热及经络气化功能失调。因此庞师提倡中医之养生，治疗疾病，当谨察阴阳之所在而调之，以平为期。同时指出：和法顺应自然，和于术数，遵循生生之道，和于人体气血升降出入。注重医病、医心，还特别注重养生，并倡导全民健康促进会，促进全国人民的健康提高，深得患者爱戴。

六、结　语

庞师常教诲我们医如做人，非仁难精，医者必须有良好的医德，以救死扶伤为己任，发扬人道主义精神，为广大人民服务。对患者犹如亲友，治病交心。庞师强调“未学做医，先学做人”，良好的医德来源于对医术的珍视，来自于对患者的尊重，来自于对社会的关爱。庞师认为医为仁术，无仁义之心则可能成为毒医，虽有小术，不过为害群之马，难有重用。医者，为仁人之术，当继承先辈之优良品质，发挥仁爱之心，施展精湛的医术。

庞师虽勤奋好学，知识渊博，然平和谦恭，从不贬斥同道，沽名钓誉。亦教诲我们勤奋谦和，与同道取长补短，日有所新。“谦虚使人进步，骄傲使人落后”，没有谦虚的做人思想，就不会有渊博的学术知识；没有谦虚的精神，就不可能有知识的创新。

第二节　论成就临床名医的“九心悟”

一、中医治病，必先循真

庞师强调中医治病，必先循真。中医临床疗效的高低，关键在于临证者是否抓住了疾病的本质，是否牵住了疾病的“牛鼻子”，是否明确了“必胜”的法则，是否选准了纠偏救弊的“良方”，是否掌握了药剂配伍的妙道技巧。达“是者”必当首先遵循中医治病的要旨、获效的真谛，而这个“真”正是中医学的“整体观念”和“辨证论治”。整体观念，又叫统一整体观，就是强调中医学观察和诊疗疾病，需要从总体上把握，兼顾自然、社会和人类自身，是系统论思想在中医学中的集中体现。庞师在临证中强调中医学整体观念，既重视人体内部的协调，又重视人体与外界环境的统一。在诊断和治疗中，把身心、社会统筹考虑，重视四诊收集资料，临证四诊合参，从不偏废，然真假取舍，又详细辨。庞师论治糖尿病，常注重整体论治，多问及生活环境，生活习惯，家庭情况，近来工作状态，并注重心理调养，注重中医神气的调治，常疗效显著。

庞师强调辨证论治是中医学的精髓，切不可荒废，当尽心领会，以达到灵活运用。学会辨证，首先就要求多实践，多临床，与病家多沟通交流，勤观察，掌握好中医各项技术。对疾病治疗前、治疗中、治疗后，均应掌握辨证论治思想的精髓：证、理、法、方、药、康复的一体化，以提高临床疗效。切忌同种药物堆加，不讲君臣佐使，思路不清，便执笔开药；或只对某些症状对症治疗，而背离整个疾病的主证；或有效方剂应用一段后，不用动态思想调药，这都是与辨证论治相违背的。

同时，临证诊治，万不可被西医诊断迷惑，时时注意发挥中医特色，正确辨证论治，至关重要。庞师强调中西医各有所长，主张中医除了要提高自身的学术水平外，还应掌握必要的现代医学知识，以相互取长补短，不断提高临床疗效。疗效相同时，先中医，后西医，能中医，不西医，中西医并重，“两条腿”走路的思想。

二、习典求髓，活用经方

庞师知识渊博，阅读中医古籍浩繁，然每位名老中医虽术有专攻，但必有其常读、熟读和极为推崇之书，学习和钻研这些书籍，对吾辈学术思想的形成和临床经验有重要帮助。《内经》《难经》《伤寒杂病论》等被称为“典籍”，其阐发人体生理、病理、诊断、治疗等言简意赅，皆为律章。习之、恒之并能求髓获真者，方可为苍生大医。庞师躬亲身教，熟谙经典，融会贯通，总结经验，活用经方，不拘于古，并发展创新。临证常以半夏泻心汤辛开苦降、消痞除满来治今之慢性胃病、肝胆疾患，每收桴鼓之效；用真武汤温阳利水来治今之心衰、肾衰、甲减等阳虚水泛证，每随拨随应；用炙甘草汤治今之心律失常的心动悸、脉结代，每每药到悸止证消。

例如：李某，男，35 岁，2007 年 12 月 13 日初诊。心悸胸闷，周身浮肿，渴欲热饮，头晕泛恶，舌淡体大，苔白腻，脉来极缓，一息二至。心电图示：窦性心动过缓（心率 35 次/分），房室传导阻滞。证属阳微阴盛，水邪泛滥，痰饮结聚，痹阻心脉。拟温阳利水，宣痹通阳，选真武合枳实薤白桂枝汤为治。组成：猪茯苓各 30g，杭白芍 12g，焦白术 12g，炮附子 8g，全瓜蒌 30g，炒枳实 9g，薤白 9g，桂枝 8g，干姜 6g，半夏 9g，生黄芪 30g。3 剂肿轻，5 剂肿消，诸症皆愈。12 月 20 日查心电图示：正常心电图，心率 86 次/分。

按语　本例心肾阳气衰微，少阴水气为患，真武汤以附子为君，温肾阳祛寒邪，配苓、术健脾利水，芍药一味，既利小便，又缓姜附燥烈之性，酸收敛阴，诸药合用，温阳化气，利水消肿以治本，又以枳实薤白桂枝通阳宣痹，疏凿脉道以治标，标本兼顾，轻取病所，相得益彰，反掌收功。凡此种种，不以此而足。

三、知常达变，善用反治

庞师认为，知其常，方能达其变；通晓正治（法），方能善于反治（法）。临证中，常有“常证”“常治”“常药”却不能奏效者，何故？究其原，求其委，精究细考，方知“常证”有“非常”之“根”，知其“根”、探其“原”、求其“因”，依理定法，则善用反治。如以附子理中汤治“中寒”后腹满、食则益甚，便秘等证的以补开塞之“塞因塞用”、以保和丸治疗伤食腹泻的以通为补的“通因通用”等皆为反治法之验证与实践。

四、内外合治，协同增效

庞师认为中医外治法较之内治法优势有四：其一，直达病所，奏效迅捷。中医外治法施药于局部，其病变局部内的药物浓度显著高于血液浓度，故发挥作用充分，取效迅捷。其二，多途径给药，弥补内治之不足。传统的口服给药由于给药时间及剂量的关系，药物在血液中不能保持恒定；另外，药物经口服进入体内后，沿途受到化学物质或酶的分解破坏作用，到达病所已所剩无几，使疗效受到影响。而外治法因其具有多种可供选择的给药途径，能直达病所，最大限度地发挥治疗作用，故无此弊端。其三，廉便效验，易于推广。中医药外治法一般所需药物剂量较小，可以节省大量的药源，减少开支，甚至许多外治法皆可就地取材，无须耗资。另外，中医外治法多无须特殊仪器和设备（即便有也比较简单），操作极为简单，患者及其家属多可兼学并用，随学随施。一般经言传身教或文字介绍，多能很快掌握要领，利于普及和推广。又因其明显的疗效，深为广大群众所喜爱。其四，使用安全，毒副作用少。中医外治法一般具有局部反应性刺激和药效双重作用，所用药量远小于内服药量。另外，外治法往往采用患病局部或与病位相邻部位及关系密切部位施药，在患病局部形成较高的药物浓度，而血中药物浓度则相对较低。有的外治法是通过患病局部直接吸收而发生作用，因其选择性较强或直接进入大循环，避免了药物对肝脏及其他器官的毒害作用，更为安全可靠。如庞师治疗糖尿病周围神经病变在基础治疗的同时加用糖痛外洗方熏洗疗效显著。

吴尚先编撰的《理瀹骈文》中强调："外治之理，即内治之理，外治之药，亦即内治之药。所异者，法耳。"又说："外治必如内治者，先求其本。本者何？明阴阳，识脏腑也。"施药之途，内外两端。庞师强调，内服、外用虽各有所主、各有所归、各有特点，但理本同一。药物外用多适于外症，对内症宜少。殊不知"内治之理，即外治之理；内治之药，即外治之药"，可见内外治同理同药，选对外用方法、途径，也自当与内服同效。若将内服之药一方面内服、另一方面外用，内外同用、里应外合，则殊途同归，异曲同工，疗效倍增。

五、有得辄著，方能升华

庞师教导勤于临床，用心观察，分析总结，有得辄著，不拘篇章不大，随时记下每一点一滴心得，是提高升华的重要途径。要求吾辈精于总结，在繁多的知识中，没有良好的总结习惯，就不能做到熟练掌握，游刃有余。庞师要求我们把经典读熟，再经过思考总结，使经典由厚变薄，然后提出自己的观点，在临床实际中验证，然后再总结，才能真正去伪存真，有自己的学术观点，得到较高的学术地位。庞师以其体会教导吾辈，其初进卫生院工作自购稿纸对每位门诊病人的诊治方案予以详细记载，复诊时认真分析有无疗效的原委，给自己"来个为什么？"并在初诊病案上做好批注。半年后，积病历千余份，常见病临床总结分析 30 篇，分别自撰心得成文。庞师教育吾辈学会分析临床、总结心得、发表文章是加快成长、成才，促进临床技能提升的重要手段。坚持临床→总结→发表论文→编撰论著→指导临床实践的认识→实践→再认识→再实践的学用结合的成长之路，以取得了理论和临床的"双丰收"。

六、常药罔效，启用"虎狼"

庞师在临证中对一些疑难杂证，用常法和常药效差或罔效者，常在辨证论治原则指导下，选取一些峻猛、毒剧的"虎狼"之药，多能收到良好疗效。如治臌胀常选加商陆、甘遂、大戟、芫花内服，并以其加甘草制成散剂敷脐，以峻水散加相反之甘草，更取其相反相激之性，加强攻逐腹水之效；以马钱子加入辨证论治方药中，制成丸、散内服治疗中风后肢体强痉挛直、手足拘急不伸等，也多每每收效。

七、异同互求，古方新用

庞师强调同病异治，异病同治，是辨证求本的重要法则。临床中，悉心辨证，抓住本质，方可实现。如女子功能性水肿和女性更年期，用归脾汤治之，均收效良好，此乃异病同治，古方新用之例也；糖尿病周围神经病变，依据不同的表现可分别选用黄芪桂枝五物汤、金匮肾气汤等化裁，又均能取得肯定疗效，此乃同病异治，古方新用之实践也。庞师将糖尿病周围神经病变分为 5 型，分别给予补气活血、化瘀通痹的补阳还五汤加减；滋阴活血、柔筋缓急的芍药甘草汤合四物汤加减；温经散寒、通络止痛的当归四逆汤加减；化痰活血、宣痹通络的指迷茯苓丸合活络效灵丹加减及肝肾亏虚证治以滋补肝肾、填髓充肉的壮骨丸加减，该经验已被《中医糖尿病防治指南》收录并在《中医杂志》上发表。

八、临床医学，首重诊断

“业医不明脏腑，则病源莫辨，用药无方”。充分强调了临床首重诊断的意义。庞师云，在临床中，只有明辨了中医的证，确诊了西医的病，识证明病，证病结合，或病证结合，了如指掌，融会贯通，治疗方案，方能有理有据，进退自如，丝丝入扣，屡治屡验。否则就会成无源之水，无本之木，治疗用药无从下手，甚至误人性命，必当慎之又慎。

九、医者仁术，非仁难精

庞师常教诲我们医如做人，非仁难精，医者必须有良好的医德，以救死扶伤为己任，发扬人道主义精神，为广大人民服务。对患者犹如亲友，治病交心。庞师强调“未学做医，先学做人”，良好的医德来源于对医术的珍视，来自于对患者的尊重，来自于对社会关爱。庞师认为医为仁术，无仁义之心则可能成毒医，虽有小术，不过为害群之马，难有重用。医者，为仁人之术，当继承先辈之优良品质，发挥仁爱之心，施展精湛的医术。

跟师学习，受益匪浅，不仅学到了老师的学术思想，临证经验，更学到了为人、处事、为医之道，以及老师对待患者高尚的医德和培育后学诲人不倦的情操。

第三节　论 2 型糖尿病中医证型与动态血糖变化相关性的临床研究

2 型糖尿病（T2DM）是胰岛素抵抗为主伴胰岛素分泌不足，或胰岛素分泌不足为主伴胰岛素抵抗所引起的，以高血糖为主要特征，可引起全身多器官损害的代谢紊乱性疾病[1]。其发病率、致残率和致死率高，是位居肿瘤、心血管疾病之后的严重慢性病。随着糖尿病病程的发展、并发症种类的增多以及患者病情的加重，其所需要的检查项目以及药品种类将增多，糖尿病的治疗费用也随之增加[2]，已引起社会及医疗界的广泛关注。随着医疗技术的提高，对血糖的检测手段也日益增多，而其中的动态血糖监测系统（CGMS）较常规血糖检测方法更为全面、客观地反映了 T2DM 患者血糖波动的情况。现将中医证型与动态血糖变化的相关性研究，报告如下。

一、研究对象

1. 一般资料

本试验共采用 60 例受试者作为研究病例。其中男性 38 例、女性 22 例，病程为 2～19 年，年龄在 40～75 岁之间，其中 40～49 岁患者 13 例；50～59 岁患者 27 例；60～69 岁患者 17 例；70～75 岁患者 3 例。60 例中痰（湿）热互结组 19 例，平均年龄 55.21 岁；热盛伤津组 18 例，平均年龄 59.50 岁；气阴两虚组 23 例，平均年龄 56.22 岁。

2. 诊断标准及中医辨证标准

（1）T2DM 西医诊断标准采用中华医学会糖尿病分会拟定的 2010 年版《中国 2 型糖尿病防治指南》[3]。

（2）中医辨证分型标准采用中华中医药学会拟定的 2007 年版《糖尿病中医防治指南》[4]中消渴病分型分为三型：①痰（湿）热互结证：体型肥胖，腹部胀大，口干渴，多饮，舌质红，苔黄腻，脉弦滑或细数；②热盛伤津证：口干渴，喜冷饮，咽燥，消谷善饥，舌质红，苔黄燥，脉细数；③气阴两虚证：口干渴，多饮，疲倦无力，气短懒言，体型瘦削，舌红，苔薄偏干，脉沉细偏数。

3. 纳入标准

符合上述诊断及中医辨证标准；受试期间未进行任何降糖药物治疗；年龄在 40～75 岁；观察期间全部受试者病情平稳，无急性并发症；受试期间应远离强磁场，不得进行 X 线摄影、断层扫描或磁共振成像等影像学检查；自愿参与，并签署知情同意书。

4. 排除标准

不符合纳入标准者；合并心、脑、肝、肾和造血系统等严重原发性疾病；精神疾病、认知功能下降或语言障碍；合并有肿瘤及脏器功能衰竭者；近 1 个月内有酮症酸中毒、糖尿病乳酸性酸中毒以及其他各种急性感染者；其他可能影响糖代谢的疾病。

二、研究方法

1. 观察方法

受试者均来自开封市中医院内分泌科三个病区住院及门诊的 T2DM 患者，且符合经由

3 人组成的中医分型小组根据舌、脉、症进行中医辨证，分痰（湿）热互结、热盛伤津、气阴两虚来判定中医证型，对这三组受试者进行连续 3 天（72 小时）的动态血糖监测。待检测完毕选择完整的第二天血糖监测数据纳入研究。对纳入科研病历的 66 例，去除资料不全、发生严重并发症、低血糖现象较明显者 6 例，对剩余数据记录完整的 60 例病例进行分析研究。

2. 观察指标

（1）低血糖诊断标准：根据中华医学会糖尿病分会拟定的 2010 年版《中国 2 型糖尿病防治指南》[3]，以血糖 3.9mmol/L 作为受试者低血糖切点。

（2）高血糖参考标准：以血糖 11.1mmol/L 作为高血糖的切点。

（3）动态血糖评价指标[5]：24h 平均血糖（24hMBG）、24h 血糖水平标准差（SDBG）、血糖时间百分率（PT）、平均血糖漂移幅度（MAGE）[6]、餐后血糖波动幅度（PPGE）、日内最大血糖漂移幅度（LAGE）、日内漂移次数（NGE）。

3. 统计学方法

采用 SPSS19.0 软件系统。计量资料符合正态分布的以 $\bar{x}\pm s$ 表示。两组间数据比较，属于正态分布者，运用独立样本 t 检验，属于非正态分布者，采用非参数检验。符合正态分布的数据两变量之间的相关分析采用 Pearson 相关分析，非正态分布的数据两变量之间的相关性采用秩相关分析。多因素相关分析采用多重线性回归分析。方差齐性检验以 $P>0.05$ 为方差齐性标准。采用 CGMS Software 3.0 对 CGMS 数据进行统计。

三、研究结果

1. 三组受试者一般情况的比较

各组受试者的年龄、性别、病程、SBP、DBP 差异均无统计学意义。痰（湿）热互结组的 BMI 明显高于其他两组（$P<0.01$）。三组间 WHR 有明显差异，且痰（湿）热互结组＞气阴两虚组＞热盛伤津组（$P<0.01$）。（表 1）

表 1　三组受试者一般情况的比较（$\bar{x}\pm s$）

项目	痰（湿）热互结组（n=19）	热盛伤津组（n=18）	气阴两虚组（n=23）
年龄（岁）	55.21±6.27	59.50±8.05	54.48±9.01
性别（男/女）	11/8	12/6	15/8
病程（年）	6.63±1.50	7.11±4.51	7.22±4.47
BMI（kg/m²）	27.77±2.64**	25.00±2.66	25.17±2.09
WHR	1.02±0.16△△	0.87±0.84**	0.96±0.07
SBP（mmHg）	134.95±12.94	133.83±11.56	128.70±8.89
DBP（mmHg）	78.16±5.19	77.22±7.35	80.04±6.00

注：与气阴两虚组比较，**$P<0.01$；与热盛伤津组比较，△△$P<0.01$。

2. 三组受试者慢性并发症的比较

三组受试者患糖尿病肾病相比较，气阴两虚组＞痰（湿）热互结组＞热盛伤津组；三组受试者中热盛伤津组患糖尿病视网膜病变明显多于痰（湿）热互结组（$P<0.05$）；痰（湿）热互结组患糖尿病神经病变多于其他两组；三组受试者患糖尿病下肢血管病变相比较，痰（湿）热互结组＞热盛伤津组＞气阴两虚组。（表 2）

表 2 三组受试者慢性并发症的比较（$\bar{x}\pm s$）

项目	痰（湿）热互结组（n=19）	热盛伤津组（n=18）	气阴两虚组（n=23）
糖尿病肾病	6（31.6%）	5（27.8%）	12（52.2%）
糖尿病视网膜病变	0（0.00）$^{\triangle}$	5（27.8%）	2（8.7%）
糖尿病神经病变	14（73.7%）*	12（66.7%）	10（43.5%）
糖尿病下肢血管病变	5（26.3%）**	3（16.7%）*	0（0.00）
糖尿病足病	0（0.00）	1（5.56%）	0（0.00）

注：与气阴两虚组比较，$^{**}P<0.01$；与热盛伤津组比较，$^{\triangle}P<0.01$。

3. 三组受试者全天血糖波动趋势

（1）受试者的平均血糖值在一天（24h）内约 1/4 时间处于高水平（＞11.1mmol/L）。

（2）夜间 3Am 左右及三餐前是患者 24h 血糖相对较低的时段。总体上，夜间 3Am 前后的血糖是受试者的低谷期，3Am 的平均血糖值为（7.40±1.25）mmol/L；人体的血糖在 3Am 后逐渐升高，至早餐前可达（7.66±1.36）mmol/L。进餐后血糖升高，至 1h 或 2h 可漂移至高峰。

（3）三组患者血糖达峰值的时间不同，热盛伤津组多在餐后 1 小时到达峰值，其余两组均在餐后 2 小时到达峰值。（表 3）

4. 中医证型与动态血糖变化的相关性

（1）*24h 平均血糖及三餐前后平均血糖* 三组受试者 24h 平均血糖互相比较，痰（湿）热互结组＞热盛伤津组＞气阴两虚组，且痰（湿）热互结组和气阴两虚组之间有明显差异。痰（湿）热互结组及气阴两虚组患者 24h 高血糖主要集中在三餐后 2h，三餐后 3h 平均血糖逐渐下降。热盛伤津组患者高血糖则主要集中在三餐后 1h，三餐后 2h 平均血糖逐渐下降，三餐后 3h 平均血糖已基本接近餐前水平。痰（湿）热互结组患者晚餐前 1h 血糖高于其他两组（$P<0.05$），且痰（湿）热互结组患者 0Am、3Am 血糖均高于气阴两虚组。（表 3）

表 3 三组患者全天及三餐前后平均血糖（$\bar{x}\pm s$）

项目	痰（湿）热互结组（n=19）	热盛伤津组（n=18）	气阴两虚组（n=23）
24hMBG	$10.28\pm1.58^{**\triangle}$	$9.08\pm1.21^{*}$	$10.88\pm0.88^{\triangle}$
空腹	$8.71\pm1.32^{*}$	$8.08\pm1.52^{*}$	$7.20\pm1.23^{\triangle}$
早餐后 1h	$8.55\pm1.52^{\triangle\triangle}$	$12.18\pm1.83^{**}$	$7.81\pm1.27^{\triangle\triangle}$
早餐后 2h	$14.5\pm3.6^{\triangle\triangle}$	$9.6\pm1.3^{**}$	$11.5\pm2.5^{\triangle\triangle}$
早餐后 3h	11.75 ± 2.06	11.36 ± 1.36	11.31 ± 1.19

续表

项目	痰（湿）热互结组（n=19）	热盛伤津组（n=18）	气阴两虚组（n=23）
中餐前 1h	9.67±1.95	9.16±2.77	8.72±1.33
中餐后 1h	10.70±1.45$^{\triangle\triangle}$	12.97±1.43**	9.98±1.44$^{\triangle\triangle}$
中餐后 2h	14.65±1.02$^{\triangle\triangle}$	10.74±0.69**	11.97±1.35$^{\triangle\triangle}$
中餐后 3h	8.87±1.20	8.88±1.2	9.47±1.29
晚餐前 1h	9.30±1.02$^{*\triangle\triangle}$	8.46±1.45	7.98±1.42
晚餐后 1h	10.53±1.18$^{\triangle\triangle}$	13.01±1.06**	9.89±1.60$^{\triangle\triangle}$
晚餐后 2h	14.30±1.29$^{\triangle}$	10.81±2.12*	12.16±1.18$^{\triangle}$
晚餐后 3h	10.29±0.95$^{\triangle\triangle}$	9.3±2.5	10.3±3.0
0Am	9.44±0.97$^{\triangle\triangle}$	9.17±1.60	8.27±1.26
3Am	7.46±1.07$^{\triangle\triangle}$	8.06±1.36$^{\triangle\triangle}$	6.67±1.33**

注：与气阴两虚组比较，$^{*}P<0.05$，$^{**}P<0.01$；与热盛伤津组比较，$^{\triangle}P<0.05$，$^{\triangle\triangle}P<0.01$。

（2）全天血糖漂移幅度及频次　三组受试者的 SDBG 有明显差异，且痰（湿）热互结组＞热盛伤津组＞气阴两虚组（$P<0.01$）。三组的 MAGE、LAGE、NGE、早餐 PPGE、晚餐 PPGE 相比，热盛伤津组＞痰（湿）热互结组＞气阴两虚组（P 均<0.05）。（表 4）

（3）高血糖及低血糖水平所占全天时间的百分比　三组受试者高血糖水平所占全天时间的百分比（PT11.1）相比，痰（湿）热互结组高于其他两组，且与气阴两虚组相比有明显差异（$P<0.01$）。三组受试者低血糖水平所占全天时间的百分比（PT3.9）相比，热盛伤津组＞气阴两虚组＞痰（湿）热互结组（$P<0.01$）。（表 4）

表 4　三组受试者动态血糖评价指标的比较（$\bar{x}\pm s$）

项目	痰（湿）热互结组（n=19）	热盛伤津组（n=18）	气阴两虚组（n=23）
SDBG（mmol/l）	5.68±0.31$^{**\triangle\triangle}$	4.01±0.63**	2.65±0.67
MAGE（mmol/l）	6.43±1.51$^{\triangle}$	7.69±0.85**	5.81±1.54
LAGE（mmol/l）	12.04±2.91$^{\triangle\triangle}$	14.67±1.78**	11.20±2.44
NGE（次/d）	4.68±1.49	5.50±1.34**	3.83±1.40
早餐 PPGE（mmol/l）	3.92±1.63	5.01±1.53**	3.23±0.92
中餐 PPGE（mmol/l）	5.74±1.66**	5.31±1.19**	2.68±0.72
晚餐 PPGE（mmol/l）	3.54±1.81	5.76±2.16**	2.70±1.19
PT3.9（%）	3.22±1.02$^{**\triangle\triangle}$	6.28±0.84**	4.80±1.27
PT11.1（%）	26.27±4.86**	24.21±2.82	22.54±3.32

注：与气阴两虚组比较，$^{*}P<0.05$，$^{**}P<0.01$；与热盛伤津组比较，$^{\triangle}P<0.05$，$^{\triangle\triangle}P<0.01$。

四、研究述评

最新研究表明[7]：糖尿病的预后与慢性并发症的发生率及发展速度，与整体血糖水平和血糖波动度均有密切关系。血糖波动度与糖尿病慢性并发症的相关性受到了越来越多学者的关注。明确诊断，辨析证型，识病明证，病证结合是提升诊疗效果的前提。中医认为先天不足、五脏柔弱、过食肥甘厚腻、情志失调、劳逸失度等是 T2DM 的主要病因。血糖波动的影响因素中主要有饮食、运动、情绪等。有关研究表明，血脂、空腹血糖、餐后 2 小时血糖、胰岛素抵抗指数与 T2DM 中医辨证分型均有相对应关系[8-9]。

我们通过对三种不同中医证型的 T2DM 患者进行 72h 动态血糖监测，发现三种证型的患者血糖变化各有其特点，据此有助于指导 T2DM 的临床治疗。痰（湿）热互结证的患者，以体型肥胖，腹部胀大，口干渴，多饮等（湿）热表现为主症：经过 72 小时动态血糖监测，发现患者整体血糖水平较高，且三餐后血糖升高较明显，空腹血糖为（7.71±1.32）mmol/l，早餐后 2 小时血糖为（12.5±3.6）mmol/L，中餐后 2 小时血糖为（12.65±1.02）mmol/L，晚餐后 2 小时血糖为（12.30±1.29）mmol/L；应用健脾化湿祛痰法，湿祛痰化，脾得健运，水精得以正常输布，谷精壅滞得化，血糖自然逐步得到有效调控。热盛伤津证的患者，以口干渴，喜冷饮，咽燥，消谷善饥等热盛表现为主症：经过 72 小时动态血糖监测，患者低血糖现象发生频率较高，低血糖发生率为 6.28%±0.84%，且整体血糖波动幅度较大，热盛伤津组为（7.69±0.85）mmol/L（正常参考值＜3.9mmol/L）；临床上予滋阴清热治疗的实践初步显示，滋阴可以调体，清热可以稳控血糖，大多数通过该法治疗可以降低低血糖发生率，降低血糖波动幅度。气阴两虚证的患者，以口干渴，多饮，疲倦无力等气阴两虚表现为主症。经过 72 小时动态血糖监测，24h 平均血糖为（10.88±0.88）mmol/L，较其他两组偏低，患者在观察期间未出现明显低血糖症状，中医治疗以益气养阴为原则，气足脾健，精微敷布有常，调控有序，功能旺盛，是以不降而血糖自调，益气养阴也是解决“糖尿病以阴虚或气虚为本”的关键。

参 考 文 献

[1] 周仲瑛. 中医内科学[M]. 北京：中国中医药出版社. 2007：281-282.
[2] 胡善联，等. 我国糖尿病流行病学和疾病经济负担研究现状[J]. 中国卫生经济，2008（8）：5-8.
[3] 中国 2 型糖尿病防治指南[S]. 中华医学会糖尿病学分会. 北京：北京大学医学出版社. 2010：5-8.
[4] 糖尿病中医防治指南[S]. 北京：中国中医药出版社. 2007：8-9.
[5] 李强，李鹏杰. 血糖波动的意义及临床评估方法[J]. 中国实用内科杂志，2009，29（9）：876-878.
[6] 中华医学会糖尿病学分会. 中国动态血糖监测临床应用指南（2012 年版）[J]. 慢性病学杂志，2013，14（5）：321-330.
[7] 淦家荣，刘红英，鲁丽. 2 型糖尿病中医辨证分型与血糖及胰岛素、C 肽相关性研究[J]. 中医药信息，2007，24（4）：23-24.
[8] 张黎群，李晋芳，等. 血清瘦素、脂联素等指标与 2 型糖尿病湿热证相关性研究[J]. 中医学报，2011，26（1）：79-83.
[9] 王镁，褚威. 初诊消渴患者中医分型与血脂变化特点初探[S]. 第四届国际中医糖尿病大会论文汇编，217-221.

第四节　寒下法在急症中的运用

一、高　　热

杨妻，30 岁，农民，1982 年 8 月 20 日 17 时初诊。

热势壮盛，五日不减，声高气粗，颜面潮红，便结四日，体温 40.1℃，服解热剂，热稍退遂复升，日晡更甚，舌质红、苔黄厚、脉沉数。此为腑实热结，方用生大黄 6g（后下），炒枳实 6g，川厚朴 6g，一饮矢转便通，热退身和。

按语 高热五日，表证入里，热结阳明，胃家虽实，但燥坚不甚，予小承气汤“釜底抽薪”荡涤肠腑，热随便出。药中的矢，桴鼓相应。

二、喘 证

朱姓，男，50 岁，1982 年 3 月 23 日 11 时初诊。

喘史廿余年，近八日，喘促痰鸣，肩息不得卧，气憋欲绝，口唇青紫，大便秘结，按其腹皱眉呈痛苦状，舌苔黄厚而干，脉弦数。证属痰热闭肺，腑实内结，方用：瓜蒌仁 30g，葶苈子 10g，生大黄 15g（后下），枳实 10g，川朴 15g，急煎顿服，药尽腹鸣，遂下干粪三团，其喘渐平。

按语 本案宿疾食发为先病、本病，而便结则是所生病、标病。宗《内经》“急则治其标”“小大便利治其标”，师仲景“通下治喘”之法，变吴鞠通宣白承气汤之方，通腑肃肺平喘，上病下取。以“开门驱贼”，使表里得安，喘疾遂平。

三、中 风

吴妇，67 岁，1985 年 7 月 3 日 15 时 30 分以中风中脏腑（心脑综合征），收入急诊抢救室，经综合救治，略见好转。5 日 14 时，陡增烦躁，喘促痰鸣，便闭已三日，体温 38.3℃，舌质红，苔前部花剥，根部如黄糙，脉弦细滑数。证属风痰阻闭，腑结肺痹。速予生大黄 30g 煎汁 50ml，冲芒硝末 10g，保留灌肠后，排出黄褐色糊状便约 300ml，烦躁减轻，呼吸平稳，体温下降。如是两次，配合他法，终获成功。

按语 中风一证，急危重笃，死亡率高。该案在综合救治的同时，紧扣便结，即投硝黄峻剂，以通腑结开肺痹，涤痰清神，救逆平喘，调整脏腑逆乱之气机，使危垂病势，化险为夷，现代研究表明“可通过泻下逐饮，降低颅内压，减轻脑水肿”。因此认为，寒下法用于中风腑实证，有利于改善预后，提高抢救成功率。

四、胸 痛 咯 血

李某，男，40 岁，农民，1985 年 9 月 26 日子夜起病，寒战高热，服解表药不效，渐重，于 14 时住急诊观察室。

诊见：右胸闷痛，喘促气急，吐黄黏痰带血色暗红如铁锈，环唇疱疹，壮热恶寒，面红赤，溺黄便干，舌红苔黄腻，脉数有力。体温 39.7℃，白细胞 29×10^9/L、中性 80%，胸透提示“右下肺炎”。证属痰热壅肺，肺痹腑结。方用生大黄 10g（后下），芒硝 10g（冲）、黄芩 15g，生甘草 10g，全瓜蒌 30g，炙麻黄 9g，杏仁 10g，生石膏 30g（先煎），白茅根 30g，鱼腥草 30g，草河车 30g，败酱草 30g。日二剂四服。一饮后即大便 2 次，尿增多，次晨胸痛锐减，体温 36.4℃，痰转白黏。效不更弦，继服两天，诸症消失。验血：白细胞 7.7×10^9/L，中性 68%。

按语　该患者体壮病实正邪俱盛，痰热壅肺，肺痹腑结，表里同病、投调胃承气汤麻杏石甘汤重剂，并一日两剂四服，以强兵制敌却邪安正，病虽急重，向愈亦速。

现代研究表明：下法（包括寒下法）具有抑菌消炎、解热利尿、保肝利胆，促进新陈代谢，调整肠胃和免疫功能，改善血液循环，特别是微循环，以致它在急危重症中显示了非凡的效能。

五、应用中的问题

（1）寒下法的使用标准：①热结于里，中毒症状重，如：高热，日晡为甚，烦躁，谵妄，脉数等。②大便秘结两天以上或虽有大便而质硬干燥，或热结旁流，或肛门灼热解之不畅。③有不同程度的（腹）痛、呕、（腹）胀、闭病象。④舌质红，苔黄厚腻或干燥，近有"见到苔腻黄，宜用承气汤"之验语。

（2）寒下法虽能医人，特别是在急症中地位尤为重要，但毕竟属攻伐之列。临证当严格掌握适应证和禁忌证，也可选配清热解毒、活血化瘀、益气养阴等法，以提高疗效确保安全。

（3）使用寒下法，攻则猛攻，中病即止，狂证一案即是其例。另外运用本法，贵在灵活，对疑似难定病案，可结合腹诊，或师仲景试探法，如高热一案即是仿此。

（4）下药入口，尤当严密观察，掌握病情变化情况，以防不测。对汤剂不能下咽者，可灌肠或鼻饲等。也可收到预期疗效，如中风、暴吐两案即是。

第五节　活血化瘀是治疗急性脑出血的重要法则

脑出血，属中风范畴，它发病急骤，病情重笃，死亡率高。就活血化瘀法救治本病而言，不少临床工作者拘于"出血者止，缺血者活"的观点，而畏惧不用。近年大量临床观察及实验研究表明，及时正确运用活血化瘀法，确能提高救治疗效，降低病死病残率，因此，笔者认为应当把活血化瘀作为治疗急性脑出血的重要法则之一，现就有关问题探讨如下。

一、出血成瘀，病位在脑

1. 病因病机

《血证论》云："既是离经之血，虽清血鲜血，亦是瘀血"，而脑出血正是由于某种原因造成脑部脉络破损，血液外泄停积局部形成血肿、血块，由动态变为静态的"离经之血"

“恶血”“贼血”。此瘀之处《内经》称“血宛于上（头脑部位）”，何廉臣明确指出：“据解剖所见，凡以是病死者，其脑中必有死血及积水，是血冲入脑，信而有证。”

2. 临床表现

头痛剧烈，痛处固定，神昏，半身不遂，口眼㖞斜，舌强语謇，双瞳孔散大或缩小如针尖或两侧不等大，面色暗滞，甚则唇甲青紫，皮下瘀点或瘀斑，舌质紫暗或有瘀点，脉弦或涩或结代以及 CT 所显示的高密度阴影、病理所见的出血半球肿胀、充血、切面显示病损区有出血和血块等皆为脑部瘀血的见证。

3. 实践验证

近年来，脑出血的化瘀治疗研究，取得了一定成绩。如上海市高血压病研究所用复方丹参注射液静点治疗 36 例有意识障碍的脑出血，存活率为 55.6%，较对照组提高一倍；中医研究院用水蛭粉治疗 48 例脑出血颅内血肿，44 例存活，神志完全清楚，有效率达 91.7%，痊愈加显效 75%。观察证实，用活血化瘀药物治疗急性脑出血，能促进血肿吸收，大大提高救治疗效。所以“脑中风的病理，血瘀是一个重要因素，出血和缺血性脑血管病均以瘀血为患”。

二、活血化瘀是治疗急性脑出血的重要法则

从上可知，血瘀是急性脑出血的又一重要病理。“血瘀者，实也”“血实者，宜决之”。活血化瘀，瘀散血止，血行风息，则神清症缓。足见，活血化瘀乃救治本病之要则。临床经 CT 观察证实，脑出血患者服用活血化瘀药物后，颅内血肿逐渐缩小乃至吸收，且神志渐清，头痛缓解，运动和语言功能亦得到恢复。说明化瘀药物有促进颅内血肿吸收、苏醒神志和改善神经系统的功能。现代研究表明：部分化瘀药物具有解除毛细血管痉挛、降低毛细血管通透性，使微血管周围渗血减少或消失的作用。故不论脑栓死或脑出血，用破瘀活血，均有较好疗效，且越早使用越好，用量宜足。

三、临床运用及体会

就临床运用而言，余常在辨证论治的基础上，取活血化瘀药以开窍、固脱、平肝息风、通腑降浊等法，灵活变通，多收良效。祛瘀之法，针药二端。紧急措施：取十宣、十二井刺络出血以祛瘀醒神，印堂放血祛瘀止（头）痛等；成药常选三七粉、云南白药、水蛭粉、大黄粉、脑血康口服或鼻饲，复方丹参注射液静点。汤剂以《石室秘录》之三七地黄煎、桃核承气汤、犀角地黄汤等方加减、急用鼻饲或肛门点滴。在选用化瘀药物时，必须做到活而不破、不动，恰到好处，诸如红花、当归、桃仁、赤芍、丹皮、川芎、水蛭、鸡血藤、蒲黄等均是经验证明安全而有效的药物，可供参考运用。

第六节　针刺曲骨、照海穴治疗癃闭十八例疗效观察

癃闭是临床常见证。庞国明教授从 1977 年 3 月至 1981 年 11 月，在临床实践中采用针刺曲骨、照海穴对 18 例癃闭患者进行针刺治疗，报告如下。

一、临 床 资 料

本组 18 例中，住院治疗 15 例，门诊治疗 3 例；男性 13 例，女性 5 例；发病年龄 5～10 岁 4 例，12 岁 1 例，21～22 岁 3 例，30～40 岁 4 例，51～80 岁 4 例，80～75 岁 2 例。病程一天以内者 10 例，2 天者 5 例，13 天和 15 天者各 1 例，一年者 1 例。本组 18 例，按中医学辨证分为两型，实热型和虚寒型。

二、治 疗 方 法

取穴　曲骨、照海（双）。

针刺手法　实热证采用捻转泻针手法；虚寒证采用捻转补法。并配肾俞、膀胱俞。针前患者取仰卧位，两下肢伸直，选取针具，行局部常规消毒，先针照海穴，快速进针，直刺 1 寸深，其针感多为局部麻胀；后针曲骨穴，缓慢进针，直刺 1.6～2 寸深，得气后放散至前阴部，患者有尿意感为佳。两穴各持续捻转 30 秒至 1 分钟，起针后令患者试排小便。若系昏迷患者或小儿不能合作者，术者可用右手展开如“八”字形，四指并拢按压石门穴（脐下二寸腹正中线）处，由上而下，由轻而重逐渐加大压力，按压不松手，直至患者膀胱内尿液排完为止，虚寒型加针肾俞（双）、膀胱俞（双）时，分别直刺 8 分～1 寸和 1 寸～1.5 寸深，得气后留针 20～30 分钟，每隔 10 分钟运针一次。

三、病 案 举 例

案一　龙××，女，24 岁，未婚。双目失明，步履困难四年余；小便不能自排一年余。于 1977 年 3 月 4 日入院。患者四年前始自觉视力减退，出现复视及视野内有黑云样斑点，18 个月后两眼光感消失，双目失明。曾经医院检查诊为“多发性硬化症”，并注射多发性硬化症疫苗。此后，不断发生小便不通，每次尿闭均须经导尿方能解除，因而来院进行针刺治疗。

诊见：面色㿠白，形瘦神怯，怯寒嗜卧，气短懒言，溲闭不通，小腹胀满，舌质淡暗，脉沉细小。该患者久病，精血内耗，肾命受损，致膀胱气化功能失职，气不化则溲不出，发为癃闭。此乃下焦虚寒型。

故拟温补下焦肾命，振奋膀胱和三焦气化功能。当即针刺曲骨、照海（双），采用捻

转补法不留针，起针后即刻排尿400ml，后加肾俞（双），膀胱俞（双），各留针30分钟，隔10分钟运针一次，每日一次。针一次后，小便时困难减轻，针三次后，能自排小便，六次后，小便复常。随访观察半年之久，病未复发。

案二　王××，男，22岁，学生。1977年5月16日下午四时来诊。患者于15日24时许因和别人斗殴，头部受伤，经医院急诊为脑震荡。来本院就诊时，小腹胀满如覆碗，欲溲不下，烦躁不安。按实热证治之，随针曲骨2寸深，照海1寸深；用捻转泻针手法约1分钟，起针后即排尿约60ml，一次获愈。随访三个月，未再复发。

四、讨论与体会

癃闭是中医病名，现代医学称为“尿潴留”，为尿液储存于膀胱，排出发生障碍所致。癃闭证在临床上颇为常见，资料说明，此病多并发于脑、脊髓疾患过程中。本组18例中，脑与脊髓疾病占15例，其他疾病3例。

从临床资料看，癃闭很少单独为病，为一种标急证。这种标急证能否及时解除，至关重要，《景岳全书·癃闭》说：“小便不通为癃闭，此最危最急证也……数日不通则奔迫难堪，必致危殆。”《千金方·闭塞》篇特别强调指出：“人有因时疾，瘥后得闭塞不通，遂致天命，大不可轻之。”《素问·标本病传论》说：“小大不利治其标。”这不仅说明了本病的严重性，而且告诫我们在临床中应高度重视并及时采取有效措施以治标急。只有标急得解，才有可能进一步治本。

针刺曲骨、照海穴能够排尿的机制是什么？我们认为：此两穴之功效，可因针刺手法之不同而异；泻之则有清热利尿，通窍开闭之效；补之则有助肾气、通尿闭之能。曲骨属任脉、足厥阴交会穴，两脉均循于阴器，为治疗泌尿生殖系统疾病常用有效穴位，且为近取，故有通尿闭之效。《针灸甲乙经》说：“小便难，水胀满，出少，胞转不得溺，曲骨主之。”照海属肾经穴，为阴跷脉所生，又为八脉交会穴之一。肾之经脉属肾而络于膀胱，阴跷之脉循行于生殖器，通阴跷脉，有维络诸阴之作用，故可通利小便。取本穴调节肾、膀胱及阴跷脉之三重作用。

第七节　浅谈中医思维力的标志、培养及临床应用

中医学博大精深，传承千年，中医药在临床中具有举足轻重的地位，是现代医学不可替代的独特优势学科。中医思维是中医师在整个医疗过程中，运用思维工具对患者、病证及相关事物和现象进行一系列调查研究、分析判断，形成决策、实施和验证，以探求疾病本质与治疗规律的思维活动过程。由于中医思维培养模式不完善及中医学习氛围的缺乏，很多中医师缺乏系统的中医思维模式，在临床诊疗中困难重重。为了中医药的传承和创新发展，更好地突出中医诊疗疾病的优势，如何建立有效中医思维模式及其能力的培养是目前亟待要解决的关键问题。

一、思维与中医思维

思维是对事物认知、思考、分析、处理方式的维度与结果预测的方法。而中医思维是指在中医理论的指导下，对疾病防治认知、思考、分析、处理方式的维度与结果预测为特征的思考过程与诊治方法。

正确智慧的中医思维是打开诊治疑难杂症成功大门的金钥匙，对临床诊治起着决定性的作用，要想做好中医药知识的传承和创新，建立中医思维模式及加强中医思维力的培养是关键点。

二、评判中医思维力的“六标志”

1. 语言力

语言力是指语言的能力和分量。中医语言是广大中医药工作者在千百年临床基础上总结归纳而形成的能反映中医临床实践疗效的语言。它可以传递中医学知识，帮助人们认识中医，学习中医。学习中医学的过程，就是掌握中医语言的过程。清代郑板桥说过：“欲为一代经纶手，须读数遍要紧书。”中医学知识体系大致包括两类：一是基础知识，包含阴阳五行、藏象、经络、中药等；二是临床知识，主要有四诊、方剂、辨证等。掌握中医学的语言力要从这两方面入手，经过系统学习，不断实践，总结归纳，形成自己学习中医的心得能力。《素问・著至教论》中记载了黄帝与雷公的一段对话：“黄帝坐明堂，召雷公而问之曰：子知医之道乎？公对曰：诵而未能解，解而未能别，别而未能明，明而未能彰，足以治群僚，不足治侯王……帝曰：善！无失之，此皆阴阳表里上下雌雄相输应也，而道上知天文，下知地理，中知人事，可以长久，以教众庶，亦不疑殆，医道论篇，可传后世，可以为宝。”这里即提出了理解中医语言的层次，即“诵、解、别、明、彰”；又指明了理解中医语言所需知识，即“上知天文，下知地理，中知人事”。一个中医必须掌握中医语言，用好中医语言，语中的矢，多读，多背诵，中医语言才有分量，才能显示出强大的语言力。

2. 诊断力

中医诊断力主要包括望、闻、问、切四种中医诊法，也称中医四诊。即望，观气色；闻，听声息和嗅气味；问，询问症状；切，摸脉象。望、闻、问、切四诊各具独特的作用，又都有局限性，不能互相替代，临床中必须四诊并用才能全面收集辨证论治所需要的各方面资料。四诊昭彰，方能诊断明确。诚如唐朝医药学家孙思邈在《大医精诚》中提到：“望闻问切务达神圣工巧，遣方则药必明君臣佐使。”

3. 辨证力

辨证即是认证、识证的过程。证是对机体在疾病发展过程中某一阶段病理反应的概括，包括病变的部位、原因、性质以及邪正关系，反映这一阶段病理变化的本质。证比症状更全面、更深刻、更正确地揭示疾病的本质。辨证力就是将四诊所收集的资料、症状和体征，通过分析、综合、辨清疾病的原因、性质、部位和邪正之间的关系，概括、判断为某种病证的能力，是确定正确治疗方法的前提。几千年的中医发展形成了众多中医流派，因对病证及病因认识不同，形成了对病证、病因等的不同分析和看法，也形成了不同的辨证治疗方法。这其中主要包括有八纲辨证、气血津液辨证、脏腑辨证、六经辨证、卫气营血辨证、三焦辨证、经络辨证等。由于中医理论本身的宏观性和哲学性及证候的多态性、动态性、复杂性等特点，决定了各种辨证方法之间既有区别，又有联系。临床中我们要具体问题具体分析，洞悉原委，审辨明本。

4. 治疗力

治疗力是根据辨证的结果，确定相应的治疗方法，提高临床疗效的能力。辨证是确定治疗方法的前提和依据，论治是辨证的目的，通过疗效可以检验辨证论治是否正确。体现治疗力的五个标志：①有理有据，理法方药，一线相贯；②体现综合，内外同治，针药并用；③法中标靶，药中的矢，直达病所；④预测有效，以理推之，必有效应；⑤体现纵横，生克制化，君臣佐使。

5. 想象力

中医想象力蕴含着丰富的内容，“上知天文，下知地理，中晓人事”，无所不及。将人体与自然界、社会环境等作为相互关联的整体来考察，是应用整体观研究中医基础理论的典范。中医是以整体、动态、辩证的观点去把握生命、健康、疾病与药物的关系，其特色是“天人相应”和“整体协调”。

6. 凝练力

中医临床研究主要应以提高诊疗水平、提高临床疗效为核心，要深入研究中医疗效优势、疗效定位、疗效特点、疗效基础、疗效机制，凝练临床治疗规律。《黄帝内经》云：“知其要者，一言而终。不知其要，流散无穷。”中医临床学习要在继承学习前人基础上，创新发展，以临床实践为检验，总结凝练思想观点，厚积薄发，点石成金。

三、中医思维“六力”的培养与强化

1. 从强化中医信念开始，信是前提

把中医药传承好，必须坚持中医思维和中医信念。中医思维和信念的重塑，要通过温习中医经典和接受中国传统文化的熏陶潜移默化。在中医学习与实践中，要牢固树立中医姓“中”的信念，唯此才能够在临床中勇于用中医，敢于用中医，进而更加致力于专业技能上精益求精。作为中医人，要将自己的命运同中医的命运紧紧联系在一起，做铁杆中医，坚决捍卫中医。

2. 打牢中医药理论根基，坚基固厦

中医学是古人在与疾病长期斗争的实践中形成的一门医学科学和防病治病技术，中医学在形成和发展特别是在提炼升华到理论的过程中借用了大量的古代哲学思想如阴阳五行学说等，同时吸纳了儒、释、道等传统文化的精华。医学科学是中医学的本质和主流，中医学的真正生命力就在于其真实而丰富的科学内涵、完整系统的学术体系、具体而实际的诊疗方法，只有打牢中医药理论基础，才能提高临床疗效。

3. 营造中医药文化氛围，以“文”化人

要营造浓郁的中医药文化氛围，使之成为群众精神食粮。可以在门诊走廊、大厅及病区走廊设置中医健康知识宣传栏，建立中医文化走廊和百草园、开设国医堂、实施名医、名药、名法、名膳、名科、名院“六名”战略、加强和规范院歌、院训、院徽使用等，融中医药文化于其中。

4. 目标导向双轮驱动，变压力为动力

（1）加压驱动：增强责任感和紧迫感，树立更高标杆，加压驱动，以更坚决的意志、更有力的举措、更扎实的作风促进中医思维的形成。

（2）利益驱动：利用物质利益驱动（加薪、奖金、奖品等）和精神利益驱动（荣誉、进修、晋升等），强化中医思维的形成。

5. 恒写中医医案，书中悟道、厚积薄发

医案是中医临证的资料，它具体体现了中医理法方药的综合应用。医家本人记录医案，目的是积累和总结诊疗经验。而学医者通过医案，则可以开阔眼界，增长见识，学到他人的经验。章太炎对中医医案作过很高的评价，他称“中医之成绩，医案最著，名家工巧，悉萃于是。学者要想寻求前人心得，钻研医案可收事半功倍之效”。医案融通理论和实践，是中医著述中最有价值的一部分。

6. 引导终生学悟，用好经典经方，学中悟道

名医成才，无不以熟谙经典为本，以奠定学术基础，并在此基础上旁及各家，博及医源。加强传统文化和中医经典文献学习，培养传统思维模式，熟读《内经》《伤寒论》《金匮要略》和《温病条辨》等经典著作，学经典、背经典、用经典。

四、指导临证的五种中医思维

1. 宏观思维

又叫整体思维，注重疾病防治的整体观。把疾病和时间空间联系在一起，强调整体性、统一性、长期性。

2. 微观思维

注重疾病防治的个体差别和病理调整。因人制宜、因时制宜、因地制宜，异病同治，同病异治，具体问题具体分析。

3. 治未病思维

注重疾病防治的提前干预。未病先防，关口前移，既病防变，愈后防复。

4. 动态思维

动态观，以发展的观点看问题，正确认识当代疾病的特点。随症指导、调整方、法、药量等。

5. 三辨诊疗思维

单一的“辨病论治”和“辨证论治”临床中均存在一定局限性，结合国医大师王琦教授“体质学说”，在充分认识疾病、证候、体质三者之间内在联系的前提下，将辨病、辨证、辨体进行有机结合，形成以辨病为基础，辨证为核心，辨体为补充的一种综合诊疗思想。弥补了当前中医诊疗思维的缺陷，也凸显个体化诊疗要素，拓展临床思维、丰富诊疗体系，更好地诠释“同病异治”“异病同治”，体现治病求本，病、证与体质本质的有机结合。

科学的发展史实际上就是一部思维的发展史，人类的一切知识都是人思维的产物，中医学更是如此。中医思维是中医学的精髓，是中医学的本质特征，是中医学生存与发展的根本，是中医临床提高临床疗效的唯一遵循。《论语》子曰：必也正名乎。中医思维是中医正本清源的基础，是中医人的灵魂，要坚定不移地把它贯穿学习参悟、临症诊疗的始终。

第八节　仲景论治糖尿病“渴”与“消渴”的探讨

一、糖尿病与中医病名：症涵结合，病名有五

糖尿病与消渴是中西医两个不同的概念，在临床症状方面，两者可能存在交叉关系，但绝非是等同关系。“三多一少”（多食、多饮、多尿、消瘦）是消渴的典型临床症状，而2型糖尿病大多数并不表现典型的“三多一少”症状。中国中医科学院曾对5465例社区人群进行流行病学调查，共筛查出1028例糖尿病患者，其中仅13%具有典型“三多一少”症状，无典型症状者多达898 例，占87%。糖尿病与消渴并不是完全等同的。同时，现代疾病如尿崩症、甲状腺功能亢进、胰腺肿瘤、胰腺萎缩及发热性疾病等，也常有类似消渴的表现。如果简单地将T2DM与“消渴病”画等号，生搬硬套就会僵化辨证思维，甚至将中医的诊疗引入歧途。因此，糖尿病≠消渴。

关于糖尿病的中医病名，笔者认为中医病名诊断，当据其不同临床表现分别进行命名，在临床上对应5种中医病名：对具有多饮、多食、多尿、消瘦或伴尿中甜味者诊为“消渴

病”；对以口干渴多饮为主者诊为“上消病”；对以多食易饥，或伴消瘦为主者诊为“中消病”；对以小便频数，以饮一斗小便一斗者诊为“下消病”；对仅有口中甜味或伴形体肥胖，或体检发现血糖数值高符合 T2DM 诊断者诊为“脾瘅病”。以发挥中医病名在指导辨证论治中的正确导向作用。

二、仲景对消渴的论述

（一）对消渴病因病机的论述

1. 胃肠燥热是病理基础

仲景认为：消渴病机关键是胃气有余，胃热亢盛，热盛伤津；同时亦准确记述了消渴具有消谷善饥、小便频数等特点。如：《金匮要略·消渴小便不利淋病脉证并治》第 2 条说：“趺阳脉浮而数，浮即为气，数即消谷而大坚，气盛而溲数……，坚数相搏，即为消渴。”

2. 气阴两伤是消渴的主因

正如《金匮要略·消渴小便不利淋病脉证并治》第 2 条云：“寸口脉浮而迟，浮即为虚，迟而为劳，虚则正气不足，劳则营气竭。”此原文通过脉象，阐述其病机为虚劳，发病主因为积热而成，营卫两虚；常见表现为气阴两伤。

3. 湿邪阻滞是消渴发病的常见原因

《金匮要略》论证“因湿所致消渴”条文最多，如：《金匮要略》第二篇 16 条曰：“湿家，其人但头汗出……渴欲得饮而不能饮，则口燥烦也”，十四篇 11 条曰：“夫水病人，目下有卧蚕……其人消渴”，十三篇第 5 条曰：“脉浮，小便不利，微热消渴者……五苓散主之。”可见仲景认为湿邪阻滞在消渴发病中起重要作用。

4. 瘀血内停是消渴发展和加剧的主要原因

瘀血积滞化火伤阴，致津亏液损，使人烦渴。正如《金匮要略》曰：“病者如热状，烦渴，口干燥而渴，其脉反无热，此为阴状，是瘀血也。”

5. 肾虚为消渴主要病机

《金匮要略·消渴小便不利淋病脉证并治》曰：“男子消渴，小便反多，以饮一斗，小便一斗，肾气丸主之。”论述了肾气虚弱，阳气衰微，上不能蒸腾津液于肺而敷布于全身，下不能气化达于膀胱致开阖失司，导致后世所称的“下消”。

（二）辨证论治，方证对应

仲景根据消渴的病因病机特点，根据方证对应的治疗方法，制定了以下六种治疗方法。

1. 清热生津法

如《金匮要略·消渴小便不利淋病脉证并治》篇曰："渴欲饮水，口干舌燥者，白虎加人参汤主之。"白虎加人参汤方为后世治疗糖尿病主方之一。

2. 通腑止渴法

如《金匮要略》云："趺阳脉浮而数，浮即为气，数即消谷而大坚；气盛则溲数，溲数即坚，坚数相搏，即为消渴。"然本条重论机制，未出治方。据证测方，与桃核承气汤的功用、主治甚符。

3. 清上温下法

在《伤寒论·厥阴篇》首条即云："厥阴之为病，消渴，气上撞心，心中疼热，饥而不欲食，食则吐蛔，下之利不止。"仲景将此条置于消渴篇之首，其用意自然明了，当为消渴病之纲领。可用清上温下之代表方乌梅丸治疗消渴。

4. 活血化瘀法

《金匮要略》十六篇有云："病者如热状，烦满，口干燥而渴，其脉反无热，此为阴伏，是瘀血也，当下之。"初次提出了瘀血致渴的证治，为治疗糖尿病的主要途径之一。后世用活血化瘀之抵当汤治疗消渴乃其代表。

5. 化气利水法

如《金匮要略·消渴小便不利淋病脉证并治》第 4 条曰："脉浮，小便不利，微热消渴者，宜利小便发汗，五苓散主之。"第 5 条："渴欲饮水，水入则吐者，名曰水逆，五苓散主之。"第 13 条："脉浮发热，渴欲饮水，小便不利者，猪苓汤主之。"此三条原文详尽论述消渴患者感受外邪致水热互结膀胱，气化不行之消渴并发小便不利的证治。

6. 温肾健脾法

如《金匮要略》十三篇云："小便不利，有水气，其人若渴，瓜蒌瞿麦丸主之。"瓜蒌瞿麦丸乃肾气丸之变剂，方中附子、山药、茯苓温肾健脾为主药，瓜蒌根生津润燥以治本，瞿麦利水以消肿，诸药合用共奏温肾健脾利水，润燥生津止渴之功。

三、应用仲景方药的辨证思路

1. 精准辨证，方证对应

方证对应是准确运用经方途径之一，要求方药与证候特别是主要证候或特征性证候丝丝入扣，"有是证用是方"，如"渴欲饮水，口干舌燥者，白虎加人参汤主之"。

2. 谨守病机，各司其属

使用经方当谨守病机，不拘症状。症状为表象，病机为实质，有表象迥异而实质相同者，可异病同治，如：消渴日久症见水肿，欲吐则可用真武汤以温补肾阳，以助膀胱气化之力。

3. 以经分证，循经选方

仲景治疗消渴重视经脉与脏腑的络属关系，并根据六经与所属脏腑分别指导选方用药。如：糖尿病合并胃肠神经病变，证实者从阳明论治，证虚者从太阴论治。

4. 证杂合方，协同增效

经方配伍精当，药少效专，若病机单纯，运用得当，自能立竿见影；然临床实际病情复杂，往往寒热错杂，虚实并见，脏腑同病，合用经方，是治疗复杂病情的常用方法。

四、仲景治消渴经方浅释

仲景治消渴经方共 71 条，其中《伤寒论》35 条，《金匮要略》36 条，减去重复论述的 4 条，合计 67 条，载方 24 首，其中“口渴”在有些方证中是作为主症出现的，如白虎加人参汤证，五苓散证，百合洗方证等，更多的是作为兼症及或然症出现。然而不论口渴是作为主症还是兼症，治疗原则皆以方证对应为根本，皆体现了仲景辨证施治、随证治之的精神。仲景治疗消渴的 24 首方剂应用要点如下。

1. 五苓散

原文　“若脉浮，小便不利，微热消渴者，五苓散主之”“发汗已，脉浮数，烦渴者，五苓散主之”“伤寒，汗出而渴者，五苓散主之”“中风发热，六七日不解而烦，有表里证，渴欲饮水，水入则吐者，名曰水逆，五苓散主之”。

病机　水气停蓄，脾失转输，气化不利，津液不能上布所致。

特点　健脾助运、化湿醒脾，使津液正常布散，从而解除消渴症状。

2. 猪苓汤

原文　“若脉浮，发热，渴欲饮水，小便不利者，猪苓汤主之”“少阴病，下利六七日，咳而呕渴，心烦不得眠者，猪苓汤主之”“夫诸病在脏，欲攻之，当随其所得而攻之，如渴者，与猪苓汤”。

病机　一是水气不利，二是阴虚有热。

特点　病性偏热，又有阴虚的症状，故用滋阴之阿胶、清热之滑石配伍猪苓、茯苓、泽泻。

3. 瓜蒌瞿麦丸

原文　“消渴小便不利者，有水气，其人苦渴，瓜蒌瞿麦丸主之”。

病机　一是下焦阳虚，水气不行，寒水偏积于下，阳虚无力蒸腾水液上承；二是上焦燥热，津液受损。

特点　一是瓜蒌根（天花粉）与薯蓣（山药）的配伍，瓜蒌根清热生津止渴，薯蓣健脾生津；二是茯苓、瞿麦与附子的配伍，茯苓、瞿麦利水气，附子温下焦之阳气，使水行气化。

4. 文蛤汤

原文　“吐后渴欲得水而贪饮者，文蛤汤主之”。

病机　文蛤汤所治疗的消渴其病机主要有以下两点：一是患者贪饮，水湿浸淫上焦，有成溢饮之患；二是呕吐后水去热存，热盛伤津。

特点　文蛤汤治疗消渴：一是文蛤（又称海蛤、蛤蜊）与石膏的配伍，文蛤性寒能清热，味咸能润下生津，石膏味辛性寒，两者相须为用，共清炽盛之热邪；二是麻黄与杏仁、生姜的配伍，三者合用，发散水气；三是甘草与大枣的配伍，两者顾护中焦，使津液生化有源。

5. 肾气丸

原文　“男子消渴，小便反多，以饮一斗，小便一斗，肾气丸主之”。

病机　一是津液不足，二是下焦有寒，不能制水，停于体内变为水饮，故饮不解渴而小便频数。

特点　一是地黄与山药、山茱萸的配伍，三者均有滋阴生津之功，可补充人体不足之津液；二是茯苓与泽泻的配伍，二者均为利水药，可导体内停滞之水饮下行；三是桂枝与附子的配伍，温下焦阳气，恢复肾的气化功能，使津液得以蒸腾而上。

6. 黄芪芍药桂枝苦酒汤

原文　“问曰：黄汗之为病，身体肿，发热汗出而渴，状如风水，汗沾衣，色正黄如柏汁，脉自沉，从何得之？师曰：以汗出入水中浴，水从汗孔入得之。宜黄芪芍药桂枝苦酒汤主之”。

病机　湿滞肌肤，卫郁营热，营中之郁热，内蓄于脾，津液不行而口渴。

特点　桂枝配伍芍药调和营卫，黄芪配伍桂枝振奋卫阳而行水湿，苦酒（即米醋）泄营中之郁热，诸药合用，水湿得行，营中郁热得泄，则脾脏行津液之功能得以恢复，消渴自除。

7. 越婢加术汤

原文　“里水者，一身面目黄肿，其脉沉，小便不利，故令病水，假如小便自利，此亡津液，故令渴也，越婢加术汤主之”。

病机　郁热在内，气化不利，脾气为水湿所困，不能输布津液于上。

特点　散水清热，使水气得散，则脾脏输布津液的功能得以恢复，则口渴自止。方中麻黄配伍白术意在发散在表之水湿，其中白术又有升清、运脾布津之功；石膏清内在之郁热；生姜大枣顾护脾胃，全方合用，共奏发越水气，清热止渴之功。

8. 理中汤

原文　“霍乱，头痛发热，身疼痛，热多欲饮水者，五苓散主之，寒多不用水者，理中丸主之……渴欲得水者，加术，合前成四两半”。

病机　脾不散津，津不上布。

特点　重用白术，能够运脾升津，使津液得布则口渴得止。

9. 小半夏加茯苓汤

原文　“先渴后呕，为水停心下，此属饮家，小半夏加茯苓汤主之”。

病机　水饮中阻，津不上承。

特点　小半夏汤加茯苓治疗其水饮，水饮去则口渴自止。

10. 白虎加人参汤

原文　“大汗出后，大烦渴不解，脉洪大者，白虎加人参汤主之”“大渴，舌上干燥而烦，欲饮水数升者，白虎加人参汤主之”“渴欲饮水无表证者，白虎加人参汤主之”“若渴欲饮水，口干舌燥者，白虎加人参汤主之”“太阳中热者，暍是也。汗出恶寒，身热而渴，白虎加人参汤主之”。

病机　一是热邪入阳明，迫津外泄；二是气随津脱，气虚无力推动津液的布散。

特点　一是石膏配伍知母，既可清阳明之热，又可滋阴润燥。二是人参与甘草相须为用可使随汗出而耗散之气得补充，粳米配合人参、甘草，益胃气使中焦生化有源。

11. 瓜蒌牡蛎散

原文　“百合病渴不差者，瓜蒌牡蛎散主之”。

病机　水热互结，津液不布。

特点　瓜蒌根（天花粉）生津止渴，牡蛎咸寒，引热下行，利水散结，瓜蒌根与牡蛎，一补一泻，水饮消散，津液得充，则口渴自止。

12. 百合洗方

原文　“百合病一月不解，变成渴者，百合洗方主之”。

病机　肺阴受损，虚热扰神。病程日久，肺阴虚耗，津液受损，出现消渴。

特点　百合滋养肺阴，清退虚热。本方单用浸泡一夜之百合水来洗周身，意在肺主皮毛，其气相通，故对口渴之轻症用之取效。

13. 小柴胡汤

原文　“伤寒四五日，身热恶风，颈项强，胁下满，手足温而渴者，小柴胡汤主之”。小柴胡汤方后的加减法云：“若渴，去半夏，加人参，合前成四两半，瓜蒌根四两。”

病机　气虚有热，津液不足。

特点　小柴胡汤治疗“血弱气尽”，人参益气生津之功，重用至四两半，瓜蒌根味苦寒，清热生津之功，共奏清热益气生津止渴之功。

14. 柴胡桂枝干姜汤

原文　“伤寒五六日，已发汗而复下之，胸胁满微结，小便不利，渴而不呕，但头汗出，往来寒热，心烦者，此为未解也，柴胡桂枝干姜汤主之”。

病机　邪入少阳，正邪交争。

特点　柴胡桂枝汤是小柴胡汤方加减而得出的方剂：渴去半夏，加瓜蒌根四两，有头汗出、往来寒热等表邪未解之象，故不用人参、大枣，加桂枝三两以解表，小便不利为发汗攻下后津液受损所致，故不加茯苓。

15. 小青龙汤

原文　“伤寒，心下有水气，咳而微喘，发热不渴，服汤已，渴者，此寒去欲解也，小青龙汤主之”。

病机　小青龙汤方后加减法云：若渴者，去半夏，加瓜蒌根三两，与小柴胡汤方后的加减法基本一致。

特点　此处有表邪未解的情况，去温燥之半夏，加生津止渴之瓜蒌根。

16. 文蛤散

原文　“渴欲饮水不止者，文蛤散主之”。

病机　下焦热盛，耗伤津液。渴欲饮水不止者，为热邪深入下焦，盛火上炎，故渴而饮水。但饮水只能暂润胃燥，不能已其肾热，故虽饮水而仍口渴不止。

特点　一是口渴能饮，但饮水不解渴；二是并无汗出、呕吐及小便不利等表现。单用文蛤（海蛤、蛤蜊）即可。

17. 己椒苈黄丸

原文　“腹满，口舌干燥，此肠间有水气，已椒苈黄丸主之”。其方后加减法有“渴者，加芒硝半两”。

病机　水饮内结，郁久化热。

特点　化饮止渴，芒硝能够泄热软坚化结，故能治疗此处的口渴。

18. 大陷胸汤

原文　“太阳病，重发汗，而复下之，不大便五六日，舌上燥而渴，日晡所，小有潮热。从心下至少腹鞕满而痛不可近者，属大陷胸汤”。

病机　一是表证误下，在表之邪热趁势入里，灼伤人体津液，故口渴；二是与素体有水饮，阻滞津液运行通道。

特点　一是大黄与芒硝的配伍，使入里之邪热从下而出，二是大黄与甘遂的配伍，甘遂清在胸胁之水饮，大黄导之而下，所谓邪去正安，热邪与水饮得除，口渴不治而治。

19. 茵陈蒿汤

原文　“但头汗出，身无汗，齐颈而还，小便不利，渴引水浆者，此为瘀热在里，身必发黄，茵陈蒿汤主之”。

病机　里热炽盛，湿热熏蒸。只有头汗出，小便又不通畅，则里热无法透达，与体内水湿相结合，则出现口渴、皮肤发黄的现象。

特点　茵陈、栀子俱能通利小便，再佐大黄泄热，湿热去则口渴自除。

20. 白头翁汤

原文　“下利，欲饮水者，以有热故也，白头翁汤主之”。

病机　湿热蕴结肠道，导致下利不止，湿热不去则下利不休，口渴亦不能止。

特点　一是多伴有下利，所下之物臭秽；二是口渴喜凉饮。白头翁汤（白头翁、黄柏、黄连、秦皮各三两）方中所用俱是清热燥湿之品，湿热得去，则下利自止，口渴自除矣。

21. 猪苓散

原文　“呕吐而病在膈上，后思水者解，急与之。思水者，猪苓散主之”。

病机　一是水饮所致的胃气上逆；二是脾虚不能布散津液。

特点　猪苓、茯苓、白术各等份。一是猪苓与茯苓配伍，猪苓甘淡利水，茯苓健脾利水，二者合用使水饮从小便去则呕吐止，体液流失的源流得止；二是茯苓与白术的配伍，茯苓健脾利水，白术运脾升清，使津液得以上布，诸药合用水饮去，津液得布则口渴自止。

22. 茯苓泽泻汤

原文　“胃反，吐而渴欲饮水者，茯苓泽泻汤主之”。

病机　一是胃有停饮，饮停伤脾，脾失运化，津液不布则口渴；二是水不化津，饮入之水不能化生津液上布则停于胃中，加剧胃气上逆的呕吐，体液大量流失，进而加剧口渴，从而陷入越呕越渴，越饮越吐的恶性循环。

特点　一是茯苓与泽泻配伍，使胃中停饮从小便去；二是桂枝、生姜、甘草配伍，生姜为止呕圣药，同时可以温胃化饮，桂枝有通阳作用，又有平冲降逆之功，三者合用，共显通阳化饮，和胃降逆之功；三是白术与茯苓配伍，茯苓利水健脾，白术运脾升清，使津液得以上布。

23. 桂枝汤

原文　“妇人得平脉，阴脉小弱，其人渴，不能食，无寒热，名妊娠，桂枝汤主之”。

病机　妊娠恶阻导致水的摄入不足。

特点　方中生姜为呕家圣药，桂枝平冲降逆，甘草、大枣实中焦脾土，芍药合桂枝、甘草酸甘化阴，诸药合用，呕止而津液得复，则口渴自愈。

24. 乌梅丸

原文　“厥阴之为病，消渴，气上撞心，心中疼热，饥而不欲食，食则吐蛔。下之，利不止”，乌梅丸为厥阴病的代表方，能治疗消渴。

病机　一是上冲之热灼伤胃津，二是下焦阳虚，饮入之水不能化生津液，故饮不解渴。

特点 一是乌梅与人参配伍，乌梅本酸，人参甘温，相配酸甘化阴；二是黄连、黄柏与当归配伍，黄连、黄柏清上冲之热，当归养血补肝之体，肝血充则相火得潜；三是附子、细辛、干姜与蜀椒配伍，四者温下焦之寒，温阳化气，使饮入之水得以化生正常之津液。仲景治疗“消渴”常用清热、生津、利水、健脾、攻下、温化这几类药物。如清热之文蛤、芒硝；生津之瓜蒌根、乌梅；利水之茯苓、猪苓、泽泻；健脾之人参、白术；攻下热结之芒硝；温阳化气之附子、桂枝等。

五、经方应用举例

（一）大柴胡汤验案

张某，男，56岁，开封人。2017年12月8日就诊。主诉：口干、口苦6年，加重1月余。现病史：患糖尿病6年余，抽烟嗜酒，伴高血脂、高血压，形体偏胖，近1年来遍服降糖之品，血糖始终在13mmol/L以上。2017年12月8日来诊：心烦易怒，口苦口臭口干，大便秘结，尿黄，纳佳，视物模糊，手足稍痹，舌红苔黄厚腻，脉弦数。测空腹血糖11.5mmol/L，餐后2h血糖26.3mmol/L，血压150/90mmHg。中医诊断：消渴病（肝胆湿热、阳明燥实），西医诊断：2型糖尿病。治则：清热利湿、通便泄热。方药：大柴胡汤加减：柴胡10g、黄芩10g、白芍10g、枳实10g、姜半夏10g、生大黄10g（后下）、川厚朴6g、生姜3片、栀子10g、大枣10g、炙甘草6g。5剂，日一剂，水煎服，早晚温服。

二诊：2017年12月14日诊：大便通畅。口苦口干、心烦之症减，舌红苔黄薄腻，脉弦。血压130/90mmHg，餐后2h血糖10.3mmol/L。病情改善明显，继守原方，再进七剂。

三诊：2017年12月21日诊：患者体重下降3kg，周身无明显不适。舌质淡红，苔薄白，脉滑。测空腹血糖6.5mmol/L，餐后2小时血糖8.6mmol/L，血糖、血压均保持良好控制。停用中药汤剂，改为我院自制药治疗：黄连降糖片5片，日3次，口服。

按语 ①《伤寒论·少阳病篇》：“伤寒发热，汗出不解，心中痞硬，呕吐而下利者，大柴胡汤主之。”《金匮要略·腹满寒疝宿食病脉证并治》：“按之心下满痛者，此为实也，当下之，宜大柴胡汤。”②大柴胡汤方证：心烦口苦、胸胁胀满，心中痞硬，大便干或下利。③适应证：2型糖尿病患者，平素饮食不节，特别是嗜食酒甘厚味，大腹便便，皮肤油腻，大便干或黏腻者。④糖尿病早期主要病因是情志、饮食等因素影响肝胆的升发疏泄功能，邪留少阳致枢机不利。“中满者，泻之于内”，结合体质肥盛、脂肪肝以及心烦、口苦、口干、舌红、苔黄腻、大小便异常等少阳病兼热壅气滞、三焦津液代谢失常等实证表现，辨证为少阳枢机不利，故投大柴胡汤加减治疗此病。⑤糖尿病与厥阴肝经的关系：《伤寒论》曰：“厥阴之为病，消渴，气上撞心，心中疼热。”清代黄元御《四圣心源·消渴》曰：“消渴者，足厥阴之病也。”认为消渴（糖尿病）主要是由于肝失疏泄，郁而化火，灼伤津液而成，明确指出厥阴肝在消渴（糖尿病）发病中的地位。情志失调导致具有升高血糖作用的激素分泌增加，以致血糖升高，长期高血糖、高脂血症反复刺激胰岛细胞，使胰岛B细胞劳损甚至衰竭，从而诱发或加重糖尿病。

（二）葛根芩连汤验案

李某，女，60岁，开封市人，2016年1月16日就诊。主诉：间断口干渴、多饮6月，加重1周。现病史：6个月前因左手腕骨折于开封市中心医院住院治疗，伴口干、多饮、多尿等症状，查空腹血糖8mmol/L，诊断为“2型糖尿病”，未治疗，平素空腹血糖波动于7～11mmol/L，餐后血糖未监测。患者慕名前来，寻求中药治疗。现症见：口干苦、多饮，脘腹胀满，眠差，夜尿2次，无泡沫，大便正常。舌质淡红，苔黄厚腻，脉弦滑。血糖两项：果糖胺3.01mmol/L，糖化血红蛋白8.4%；血脂四项：总胆固醇4.86mmol/L，甘油三酯1.71mmol/L，高密度脂蛋白1.10mmol/L，低密度脂蛋白3.49mmol/L；其余指标均正常。中医诊断：上消（湿热互结证），西医诊断：① 2型糖尿病，②高血压病1级高危组。治则：清热祛湿。方药：葛根芩连汤：葛根30g、黄芩20g、黄连10g、炙甘草6g。颗粒剂，水冲服，日一剂，分早晚温服。

二诊：2016年1月21日，空腹血糖：4.9mmol/L，餐后2小时血糖：7.1mmol/L。口干、口苦、多饮、多尿症状较前好转，汤药继服。

三诊：2016年1月25日，空腹血糖：5.4mmol/L，餐后2小时血糖：8.0mmol/L；仍有口干、口苦症状，多饮、多尿症状消失，舌质淡红，苔薄白，脉沉滑。中药汤剂守上方，黄连剂量加至20g。

四诊：2016年3月16日，空腹血糖：5.1mmol/L，餐后2小时血糖：5.7mmol/L；口干、口苦症状消失，舌质淡红，苔薄白，脉沉滑。停颗粒剂，予以糖尿康片5片，3次/日，口服巩固疗效。

按语 ①葛根芩连汤出自《伤寒论》：“太阳病，桂枝证，医反下之，利遂不止。脉促者，表未解也；喘而汗出者，葛根黄连黄芩汤主之。”②葛根芩连汤切中糖尿病胃肠湿热、燥热伤津的病机，方中葛根为阳明经药，以除阳明内热，升津润燥为主治。黄芩、黄连可清胃肠湿热，黄芩尤能清肺胃实热，兼顾肺肾；黄连用量过多易苦寒伤中，耗伤津液，葛根与黄连相配可以制约黄连之燥性。甘草养脾胃，生津液，和中调味，全方共奏清热燥湿，生津润燥之功。③现代实验认为葛根素能够增强模型大鼠胰岛素生物效应，改善胰岛素抵抗。黄连所含黄连素能够较好地提高胰岛素敏感性。④张发荣以葛根芩连汤为基础方，广泛用于糖尿病的诸多证候的治疗。临床应用时葛根常用20～50g，黄连用量多在6～20g，黄芩用量常为15～20g。据《药性论》载：葛根“主解酒毒，止烦渴”，故黄煌教授认为将葛根芩连汤用于嗜酒伴有血糖高者最为有效，葛根用量通常在30g以上，可达60～100g。

六、纯中药治疗糖尿病七证七方

庞国明教授结合《伤寒杂病论》对消渴的有关论述，通过对多年糖尿病临证经验与分析悟道的基础上，将T2DM的病机特点概括为：肥壅是T2DM萌发的基础土壤；痰浊中阻、湿热内蕴是其始动因素；湿浊、湿热困阻中焦，土壅木郁，脾失健运，肝失疏泄，水谷精微壅滞血中是血糖升高与发病的重要环节；精津布运失常、痰热耗津损阴是形成“三多一少，尿有甜味”的内在原因；病程渐进，邪伤正气，肺脾肾三脏气虚是其迁延不愈的关键症结；气损及阴、阴损及气、气阴两虚是其枢机阶段；气虚渐之、阴损及阳、阴阳两虚是其发展的必然趋势；血瘀是造成合并多种病症的主要原因；痰湿化浊、瘀热化毒、浊毒内生是病程中的变证。识理明证、审证求因尤其要“观其脉证，知犯何逆，随证治之”，我们认为糖尿病不尽是“阴虚热盛”“气阴两虚”等证，而是动态发展的。通过近十年数千例T2DM中医诊疗的临床实践，总结出来源于临床实践的七证七方，立足于“和”法治疗消渴，即：清热生津，热清津复，和合阴津之“和”；益气养阴，气复阴平，气阴和合之“和”；疏肝健脾，木达土运，肝脾调和之“和”；燥湿健脾，降浊和胃，清升浊降之“和”；清热化湿，分离实邪，畅达中州之“和”；健脾益肾，脾肾互资，和合互助之“和”；滋阴温阳，固肾涩精，调补阴阳之“和”。

“纯中药治疗糖尿病七证七方”源于《伤寒杂病论》方药基础，结合临床实践创新理论，抓住疾病主要病机，制定“专方”，配合“专药”，结合患者体质特征和证候特点用药；“专病、专药、专方”融会贯通应用，临床疗效显著。

七、结　　语

2017年11月25日，在中华医学会糖尿病学分会第21次全国学术会议（CDS2017）的全体大会上，主任委员贾伟平教授隆重介绍由CDS组织编写的《中国2型糖尿病防治指南（2017年版）》8大更新要点中特别指出：新版指南中关于中医药“建议”所选择证据的原则，是依据SCI发表的中国原创随机、对照、双盲、多中心、大样本的临床研究，临床医生可合理合法使用经典方剂：葛根芩连汤、大柴胡汤或中成药。再次印证了经方治疗糖尿病的魅力。正如习近平总书记所言：中医药学是“祖先留给我们的宝贵财富”，是“中华民族的瑰宝”，是“打开中华文明宝库的钥匙”，“凝聚着深邃的哲学智慧和中华民族几千年的健康养生理念及其实践经验”，要“切实把中医药这一祖先留给我们的宝贵财富继承好、发展好、利用好”。

第九节　内外治并举治疗糖尿病肾病的经验与体会

糖尿病肾病（diabetic kidney disease，DKD）是指由糖尿病所致的慢性肾脏疾病（chronic kidney disease，CKD），是糖尿病主要的微血管并发症之一。临床特征为蛋白尿、高血压、水肿及进行性肾功能损害。我国糖尿病引起的慢性肾脏病（CKD）已占住院人数的1.1%，已成为终末期肾病（ESRD）的主要病因。中医虽无本病的病名，但对其认识有着悠久的历史，其属消渴病变证，可将其归为“水肿、尿浊、关格”等范畴，目前其中医规范病名为“消渴病肾病”。糖尿病肾病的防治是世界医学界难题，中医在糖尿病肾病的治疗方面有着丰富的经验，尤其是中医药内外同治可以有效延缓病情进展，现就内外治并举治疗糖尿病肾病的经验与体会略谈浅见。

一、西医对糖尿病肾病的认识

（一）糖尿病肾病的定义

既往 DKD 的临床诊断回顾 2012 年 KDOQI（美国国家肾脏病基金会制定的肾脏病预后与质量指导指南）建议 DM 患者出现大量白蛋白尿，或病程超过 10 年的 T1DM 患者出现微量白蛋白尿，或有微量白蛋白尿的 DM 患者出现糖尿病视网膜病变（DR）可考虑诊断为 DKD。2014 年美国肾脏病基金会与美国糖尿病协会达成共识，将 DKD 定义为由糖尿病引起的慢性肾脏病，且 GFR＜60ml/（min·1.73m^2）和（或）尿蛋白和肌酐比值＞30mg/g，持续 3 个月以上；并首次推荐以 DKD 替代 DN 的临床诊断。

（二）糖尿病肾病的诊断

1. 临床诊断

2018 年美国糖尿病协会（ADA）进一步完善了 DKD 合并 CKD 的鉴别诊断，其要点包括：①1 型糖尿病患者病程小于 5 年或大于 25 年，如出现蛋白尿多提示糖尿病合并其他非糖尿病肾小球疾病；②DKD 患者仅有 60%～65%合并视网膜病变，不能完全依靠有无糖尿病视网膜病变而诊断或排除 DKD。

2. 病理诊断

2010 年美国病理学会制定的 DKD 病理诊断标准根据肾小球病理损伤情况分为 4 个等级，①肾小球基膜增厚（class Ⅰ）；②系膜基质增宽（class Ⅱ）；③结节性肾小球硬化（class Ⅲ）；④大于 50%肾小球硬化（class Ⅳ）。

（三）糖尿病肾病的西医治疗原则

糖尿病肾病的治疗以控制血糖、控制血压、减少尿蛋白为主，还包括生活方式干预、纠正脂质代谢紊乱、治疗肾功能不全的并发症、透析治疗等。

控制血糖，HBA1C 的目标值应＜7%；控制血压，血压的目标值应＜130/80mmHg；调节血脂，LDL-C 的目标值应＜100mg/dL；控制蛋白摄入，推荐摄入 0.8g/（kg·d）控制体重，BMI 目标值在 18.5～24.9kg/m^2；培养健康的生活方式（戒烟、运动、坚持服药）。

二、中医对糖尿病肾病的认识

中医虽无本病的病名，但对其认识有着悠久的历史，其属消渴病变证，可将其归为“水肿、尿浊、关格”等范畴，目前其中医规范病名为“消渴病肾病”。

（一）糖尿病肾病的病机

消渴病肾病的发展是一个动态演变的过程，基本特点为本虚标实，本虚为气（脾气虚、肾气虚）阴（肝肾阴虚）两虚，标实为湿热浊瘀。所及脏腑以肾、肝、脾为主，病程较长，兼证变证蜂起。本病发病初期，阴虚为本，涉及肝肾；消渴日久，阴损耗气，以致肾气虚损；后期阴损及阳，伤及心脾，脾肾阳虚，水湿潴留；病至晚期，肾阳衰败，浊毒内停，水湿泛滥。

消渴病肾病微量蛋白尿是肾气虚第一个临床标志；消渴病肾病肾脏功能改变是气虚损加重的标志；消渴病肾病肾脏损伤的结构改变是毒瘀互结的标志；消渴病肾病高血压是肝肾阴虚、虚风内动、肝阳上亢的标志；消渴病肾病临床蛋白尿是肾气虚损向肾元虚损转换的临床标志；消渴病肾病水肿、GFR 下降是肾元虚损、气化功能损害的临床标志；消渴病肾病尿毒症期是肾元虚损、毒瘀湿痰互结的临床标志。随着蛋白尿的增加、GFR 下降，肾元虚损逐步加重，病机转换为阳损及阴、阴阳俱虚、肾脏功能俱败。

（二）中医辨证论治

1. 气阴两虚兼瘀

症状　神疲乏力，气短懒言，咽干口燥，头晕多梦，或尿频尿多，手足心热，双目干涩，视物模糊，舌质暗，或有瘀斑瘀点，苔少而干，脉沉细无力。

治法　益气养阴，化瘀通络。

方药　参芪地黄汤加减（太子参 30g、生黄芪 30g、生地黄 20g、生山药 20g、生山萸肉 30g、泽泻 10g、茯苓 10g、牡丹皮 10g）。

2. 脾肾气虚证

症状　面色萎黄，颜面或四肢水肿，伴见倦怠乏力，头晕，胃脘胀满，食纳不佳，腰膝酸软，小便频或夜尿增多，大便溏薄，舌淡苔白，脉虚细。

治法　益气健脾，滋阴补肾。

方药　六君子汤合当归地黄汤（人参 10g、茯苓 10g、熟地黄 10g、山药 10g、当归 10g、半夏 10g、山萸肉 15g、甘草 6g、白术 10g、陈皮 10g、泽泻 10g、牡丹皮 10g）。

3. 脾肾阳虚证

症状　面色萎黄，形寒怕冷，颜面或四肢水肿，腰以下为甚，脘腹胀满，食纳不香，大便溏薄，小便短少，或夜尿频，舌体胖大，舌淡或暗淡，苔白腻，脉虚细。

治法　温补脾阳，补肾利水。

方药　实脾饮合肾气丸（白术 12g、厚朴 10g、木瓜 10g、木香 6g、草果 3g、槟榔 6g、地黄 20g、山药 15g、山茱萸 20g、泽泻 10g、牡丹皮 10g、桂枝 10g、茯苓 15g、干姜 6g、制附子 6g、炙甘草 3g、生姜 3 片、大枣 3 枚）。

4. 气血亏虚证

症状　颜面或四肢水肿，形体失养，神疲乏力，气短懒言，面色淡白或萎黄，头晕目眩，唇甲色淡，心悸失眠，舌淡脉弱。

治法　温补气血。

方药　十全大补汤（黄芪 30g、党参 30g、肉桂 6g、川芎 20g、熟地黄 30g、茯苓 20g、白术 10g、当归 20g、白芍 15g、甘草 6g）。

5. 阴阳两虚兼瘀

症状　全身悉肿，形寒肢冷，面色晦暗，精神萎靡，神疲嗜睡，胸闷纳呆，恶心呕吐，口有秽臭，大便溏泄，尿少或无尿，或舌体胖大，舌暗红，苔白腻或垢腻，脉沉细无力。

治法　温肾化气，利水消肿。

方药　加味肾气丸（熟地黄 12g、山药 15g、山萸肉 12g、茯苓 15g、泽泻 10g、牡丹皮 12g、附子 6g、肉桂 10g、车前子 30g、川牛膝 20g）。

6. 浊毒犯胃

症状　恶心呕吐，口中氨味，食少纳呆，脘腹胀满，口中黏腻，皮肤瘙痒，尿量少，身重困倦，嗜睡，气促不能平卧，脉沉缓弱。

治法　泄浊蠲毒，理气和胃。

方药　自拟“益肾泄浊汤”（黄芪 30g、熟地黄 30g、丹参 10g、红花 10g、茯苓 15g、益母草 30g、大黄 10g、车前子 15g、玉米须 10g、大枣 9g）。

三、糖尿病肾病常用的中医外治法

中医外治法一直是治疗糖尿病肾病的有效治疗方法，正所谓“内治之理，即外治之理；内治之药，即外治之药，所异者，法耳”，“治虽在外，无殊内治也”，外治可与内治并行，更能补内治之不及。且外治法操作简便，可行性高，值得在临床中广泛应用。实践证明，中药足浴法、穴位注射、针灸、耳穴及穴位封闭，具有副作用较小、费用低廉、操作简单方便、易于推广等优势，且能调节机体阴阳平衡、有效控制和延缓病情的进展，疗效肯定。中药灌肠方能改善患者中医症状，同时可以保护肾脏，降低肌酐及尿微量白蛋白水平，延缓糖尿病肾病的进展恶化速度，提高患者生存质量，且具有副作用小、安全性高、方便性强的特点。糖肾灌肠方在治疗糖尿病肾病方面显示了良好的前景。

1. 中药直肠滴入

中药直肠滴入法是将中药药液从肛门灌入或点滴入大肠，以治疗疾病的一种疗法。唐代以后各代医家沿用和发展了这一给药方法，但主要用于便秘患者，起到润肠通便的作用。而在近代已出现了用中药灌肠治疗肠道寄生虫病、溃疡病、肛门局部病证等。20 世纪 70 年代以后，这一疗法的应用日趋广泛。它不仅可广泛应用于临床各科数百种常见病证的治疗，更因其给药方法不受病人吞咽功能和上消化道的影响，吸收快、药效发挥迅速，而成为一种中医药常用的治疗手段。特别是中药灌肠治疗慢性肾功能衰竭，可使尿毒素通过肠道而增加排泄，在肾病领域中具有不可替代的作用，极大地发挥了中医保守治疗尿毒症的优势及特色。

2. 中药熏洗

熏洗疗法是利用药物煎汤的热蒸汽熏蒸患处，待温后以药液淋洗局部的一种治疗方法。它是借助药力和热力，通过皮肤黏膜作用于机体，促使腠理疏通、脉络调和、气血流畅，借助药液祛除毒邪，从而达到治疗疾病的目的。常用于糖尿病肾病周身水肿、皮肤瘙痒等症状。

3. 穴位贴敷

穴位敷贴疗法是将药物敷在体表的特定穴位上，以治疗疾病的一种方法。通常采用补肾健脾，利水消肿的方药研成粉末，用醋或油调和成糊状贴敷于肾俞、脾肾、神阙等穴位。

4. 耳穴压豆

用王不留行籽在耳部特定部位刺激，以通调营卫气血、调整经络、脏腑功能而治疗相关疾病的一种方法。常选用耳部脾、肾、膀胱、神门、肝、皮质下、三焦部位。

5. 体针

用针灸针在四肢躯干等穴位刺激的方法。根据证型辨证取穴采取主穴和配穴相结合的方法，主穴取肺俞、脾俞、肾俞、三焦俞、水分、阴陵泉、复溜；气阴两虚兼瘀加用气海、关元、三阴交、照海。阴阳两虚加三阴交、命门、大椎、百会；脾肾阳虚兼瘀加商丘、大钟、大椎。气血两虚兼瘀加交信、太冲、关元；浊毒犯胃加中脘、天枢、梁丘。根据“实则泻之，虚则补之，瘀陈则除之”的治疗原则，虚证用补法，有虚寒症状可加灸法；实证背俞穴用平补平泻法。

6. 艾灸

用艾条的热力以及药物的作用来治疗疾病的一种方法。本疗法主要借灸火的热力、药物的作用以及灸疮的刺激通过经络腧穴的调整作用改善体质、增强机体的抗病能力，从而达到治疗和保健的目的。常用的穴位取脾俞、肾俞、肺俞、中脘、神阙、中极、丰隆。

四、结　　语

糖尿病肾病的防治形势严峻，目前的西医防治措施不能完全应对快速增长的糖尿病肾病，我们要充分发挥中医药优势，谨守病机，既病防变，结合西医研究成果，中西互参，辨证用药。在中医治疗上，重内服，决不可轻外治，内外合治，殊途同归，异曲同工，事半功倍。

第八章　论方论药应用与文献综述

第一节　论半夏泻心汤治疗糖尿病的基本原理与临床应用

目前，中国已成为糖尿病患者人数最多的国家，20 岁以上的糖尿病患者达 1.144 亿例[1]，糖尿病发病率已经从 1980 年的 0.67%升至 2013 年的 10.4%[2]。随着中医药的不断发展，中医治疗糖尿病的辨证论治逐渐突破“三消理论”，庞国明教授在临床实践中发现糖尿病与脾胃关系相对密切，治疗时可从脾胃入手论治。

一、半夏泻心汤的出处及临床应用

半夏泻心汤是张仲景创制的具有辛开苦降作用的代表方剂，见于《伤寒杂病论》第 149 条：“伤寒五六日，呕而发热者，柴胡汤证具……但满而不痛者，此为痞……宜半夏泻心汤。”[3]《金匮要略》中对该方也具有相应论述：“呕而肠鸣，心下痞者，半夏泻心汤主之。”[4]本方由半夏、干姜、黄连、黄芩、人参、甘草、大枣组成，其配伍特点为辛开苦降，寒温并用，补泻兼施，功效为消痞散结、扶正祛邪。半夏泻心汤多用于治疗脾胃系疾病，其他系统亦有涉及，如神经系统疾病中的失眠、焦虑、抑郁等，心血管系统疾病中的眩晕，呼吸系统疾病中的肺炎，内分泌系统疾病中的糖尿病胃轻瘫等。随着临床研究的不断进展，半夏泻心汤的应用范围不断扩大，且疗效显著。半夏泻心汤药味虽少，但配伍严谨，寒温并用，虚实兼顾，值得临床学习和传承。

二、半夏泻心汤治疗糖尿病的原理探讨

（一）因机相符，方症对应

历代医家对半夏泻心汤都有阐述。清・柯琴首先在《伤寒附翼》中提出“寒热之气互结心下”[6]；随着清代温病学鼎盛发展，湿热证型应用半夏泻心汤亦较为广泛；除此之外，

尚有胃热夹杂、痰涎为病、热夹痰饮等病机学说[7]，其中“寒热互结”是被很多医家认同的半夏泻心汤证病机。半夏泻心汤辛开苦降以调理气机，甘温调补以祛邪补正。在辨证治疗过程中要掌握寒热虚实所阐述的意义，其中虚乃脾气虚，胃阳弱；实乃气机升降失常无以运化；寒乃胃阳不足无以腐熟；热乃脾失健运，湿热蕴结。有是证则用是方，无是证则去是药，症状一旦变化，方药也应随之改变。

（二）理脾和胃，调畅气机

多数人认为糖尿病病因病机责之于先天禀赋不足、饮食不节、情志不畅、房事不节、劳欲过度等，以阴虚为本，燥热为标。但笔者在临床诊治糖尿病过程中，多数患者未表现出“三多一少”的症状，且腹型肥胖糖尿病患者逐渐增多，究其病因可考量脾胃的运化功能。脾胃同居中焦，以膜相连，脾体阴而用阳，喜燥恶湿，以升为健；胃体阳而用阴，喜润而恶燥，以降为和，两者纳化相得，升降相因，燥湿相济，如叶天士言：“太阴湿土，得阳始运，阳明燥土，得阴自安。”相关研究表明，肥胖型糖尿病患者运用辛开苦降法，可促进机体新陈代谢，促进糖脂平衡，降低血糖水平[8]。从半夏泻心汤证的病因病机出发，临床中寒热互结型的病证应用较为广泛，如《素问・异法方宜论》云：“故圣人杂合以治，各得其所宜，故治所以异而病皆愈者，得病之情，知治之大体也。”凡中气失和，上下不通，阴阳错位，水火失序，由此形成的“心下痞”皆可应用半夏泻心汤类方治之。半夏泻心汤条文阐述之意，误下而致心下痞，而非满也，本就脾虚，复因误下，脾胃更虚，致使脾胃呆滞，运化失职，湿浊内生，阻滞气机，故心下痞硬；升降失常，气机逆乱，则肠鸣；清气不升，则下利；浊阴不降，则呕吐；湿浊中阻，则舌苔必腻。故半夏泻心汤证之病机应为脾胃升降失司，湿浊中阻。糖尿病脾胃虚弱之人，脾胃本已运化失常，易湿邪横生，采用此方治疗糖尿病可取其燥湿健脾、升清降浊之效。程益春教授明确指出脾虚致消、理脾愈消[9]。《黄帝内经》中言：“散痞者，必以辛为助。”气味辛甘发散为阳，酸苦通泄为阴；辛味散之，苦味泄之。半夏泻心汤取干姜辛散之味，助半夏以散结消痞，又取其温热之性为辅，以温中散寒，二者散中有降，顺脾胃升降之生理特性，对痞证之气机上逆恰如其势。除用降逆之法外，半夏泻心汤重用黄芩及黄连苦降之效，利用其性寒味苦之特性降逆泄热，以应胃腑通降的生理特点。辛散药物与苦味药物相合为用，以调和气机升降。痞证本为脾虚，为防止苦寒燥湿降逆太过，重伤脾脏，损伤正气，故加人参、甘草、大枣补益中气，以除疾患。

三、半夏泻心汤在糖尿病中的临床应用

半夏泻心汤在糖尿病中应用最多的病症属糖尿病胃轻瘫，其主要表现为脾胃运化功能低下，典型症状为胃排空延缓，出现食欲减退、恶心、呕吐，且餐后较为严重。半夏泻心汤主治脾虚失运，胃阳不足，脾胃升清降浊功能失常、运化功能低下。泻心汤类方不止半夏泻心汤，但半夏泻心汤对脾胃病治疗具有特效。祝智宇等[10]应用半夏泻心汤治疗糖尿病胃轻瘫，近远期临床疗效显著。王丽娜[11]采用半夏泻心汤加减治疗糖尿病胃轻瘫，结果显示其疗效明显，并证实此方可改善胰岛素抵抗，对血糖改善亦有益处。此外，肠道菌群与

糖尿病胃轻瘫也有一定联系[12]，研究显示，服用半夏泻心汤的大鼠肠道益生菌增长较快，可抑制条件致病菌的繁殖[13]，进一步证明半夏泻心汤在糖尿病胃轻瘫中的应用确有疗效。

综上所述，脾虚致消在临床中已得到证实。半夏泻心汤治疗糖尿病，取其辛开苦降、调和气机、扶正祛邪之意，可达到辛开苦降调气机、甘温调补扶正气的目的。

参 考 文 献

[1] Wang L，Gao P，Zhang M，et al. Prevalence and ethnic pattern of diabetes and predibetes in China in 2013[J]. JAMA，2017，317（24）：2515.

[2] Stolerman E S，Florez J C. Genomics of type 2 diabetes mellitus：implications for the clinician[J]. Nature Reviews Endocrinology，2009，5（8）：429-436

[3] 张仲景. 伤寒论[M]. 钱超尘，郝万山，整理. 北京：人民卫生出版社，2005.

[4] 张仲景. 金匮要略方论[M]. 北京：人民卫生出版社，2012：67.

[5] 吴大斌. 半夏泻心汤治疗内科疾病研究进展[J]. 国医论坛，2014，29（2）：65-68.

[6] 柯琴. 伤寒附翼[M]. 李顺保，程卫东，校. 北京：学苑出版社，2013.

[7] 王小溪，王丽，寇姗. 半夏泻心汤证病机初探[J]. 现代中西医结合杂志，2012. 21（36）：4062-4063.

[8] 赵昱，周丽波，董柳，等. 辛开苦降法治疗肥胖 2 型糖尿病的临床研究[J]. 中华中医药学刊，2007，25（12）：2575-2578.

[9] 徐灿坤. 程益春治疗糖尿病经验撷谈[J]. 山东中医杂志，2010，29（10）：717-718.

[10] 祝智宇，季旭荣. 半夏泻心汤治疗糖尿病性胃轻瘫 26 例[J]. 山东中医杂志，2009，28（12）：848-849.

[11] 王丽娜. 半夏泻心汤加减治疗糖尿病胃轻瘫 30 例[J]. 河南中医，2011，31（6）：586-587.

[12] 赵先群，张雪松，刘晓政，等. 糖尿病胃轻瘫患者肠道菌群分布及炎症因子水平变化的观察[J]. 中国糖尿病杂志，2017，25（8）：725-728.

[13] 徐萌，岳仁宋，杨茂艺，等. 半夏泻心汤对糖尿病胃轻瘫大鼠肠道菌群及炎症因子的影响[J]. 中草药，2018，49（13）：3056-3061.

第二节　论合理运用中成药的原则

中成药主要指由中药材按一定治病原则配方制成，随时可以取用的现成药品。中成药包括丸剂、散剂、冲剂、膏剂、酒剂、酊剂等[1]。中成药具有见效较快、疗效显著、服用方便、毒副作用小等特点，深受广大患者喜爱。然而，临床上中成药不合理、合规、安全使用的情况屡屡发生，令人担忧。归纳起来，临床中不合理应用或滥用中成药的现象主要有以下 6 种：①对所开具的中成药药物组成不甚了解，仅知其部分主要成分，不了解全部组方；②功用主治知之不详，仅知部分主症，不知适应要点；③未接受中医药知识教育与培训，仅凭药名或说明书主治病名就予以使用；④纯用西药的观点使用中成药，仅凭清热解毒、活血、扩血管等理论印象就对号入座；⑤盲目随意地扩大用药范围；⑥使用中成药不加辨证或不会辨证，甚至完全脱离中医药理论体系。为此，庞国明教授根据 30 余年临床实践，着重介绍中成药合理运用的五大原则。

一、明悉诊断，确立证型

病是由各种病因所引起，病因是本质，症状是表象。《内经》云：“有诸内必形诸外”，外是疾病的表象，内是疾病本质。临床中我们通过望、闻、问、切四诊所收集的病情资料，通过分析表象，辨证求因，明确疾病诊断，确立证型，从而对证用药。如感冒，若患者出现鼻塞声重、喷嚏、咳嗽、痰多质稀、无汗、恶寒、全身酸楚疼痛、纳可、眠可、大小便可、舌苔薄白、脉浮紧，通过分析可知，此为风寒型；若患者出现咽喉红肿疼痛、咳嗽、痰质黏稠、色黄、微恶风寒、头痛、鼻塞声重、二便调、纳眠可、舌质淡嫩、苔薄黄腻、脉数，分析可知，为风热型。综上可知，将望、闻、问、切所收集的症状进行分析归纳，找出主要矛盾，明晰得的什么病，患的什么证，明病识证，是合理使用中成药的前提。

二、依证立法，据法择药

病因、证型已明确，即确立治法的前提依据已具备。所谓“法因证立，药依法用”，从而做到依证立法，据法择药。临床医生只有熟悉中医理论体系，掌握辨证施治方法，才有可能做到合理使用中成药[2]。如感冒，风寒证，治以辛温解表，选用荆防败毒散（丸）、九味羌活丸；风热证，宜辛凉解表，选用桑菊感冒片、银翘解毒丸等[3]。临床中，若不明病证，不会辨证，一提感冒，不论何证何型均随意处以感冒中成药，错选成药，如风寒感冒用银翘散则无疑是雪上加霜，风热感冒错用荆防败毒散，则无疑是火上浇油[4]。故选用中成药必须依证立法，依法择药。

三、掌握功用，有的放矢

中成药由于品种繁多，相似的药也很多。但它们的功能及适应证却存在本质的区别，这就要求我们在临床运用时不仅要辨证，更要辨药，双管齐下，才能做到合理用药。以活血化瘀药为例，脉络宁注射液，组成为金银花、牛膝、石斛、玄参等，功用为清热养阴、活血化瘀，适用于阴虚瘀热证；血塞通注射液，主要成分为人参、田七，功用为活血祛瘀、通脉活络，适用于气虚血瘀证；丹香冠心注射液，主要成分为丹参、降香，功用为活血化瘀、理气止痛，适用于气滞血瘀痹阻证；疏血通注射液，主要成分为水蛭、地龙，功用为活血化瘀、通经活络为主，用于血瘀兼热证；灯盏花素注射液，成分以灯盏花素为主，功用为活血化瘀、通脉止痛，适用于血脉瘀阻证；丹参川芎嗪注射液，以盐酸川芎嗪、丹参为主，功用为扩张血管、改善微循环，适用于寒凝血瘀者；血栓通注射液，以三七为主，功以活血祛瘀、扩张血管、改善血液循环，适用于血瘀证者。临证中虽为同一类药物，根据其组成成分不同，功用亦有差异，其适应证亦各不相同[5]，这就要求我们临床医师要熟练掌握其功用，才能合理用药。

四、三因制宜，灵活有度

1. 因时制宜

根据不同季节气候特点来考虑治疗用药的原则，即为“因时制宜”。《素问》云：“用寒远寒，用凉远凉，用温远温，用热远热，食宜同法。”一般来说，春夏季气候由温渐热，阳气升发，人体腠理疏松开泄，如夏季感冒，每多加暑湿，治多用藿香正气水；秋季燥气当令，燥易伤肺，当注重养阴润肺、止咳，宜用百合固金丸；冬季寒冷，腰酸背痛，宜温补，当选金匮肾气丸。

2. 因地制宜

不同地区，由于地势、气候及生活习惯各异，人的生理活动与病变特点也不尽相同，故治疗用药应根据当地环境及生活习惯而有所改变。如我国西北高原地区，气候寒冷，干燥少雨，其民依山岭而居，经常处在风寒的环境之中，多食鲜美酥酪骨肉和牛羊乳汁，体质较壮，故外邪不易侵犯，其病多为内热阴亏，治宜养阴清热。东南地区，滨海傍水，平原沼泽较多，地势低洼，温热多雨，其民食鱼而嗜咸，大都皮肤色黑，腠理疏松，病多痈疡，或较易外感，治宜清热凉血解毒。

3. 因人制宜

根据患者年龄、性别、体质、生活习惯等个体差异，制订治疗措施。

（1）年龄：不同年龄其生理和病理特点不同。如《温疫论·老少异治论》云：“凡年高之人，最忌剥削。设投承气，以一当十；设用参术，十不抵一。盖老年荣卫枯涩，几微之元气易耗而难复也。不比少年气血生机甚捷，其气勃然，但得邪气一除，正气随复。所以老年慎泻，少年慎补，何况误用也。亦有年高禀厚，年少赋薄者，又当从权，勿以常论。”老年人生机减退，气血亏虚，患病多虚证，或虚实夹杂，治疗虚证宜补，有实邪的攻邪要慎重，用药量应比青壮年轻。小儿生机旺盛，但气血未充，脏腑娇嫩，易寒易热，易虚易实，病情变化较快，故治小儿病忌投峻攻，少用补益，用药量宜轻。青壮年气血旺盛，发育成熟，脏腑功能趋于稳定，对各类疾病的抵抗力亦强，故在患病时，多表现为邪正搏斗激烈的实证、热证，用药禁忌相对较少，攻邪药使用较多。

（2）性别：男女性别不同，各有其生理特点，如男性多阴虚、阳虚，故用药时，阴虚宜滋阴，常用六味地黄丸；阳虚宜温阳，常用金匮肾气丸。女性多血虚、血瘀，用药时，血虚应补血养血，宜用阿胶口服液；血瘀应活血化瘀，宜用益母草颗粒、七制香附丸及血府逐瘀丸。因妇女有经、带、胎、产等情况，故妊娠期妇女使用中成药，尽量采取口服途径给药，应慎重使用中药注射剂，根据中成药治疗效果，应尽量缩短妊娠期妇女用药疗程，及时减量或停药。

（3）体质：一般人的体质多有强弱和寒热之偏，偏于阴虚或阳盛之体，慎用辛温燥热之剂，如桂附地黄丸、肉桂丸等；偏于阴盛或阳虚之体，慎用寒凉伤阳之药，如黄连上清片、大黄片等。对于体质强壮者，用药剂量可相对重些，体质瘦弱者，用药剂量则相对较轻。对于肝郁脾虚证型的患者，治宜疏肝解郁、清热凉血解毒，宜选丹栀逍遥丸而不宜用逍遥丸。

五、遵循原则，合理配伍

1. 中成药与中成药之间的配伍

中成药之间的配伍按照中药的组方原则，体现君、臣、佐、使要旨。如消渴病痹症：气虚血瘀证宜用黄芪注射液（君药）和丹参注射液（臣药）；阴虚血瘀证宜用生脉注射液（君药）及脉络宁注射液（臣药）；气阴两虚兼瘀证，宜用脉络宁注射液（君药）和丹参注射液（臣药）。

2. 中成药和西药之间的配伍

在临床上西药和中成药合用较为普遍，西药的特点是见效快，但副作用大；中药的特点是对慢性病疗效好，副作用小，但见效慢。中西药合理配伍能相互协同，扬长避短，提高疗效。如神经衰弱患者长期服安定类西药（如艾司唑仑片、艾普唑仑片）会产生耐药性，如果根据病情加服朱砂安神丸、归脾丸等中成药则能增强疗效，减少安定类药物的用量和副作用。

3. 中成药之间的配伍禁忌

临床上发现有些医务人员在联合运用中成药时往往忽略了中药的配伍禁忌，结果造成中成药的疗效不佳或产生副作用。注意配伍禁忌，中药配伍禁忌有“十八反”“十九畏”[6]，还有适应证的禁忌，如妊娠用药禁忌。若中成药之间配伍不当，会致疗效降低或产生不良反应，如附子理中丸与金匮肾气丸同时服用，就有可能发生乌头碱中毒，因这两种中药成分均含有附子，其主要成分就是乌头碱。

因此，在临床运用中我们应强化合理运用中成药的意识，掌握合理运用中成药的方法，做好合理运用中成药的临床总结，注重中成药之间、中西药之间配伍应用的疗效与毒性作用的观察总结，同时加强合理运用中成药的持续培训，要对患者的健康负责，做到“药到病除”。

参 考 文 献

[1] 阮志稳. 浅议中成药的合理应用与规范管理[J]. 中国卫生产业，2014，11（1）：179-180.
[2] 赵世珂，李春红. 中成药的合理应用[C]. 山东省第三次中西医结合神经内科学术研讨会论文汇编，2011：37-39.
[3] 董莉. 中成药的合理应用与安全性分析[J]. 黑龙江医药，2013，26（5）：856-858.
[4] 梁晓春. 合理使用中成药，规避不良反应[J]. 健康管理，2014（5）：37-38.
[5] 屠家启. 谈中成药的合理应用[J]. 基层中药杂志，2001，15（5）：58.
[6] 刘道庆，李秀英，刘宏宝. 中成药的合理应用浅见[J]. 中国医药指南，2011，9（26）：319-320.

第三节　论仙鹤草的临床新用途

仙鹤草，又名脱力草、龙牙草，系蔷薇科多年生草本植物龙牙草的全草。味苦、涩，性平，归肺、肝、脾经，有凉血止血之功。传统主要用于衄血、咯血、吐血、尿血、便血及崩漏等各种出血证。内服一般 10～15g，大剂量可用 30～60g。外用适量。现代研究证实：本品还有强心，疲劳横纹肌，升高血压，降低血糖，抗炎，抗菌（对金黄色葡萄球菌、大肠杆菌、绿脓杆菌、痢疾杆菌均有抑制作用），抗肿瘤，杀虫，止痢等作用。随着人们对仙鹤草这些新的药理作用的认识，其临床应用防治疾病的范围亦不断扩大。现据近年报道资料概述如下。

一、内　　科

（1）盗汗　上海中医丁福保先生经仙鹤草治疗盗汗疗效确切，但处方用量要随证增减，一般每剂量需用 30～50g，大枣 5～15 枚，重症仙鹤草可用至 90g，大枣可用至 30 枚，方能取效。

（2）美尼尔综合征　仙鹤草 100g，水煎，每日 1 剂，分早晚 2 次服。治疗本病 42 例，全部治愈（临床症状消失，追踪观察 3 年未复发）。治愈时间为 1～6 日，平均 3.2 日。治疗中间未见任何副作用。

（3）血小板减少症　焦树德先生曾用仙鹤草 30～60g，配生地、玄参、白芍、当归、白茅根、阿胶、茜草炭等随证加减，用于血小板减少性紫癜，确有一定疗效。

（4）神经衰弱　取仙鹤草 10～15g，水煎服，治疗神经衰弱有较好疗效。

（5）夜游症　用仙鹤草 30g，萱草根 10g，炖小鸡 1 只同服，2 次服完，隔日 1 剂，治疗本病效果良好。

（6）嗜睡　仙鹤草 60g，煎汤分 2 次服，再用灯火灼双耳后高骨各 3～5 灼，有卓效。

（7）痢疾　仙桔汤：仙鹤草 15～30g、桔梗 10g、乌梅炭 4.5g、白槿花 9g、炒白术 9g、广木香 4.5g、白芍 9g、炒槟榔 1.2g、甘草 4.5g，著名老中医朱良春在上方基础上加去壳鸦胆子 14 粒分吞，治阿米巴痢疾多获良效。用仙鹤草 15g，槐花、地榆各 9g，荆芥 6g，治疗痢疾、便血有一定疗效。用仙鹤草 30g，水煎，每日一剂，分 2 次服，连服 3～5 天，治疗 20 例，收效显著。

（8）腹泻　取仙鹤草、焦山楂、糊饭各 10g、红糖 6g 煎服治疗腹泻，取得满意效果。

（9）疟疾　取仙鹤草 10g 焙干研末，于病发前 2 小时酒吞服，隔日 1 次，连服 3 次，治疗间日疟有效。

（10）滴虫性肠炎　4 例用仙鹤草根芽石灰乳浸提取物灌肠，3 例服根芽全粉片（上 7 例均为人毛滴虫），1 例贾弟氏滴虫服仙鹤草根芽提取物，均获治愈。

（11）白细胞减少症　取仙鹤草 90g，小红枣、赤小豆各 50g，黄精、山楂、鸡血藤各 30g，甘草、当归、补骨脂各 20g（名为复方龙枣汤），水煎服，每日一剂，服时加红糖 30g，黄酒 10ml。本方治疗白细胞减少症 96 例，服药 1～2 个月后，85 例白细胞总数恢复正常，7 例增加数＞1000/mm^3，但未达到正常，3 例增加（500～900）/mm^3，1 例无效。

（12）克山病引起的完全性房室传导阻滞　确定诊断后，以仙鹤草素 5～10ml 加入 25%～50%葡萄糖 20～40ml 内静脉注射，必要时可每隔 3～4 小时重复应用。注射要缓慢，注射时间不得少于 10min，治疗 6 例，4 例转为窦性心律，临床症状迅速改善；2 例无效。其机制可能是通过解除迷走神经抑制、使心率增快而起到治疗作用。

（13）肺痨　取仙鹤草 30g，生艾叶 10g，红枣 10 枚，每日一剂，水煎分 3 次服，治疗肺痨（肺结核）取得较好效果。

（14）嗜盐菌感染性食物中毒　取仙鹤草 30g，煎汁 100ml，一次顿服，同时配合补液纠正脱水，用阿托品以抢救休克及止痉，108 例患者通过上述治疗后一般中毒症状包括胃寒、呕吐、头痛、胸闷、四肢麻木等在 2～3h 内消除。腹痛在 12h 左右消失，腹泻一般在 24～48h 控制。

（15）预防流感伤寒型钩端螺旋体病　用仙鹤草 15～30g 煎服，每日一剂，连服 5～7 天对防治本病有一定疗效。

（16）低血压　用仙鹤草 60～100g 以上，亦可配枸杞、六味地黄汤之类煎服。绦虫病：取仙鹤草浸膏，成人服 1.5g，小儿 45mg/kg。治疗绦虫病 149 例，有效率高达 100%，治愈 144 例。

（17）咳嗽　取仙鹤草 20～30g，配瓜蒌壳 9g，黄芩 9g，百部 9g，白前 9g，玉竹 10g，冬花 10g，败酱草 12g，水煎服，每日 1 次，治疗支气管炎咳嗽 35 例，其中服 2～4 剂痊愈者 30 例。

二、外　　科

（1）肿瘤　仙鹤草 50g，败酱草 50g，水煎服，每次服 60ml，每日三次，治疗恶性肿瘤 15 例，其中鼻咽癌 3 例，直肠癌 4 例，胃癌 1 例，治疗后，显效 3 例，有效 3 例，缓解 5 例，无效 4 例，总有效率 73%，显效率为 20%。

（2）外伤头痛、头晕　重用仙鹤草 60g 以上，野菊根 30g、马鞭草根 30g，炖鸡蛋服，有一定疗效。

（3）疔疮痈肿　用仙鹤草浸膏，加少许蜂蜜，做成膏剂外涂敷疖疮痈肿，痔核发炎等疗效较好。

（4）跌打损伤　用仙鹤草、土黄芪、王不留行、拔毒散各适量，捣烂或研粉，用开水调匀敷患处，疗效满意。

（5）瘰疬　用仙鹤草 15g，红枣 5g，生牡蛎 6g，玄参 6g，浙贝 6g，白毛藤 6g，桔梗 3g，治疗 1 例颈项瘰疬，服 20 剂痊愈。

（6）乳痈　用仙鹤草 30g，配四逆散（柴胡、枳壳、白芍、甘草）、野牡丹，酒水煎服，亦可用仙鹤草捣烂，加江南香以增加黏性，酒调，外敷之。

三、妇　　科

（1）滴虫性阴道炎　用仙鹤草嫩茎叶制成 200%浓浸液，先以此液涂擦阴道，再以带线大棉球浸泡药液插入阴道，3～4h 后取出，每日一次，7 次为 1 疗程，治疗 40 例，3 个疗程治愈率达 92.5%，镜检阴道滴虫 3 次均为阴性，其余病例均有好转，一般用药 1 周左右，阴痒消失，白带显著减少。

（2）产后盗汗　用仙鹤草 60g 以上，野牡丹 30g，还可作为产后生化汤的代用品，而作用优于生化汤，婴儿落地即服之，可防产后各种杂证。

四、儿　科

（1）疳积　用仙鹤草 15g（去根茎上粗皮），猪肝 120g，同煮至肝熟，饮汤食肝治疗小儿疳积。

（2）癫痫　仙鹤草 30g，野牡丹 10g，煎汤分 2～3 次，送服全蝎 2 只，蜈蚣 1 条为末，加针刺四缝，有一定疗效。

（3）麻疹　用仙鹤草 10～18g（视年龄增减），浓煎 1h，分三次服，每日一剂，防治麻疹，特别是针对麻疹合并肺炎和麻疹后下痢效果显著。

总之，仙鹤草的临床新用途极为广泛而普遍，除上述外，还可用于低血压、小儿疰夏、蛇咬伤等多种疾病，它既可内服，亦可外用；可单用，也可选配他药，从目前报道的资料看，该药不仅疗效可靠，而且未见毒副反应，因而对老幼虚弱之体尤为适宜。本药药性平和，一般用量偏大，少则 15～30g，大则 60～100g 以上，但如何选择最佳用量，当视病情而定，灵活增损，以安全高效为务。至于本药新用的药理及治病范围的进一步扩大，尚有待于努力探索。

第四节　论老年便秘宜用女贞子

己巳年秋，投加味二至丸（三七、旱莲草、女贞子、川贝母）速愈一叟肺结核咯血的同时，其多年便结自此畅顺。翻卷深思领悟，女贞子通便，确有原委，再验诸 5 年临床，其效果然。

案一　吴某某，男，71 岁，农民，1990 年 6 月 8 日初诊。主诉：小便点滴不畅，大便秘结 5 日，伴气短懒言，腰酸膝软，少腹不适，舌质淡胖有齿痕、苔薄白，脉沉无力。二便闭，标证急，速予济生肾气汤加琥珀粉 6g、女贞子 30g 以温阳化气、开闭启癃。加女贞子之意：依临证经验一是针对便秘，二是取通后窍以开前窍。药进 3 剂，二便通利。后以女贞子 30g、菟丝子 30g 煎服 1 周，10 年便秘宿疾基本治愈，偶有反复时，自购女贞子煎服即可缓解。

案二　王某某，女，63 岁，退休干部，1994 年 10 月 13 日初诊。主诉：大便秘结 3 年余，常 5～7 天一行，排出艰难，粪块干燥。病初服果导片、麻仁丸尚效，近来用之，鲜能奏效。伴头晕目眩，视物昏花，面部烘热，舌红少苔，脉弦细。证属肝肾阴亏，津枯便结。予女贞子 30g，生白芍 60g，生甘草 15g。水煎服每日 1 剂。服 5 剂，大便稍畅。继服 10 剂，大便 2～3 日一行，排出顺利。服至 30 剂，大便基本正常，原血压波动不稳及上述伴随症状也明显好转。

按语　老年便秘，以虚（气、阴、阳）为最，病及肝、肾、脾三脏，以肾为本。女贞子甘凉、入肝肾，功专补益，肝肾得充，脾土得养，脾健运、肝疏泄、肾开阖，各司其所，其便自通。临床应用，本着气足以运、阴（津）足以润、阳足以动之旨，气虚者加生白术10g；阴虚者加生白芍60g，生甘草15g；阳虚者加菟丝子30g，肉苁蓉10g，辨证加味，多获良效。据现代研究表明：女贞子含甘露醇有缓泻作用，其所含脂肪油约15%，油脂可润肠通便。因此老年便秘尤其是久病体虚者宜用女贞子。

第五节　药茶“六仙饮”保健价值及其药理分析

庞国明教授擅治消渴病及其并发症，对消渴病病机特点有着独到的见解。药茶“六仙饮”[1]是由西洋参、麦冬、枸杞子、丹参、杭白菊等中药饮片组成，每日1包，开水泡服作茶饮，具有益气养阴、滋肝明目、补血活血、养心安神的功效[2]。笔者对连续饮用药茶“六仙饮”1个月以上患者进行调查，研究发现95%的饮用者睡眠质量得到提高，免疫力增强，易疲劳现象得到改善。

一、“六仙饮”组成及其药理作用

1. 西洋参保健价值及药理作用[3]

西洋参药理作用　西洋参可抗休克，对大脑有镇静作用，对生命中枢有中度兴奋作用，还具有抗缺氧、抗心肌缺血、抗疲劳、抗惊厥、降血糖等作用。

西洋参保健价值　西洋参味甘、微苦，性凉，具有补气养阴、清热生津及宁神益智等功效。“西洋参性凉而补，凡欲用人参而不受人参之温者皆可用之”。西洋参特别之处为补而不燥：①增强中枢神经系统功能，具有静心凝神、消除疲劳、增强记忆力等作用，可适用于失眠、烦躁、记忆力衰退及老年痴呆等疾病；②保护心血管系统，有助于高血压、心律失常、冠心病、急性心肌梗死、脑血栓等疾病的恢复；③促进血清蛋白的合成，提高机体免疫力，抑制癌细胞生长，有效抵抗癌症；④降低血液凝固性、抑制血小板凝聚、抗动脉粥样硬化，并促进红细胞生长，增加血红蛋白，促进血液活力；⑤降低血糖、调节胰岛素分泌、促进糖代谢和脂肪代谢，对治疗糖尿病有一定的辅助作用。

2. 麦冬保健价值及药理作用[4]

麦冬药理作用　麦冬水煎液及醇提物具有降血糖的作用，可提高机体免疫力、适应性及耐缺氧能力，增加冠脉流量，对心肌缺血具有保护作用，还有抗休克、镇静和抗菌等作用。

麦冬保健价值　麦冬味甘、微苦，性微寒，具有养阴生津、润肺清心、除烦安神的功效。其功效具体为：①麦冬可滋养胃阴、生津止渴、兼清胃热，用于治疗干燥综合征、慢性咽炎、消渴、萎缩性胃炎等疾病；②养肺阴、清肺热，用于治疗老年慢性呼吸系统疾病，如久咳不愈；③养心阴、清心热、除烦安神，用于心绞痛、心律不齐及心阴虚有热之心烦、失眠多梦、健忘等疾病。

3. 枸杞子保健价值及药理作用[5]

枸杞子药理作用　枸杞子可增强机体免疫力，具有免疫调节功能，可提高血睾酮水平、促进造血及升高白细胞作用，具有抗衰老、保肝及降“三高”等作用。

枸杞子保健价值　枸杞子味甘、性平，具有滋补肝肾、益精明目的功效，凡肝肾阴虚诸证均可应用。其功效具体为：①枸杞子可滋补肝肾、抗衰老、安神，用于老年保健、降低胆固醇、改善睡眠及食欲；②抗肿瘤、保肝，有助于恢复肝细胞功能，促进肝细胞再生，抗脂肪肝，用于治疗老年高脂血症；③用于阴虚消渴、降血糖；④提高机体耐缺氧能力，抗疲劳；⑤增强性功能，用于治疗男性不育症；⑥降血压。

4. 丹参保健价值及药理作用[6]

丹参药理作用　丹参可扩张冠状动脉，增加心肌血氧供应，减慢心率，降低心肌耗氧量及保护心肌，可抗心肌缺血；抑制缺血时脑组织兴奋性氨基酸的释放，改善脑组织微循环等作用，可抗脑缺血；同时，还具有抗血小板聚集、减少血小板数、抗血栓、加速外周血管血流、改善微循环、促进组织修复与再生及镇静镇痛等作用。

丹参保健价值　丹参微苦，性微寒，具有活血调经、祛瘀止痛、凉血消痈、除烦安神的功效。其功效具体为：①丹参可用于防治冠心病、心绞痛、脑缺血性中风及动脉粥样硬化等；②“一味丹参散，功同四物汤”，丹参可祛瘀生新不伤正，用于月经不调、闭经、痛经及产后瘀滞腹痛；③促进肝、骨、皮肤等组织的修复与再生，用于热毒瘀阻引起的疮痈肿毒及消渴病并发症引起的皮肤溃烂等；④丹参可清热凉血，又可活血养血，用于防治热病烦躁神昏、心悸失眠等；⑤丹参可减轻慢性肝炎和早期肝硬化的症状，促进肝功能和肝脾肿大的恢复。

5. 葛根保健价值及药理作用[7]

葛根药理作用　葛根具有解热、降血糖、降血脂及解痉内脏平滑肌的作用，可抗心肌缺血、抗心律失常、抗血栓形成、扩血管降血压、改善血液流变性、促进记忆。

葛根保健价值　葛根味甘、辛，性凉，具有解肌退热、透疹、生津止渴、升阳止泻的功效。其功效具体为：①葛根可用于热病口渴、阴虚消渴、降血糖；②升阳解肌，用于感冒头痛发热；③改善微循环，用于防治冠心病、心绞痛等；④降血压，用于辅助治疗伴有项强颈痛高血压病。

6. 杭白菊保健价值及药理作用

杭白菊药理作用　杭白菊可扩张心脏冠状动脉，增加动脉血流量，提高缺氧耐受能力，具有舒血管、降血脂、降血压、缩短凝血时间、解热抗炎、镇静驱铅等药理作用。

杭菊花保健作用　杭菊花味辛、甘、苦，性微寒，具有疏散风热、平抑肝阳、清肝明目、清热解毒的功效。其功效具体为：①杭菊花可扩张心脏冠状动脉，增加动脉血流量，提高心肌细胞缺氧的耐受能力，降血压；②加快胆固醇代谢，抑制甘油三酯的升高，可辅助治疗高血脂疾病；③抗病原体、抗菌，用于疮痈肿毒等，研究还发现，菊花可用于防治艾滋病；④抗氧化、抗衰老。

二、结　论

综上所述，根据对“六仙饮”每味药物药理作用及保健价值的分析，表明药茶“六仙饮”具有益气养阴、滋肝明目、补血活血、养心安神的功效。庞国明教授构思巧妙，组方缜密，从调和五脏、平补阴阳、顾护精气神入手，可达到降血糖、降血脂、降血压、安神、调理亚健康、抗衰抗疲劳、延益天年的目的。

参考文献

[1] 高学敏. 中药学[M]. 北京：中国中医药出版社，2002.
[2] 侯家玉. 中药药理学[M]. 北京：中国中医药出版社，2002.
[3] 王筠默. 西洋参药理作用研究的最新进展[J]. 中药药理与临床，2001，17（4）：46-48.
[4] 尤洁. 麦冬的药理作用与临床应用进展[J]. 菏泽医学专科学校学报，2011，23（1）：71-73.
[5] 段文杰. 枸杞子的药理作用及价值[J]. 黑龙江医药，2013，26（1）：127-128.
[6] 辛淑杰. 丹参的药理作用及临床应用探讨[J]. 中国民族民间医药，2013，22（5）：26-27.
[7] 郑皓，王晓静. 葛根的药理作用研究概况[J]. 光明中医，2006，21（3）：49-51.

第六节　六仙饮干预糖调节受损不同体质类型的临床研究

糖调节受损（impaired glucose regulation，IGR）是糖尿病发生的一个前期临床阶段，是处于糖调节正常与糖尿病之间的中间代谢状态，它包括单纯糖耐量减低（IGT）和单纯空腹血糖受损（IFG）及 IFG 合并 IGT 三种血糖异常情况。IGR 是糖尿病的高危人群，是发展成糖尿病的一个过渡阶段，也是预防 2 型糖尿病的最后关口。我国患病率逐年上升，2008 年 20～70 岁人群中 IGR 患病率达 15.5%，在 2010 年宁光教授等对 10 万人进行了长期追随调查，结果显示：我国在 18 岁及以上人群中，处于糖调节受损的患病率为 50.1%，且仍呈上升趋势。有研究表明，IGR 人群如不采用手段干预，4～7 年进展为糖尿病的概率达 15%甚至更高，兼有 IFG 和 IGT 者进展为糖尿病的风险可高达 48%。另有一项国外学者进行的，多人群长期随访研究，结果显示，正常人、IFG、单纯 IGT 和二者兼有者，转变为 DM 的概率是 4.5%、33.0%、33.8%、64.5%。早期干预意义重大，有利于延缓或阻止 IGR 的发展，成了人们关注的重点。因此在中医体质学说的指导下，我课题组在 2009 年调查分析 320 例 IGR 人群，显示：IGR 好发人群有气虚质、阴虚质、气阴两虚质、痰湿质，现将六仙饮干预糖调节受损不同体质类型，报告如下。

一、临 床 资 料

1. 诊断标准

（1）西医诊断标准：按照 2003 年美国糖尿病协会（ADA）的诊断标准，口服葡萄糖耐量试验（OGTT）：FBG≥5.6mmol/L 但＜7.0mmol/L，餐后 2hPG＜7.8mmol/L 时称为 IFG；FBG＜5.6mmol/L，餐后 2hPG≥7.8mmol/L 但＜11.1mmol/L 时称 IGT；FBG≥5.6mmol/L 但＜7.0mmol/L，餐后 2hPG≥7.8mmol/L 但＜11.1mmol/L 时称 IFG+IGT。

（2）中医诊断标准：参考 2007 年版的《糖尿病中医防治指南》。

2. 纳入标准

符合上述诊断标准；近 2 周内未服用过中医调糖药物及双胍类、阿卡波糖、比格列酮类等药物；若近 2 周内正在服用调糖中药或双胍类、α-糖苷酶抑制剂噻唑烷二酮类等药物的患者，需经过 2 周洗脱期后再随机分组；年龄在 18～65 岁之间；自愿参与，并签署知情同意书。

3. 排除标准

不符合纳入标准；合并心、脑、肝、肾和造血系统等严重原发性疾病；精神疾病、认知功能下降或语言障碍；合并有肿瘤及脏器功能衰竭；不能坚持治疗、不能耐受。

4. 一般资料

本试验依据王琦《中医体质分类与判定》分类方法进行体质辨识，选取符合入选标准者 60 例，其中阴虚质组 32 例，气虚质组 28 例，两组在年龄、性别、体重指数（BMI）、实验室各项指标等方面无显著差异。

二、方　　案

1. 干预方案

选取 2012 年 12 月～2014 年 1 月开封市中医院门诊经 OGTT 试验确诊的 IGR 患者，在糖尿病饮食和运动疗法基础上，两组均给予六仙饮，用法：日一袋，泡茶服，反复冲泡，如同饮茶。6 周为一疗程，共观察 2 个疗程。

2. 干预药物

茶方“六仙饮”由开封市中医院制剂室制备提供。药物制备工艺，六仙饮制备：西洋参 5g，麦冬 5g，枸杞 5g，丹参 5g 等，以上诸药粉碎，过 20 目筛，12g/袋，袋泡茶包装，每日 1 袋，泡茶饮，频服。（注：因本茶方已申请专利，故不便透露全方）

3. 观察指标

（1）疗效性指标：治疗前、后受试者作 OGTT 试验，同时测血糖、糖化血红蛋白

（HbAlc）、体重指数（BMI）等。

（2）疗效判断标准：参照《中药新药临床治疗糖尿病的研究指导原则》制定。显效：中医临床症状、体征明显改善，FBG 及餐后 2hPG 水平下降至正常范围，或下降超过治疗前 40%。有效：中医临床症状、体征均有好转，FBG 及血浆胰岛素水平下降超过治疗前 20%，但未达到显效标准。无效：FBG 及血浆胰岛素水平无下降，或下降未达到有效标准。

4. 统计学方法

采用 SPSS19.0 软件进行数据统计学处理，其中计量资料以均数加减标准差表示，两组间均数比较采用独立样本 t 检验（或校正 t 检验）；治疗前后均值的比较采用配对 t 检验；计数资料及率的比较用 χ^2 检验。假设检验统一使用双侧检验，以 $P<0.05$ 作为有统计学意义，$P<0.01$ 表示有非常显著统计学差异。

三、结　　果

1. 治疗后六仙饮干预 IGR 阴虚质组及气虚质组均有效（表 1）

表 1　六仙饮干预 IGR 效果表[例（%）]

组别	例数	显效	有效	无效	总有效率
阴虚质组	32	17（53.31）	10（31.25）	5（15.63）	27（84.38）*
气虚质组	28	14（50.00）	10（35.71）	4（14.29）	24（85.71）

注：两组比较，* $P>0.05$。

2. 两组干预前后 FBG，2hBG 水平较治疗前均下降，组间比较差异无统计学意义。（表 2）

表 2　干预前后两组 FBG、2hBG 比较（mmol/L）

项目	FBG		2hBG	
	干预前	干预后	干预前	干预后
阴虚组	6.36±0.18	5.68±0.86*	8.60±1.60	7.65±1.66*
气虚组	6.35±0.26	5.78±0.77*	8.56±1.58	7.80±1.50*

注：与干预前比较，*$P<0.05$。

3. 干预前后两组 HbA1c 比较（表 3）

表 3　干预前后两组 HbA1c 比较（%）

HbA1c	例数	干预前	干预后
阴虚质组	32	6.05±0.18	5.68±0.19*△
气虚质组	28	6.05±0.19	5.78±0.20*△

注：组间进行对比，干预前后△$P>0.05$，差异无统计学意义，组内比较*$P<0.01$，差异具有显著性统计学意义。

4. 治疗后两组 BMI 水平比较（表 4）

表 4 治疗后两组 BMI 水平比较（kg/m^2）

BMI	例数	干预前	干预后
阴虚质组	32	$26.24 \pm 0.86^{\#}$	$25.49 \pm 0.82^{*\triangle}$
气虚质组	28	$26.18 \pm 0.84^{\#}$	$25.94 \pm 0.79^{*\triangle}$

注：组间进行对比，干预前$^{\#}P>0.05$，差异无统计学意义，干预后$^{\triangle}P<0.05$，差异具有统计学意义，组内比较$^{*}P<0.01$，差异具有显著性统计学意义。

四、讨　　论

IGR 的发病原因复杂，有关本病的病因病机，各代医家众说纷纭，比较统一的因素主要有：先天不足，饮食不节，情志不畅，劳逸不和，肝气郁结，气机升降不利，阴津的运行输布紊乱，痰浊毒邪停滞，气郁化火则灼伤津液，进而成为 IGR；《灵枢·五变》“五脏皆柔弱者，善病消瘅”，《素问·举痛论》也有“劳则气耗……劳则喘息汗出，外内皆越”的记载。目前现代的中医学者认为：IGR 是消渴病前期，与肺、脾、肾三脏有密切关系，该病的主要病机包括脾虚、肾虚、肝郁、阴虚、燥热、血瘀等。仝小林教授[1]根据《素问》中对脾瘅的论述，归纳总结为脾虚中满内热是糖尿病前期发生的主要病机。谢春光教授[2]等认为脾主肌肉，肥胖膏浊责之脾虚水湿停聚，脾虚则生理功能下降，四肢与脏腑器官组织的吸收运化功能下降，吸收的营养物质减少，精微物质不断流失，表现为糖脂代谢紊乱，血糖升高；赵昱[3]等认为肝气郁滞致气机不和，升降紊乱，阴津输布失衡、不能上输体表、中以传输，使精微部分郁于血中，或随清气下达，使血糖水平稍有上升；石氏[4]等亦认为情志不畅，瘀血内停，气血津液停聚，日久可致肝郁，气血津液停聚，是 IGR 发生的机制之一；或饮食过于肥甘，食多不消，导致脾不散精、聚湿生痰、津液输布紊乱，发为本病。姬氏[5]研究指出：饮食肥甘日久，损害脾胃的运化功能，导致脾气不能“散精”，脾脏不能为胃腑行津液，食物精华不能很好地“上归于肺”，而“朝百脉”，以营养全身，被机体所利用，而是留滞不化，食物精华食而不化，故引起血糖轻度升高。通过多年的临床经验和课题研究，同时结合国内相关研究，笔者认为 IGR 基本病机为气虚、脾气虚为主，脾气虚不能运化水谷精微，水谷精微壅滞血中致血糖升高；阴虚则津少，无水行舟，水谷精微布散缓壅，导致血糖升高。因此，气虚、阴虚是 IGR 的基本病机。

西医对 IGR 的处理主要借用单一药物的应用模式，尚缺乏权威的和综合的干预指南。近年来在“未病先防，既病防变”思想的指导下，中医在 IGR 研究方面取得了较大的进展，在辨证论治思想指导下使用中药、针灸、耳穴进行干预，不仅降低了药物对人体的损害，同时也减少了患者的经济支出，易被患者接受和推广。以上结论的得出为 IGR 的不同体质类型的干预提供了理论依据。

六仙饮是在中医体质学说的理论指导下，根据 IGR 的好发体质特点，据“治未病”及“既病防变”的理念，针对病因，标本兼治，遣方择药而成的养生茶方。本方有益气养阴、滋肝明目、养血活血之效。方中有补气养阴生津之西洋参，取麦冬养阴之功，配以枸杞养肝明目，菊花清肝明目，“一味丹参，功同四物”，既取其养血活血之功，又妙用其“动”性，诸药联合，滋而不腻，补而不壅，标本同治，可有效调理 IGR 常见偏颇体质，降低 IGR 的年转化率。这些在理论上是成立的，对于六仙饮干预其他体质 IGR 人群向 DM 的年转化情况，有待进一步随访及扩大观察研究对象以证实。

参考文献

[1] 仝小林. 糖络杂病论[M]. 北京：科学出版社，2014：104-105.

[2] 钟文，谢春光，高鸿，等. 基于“脾主肌肉”从脾论治消渴及糖尿病性肌萎缩的相关性探讨[J]. 新中医，2017，49（1）：196-199.

[3] 赵昱，李洪皎，仝小林，等. 浅谈糖耐量低减（IGT）的中医证治[J]. 光明中医，2006，21（7）：24-26.

[4] 石晓琳，王东. 对糖调节受损的认识及中医治疗糖尿病研究进展[J]. 实用中医内科杂志. 2012，26（4）：91-92.

[5] 姬厚民. 七味白术散加芍药甘草汤治疗糖耐量减低患者 31 例疗效观察[J]. 中华实用医药杂志，2002，2（15）：1395.

第七节　六仙饮干预糖调节受损者血糖及胰岛功能等相关指标的临床研究

糖调节受损（impaired glucose regulation，IGR）是预测糖尿病的临床标志，包括空腹血糖受损（impaired fasting glucose，IFG）和糖耐量减低（impaired glucose tolerance，IGT）。二者可单独或合并出现。2010 年宁光等根据国际最新糖尿病临床诊断标准对我国十万人次的长期随访调查显示我国成年人群中糖尿病前期患病率为 50.1%。因此如能在 IGR 阶段给予干预治疗，对预防糖尿病的发生及防治并发症将带来重大意义和深远的影响。体质是在个体生命过程中，在先天遗传和后天获得的基础上表现出的形态结构、生理功能和心理状态方面综合的相对稳定的特质，决定着他对某种致病因子的易感性及其所产生的病变类型的倾向性。这为 IGR 的不同体质类型的治疗提供了理论依据。

中医对 IGR 的认识不多，对其研究散见于各类消渴病文献中，《内经》有“脾瘅”“消渴”“消瘅”名称的记载。IGR 的原因比较复杂，主要有先天禀赋不足、饮食失节、情志失调、劳欲过度等，导致气阴两虚、肝郁血瘀、脾虚痰阻等病机，最终发为脾瘅。先将 IGR 病因病机阐述如下，为本课题提供理论基础。

一、病因病机

1. 气阴两虚

先天禀赋不足，后天饮食失调，劳逸失度，耗伤阴津，导致气阴两虚，发为脾瘅。《灵枢·五变》曰：“五脏皆柔弱者，善病消瘅。”《素问·举痛论》也有“劳则气耗……劳则喘息汗出，外内皆越”的记载。本课题组通过对符合 IGR 诊断标准者 322 例进行中医体质调查分析发现：IGR 者中气虚质占 12.4%，是仅次于平和质的体质类型。魏东等对 540 例糖调节受损患者体质研究发现：IGR 者中阴虚质占 48.14%，阴虚质和痰湿质是 IGR 发病的主要体质类型。

2. 肝郁血瘀

长期过度精神刺激，情志失调，导致气机升降失司，气血津液停聚，日久可致肝郁；气血津液停聚，久而发为血瘀；郁滞日久化火，火热内燔，消灼肺胃阴津，可致血糖轻度升高。2007 年《糖尿病中医防治指南》指出：情志失调是糖尿病前期重要的诱发因素。

3. 脾虚痰阻

长期过食肥甘厚味，饮食不消，导致“脾不散精”，聚湿生痰，津液输布失常发为本病。《素问·奇病论》曰：“有病口甘者……此五气之溢也，名曰脾瘅。此人必数食甘美而多肥也。肥者令人内热，甘者令人中满。故其气上溢，转为消渴……”

综上，先天禀赋不足导致气阴两虚是 IGR 的主要病机，阴虚质及气虚质是 IGR 的好发体质人群，根据以上理论，现拟定茶方六仙饮对 IGR 人群的阴虚质及气虚质进行干预，疗效满意，现将结果报告如下。

二、临 床 资 料

选取 2012 年 12 月～2014 年 1 月开封市中医院门诊经 OGTT 试验确诊的 IGR 患者：依据《中医体质分类与判定》分类方法进行体质辨识，选取符合入选标准者 60 例，其中阴虚质组 32 例，气虚质组 28 例，两组在年龄、性别、体重指数（BMI）、实验室各项指标等方面无显著差异（$P>0.05$），具有可比性。

三、干 预 方 法

在糖尿病饮食和运动疗法基础上，两组均给予六仙饮，用法：日一剂，泡茶服，日数次（开封市第一中医院制剂室提供）。6 周为一疗程，共观察 2 个疗程。

四、疗 效 观 察

1. 观察方法

治疗前后受试者作 OGTT 试验，同时测身高、体重、INS、C 肽、胰高血糖素、糖化血红蛋白（HbA1c）、果糖胺（FA）等，并计算 BMI、胰岛素抵抗指数等作统计分析。胰岛素抵抗指数：HOMA-IR=FPG×FINS／22.5。

2. 疗效判断标准

参照《中药新药临床治疗糖尿病的研究指导原则》制定。显效：中医临床症状、体征明显改善，FBG 及餐后 2hPG 水平下降至正常范围，或下降超过治疗前 40%。有效：中医临床症状、体征均有好转，FBG 及血浆胰岛素水平下降超过治疗前 20%，但未达到显效标准。无效：FBG 及血浆胰岛素水平无下降，或下降未达到有效标准。

3. 观察结果

（1）治疗疗效观察：表 1 示经过 12 周的治疗，阴虚质组总有效率 84.38%；气虚质组总有效率 85.71%。检验结果显示治疗后两组无明显差异（$P>0.05$），提示六仙饮干预 IGR 阴虚质组及气虚质组均有效。

表 1　两组临床疗效比较［例（%）］

组别	例数	显效	有效	无效	总有效率
治疗组	32	17（53.31）	10（31.25）	5（15.63）	27（84.38）*
对照组	28	14（50.00）	10（35.7）	4（14.29）	24（85.71）

注：两组比较，*$P>0.05$。

（2）治疗前后血糖、HbA1c、FA、BMI 水平观察：表 2 示两组治疗后 FPG、2hPG 血糖水平均明显降低，有非常显著差异（$P<0.01$），但组间比较各点无显著差异（$P>0.05$），提示两组降血糖疗效明显，疗效相当；治疗后两组 HbA1c 水平均明显降低，有明显差异（$P<0.01$），治疗后两组 BMI 水平均明显下降（$P<0.05$），提示六仙饮能改善阴虚组及气虚组的血糖、HbA1c、BMI 水平。

表 2　治疗前后血糖、HbA1c、FA、BMI 水平观察（$\bar{x}\pm s$）

项目	阴虚质组		气虚质组	
	治疗前	治疗后	治疗前	治疗后
FPG（mmol/l）	6.34±0.38	5.61±0.35**#	6.33±0.40	5.71±0.44**#
2hPG（mmol/l）	9.53±0.75	7.89±0.67**#	9.13±0.82	7.69±0.44**#
HbA1c（%）	6.94±0.51	6.54±0.53**#	6.82±0.56	6.50±0.55**#
FA（mmol/l）	2.42±0.10	2.64±0.17**#	2.74±0.69	2.53±0.28**#
BMI（kg/m^2）	25.06±3.54	24.34±2.96**#	26.36±2.89	24.49±2.82**#

注：**与治疗前比较 $P<0.01$；两组比较#$P>0.05$。

（3）两组间 INS、ISI、C 肽、胰高血糖素比较：两组治疗前 0h、2h INS、C 肽水平相比较无明显著异（$P>0.05$），治疗前后两组胰岛素水平均无明显差异（$P>0.05$），治疗后两组 HOMA-IR 水平均明显降低，有显著意义（$P<0.01$）。提示两组均能改善 IR，治疗组改善 IR 水平疗效与对照组无明显差异（$P>0.05$）。两组治疗前各点胰高血糖素水平相比较无明显差异（$P>0.05$），治疗后治疗组及对照组 0h、2h 胰高血糖素水平均明显降低，两组之间无显著差异（$P>0.05$）（表 3～表 6）。

表 3　治疗前后 INS 水平观察（ $\bar{x}\pm s$ ，μu/ml）

项目	阴虚质组		气虚质组	
	治疗前	治疗后	治疗前	治疗后
0h	17.35±3.82	15.38±3.65**#	18.57±2.57	17.03±3.75**#
1h	46.47±9.69	45.72±7.87**#	43.65±7.82	44.58±6.90**#
2h	40.95±7.79	39.58±7.47**#	37.54±6.55	36.83±7.88**#
3h	21.41±4.23	20.48±4.80**#	20.92±3.68	19.61±3.17**#

注：与治疗前比较** $P>0.05$；两组比较# $P>0.05$。

表 4　治疗前后 C 肽水平（ $\bar{x}\pm s$ ，pmol/L）

项目	阴虚质组		气虚质组	
	治疗前	治疗后	治疗前	治疗后
0h	0.92±0.24	0.71±0.14**#	0.93±0.23	0.73±0.13**#
1h	2.50±0.76	2.53±0.64**#	2.54±0.61	2.54±0.63**#
2h	2.12±0.56	2.02±0.46**#	2.20±0.48	2.05±0.41**#
3h	1.13±0.33	0.92±0.17**	1.10±0.23	0.93±0.15**#

注：与治疗前比较** $P>0.05$；两组比较# $P>0.05$。

表 5　治疗前后 IR 疗效观察（ $\bar{x}\pm s$ ）

项目	阴虚质组		气虚质组	
	治疗前	治疗后	治疗前	治疗后
HOMA-IR	4.88±1.12	3.90±0.65**#	5.22±0.92	4.01±0.61 **#

注：与治疗前比较** $P<0.01$；两组比较# $P>0.05$。

表 6　治疗前后胰高血糖素水平观察（ $\bar{x}\pm s$ ，pg/ml）

项目	阴虚质组		气虚质组	
	治疗前	治疗后	治疗前	治疗后
0h	127.98±27.57	98.13±12.44**#	128.39±27.77	120.35±12.42**#
1h	143.62±27.47	112.10±11.96**#	142.19±24.90	111.29±13.78**#
2h	144.31±24.12	112.31±10.52**#	145.14±22.59	112.03±12.32**#
3h	123.89±23.89	99.22±8.49**#	125.96±24.82	108.53±7.3**#

注：与治疗前比较** $P<0.01$；两组比较# $P>0.05$。

（4）结论：对于 IGR 阴虚质和气虚质人群，六仙饮可控制血糖水平，减轻胰岛素抵抗，降低胰高血糖素，有效治疗糖调节受损。

五、讨　论

六仙饮就是在中医整体辨证理论以及中医体质学说的理论指导下，根据 IGR 的好发体质特点，本着“治未病”及“既病防变”的理念，针对病因，以标本兼治为原则，立方选药而成的养生茶方，有益气养阴、清肝明目、补血活血、健脾化湿之效。方中有补气养阴生津之西洋参，取麦冬养阴之功，联合益气、养阴之麦冬、枸杞，配以清肝明目之菊花，加之枸杞养肝明目，“一味丹参，功同四物”，既取其养血活血之功，又妙用其“动”性，诸药联合，滋而不腻，补而不壅，标本同治，可有效调理 IGR 常见偏颇体质，降低 IGR 的年转化率。目前存在的问题有：①关于六仙饮干预不同体质 IGR 人群向 DM 的年转化情况，有待进一步随访。②中医在干预 IGR 过程中没有形成统一的诊疗思路和干预措施，同时随着中医体质学说的发展，也要求我们在干预 IGR 过程中切实将其与传统的整体观念、辨证施治思想相结合，以使中医在干预 IGR 方面走得更深、更远。解决办法有：①增加样本量，治疗结束后，定期随访，观察不同体质 IGR 人群的年转化情况。②开展六仙饮药理研究，为中医药干预糖调节受损提供理论基础。

第八节　论糖尿病性便秘的中西医研究进展

糖尿病性便秘属于西医学“糖尿病自主神经病变”范畴，中医学主要指“消渴病”“便秘”。据有关研究显示，约有 2/3 的糖尿病患者可发生便秘[1]。主要是因消渴日久致大肠传导失司所致，病位在大肠，与肺、脾、胃、肝、肾有关。或因耗气太过，肺气虚则大肠传导无力，脾气虚则运化失常；或因燥热内结，津液耗伤导致肠道失润，大便干结，难以排出，阴虚内热，耗津灼液而为瘀，气血不畅，津液不行，则肠道失润而发为本病；或病久肝气郁滞，疏泄失常，津液不能下渗大肠致肠道干涩；肾主五液，司二便，肾阴不足，则大肠干涸，肠道失润，无水行舟而致便秘。其本在于气阴亏虚，燥热、瘀血为标，属本虚标实之证。中医注重整体出发、辨证论治，在治疗糖尿病性便秘方面积累了许多行之有效的方法和经验，辨证用药恰当，则疗效显著，且中药品种多样，标本兼治的作用在改善临床症状、提高患者生活质量、防治并发症等方面具有很大的优势。

一、糖尿病性便秘的病因病机

（一）现代医学对糖尿病性便秘病因的研究

便秘是糖尿病患者最常见的胃肠道症状之一，约有 2/3 糖尿病患者会发生便秘，伴明显糖尿病神经病变患者中约 90%有不同程度的便秘表现[2]。国内有研究显示糖尿病患者便秘发生率约 48%[3]，流行病学调查表明，在美国、英国、加拿大有 10%～15%的健康人群受到便秘的困扰，亚洲地区约为 14%[4-5]，可见糖尿病性便秘的发生率明显高于非糖尿病人群。仝小林[6]认为，便秘是糖尿病难控因素之一，其通过受体前途径即促进胰岛素对抗激素的分泌来加重胰岛素抵抗。糖尿病性便秘确切病机尚不清楚，目前认为可能主要与糖尿病自主神经病变，胃肠激素紊乱，肠道形态学和力学改变，饮食习惯及其他因素有关。

1. 自主神经病变

自主神经病变可能是引起糖尿病排便异常的主要因素，当病变累及大肠时，则出现大肠功能异常抑或结肠无力，导致便秘。研究表明，糖尿病便秘患者中 86.9%伴有自主神经病变[7]。糖尿病引起的内脏自主神经病变，导致进餐时不能刺激神经、体液对结肠的信号，不能引起十二指肠、结肠反射的集体运动，出现大肠传导功能异常或结肠无力，表现为便秘[8-9]。胃肠起搏细胞亦与糖尿病性便秘关系密切，研究发现糖尿病大鼠结肠组织内 ICC（结肠间质细胞）表达减少[10]，说明糖尿病性便秘与结肠组织内 ICC 表达减少有关。

2. 胃肠激素紊乱

舒血管肠肽（VIP）对胃肠动力起抑制性调节作用，使结肠运动减弱。结肠肌神经丛中含有 SP 神经纤维，其对消化道平滑肌有强烈刺激作用，能增强结肠收缩和运动。林琳等[11]研究发现：糖尿病鼠血浆 VIP 升高，血浆 SP 明显降低，推测 VIP、SP 神经纤维在糖尿病结肠运动障碍中起到一定作用。Lysy 等[12]研究发现，糖尿病伴便秘或腹泻患者直肠黏膜 SP 神经纤维低于糖尿病无便秘或腹泻患者，表明糖尿病肠病病理改变与 SP 神经纤维作用有关。

3. 肠道形态学及力学改变

有研究报道显示，在糖尿病状态下，消化道会发生不同程度的形态学及生物力学特性的重构，亦可能与糖尿病患者的胃肠功能紊乱有关[13]。丁元伟等[14]认为，直肠壁对容积扩张低敏感、高耐受、高顺应性是引起便秘的主要原因。孔维等[15]通过对糖尿病性便秘患者肛门、直肠动力学的研究亦证明糖尿病患者代谢紊乱，可触发蛋白质过多消耗而呈负氮平衡，以致腹肌和会阴部肌肉张力不足，致使排便无力。高血糖致渗透性利尿，致使体内液体大量丢失，肠道失润亦可致便秘。

（二）中医学对糖尿病性便秘病因病机的研究

糖尿病性便秘属于中医“消渴病”“便秘”范畴。主要因为消渴日久，大肠传导失司所致。或因病久气阴耗伤，气虚则大肠传送无力，阴伤津亏则不能滋润大肠而致肠道干涩，或因燥热内结，津液耗伤，导致肠道失润，大便干结难以排出；或病久肝气郁滞，疏泄失常，津液不能下渗大肠致肠道干涩，肾主五液，司二便，肾阴不足，则大肠干涸，肠道失润，无水行舟而致便秘[16]。中医认为其病机属“本虚标实”，消渴日久致气阴两虚，阴津亏耗为本，燥热、瘀血为患以致腑气不通为标。庞国明[17]认为消渴病以阴亏为发生根本，气虚是迁延不愈的关键，气阴两虚是病程中的枢机，阴阳两亏是发展的必然趋势，血瘀是造成并发症的主要原因，湿热阻滞是病程中的变证。何建华[18]认为消渴病便秘病机主要为阴津亏损、燥热偏盛，由于消渴日久，导致肝郁气滞、气阴两伤、瘀血阻络，津液不能内渗大肠致津亏肠燥。临证应抓住病机关键，分清肝病为主还是脾病为主。若肝气过旺，肝木乘脾，治宜抑肝扶脾；若肝郁气滞，疏泄不及而土壅失运，治宜疏肝运脾；若脾虚在先，土虚木乘，治宜扶脾为主、兼疏肝木。迟妍等[19]认为消渴阴虚内热，日久气虚无力行血而致瘀血阻络，脏腑经络失去其滋养作用，功能减退，气血不畅，津液不行，肠道失润而致便秘。同时还指出消渴病便秘与《伤寒论》中所论“脾约”证相似，但病机所在仍为津亏肠燥致大便不通。何丽杰[20]指出肾为胃之关，肾虚关开不合，肾气虚则关门失常引起小便清长或便秘。张会琴[21]通过对300例糖尿病性便秘患者的临床研究发现，其证候主要以气虚便秘、阴虚便秘、津亏热结便秘为主，其中气阴两虚夹湿、夹瘀最多见。进而得出糖尿病性便秘主要病机以气血阴阳俱虚，而重在气阴两虚为本，燥热、湿浊、瘀血为标，属本虚标实之证。王会芳等[1]指出消渴日久气阴两虚，因阴虚肠道失润，燥屎内结；气虚传导无力，糟粕内停；肠道不通则气机郁滞，久滞生热，更伤津液而致大便不通。

综上所述，糖尿病性便秘病位主要在大肠，涉及脏腑主要有肺、脾、胃、肝、肾。主要因消渴病气阴两虚，日久损伤肠胃，或病久耗气太过，肺与大肠相表里，肺气虚则大肠传导无力，脾气虚则运化失常；或因燥热内结，津液耗伤，致肠道失润，而肾主五液，司二便，或肾精亏耗，肠道干涩，或肾气不固，小便频数，肠道津亏，无水行舟而致大便干结难下形成便秘。

二、治疗方法的研究

（一）现代医学对糖尿病性便秘治疗的研究

现代医学治疗糖尿病性便秘尚无疗效确切的方法，主要以对症缓解症状为主，采取的方法主要有控制血糖，粗纤维饮食，促胃肠动力药物，营养或修复神经药物及其他方法。

1. 控制血糖

积极有效的控制血糖，可以解除高血糖对肠道的抑制作用，使结肠功能得到一定程度的改善。尤其应强调早期把血糖控制在理想范围，防治高血糖所带来的神经损害，从根本上杜绝本病的产生，才是防治本病的最佳方法。已经发生本病者，控制理想的血糖有助于减缓结肠运动障碍的程度，可能减缓结肠神经肌肉的病变。并注意适度锻炼，这样在增强胰岛素敏感性的同时也能增强腹肌力量。

2. 粗纤维饮食

规律的生活与工作，养成定时排便的习惯，注意增加粗纤维食物摄入。张筠等[22]研究发现，服用燕麦粥联合莫沙必利对2型糖尿病便秘患者有显著效果，且不良反应轻微、耐受性好。燕麦主要成分为燕麦联，是一种可溶性纤维素，其能加速胃肠道运转、吸附水分，使大便松软易于排出。

3. 促胃肠动力药物

促胃动力药物如莫沙必利，可以调节胃肠功能、促进肠蠕动，使水分和脂肪滴更易被干结的大便吸收，大便更易排出，进而缓解便秘；马来酸曲美布丁对消化道平滑肌具有双向调节作用，既可改善结肠平滑肌张力低下，而对张力增加的结肠平滑肌又可降低张力、减少振幅，故对因胃肠功能紊乱引起的食欲不振、腹胀、腹痛、便秘等症状有缓解作用。两者单用或合用均可调节糖尿病胃肠功能，有研究显示莫沙必利分散片联合马来酸曲美布丁治疗便秘的有效率可达 92.6%[23]。

4. 营养或修复神经药物

鲁侠等[24]研究发现在控制血糖的基础上，给予甲钴胺、维生素 B_1 等 B 族维生素联合其他对症药物治疗糖尿病顽固性便秘疗效显著。酸糖酶抑制剂（如依帕司他）可减轻有髓神经纤维的损伤，改善微血管损伤。周丽华等[25]用依帕司他治疗糖尿病性便秘，总有效率 89.0%。

5. 其他疗法

对于严重糖尿病性便秘患者还可使用泻剂或润滑剂，但泻剂长期使用可能使肌间神经丛变性，从而使便秘更加顽固，所以临床中应尽量避免使用，必须使用时用量要尽可能小，用药周期也尽可能短，能减停者尽量减停，必要时可行清洁灌肠。

（二）中医学对糖尿病性便秘治疗的研究

在中医学整体观念和辨证论治的指导下，中医药在糖尿病性便秘的治疗中发挥了重要的作用。李仁铭[26]用补肺润肠方治疗糖尿病性便秘患者 78 例，以补肺生津，润肠通便，有效率达 97.4%，优于普博思片。李光荣[27]在阴虚、胃肠结热是消渴病便秘主要病机的指导下，自制通便降糖胶囊（黄芪、当归、白芍、赤芍、沙参、玄参、何首乌、桃仁、红花、丹参、忍冬藤、花粉、知母、大黄、枳壳、枳实）治疗糖尿病便秘 30 例，总有效率达 93.3%。徐敏丽[28]自拟归蓉三仁汤（生黄芪 15～20g，当归 10～15g，麻仁 10～15g，桃仁 10g，肉苁蓉 10～15g，牛膝 15g，郁李仁 10g，白芍 10～12g，丹参 15～20g，制何首乌 20g）益气养阴，养血活血，润肠通便之法治疗消渴病便秘取得满意疗效。张爱旗[29]等指出消渴病便秘病机虽繁，但多以阴虚血燥，气虚不运，夹杂燥热气滞为主。故单纯用润肠药日久作用不大，而承气等泻法又易引起正气愈虚等问题，运用消渴便秘方（生黄芪 30g，金银花、当归、白芍、威灵仙、火麻仁、肉苁蓉各 20g，厚朴 12g，酒大黄 10g）加减治疗 115 例糖尿病性便秘患者，每天 1 剂，水煎分早晚 2 次服。7 天为 1 个疗程。疗效标准为：①治愈：排便通畅，1～2 次/天，腹部无不适症状；②显效：排便明显通畅，1～2 次/天，腹胀减轻；③无效：与治疗前无明显变化。结果治愈 88 例，显效 23 例，无效 4 例，总有效率 96.5%。杨献丽[30]在消渴病便秘的整体治疗剖析中，在辨证论治基础上将消渴病便秘分热秘、气秘、虚秘、冷秘四型，采用中药汤剂口服，取得满意疗效。张继中[31]运用参芪增液汤治疗糖尿病便秘 42 例，以益气活血，养阴通便，有效率达 88.1%，远优于西沙必利。

三、展　望

现代医学对糖尿病性便秘治疗方法比较局限，西医治疗本病只能采取对症处理，疗效一般。而中医则有其自身的优势，注重整体观念、辨证论治，趋向个体化治疗，加减运用灵活，能有效减轻患者痛苦，提高生活质量。但中医药也有其不足之处，中医理论体系虽源远流长，但是缺乏循证医学的研究证据，另外缺乏大规模的规范性研究，目前中医尚缺乏统一的糖尿病性便秘诊断标准、辨证分型及疗效评定标准。这种状况限制了中医药在防治糖尿病性便秘发生、发展方面的推广应用。建立中医诊疗体系的规范化指标，并根据循证医学的要求进行验证，开发疗效显著、机制明确、可重复性的中药制剂，是摆在我们中医事业工作者面前的艰辛任务，也是非常有前景的有益探索。

参 考 文 献

[1] 王会芳，张爱旗. 消渴便秘方治疗糖尿病便秘 106 例疗效观察[J]. 河北中医，2010，32（3）：362.

[2] 叶山东. 临床糖尿病学[M]. 合肥：安徽科学技术出版社，2005：216.

[3] 王振宇，童奥，唐红，等. 62 例糖尿病患者便秘发生情况及其影响因素分析[J]. 护理学报，2012，19（8A）：34-36.

[4] Denni son C，Prasad M，Lloyd A，et al. The Health Re la ted Quality of Life and Eco-nomic Burden of Cons tipat ion[J]. Macroeconomics，2005，23（5）：461-476.

[5] Cheng C，Chan AOO，Hui WM，et al，Coping Strategiesjllness Perception，Anxiety，Depression of Patients with Idiopathic Constipation：A Population Based Study [J]. Aliment Pharmacol Ther，2003，18（3）：319-326.

[6] 仝小林：降糖四悟[N]. 中国中医药报，2003，1：16.

[7] 戴燕，袁丽，熊真真. 137 例糖尿病患者便秘原因分析与护理[J]. 华西医学，2008，23（2）：354-355.

[8] Batt le WM，Snape WJ，Sidney AA，et al. Colonic dysfunction in diabetes mellitus[J]. Gastroenterology，1980，79（6）：1217-1221.

[9] Wedel XSpiegler J，Soellner S et al. Enteric nerves and interstitial eel Is of Cajal are altered in patients with slow-transit constipation and megacolon[J]. Gastroenterology，2002，123（5）：1459-1467.

[10] 许新芳，陈国昌，毛伯能，等. 糖尿病大鼠胃肠功能紊乱时结肠组织中 Cajal 间质细胞的表达[J]. 胃肠病学和肝病学杂志，2009，18（12）：1087-1090.

[11] 林琳，计敏，赵志泉，等. 糖尿病结肠动力障碍与几种胃肠激素变化的意义[J]. 江苏医学，2003，（29）：641-644.

[12] Lysy J，Karmeli F，Sestieri M，et al. Decreased substance P content in the rectal mucosa of diabetics with diarrhea andconst ipation[J]. Metabolisra，1997，46：730-734.

[13] 沙洪，赵静波，刘桂芳，等. 糖尿病大鼠消化道的生物力学和形态重构[J]. 中国糖尿病杂志，2012，20（5）：382-386.

[14] 丁元伟，凌奇荷，赵英恒. 功能性便秘患者肛管、直肠动力学变化及西沙必利影响的研究[J]. 中华消化杂志，1999，19（3）：200-201.

[15] 孔维，孙侃，朱曙光，等. 糖尿病便秘患者肛门、直肠动力学的研究[J]. 中国实用内科学杂志，2006，26（15）：1183.

[16] 李莎. 糖尿病胃肠病中西医研究概况[J]. 北京：北京中医药大学学报，2013：14.

[17] 庞国明. 糖尿病中医防治指南[M]. 北京：中国中医药出版社，2007：25.

[18] 何建华. 从肝脾论治糖尿病性便秘[J]. 中医研究，2011，24（6）：6-7.

[19] 迟妍. 高天舒教授运用麻子仁丸治疗消渴便秘经验[J]. 吉林中医药，2008，28（2）：88.

[20] 何丽杰. 浅议“肾者，胃之关也”[J]. 中医药信息，2008，25（1）：5-6.

[21] 张会琴，徐敏丽，王改仙，等. 糖尿病性便秘 300 例证候分析[J]. 辽宁中医药大学学报，2007，9（3）：128.

[22] 张筠，阙凤连，詹昌盛. 燕麦联合莫沙必利治疗 2 型糖尿病便秘患者临床观察（附 50 例分析）[J]. 福建医药杂志，2011，33（2）：125-126.

[23] 齐振华，王颖. 莫沙必利分散片联合马来酸曲美布丁治疗 2 型糖尿病便秘患者 65 例临床分析[J]. 临床合理用药，2012，4（12）：70-71.

[24] 鲁侠，刘丛海，吴让兵. 探索糖尿病合并顽固性便秘治疗新方法[J]. 临床研究，2011，23（9）：248-249.

[25] 周丽华，林小红，朱娴. 依帕司他对糖尿病性便秘患者肛管直肠动力的影响[J]. 实用临床医药杂志，2011，15（15）：104-105.

[26] 李仁铭. 补肺润肠法治疗糖尿病性便秘疗效观察[J]. 湖北中医杂志，2010，32（5）：53-54.

[27] 李光荣. 自拟通便降糖胶囊治疗糖尿病便秘 30 例[J]. 中国中医药信息杂志，2000，4（7）：63.

[28] 徐敏丽. 中药辨证治疗糖尿病性便秘[J]. 河北职工医学院学报，2007，24（2）：41-42.

[29] 张爱旗，陈旭梅，王会芳. 消渴便秘方治疗糖尿病性便秘 115 例[J]. 陕西中医，2006，27（4）：427-428.
[30] 杨献丽. 消渴病便秘的整体治疗剖析[J]. 光明中医，2010，25（7）：1276.
[31] 张继中. 参英增液汤治疗糖尿病便秘 42 例[J]. 中医研究，2012，25（6）：38-39.

第九节　论中医药治疗糖尿病泌汗异常的临床研究

糖尿病泌汗异常是糖尿病常见的并发症之一，属于糖尿病周围神经病变范畴，是指发生糖尿病自主神经病变时汗腺功能失常而出现的汗液排泄异常。在糖尿病并发周围神经病变患者中，83%～94%患者有泌汗异常[1]。临床多表现为下肢皮肤干凉、泌汗减少，甚至无汗，而上半身尤其是头面部、颈部及胸部呈代偿性多汗。如有明确糖尿病病史，患者出现全身多汗，动则益甚，或在进食、精神紧张、休息睡眠时汗出增多，尤其是胸背和头面部[2]。泌汗障碍易使皮肤变得干燥，容易裂开，最终发生溃疡。现代医学多以控制血糖、改善微循环、营养神经、抗氧化应激等方法进行治疗，目前尚缺乏特异性的治疗方法[3]。近年来，中医药在治疗糖尿病泌汗异常方面显示出其独特优势，并取得较好的疗效。

一、病因病机

糖尿病泌汗异常属于中医“消渴”“汗症”范畴。糖尿病汗证在中医古籍中并无相应的病名及专论。中医认为，“消渴”属于本虚标实之证，阴虚为标，燥热为本，病程日久，阴津亏虚或气虚不固，导致腠理开阖失司，进而发生汗液排泄异常。饶振芳[4]认为，糖尿病汗症的关键在于营卫失和、腠理开阖失司，总以虚为主，或为肺脾气虚，或为阴虚，或为阳虚，或为阴阳两虚，在此基础上兼夹湿、热、瘀。李小娟[5]认为，消渴病合并汗症根源在于消渴，消渴以阴虚为本，病久不愈，脏腑气血阴阳亏虚，痰瘀阻滞，营卫失调，方见汗出。故糖尿病汗症主要病机以阴虚为本，兼见痰瘀，虚实夹杂。李宏红等[6]总结魏子孝教授治疗糖尿病多汗症的经验，认为糖尿病多汗症患者无论自汗、盗汗，皆由阴阳失调、脉道不通、血行不畅、腠理不固、玄府开阖失度导致汗液外泄失常所致。故消渴病者凡为阴虚燥热、气阴两虚、阴损及阳、湿热郁蒸、瘀血内阻之证，均可出现多汗之症。

二、辨证论治

方朝晖教授认为，消渴病病程不同，泌汗异常的病机亦不同，根据不同的病机进行个体化辨证论治，主张从虚实两个方面论治，将其分为肺脾气虚、湿热内蕴、营卫不和、气阴两虚、阴虚火旺、瘀血阻络 6 个证型[7]。肺脾气虚证，治宜健脾益气、固表止汗，方选玉屏风散加减。湿热内蕴证，治宜清利湿热、健脾敛汗，方用三仁汤加减，同时配伍健脾之山药、白术等。营卫不和证，治宜调和营卫，方用桂枝汤加减；若汗出过多，加煅龙骨、煅牡蛎以固摄敛汗。气阴两虚证，治宜益气养阴、生津止汗，方选生脉散加减；口渴难耐者，加知母、天花粉、葛根等；急躁易怒者，加牡丹皮、栀子清肝泻火。阴虚火旺证，治宜滋阴清热、固表止汗，方选当归六黄汤加减；潮热明显者，加用银柴胡、地骨皮。瘀血阻络证，治宜活血通络、止汗化瘀，方用血府逐瘀汤化裁；气滞较甚者，加川楝子、香附、郁金理气疏肝。

仝小林教授认为，本病多由糖尿病病久，热耗气伤阴所致，临床多见阴虚火旺证，亦有肺卫不固证[8]。针对肺卫不固证，治以益气固卫，选用玉屏风散合桂枝加黄芪汤；阴虚火旺证，治以益气养阴清热，选用当归六黄汤。仝小林教授在临床上应用中小剂量黄芪治疗多汗效果较好，因黄芪既可益气固表，又可固未定之阴，气旺表实，阴平阳秘，则汗止。华传金等[9]从临床实践中总结经验，将糖尿病汗症辨证分为：①胃热津伤型，症见大汗、大渴喜饮、多食善饥、心烦、多尿、形体消瘦等，此型以烦渴为辨证要点，方用竹叶石膏汤加减。②阴虚火旺型，症见自汗、盗汗、五心烦热、面部油腻、口渴不多饮、大便秘结、夜尿频等，以汗出油腻、消瘦、烦热为辨证要点，方用大补阴丸合连梅汤加减。③阴虚阳亢型，症见黎明醒时汗出、心悸，以此为辨证要点，方用三甲复脉汤加减。④上热下寒型，症见上半身汗多而下半身无汗、烦热、足底凉等症状，方用连梅汤、下瘀汤及四妙丸加减。

庞国明等[10]认为，消渴病汗症多为气虚、阴虚所致，少数为肝火、湿热所致，故将本病辨证分为气虚卫弱证、表虚不固证、气阴亏虚证、肝郁化火证、湿热郁蒸证 5 个证型。气虚卫弱证、表虚不固证选用玉屏风散加减以益气固表；气阴亏虚证，治当益气养阴，方用生脉饮合仙鹤止汗方；肝郁化火证，治当调和肝脾、清热除烦止汗，方用丹栀逍遥散加减，自汗为主加浮小麦 30g，盗汗为主加生地黄 30g；湿热郁蒸证，治宜化湿清热、调中布津、运津止汗，以连朴饮加减。庞国明教授在治疗消渴病汗症时常将仙鹤草作为必用、重用之品，用量可达 80～120g，在临床实践中屡获奇效。对于盗汗顽固不愈者，在治疗中尤其重视活血化瘀法的运用，常配合应用水蛭、地龙、丹参、鬼箭羽等活血化瘀之药。

三、中　成　药

郭伟[11]在降糖、营养神经基础上，加用参芪五味子胶囊（由五味子、党参、黄芪、酸枣仁等组成）治疗糖尿病神经病变汗出异常，治疗 2 周后，总有效率为 90.48%。黄文莉等[12]认为老年糖尿病患者汗症多因瘀血所致，采用灯盏生脉胶囊治疗老年糖尿病汗症，把活血化瘀治法贯穿始终，临床疗效显著。王凌芬等[13]联合运用益心舒胶囊和脉血康胶囊治疗老年糖尿病汗症，在改善汗症方面有显著疗效。

四、中医外治法

《理瀹骈文》曰："治虽在外，无殊治内也。""外治之理，即内治之理；外治之药，亦即内治之药，所异者法耳。"中医外治法在治疗糖尿病泌汗异常中有多种应用形式，常获良效。

1. 针灸疗法

刘喆治疗多汗症分别选用列缺、照海、合谷、三阴交、膈俞、肺俞、足三里以养血益气，固表止汗；合谷、复溜、后溪、太冲、大椎、内庭、外关、足临泣以清实热，养阴液，固表止汗[14]。林家坤提出消渴病汗症的“主阳”理论，在此理论指导下从阳—督脉和足太阳膀胱经—命门三位一体出发，采用督阳灸外治糖尿病汗出异常，临床疗效显著[15]。

2. 中药贴敷疗法

李伟[16]采用除汗敷脐贴治疗糖尿病泌汗异常，取适量五倍子、煅龙骨、山萸肉、桑叶药物粉末，用陈醋调成糊状，填入脐中，外用胶布固定，总有效率达 87.1%。林田[17]采用益气养阴汤配合龙倍散敷脐（五倍子、煅龙骨研末，用米醋调和成糊状，填于脐中，用纱布覆盖），治疗糖尿病自汗症疗效较好。

3. 耳穴压豆疗法

王惠中[18]在甲钴胺口服基础上，加用耳穴压豆疗法治疗糖尿病泌汗异常患者，结果显示治疗组总有效率为 86.67%，而单用甲钴胺治疗的对照组总有效率为 36.67%，可见耳穴压豆对辅助治疗糖尿病泌汗异常有明显疗效。左莹莹等[19]采用自拟降糖止汗方配合耳穴埋籽治疗糖尿病汗症 1 例，取得满意疗效。

4. 中医综合疗法

王志强等[20]在辨证施治基础上采用中药贴脐、中药扑粉、针刺、穴位注射等综合疗法治疗 270 例消渴汗症患者，总有效率为 94.8%。

五、述评与展望

综上所述，糖尿病泌汗异常的中医病机可概括为消渴日久、阴津亏虚或气阴不固，导致腠理开阖失司，进而发生汗液排泄异常。本病虚多实少，以虚为主，多为气虚或阴虚，或兼有湿、热、瘀等实邪，日久伤阴耗气，导致气阴俱虚，甚至阴阳两亏，严重影响患者的生活及工作。因此，要谨察早治，以防微杜渐。中医治疗本病有多种形式，既可辨证施治口服中药汤剂或中成药，也可配合针灸、中药贴敷、耳穴压豆等中医外治法，疗效显著，也弥补了西医治疗的不足。

参 考 文 献

[1] 廖二元. 内分泌代谢病学[M]. 北京：人民卫生出版社，2012：1379.

[2] 中华中医药学会糖尿病分会. 糖尿病泌汗异常中医诊疗标准[J]. 中西医结合杂志，2011，6（3）：274-276.

[3] 章冬梅，宋光耀. 糖尿病神经病变导致的出汗异常该如何应对[J]. 糖尿病临床，2015，9（5）：268.

[4] 饶振芳. 中医药辨治糖尿病自汗症 35 例临床观察[J]. 河北医学，2010，16（1）：91.

[5] 金鑫. 李小娟教授中医论治消渴病合并汗证经验总结[D]. 沈阳：辽宁中医药大学，2016.

[6] 李宏红，张广德. 魏子孝治疗糖尿病多汗症经验[J]. 北京中医药，2010，29（11）：834-836.

[7] 王燕俐，方朝晖. 方朝晖治疗消渴汗症临床经验[J]. 中医药临床杂志，2018，30（12）：54-56.
[8] 赵天宇，郭敬，王明琦，等. 仝小林以黄芪为主药辨治糖尿病并发症经验[J]. 山东中医药，2015，34（11）：871-873.
[9] 华传金，张志远，徐远. 糖尿病汗症辨治经验[J]. 北京中医，2007，26（1）：44-45.
[10] 庞国明，王志强. 庞国明论糖尿病性泌汗异常临床证治[J]. 光明中医，2017，32（9）：1238-1239.
[11] 郭伟. 参芪五味子胶囊治疗糖尿病神经病变汗出异常 126 例疗效观察[J]. 医学信息（下旬刊），2013，26（12）：661-662.
[12] 黄文莉，杨彦斌. 灯盏生脉胶囊治疗老年糖尿病汗症 32 例疗效观察[J]. 云南中医中药杂志，2013，34（2）：28.
[13] 王凌芬，孙立新，柳宇，等. 益心舒胶囊合用脉血康胶囊治疗老年糖尿病汗症的疗效观察[J]. 中西医结合心脑血管病杂志，2014，12（10）：1217-1219.
[14] 李俊，刘喆. 刘喆教授针刺治疗汗症经验总结[J]. 陕西中医学院学报，2015，38（4）：37-38.
[15] 姚晓文，张耀庭，林家坤. 从阳辨治糖尿病自主神经病变汗症经验[J]. 中国针灸，2018，38（9）：934-935.
[16] 李伟. 除汗敷脐贴治疗糖尿病泌汗异常 31 例[J]. 中医外治杂志，2014，23（4）：12-13.
[17] 林田. 益气养阴汤配合中药外用治疗糖尿病自汗症 6 例[J]. 内蒙古中医药，2012，31（14）：97.
[18] 王惠中. 耳穴压豆治疗糖尿病泌汗异常 30 例临床观察[J]. 现代中医药，2016，36（5）：60-61.
[19] 左莹莹，刘爱华，蒋会琴. 自拟降糖止汗方配合耳穴埋籽治疗糖尿病汗症 1 例[J]. 内蒙古中医药，2016，36（5）：104.
[20] 王志强，武楠，翟纪功，等. 综合治疗消渴汗症 270 例[J]. 河南中医，2013，33（11）：1915-1916.

第十节　荷术化湿茶对糖调节受损痰湿体质血糖及胰岛功能等相关指标影响的研究

糖调节受损（IGR）即糖尿病前期，是介于正常人与 DM 之间的一种代谢状态，包含空腹血糖受损（IFG）、糖耐量减低（IGT）、空腹血糖受损伴有糖耐量减低（IFG+IGT）。2010 年宁光等对 10 万人进行了长期随访调查显示，我国 18 岁及以上成人样本中，根据国际最新临床诊断标准进行诊断的糖尿病估测患病率为 11.6%，其中男性为 12.1%，女性为 11.0%；城市居民患病率为 14.3%，农村居民为 10.3%，另我国成年人群中糖尿病前期患病率为 50.1%。王琦教授等对 1036 名肥胖人员进行体质学调查研究，结果显示痰湿体质的发生率为 51.0%，证实痰湿体质与 IGR 联系紧密而密不可分。庞国明等对 322 例糖调节受损（IGR）患者进行中医体质筛查，发现 IGR 人群的主要偏颇体质类型是痰湿、气虚、阳虚体质，根据此项研究，提出痰湿体质是 IGR 人群的主要致病原因。中医体质学从改善和纠正体质偏颇，从改变体质为出发点，阻止 IGR 向 DM 的进展。本课题基于中医体质学说，探讨用中医药茶疗法干预糖调节受损，选取痰湿质体质类型，运用荷术化湿茶进行干预，通过对血糖、胰岛功能相关指标、血脂相关指标、HbA1c、BMI、WC 等相关指标的影响，为进一步推广药茶疗法提供依据。

一、病例来源及研究方法

抽取 2016 年 5～12 月期间河南中医药大学附属开封市中医院门诊符合入选标准的 IGR 患者，通过中医体质辨识，并根据糖耐量筛查结果，将确定为痰湿体质并诊断为 IGR 的人群按就诊先后顺序分为观察组 32 例，对照组 31 例。对照组仅给予饮食与运动方面的健康指导干预，观察组在此基础上服用荷术化湿茶干预；疗程为 3 个月。治疗过程中，门诊病人每 3 天监测 1 次空腹血糖（FPG）和餐后 2 小时血糖（PPG）。3 个月复查胰岛功能、HbA1c、BMI、WC、血脂一次及运用中医体质辨识系统进行治疗后的体质辨识，及安全性指标观察（一般生命指征、血常规、尿常规、粪常规、心电图、肝功能、肾功能）。

二、诊 断 标 准

（1）西医诊断标准：按照 2013 版中国 2 型糖尿病防治指南诊断标准，根据口服葡萄糖耐量试验（OGTT），IFG：空腹静脉血糖≥6.1mmol/L 但＜7.0mmol/L，餐后 2h 静脉血糖＜7.8mmol/L；IGT：空腹静脉血糖＜7.0mmol/L，餐后 2h 静脉血糖≥7.8mmol/L 但＜11.1mmol/L；IFG＋IGT：空腹静脉血糖≥6.1mmol/L 但＜7.0mmol/L，餐后 2h 静脉血糖≥7.8mmol/L 但＜11.1mmol/L。

（2）体质诊断标准：根据中华中医药学会 2009 年公布的《中医体质分类与判断》中的《中医体质分类与判断表》对糖调节受损者进行判定分型。符合纳入标准，排除标准及退出标准。

三、干 预 方 法

（1）患者均给予糖尿病基础知识宣教，制定合理的饮食及运动治疗处方。

（2）饮食干预方案：IGR 患者均需要接受个体化医学营养治疗，控制总能量的摄入，合理、均衡分配各种营养素，并尽可能满足个体饮食喜好。分配量为早 1/5，午 2/5，晚 2/5，每天进食三大营养成分的理想比例是：碳水化合物 50%～60%，脂肪 15%～30%，蛋白质 10%～15%（保证优质蛋白质摄入超过 50%）。建议患者达到膳食纤维每日推荐摄入量，即 14g/1000kcal。食盐摄入量限制在每天 6g 以内。少食肥甘厚味、煎炸烧烤及膨化食品和碳酸饮料，饮食宜清淡为主，适当食用粗粮，多食绿色蔬菜，饱和脂肪酸的摄入占总脂肪酸摄入的 30%以下。痰湿体质的人在饮食方面宜清淡，应多吃一些健脾利湿的食物，如：冬瓜、荷叶、山楂、赤小豆、白萝卜、薏苡仁、燕麦等。

（3）运动干预方案：痰湿体质人群多形体偏于肥胖，容易乏倦无力，故应根据自身的情况坚持持久的运动，患者每周至少 150min（如每周运动 5 天，每次 30min）中度强度（50%～70%最大心率，运动时有点用力，心跳和呼吸加快但不急促）的有氧运动；单纯 IGR 患者体质强壮者可采用跑步、登山、游泳、打球等强度较大的运动项目，体质虚弱者可采用太极拳、八段锦等强度较小的活动。运动项目要与患者的年龄、病情及身体承受能力相适应，并定期评估，适时调整运动计划。对照组给予饮食运动处方，观察组在此基础上给予荷术化湿茶，每日 1 袋，开水冲泡，每次 300ml，每袋冲泡 6～8 次，频服。

（4）药物来源与制备：荷术化湿茶是由开封市中医院制剂室制备并提供。苍术 5g、薏苡仁 10g（打碎）、陈皮 5g、荷叶 5g、桂枝 3g、生姜 5g、丹参 5g 等，以上诸药打成粗粉袋装。

（5）疗程：3 个月为一疗程。

四、统计处理

统计选用 SPSS20.0 统计分析软件进行数据录入和分析。各组数据契合正态分布的计量资料均采用均数±标准差（$\bar{x}\pm s$），经方差齐性检验后，组间比较采用独立样本 t 检验，组内比较采用配对 t 检验。计数资料采用卡方检验，未符合正态分布，采用非参数秩和检验，检验水准以 $P<0.05$ 为差异有统计学意义，$P<0.01$ 为差异有显著的统计学意义。

五、研究结果

该研究观察时间共计 3 个月，初始入组共 63 例，但在治疗过程中共有 2 例退出（1 例因为长期外出而失访，1 例患者治疗过程中因为自觉血糖水平控制不理想，沟通无效，患者自行退出），最终观察例数为 61 例，观察组 31 例，对照组 30 例。

1. 观察结果：见表 1～表 9

表 1　干预前后两组中医痰湿质体质积分变化（$\bar{x}\pm s$）

痰湿质体质积分	n	干预前	干预后	干预前组间		干预后组间		组内	
				t	P	t	P	t	P
观察组	31	64.00±8.32	52.10±6.55	0.276	0.783	4.943	<0.001	15.303	<0.001
对照组	30	63.40±8.63	61.73±8.57					7.356	<0.001

经 t 检验发现：干预前组间比较，$P>0.05$ 差异无统计学意义，干预后组间比较 $P<0.01$，观察组较对照组差异有显著的统计学意义。组内比较表示 $P<0.01$ 差异有显著的统计学意义。

表 2　干预前后两组实验对象 FPG（mmol/L）变化情况（$\bar{x}\pm s$）

FPG	n	干预前	干预后	干预前组间		干预后组间		组内	
				t	P	t	P	t	P
观察组	31	6.24±0.46	5.94±0.27	0.109	0.913	2.334	0.023	5.786	<0.001
对照组	30	6.25±0.35	6.11±0.30					3.525	0.001

经 t 检验发现：干预前组间比较，$P>0.05$ 差异无统计学意义，干预后组间比较 $P<0.05$，观察组较对照组差异有统计学意义。组内比较表示 $P<0.01$ 差异有显著的统计学意义。

表 3　干预前后两组实验对象 PPG（mmol/L）变化情况（$\bar{x}\pm s$）

PPG	n	干预前	干预后	干预前组间		干预后组间		组内	
				t	P	t	P	t	P
观察组	31	8.33±0.98	7.65±0.56	0.198	0.844	2.707	0.009	6.873	<0.001
对照组	30	8.28±0.96	8.19±0.94					2.287	0.030

经 t 检验发现：干预前组间比较，$P>0.05$ 差异无统计学意义，干预后组间比较 $P<0.01$，观察组较对照组差异有显著的统计学意义。组内比较观察组 $P<0.01$ 差异有显著的统计学意义，对照组 $P<0.05$ 差异有统计学意义。

表 4　干预前后两组 HbA1c（%）进行比较（$\bar{x}\pm s$）

HbA1c	n	干预前	干预后	干预前组间		干预后组间		组内	
				t	P	t	P	t	P
观察组	31	6.02±0.22	5.78±0.18	1.369	0.176	3.743	<0.001	9.014	<0.001
对照组	30	6.09±0.19	5.98±0.22					4.753	<0.001

经 t 检验发现：组间进行对比，干预前 $P>0.05$ 差异无统计学意义，干预后 $P<0.01$，差异具有显著性统计学意义，组内比较 $P<0.01$，差异具有显著性统计学意义。

表 5　干预前后两组 HOMA-IR 进行比较（$\bar{x}\pm s$）

HOMA-IR	n	干预前	干预后	干预前组间		干预后组间		组内	
				t	P	t	P	t	P
观察组	31	2.87±0.06	2.77±0.08	0.996	0.323	3.208	0.002	7.509	<0.001
对照组	30	2.85±0.07	2.83±0.06					5.806	<0.001

经 t 检验发现：组间进行对比，干预前 $P>0.05$ 差异无统计学意义，干预后 $P<0.01$，差异具有显著性统计学意义，组内比较 $P<0.01$，差异具有显著性统计学意义。

表 6　干预前后两组 HOMA-B 进行比较（$\bar{x}\pm s$）

HOMA-B	n	干预前	干预后	干预前组间		干预后组间		组内	
				t	P	t	P	t	P
观察组	31	66.71±4.30	67.33±5.11	0.135	0.893	0.430	0.668	1.915	0.065
对照组	30	66.55±5.31	66.75±5.31					1.379	0.179

经 t 检验发现：组间进行对比，干预前后 $P>0.05$ 差异无统计学意义，组内比较 $P>0.05$ 差异无统计学意义。

表 7　干预前后两组 TC（mmol/L）、TG（μmol/L）、HDL-C（mmol/L）、LDL-C（μmol/L）进行比较（$\bar{x}\pm s$）

		n	干预前	干预后	干预前组间		干预后组间		组内	
					t	P	t	P	t	P
TC	观察组	31	2.06±0.26	1.8±0.21	0.328	0.744▲	4.375	<0.001▼	11.015	<0.001*
	对照组	30	2.08±0.24	2.05±0.23					3.441	0.002**
TG	观察组	31	6.16±0.29	5.84±0.22	0.092	0.927▲	4.499	<0.001▼	9.339	<0.001*
	对照组	30	6.17±0.26	6.11±0.25					5.952	<0.001**
HDL-C	观察组	31	1.01±0.23	1.22±0.24	1.115	0.269▲	2.302	0.025▼▼	13.947	<0.001*
	对照组	30	1.08±0.23	1.09±0.18					1.085	0.287***
LDL-C	观察组	31	3.29±0.35	2.93±0.33	1.569	0.122▲	2.030	0.047▼▼	9.208	<0.001*
	对照组	30	3.16±0.29	3.09±0.27					4.360	<0.001**

经 t 检验发现：组间比较，▲表示干预前观察组与对照组，差异无统计学意义（$P>0.05$），▼表示干预后 TC、TG 比较，$P<0.01$，差异具有显著性统计学意义。▼▼表示 HDL-C、LDL-C 比较（$P<0.05$），差异具有统计学意义。组内比较*表示观察组均有显著性差异（$P<0.01$），对照组组内比较**表示 TC、TG、LDL-C，$P<0.01$，差异具有显著性统计学意义，***表示 HDL-L，$P>0.05$ 差异无统计学意义。

表 8　干预前后两组体重指数（BMI）（kg/m²）进行比较（$\bar{x}\pm s$）

体重指数	n	干预前	干预后	干预前组间		干预后组间		组内	
				t	P	t	P	t	P
观察组	31	26.24±0.86	25.49±0.82	0.300	0.765	2.139	0.037	11.087	<0.001
对照组	30	26.18±0.84	25.94±0.79					5.230	<0.001

经 t 检验发现：组间进行对比，干预前 $P>0.05$ 差异无统计学意义，干预后 $P<0.05$，差异具有统计学意义，组内比较 $P<0.01$，差异具有显著性统计学意义。

表 9　干预前后两组腰围（WC）（cm）进行比较（$\bar{x}\pm s$）

腰围	n	干预前	干预后	干预前组间		干预后组间		组内	
				t	P	t	P	t	P
观察组	31	91.10±3.54	86.48±3.26	0.072	0.943	3.566	0.001	18.575	<0.001
对照组	30	91.03±3.32	89.60±3.56					6.916	<0.001

经 t 检验发现：组间进行对比，干预前 $P>0.05$ 差异无统计学意义，干预后 $P<0.05$，差异具有统计学意义，组内比较 $P<0.01$，差异具有显著性统计学意义。

2. 安全性指标

治疗前、治疗后 3 个月在临床观察期间均未出现不良反应（如低血糖反应）及毒副作用，治疗前后患者血压、呼吸、脉搏、心率、三大常规（血、尿、大便），肝肾功能，心电图检查等未见明显相关变化。

六、讨　论

通过对近年关于 IGR 的国内外文献进行整理和分析，总结 IGR 的证候特点及其患病人群的群体特征，结合王琦教授提出的中医体质学说与疾病相关性研究的成果，发现痰湿体质是代谢性疾病的好发体质。在此基础上，我们通过流行病学调查和筛选，分析得出痰湿体质是 IGR 易罹患人群的基本体质。现代人痰湿体质的形成多是由于后天因素引起，由于生活方式的改变，生活不规律，饮食不节和偏嗜，日久则损耗脾胃运化功能，导致脾运化水液功能失调，脾失健运，水谷精微不能正常布散，痰湿内聚，而成痰湿体质。通过临床研究与实践，笔者提出脾虚湿盛，痰浊内阻是 IGR 发病的主要土壤，情志不调，肝气郁结是 IGR 发病的始动因素，治疗上当以化湿降浊，理气健脾为法则。故在此基础精选研制出有效的中药茶方制剂：荷术化湿茶。本茶方以苍术健脾祛湿，以运化水湿，荷叶以健脾升阳、化湿降浊，共为君药；臣以陈皮理气健脾、燥湿化痰，陈皮有“治痰之要药”之称，薏苡仁清热健脾利水；佐以桂枝温阳化饮，生姜温中化痰；痰湿质者气机多不畅，则可导致津停血瘀，形成“痰多夹瘀”，故使以丹参以活血行血，津血同源，血行则津液得以运行，不至于停滞，而致水液停聚。诸药相配合，能有效改善患者临床症状、提高患者依从性，临床推广价值实用性较大。

经观察组治疗后，患者痰湿质临床表现如面部皮肤油脂较多、痰多、胸闷、多汗且黏、口黏腻或苔腻脉滑等痰湿表现较前明显缓解，荷术化湿茶以化湿降浊，理气健脾为原则，脾胃运化功能得以恢复，水谷精微物质得以正常布散，促进水液正常代谢，从而纠正患者体质偏颇。荷术化湿茶对于空腹及餐后血糖，胰岛素抵抗指数，经治疗后的观察组较对照组血糖方面及胰岛素抵抗方面均有显著降低，观察组在血糖方面及胰岛素抵抗指数疗效显著，优于对照组。荷术化湿茶促进胰岛素抵抗下降，因为在 IGR 阶段，胰岛 B 细胞分泌功能尚可，在治疗过程中，治疗前后无差异性。HbA1C 的检测主要是体现近 3 个月的血糖水平，对于观察 3 个月的疗效具有重要的体现，观察组的 HbA1C 水平下降较对照组明显，荷术化湿茶治疗效果优于对照组。荷术化湿茶具有健脾化湿，在一定程度上能够减轻体重，促进血脂相关指标 TC、TG、HDL-C、LDL-C 恢复正常，较对照组效果显著，优于对照组。同时降低体重指数（BMI）、腰围（WC），治疗效果明显优于对照组。

本研究运用中医体质学说与疾病相关性研究的成果，筛查痰湿体质人群中糖尿病临床前期的患者，并进行荷术化湿茶药茶疗法结合生活方式的干预。有效地避免了西药降糖药对人体的副作用，在纠正患者 IGR 的同时又能改善患者的偏颇体质，进而预防其他代谢类疾病的发生，既体现了中医养生科学性，又体现了中医学“治未病”的学术思想。在研究当中发现，大部分痰湿体质人群因没有 DM 的临床症状而不予重视，没有深刻意识到偏颇体质的危害性，作为研究者应加大对 IGR 危害宣传，使患者本人认识到疾病的危害性，从而提高患者调理改善体质的依从性。

第十一节　六神丸临床新用

六神丸是传统著名中成药，应用至今已有百余年历史。因其由牛黄、麝香、雄黄、珍珠、蟾酥、冰片等六味药组成，药精功神而故名。本品具解毒、消肿、止痛功效，原为喉科专药，习用于咽喉诸疾。近年来其独特而神奇的功效逐渐被挖掘和认识，适用范围不断拓展而广泛用于内、皮肤、口腔、外、五官等科近 40 种疾病。现择要概述于下。

一、内　　科

1. 冠心病、心绞痛

急服六神丸 15 粒，同时配合独参汤缓缓饮服，15 分钟后续服 10 粒，心绞痛即可缓解。近年来，日本学者对本品的强心作用也有所认识，将六神丸当作强心要药而加以应用，并从其配方中仿制出驰名世界的“救心丹”，被誉为“心脏灵药”。

2. 心衰

六神丸 45 粒分 3 次吞服，配合五皮饮煎服，治疗肺心病急性发作期的哮喘心衰，效果良好。六神丸每次口服 20～30 粒，每小时 1 次，连服 2～3 次，治疗慢性支气管哮喘发作伴心衰者，病势多化险为夷。

3. 呼吸衰竭

六神丸每次 8 粒，开水溶化鼻饲，每 3 小时 1 次，同时配合中西医结合对症处理，对早期呼吸衰竭有一定的效果。朱良春先生介绍一例 5 岁男童，患乙脑极期呼吸衰竭，用上法治疗 2 次后，呼吸困难好转，节律已整，次日渐趋稳定，调治而愈。

4. 哮喘

六神丸 10～15 粒顿服，俟喘定后再行随证调理，一般服后可迅速缓解其喘逆，单用六神丸也可获全功。

5. 急性肾炎

六神丸每次 10 粒，每日 2～3 次（儿童酌减），饭后服用，并用四鲜汤（鲜大蓟、鲜蒲公英、鲜白茅根、鲜车前草）每日一剂。待肿消症减，除尿蛋白有波动外，其余正常时，停用六神丸，改用四鲜汤送服六味地黄丸。对 20 例急性肾炎患者经 3 个月以内的治疗，结果治愈 14 例，有效 5 例，无效 1 例。

6. 白血病

（1）天津市中医院报道：六神丸每日用量 90～120 粒，分 3～4 次口服，最大日用量

150 粒，一般连服一周左右。治疗 10 例（急粒 1 例、急淋 1 例、急单 1 例、慢粒 7 例），其中 3 例急性白血病均合用激素强的松，每日 30～40 毫克，7 例慢性粒细胞白血病均单用六神丸。结果：1 例急粒完全缓解，其他 2 例无效；慢粒完全缓解 1 例，部分缓解 1 例，好转 5 例。

（2）河南濮阳市人民医院内科血液组报道：采用六神丸加 HOAP 方案联合治疗急性非淋巴细胞性白血病 23 例，方法：在整个过程中口服六神丸每日 90～180 粒，分 3 次服，HOAP 方案 7 天为 1 疗程（个别患者口服潘生丁每日 150 毫克，以防 DIC 的发生），完全缓解后继续巩固治疗 1～2 个疗程。结果：完全缓解 17 例，部分缓解 2 例，有效率达 82.6%。

（3）黑龙江省林业中心医院报道：单用六神丸每日 180 粒，分 3～4 次口服，不能耐受者由小剂量每日 30 粒开始，能耐受后迅速增到每日 180 粒。共治疗成人急性白血病 6 例，结果：1 例急性粒细胞性白血病和 2 例急性早幼粒细胞性白血病完全缓解，其余 3 例未缓解。

7. 慢性活动性肝炎

六神丸 10 粒，每日 3 次口服，经 4 周左右治疗后肝功能多有明显进步，乙肝表面抗体，e 抗体阴转较快，对无并发症的乙肝患者，疗效可达 70%以上。

8. 流行性腮腺炎

六神丸成人每次 4～6 粒，最多不超过 10 粒，儿童每次 1～3 粒（婴儿不宜服用），每日服 3 次，饭后服，连服 3 日；同时取六神丸 5～10 粒，研碎用米醋或白酒少许调匀后涂患处，1 日 2 次，治疗 58 例，5 天内全部治愈，一般服药次日即见效。

二、皮　肤　科

1. 寻常疣

用温水洗净患部，以 75%酒精局部消毒，用镊子将花蕊状乳头样小棘拔除或用手术刀将其表面角质层刮破，将六神丸 5～10 粒研碎撒于患处，胶布固定；不易固定处，用手指压迫片刻，血止即可。一般用药后 5～7 日患部结痂脱落痊愈。

2. 带状疱疹

六神丸 5 粒与醋 1 克比例配制，研末调和，以干净毛笔蘸药液擦患处，1 日 3 次；同时内服本品，每次 5～10 粒，1 日 3 次，一般用药后当晚疼痛减轻，第二日患处颜色变暗。治疗 35 例，全部于 3～7 天内治愈。

3. 丘疹性荨麻疹

六神丸每次 2 支，研极细，用凉开水或护肤霜适量调匀外搽患处，轻者外搽 1 次，重者 3 次即愈。经治 4 例，效果满意。

4. 婴儿湿疹

六神丸每次 5 粒含化，每日 2～3 次。对婴儿湿疹丘疹连片、水疱糜烂、黄水浸淫、遍及全身者，一般连用 2 支后可愈。经治 4 例，效果满意。

三、口　腔　科

1. 牙痛

六神丸 1～2 粒，用玻璃棒蘸点患者唾液，把药丸沾起，放在痛牙的牙龈上，再用棒拨动药丸，使与唾液混合，稍加压力，药丸溶化后涂于牙龈面上，经 5～10 分钟局部出现麻木感，牙痛乃随之减轻或消失；再经 1～2 小时，麻木感消失，牙痛不再复发，如此每天涂药 1 次，3 天内即可见效。对牙周炎、牙髓炎等引起的牙痛效果较好。

2. 牙周病

消除牙石，先用 3%过氧化氢冲洗牙周袋，以六神丸 1～10 粒填塞在内，每日 1～2 次，一般 5 次即痛止肿消，牙周袋空浅或消失，治疗 92 例，经 1～2 次治愈 61 例，3～5 次治愈 31 例。

3. 牙髓炎

用于牙髓失活治疗，将本品研极细粉与丁香油酚调成糊剂放置患处，7 天后即可施行除冠髓或拔髓术，1 次成功者 102 例，2 次成功者 10 例。基本失活但在扩髓时尚有微痛者 3 例，失败 3 例。

4. 干槽症

将六神丸放于消毒的乳钵内研极细末，置于拔除后的齿槽窝内预防干槽症。经对拔除下颌阻生智齿的 108 例患者术后观察，结果表明预防效果理想，并能减少术后反应。

四、其　　他

1. 急性乳腺炎

六神丸每次 10 粒，1 日 4 次口服：外用每次六神丸 30 粒研极细末，以适量凡士林调匀后敷局部，每日一换。治疗 38 例均获效。

2. 蛲虫病

将六神丸 5～10 粒纳入肛门，局部用本品化水外涂（嘱患者洗净肛门）。经治 9 例（儿童 6 例，成人 3 例），结果痊愈 6 例，好转 1 例，无效 2 例。

3. 行扁桃体摘除术

作为手术中麻醉用药，一般患者用六神丸 30 粒，术前 20 分钟以 10 粒含于舌根部自行溶解，10 分钟后重复上法，余 10 粒带入手术室备用；少数咽喉反射敏感，估计手术困难或费时者，用本品 60 粒，术前 30 分钟用药，每 10 分钟服 15 粒，共分 3 次，所做 22 例手术均获成功。

除上述病症外，六神丸还被用于肿瘤止痛、慢性肝炎引起的肝区剧痛、结肠炎、白喉、静脉炎、疮肿、痱子、青年粉刺、皮肤溃疡、中耳炎、放射线烧伤、在食管镜检查中作为口腔黏膜麻醉剂等。

综上可见，六神丸临床应用广泛，疗效确切，已远远超出其原来的主治范围，值得进一步研究探讨，推而广之。但近年来对服用六神丸引起中毒及过敏反应者也屡见报道，其毒副作用主要源于本品所含蟾酥（含华蟾素、华蟾毒素等），过量可致心脏麻痹死亡；本品中的雄黄含砷，久服或大量应用会引起砷中毒，致肝肾受损、皮肤严重角化、皲裂、色素沉着。尤其是婴幼儿服用本品时更应引起高度警惕，如有报道新生儿服六神丸中毒伴心律失常 2 例，其中死于呼吸衰竭 1 例，另 1 例经抢救 20 小时后才脱险。

鉴于此，在临床使用本品时需注意以下事项：①严格掌握适应证、禁忌证及用量、用法。②因本品有香窜之性，对阴虚、脾胃不足、身体虚弱者及孕妇应慎用或禁用；宜饭后服，以防败胃。③本品所含蟾酥有与洋地黄强心或相似的作用，不宜与肾上腺素、异丙肾上腺素、麻黄碱、利血平、排钾利尿剂、钙剂、洋地黄制剂、皮质激素类、抗胆碱类、扩张血管类等西药合用。④本品雄黄中含砷，与酶制剂同服可抑制酶的活性；与硫酸盐、亚铁盐、亚硝酸盐同服还会发生化学反应，甚至加重雄黄毒性，均应引起注意。⑤六神丸的中毒解救可参考洋地黄类强心苷的中毒解救方法。

第十二节　血府逐瘀汤治愈脱发痼疾

案一　周某，男，22 岁。1980 年 8 月 8 日诊，脱发三载，日重一日，全发斑脱达三分之二，屡治枉效。舌暗，苔白，脉沉细两尺弱。证属瘀血阻络，血不荣发。治以活血通络，祛瘀生新。处方：当归 12g，川芎 7g，生地 16g，红花 9g，赤芍 12g，枳实 8g，柴胡 7g，丹皮 9g，牛膝 12g，皂刺 6g，川断 12g，甘草 6g。连服十剂，脱发减少，尺脉较前有力。上方加炒刺猬皮 12g，又服 10 剂，脱发止，新发生。原方稍作出入，续服 35 剂，新发全生，黑而润泽。又用补肾养血之品 6 剂，以培本善后。

案二　刘某，男，32 岁。1978 年 4 月 26 日初诊，证见片状脱发，油头光秃，稀发寥寥，抑郁寡言，舌质暗紫，脉弦。证治同案一，方药稍有变更。处方：当归 12g，赤芍 12g，生地 15g，红花 9g，川芎 9g，牛膝 12g，桃仁 10g，女贞子 12g，陈皮 9g，甘草 6g，煎服 6 剂。加皂刺 7g 又服 15 剂。脱发渐止，新发初生，脉弦细，舌偏暗。效不更方，上方去牛膝加首乌，旱莲草各 12g，继服 10 剂，脱发全部生长，随访 6 年未复发。

案三　朱某，男，18 岁。1981 年 10 月 19 日初诊。露宿受寒，骤患脱发，多治无效，证见片状脱发七处，头顶全脱，舌质暗，苔薄腻，脉弦滑，证属瘀阻挟痰，治当化瘀消痰以冀速效。处方：桃杏仁各 12g，当归 15g，川芎 12g，红花 10g，赤芍 9g，柴胡 7g，牛膝 12g，白芥子 12g，半夏 9g，陈皮 7g，藁本 9g。6 剂服完，新发见生。3 月后随访，乌发满头，其疾早痊。

按语　脱发古称“油风”，俗称“鬼剃头”，其治多以血虚、肾亏、阴虚、血热、气虚等立法遣方。上述三案，均脱发三分之二有余，察脉证，审病机，究源流，均因瘀阻而作。花萼之荣在其根，发长额泽源于血。瘀血阻络，发失清养，白枯而脱。清代王清任血府逐瘀汤，活血理气并行，以期气行血行，事半功倍。瘀血祛新血生，毛发得养，犹如枯禾得雨露灌溉油然而生矣，本文三案，虽属瘀血阻络，然其兼证不同，其治亦异。案一瘀兼肾虚，故加川断以补肾生精；案二因郁致瘀加陈皮以理气，柴芍以解郁；案三瘀兼痰浊加二陈以燥湿化痰，合藁本以入巅，直达病所，入芥、杏以利气豁痰，痰瘀相关，痰祛瘀消，取效亦捷，三案治法，同中有异，体现了辨证论治原则，故均获良效。